Wissenschaftliches Arbeiten in der Pflege

Wissenschaftliches Arbeiten in der Pflege

Eva-Maria Panfil (Hrsg.)

Eva-Maria Panfil
(Hrsg.)

Wissenschaftliches Arbeiten in der Pflege

Lehr- und Arbeitsbuch für Pflegende

4., vollst. überarb. u. erw. Auflage

unter Mitarbeit von

Marie-Claire Baumann
Katharina Fierz
Yvonne Ford
Jürgen Georg
Ursula Graf
Elke Hausner
Peter Meurer
Maria Müller-Staub
Maria Nänny
Peter Offermanns
Klaus Reinhardt
Andrea Renz
Doris Ruhmann
Nicole Ruppert
Chris Shultis
Michael Simon
Elias Torra
Heidi Zeller

hogrefe

Eva-Maria Panfil, Dr., M.A., RN. (Hrsg.)
E-Mail: Eva-Maria@Panfil.eu

Bibliografische Information der Deutschen Nationalbibliothek
Die Deutsche Nationalbibliothek verzeichnet diese Publikation in der Deutschen Nationalbibliografie; detaillierte bibliografische Daten sind im Internet über http://www.dnb.de abrufbar.

Anregungen und Zuschriften bitte an:
Hogrefe AG
Lektorat Pflege
z. Hd. Jürgen Georg
Länggass-Strasse 76
3012 Bern
Schweiz
Tel: +41 31 300 45 00
Fax: +41 31 300 45 93
info@hogrefe.ch
www.hogrefe.ch

Lektorat: Jürgen Georg, Christina Nurawar Sani, Joëlle Zemp, Fabienne Suter
Herstellung: René Tschirren
Umschlagabbildung: Martin Glauser, Uttigen
Umschlag: Claude Borer, Riehen
Satz: punktgenau GmbH
Druck und buchbinderische Verarbeitung: AZ Druck und Datentechnik GmbH, Kempten
Printed in Germany

4., vollst. überarb. u. erw. Auflage, 2022

(E-Book-ISBN_PDF 978-3-456-96170-5)
(E-Book-ISBN_EPUB 978-3-456-76170-1)
ISBN 978-3-456-86170-8
https://doi.org/10.1024/86170-000

Inhaltsverzeichnis

Danksagung

Ein Buch schreibt sich nicht alleine. Danken möchte ich allen Autorinnen und Autoren und Interviewpartnerinnen und -partnern, dass Sie sich bereit erklärt haben, zusammen mit mir dieses Buch zu schreiben und aus dem Nähkästchen zu plaudern. Ich hoffe, auch ihnen hat das Schreiben der Kapitel so viel Spaß gemacht wie mir das Zusammenstellen.

Dank gebührt auch dem Lektor Jürgen Georg und dem Verlag Hans Huber (Hogrefe AG) für sein Vertrauen. Ganz besonders danken möchte ich seiner Lektoratsassistentin Gaby Burgermeister, die mit großer Genauigkeit und Direktheit unerschrocken auf stilistische und auch formale Fehler aufmerksam gemacht hat. Dabei hat sie mir wieder gezeigt, dass möglicherweise nicht die englische, sondern die deutsche Sprache das größere Problem darstellt und Internetquellen eigentlich immer nur dritte Wahl sind.

Der größte Dank gebührt jedoch Kamillo, der an vielen Wochenenden und an Ferientagen auf mich verzichten musste; danke für deine Unterstützung, deine Nachsicht und deine Geduld. Und Roswitha und Margit, sie wissen wofür.

Geleitwort

Ein Geleitwort schreiben zu dürfen ist immer eine Ehre, diesmal ist es eine große Freude zugleich.

Eva-Maria Panfils Werk ist ein Zeichen dafür, dass Pflegewissenschaft im deutschsprachigen Raum „angekommen" ist, sich etabliert hat. Mit einer kleinen Gruppe von Pionierinnen habe ich seit Anfang der 1980er-Jahre am Aufbau von Pflegewissenschaft mitwirken können, ein mühsames Geschäft, welches in den letzten Jahren zunehmend Früchte trägt. Pflegewissenschaft ist nicht mehr wegzudiskutieren, auch wenn sie noch nicht die gesellschaftliche und politische Anerkennung hat, die ihr zusteht. Vor allem kommt die Forderung nach wissenschaftlicher Orientierung auch in der eigenen Berufsgruppe allmählich an, ablesbar unter anderem an einer Vielzahl von Publikationen.

Dieses Buch ist ein durch und durch handwerkliches Buch, geschrieben für die Praktiker im Wissenschaftsbetrieb. Ja, auch die Wissenschaft hat ihre Praxis – hiermit meine ich jetzt nicht die viel beschworene, als Basis ganz wichtige Pflegepraxis. Nein, es geht um die vielen Alltagstätigkeiten rund um die Forschung, abgesehen vom Kerngeschäft der Erhebung, Auswertung und Interpretation von Daten. Es geht um Neugier (die erste Pflicht der Forscherin!), um das In-Frage-Stellen, um Recherchieren, Lesen und Schreiben in wissenschaftlichen Zusammenhängen, um Kongressvorträge und Poster-Erstellung. Es geht auch um das Bewahren einer kritischen Haltung und das Einhalten von Anstand und Recht in der „scientific community".

Dass dieses Buch möglich ist und eine breite Leserschaft finden wird, ist für mich ein gutes Zeichen der wachsenden Pflegewissenschaft.

Mitte der 1990er-Jahre habe ich das erste umfangreiche Buch zur Pflegeforschung herausgegeben, in zweijähriger Arbeit haben wir das Werk von LoBiondo-Wood und Haber übersetzt und etwas an den deutschsprachigen Raum angepasst. Es war die Zeit der Übersetzungen, und ähnliche Bücher verschiedener Verlage kamen auf den Markt. Flankiert wurden diese Werke später von zahlreichen speziellen Methoden-Büchern. Erstmals liegt jetzt hier ein „Praxis-Anleitungsbuch" für wissenschaftliches Arbeiten vorgeschrieben von Kolleginnen und Kollegen aus den deutschsprachigen Ländern!

Wenn ich mir die Riege der Autorinnen und Autoren ansehe, freue ich mich. Es sind Menschen, die etwas zu sagen haben, ihre Erfahrungen einbringen und das Ganze noch in einer engagierten und kurzweiligen Form vortragen. Die Inhalte sind von ganz vielen Detailkenntnissen getragen, wie überhaupt die Themenzusammenstellung überzeugt.

Ich weiß nicht, ob es auf dem internationalen Markt ein derartiges Buch gibt – aber jetzt wäre die Gelegenheit, den üblichen Weg umzudrehen und ein Buch ins Englische zu übersetzen. Ich weiß auch nicht, ob es für andere Wissenschaftsbereiche ein ähnliches Buch gibt. Ich kann mir gut vorstellen, dass auch Wissenschaftlerinnen und Wissenschaftler in vielen anderen Disziplinen von dem Inhalt profitieren könnten. Die Tipps scheinen mir sehr wertvoll, einzelne Kapitel sind durchaus interessant auch außerhalb der wissenschaftlichen Arbeit.

Dieses Buch läutet für mich eine neue Ära der Pflegewissenschaft ein, nicht mehr und nicht weniger, ich wünsche dem Werk eine gute Verbreitung!

Dr. Angelika Abt-Zegelin
Pflegewissenschaftlerin
Universität Witten/Herdecke

Vorwort zur 1. Auflage

Die Faszination der Pflege als Wissenschaft

„Wissenschaftliches Arbeiten“ ist eine Methode, die in der Pflege mit zunehmender Wissenschaftlichkeit an Bedeutung gewinnt. Auf geheimnisvolle Art und Weise scheint es „studierte“ Pflegefachpersonen von beruflich ausgebildeten Fachpersonen zu unterscheiden. Aber was ist es genau, wer kann es lernen, wer soll es lernen, kann man es lernen und – macht es eigentlich Spaß?

Als ich nach meiner Ausbildung zur Krankenschwester und mehrjähriger Berufstätigkeit mit einem Studium begann, eröffnete sich für mich eine neue Welt. Ich wurde aufgefordert, Fragen zu stellen, Texte kritisch zu betrachten, scheinbar Selbstverständliches in Frage zu stellen und andere Perspektiven einzunehmen. Dies war ich von meiner Arbeit nicht gewohnt, dort schien die Befolgung von Abläufen im Vordergrund zu stehen, und Fragen wurden eher als störend empfunden. Ich lernte, dass Papier geduldig ist, längst nicht alles Geschriebene glaubhaft ist, ungeachtet dessen, wer es geschrieben hat und wo es veröffentlicht wurde. Und mir eröffnete sich durch das Lesen englischsprachiger pflegewissenschaftlicher Literatur ein völlig neues Bild von dem, was Pflege sein kann. Begeistert las ich, wie Patienten mit chronischen Wunden ihren Alltag erleben, dass nicht immer jeder Dekubitus auch ein Dekubitus ist und dass es vielfältige Assessment-Instrumente für die Patientenedukation gibt.

Als lernende Pflegewissenschaftlerin im europäischen Doktorandenprogramm, als wissenschaftliche Mitarbeiterin an der Universität Witten/Herdecke, als Lehrbeauftragte an Hochschulen oder später als Professorin erfuhr ich, dass es nicht „das“ wissenschaftliche Arbeiten in der Pflege gibt. Je nachdem, aus welcher Wissenschaft die Lehrenden stammten, wurden Methoden der Sozialwissenschaften oder der Naturwissenschaften gelehrt. Manchmal durften Literaturquellen durch Fußnoten angezeigt werden (die Menge an Fußnoten zeugte scheinbar von der Belesenheit des Schreibenden), manchmal war genau dieses verpönt. Bücher zum wissenschaftlichen Arbeiten stammten aus allen Disziplinen, nur nicht aus der Pflegewissenschaft. So blieb und ist die Ausbildung zum wissenschaftlichen Arbeiten sehr heterogen. Aber was ist nun richtig? Gibt es überhaupt ein „Richtig“?

Das vorliegende Buch versucht, Kopf- und Handwerk des wissenschaftlichen Arbeitens in der Pflege vorzustellen. Dies ist mehr, als einen Text zu lesen, richtig zu zitieren und zu schreiben. Zunächst fällt es vielen Studierenden schwer, Fragen zu stellen. Aber: Ohne Fragen funktioniert wissenschaftliches Arbeiten überhaupt nicht. Auch die Fähigkeiten, zuzuhören und mitzuschreiben, mitzudenken und kritisch zu denken, sowie Kenntnisse der englischen Sprache sind essenziell.

Das Buch versucht, verschiedene Ausdrucksformen wissenschaftlichen Arbeitens darzustellen. Sie finden unterschiedliche Umgangsweisen mit Zitierweisen, dem Bibliografieren und auch der Verwendung der männlichen und weiblichen Schreibweise. Verschaffen Sie sich Ihren eigenen Eindruck dazu und schauen Sie, wie es Ihnen mit der Unterschiedlichkeit der Manieren des Wissenschaftsbetriebes geht.

Wer kann wissenschaftlich arbeiten? Eigentlich alle Pflegefachpersonen, wenn sie das Hand- und Kopfwerk gut gelernt haben. In allen Niveaus der Pflegeausbildung werden heute schon einige der hier beschriebenen Techniken gelernt, für manche wird auch die Anwendung praktiziert. Das Buch richtet sich deswegen an alle Fachniveaus in der Pflege, an Lehrende und Lernende. Sie müssen nicht immer alle Kapitel lesen, für manche Ziele eignen sich auch einzelne ausgewählte Kapitel, zum Beispiel zum Lesen englischsprachiger Artikel, zum Zuhören, zur Erstellung eines Vortrages oder eines Posters. Vielleicht wollen Sie ja auch nur wissen, wie man am besten Literatur recherchiert oder in einem Journal veröffentlicht?

Wissenschaftliches Arbeiten kann „knorzetrocken" sein, jedoch auch mächtig viel Freude und Spaß bereiten. Dies sollen nicht nur die Inhalte des Buches beweisen, sondern dies bestätigen auch die befragten Wissenschaftlerinnen und Wissenschaftler. (Die Idee zu den Interviews habe ich übrigens aus dem Buch „Vom Wissen zum Buch" von Klaus Reinhardt (2008) mit dessen Genehmigung übernommen). Sie vermitteln auch aus ihren unterschiedlichen Erfahrungen heraus, wie am besten mit Schreiben, Lesen und der englischen Sprache umgegangen werden kann. Vielleicht lesen Sie ja auch nur die Interviews. Vielleicht „kribbelt" es Ihnen dann in den Fingern, so wie Berta Schrems beim Lesen (s.S. 253), und Sie haben Lust, wissenschaftlich zu arbeiten.

Kein Buch ist perfekt, und die Inhalte von Büchern sind nicht (!) qualitätsgeprüft (mehr dazu in **Kapitel 2**). Die Autorinnen und Autoren haben versucht, möglichst alle Facetten und anfallenden Aufgaben im Rahmen des wissenschaftlichen Arbeitens darzustellen. Ob uns dies gelungen ist, können Sie als Lesende am besten bestimmen. Helfen Sie uns, das Buch besser zu machen. Schicken Sie uns Ihre Fragen, Anmerkungen, Kritik und Lob. Schreiben Sie eine Buchrezension (**Kap. 23**).

Hanna Mayer beschreibt es in ihrem Interview so treffend: „Erliegen Sie der Faszination der Pflege als Wissenschaft" (s.S. 162). Vielleicht ist dieses Buch ein Einstieg dazu.

Im Februar 2010, Eva-Maria Panfil

Vorwort zur 2. Auflage

Ihnen allen herzlichen Dank, dass ein Buch zum Thema „Wissenschaftliches Arbeiten“ nun bereits nach zwei Jahren in einer zweiten Auflage erscheinen kann. Einige Lesende haben den Aufruf im ersten Vorwort befolgt und eine Buchrezension geschrieben. Nach den Rezensionen zu beurteilen, hat das Buch seine Intention erreicht: Es weckt Neugier, macht Freude zum Weiterlesen, lädt zum Schmökern ein und liegt sogar deswegen auf manchem Nachttisch. Denn genau der „Nachtisch“ hat das Buch so lebendig werden lassen: Die Erzählungen namhafter Wissenschaftlerinnen und Wissenschaftler der Pflege zu ihren Erfahrungen mit dem „wissenschaftlichen Arbeiten“. Wie es mit ihren Karrieren weiterging, können Sie der zweiten Auflage entnehmen. Nicht nur Familiensituationen haben sich verändert, sondern auch Arbeitsplätze.

Wie schon im Vorwort der ersten Auflage angekündigt, ist kein Buch perfekt. In der zweiten Auflage sind deswegen neben den biografischen Korrekturen vor allem (einige wenige) sachliche Korrekturen vorgenommen worden. Wir sind jedoch auf Ihre Mithilfe angewiesen. Tragen Sie dazu bei, dass dieses Buch noch hilfreicher für Ihre wissenschaftliche Praxis werden kann: Was vermissen Sie? Was bleibt unklar? Welche Fragen sind unbeantwortet? Schreiben Sie mir eine E-Mail. Für die erste Auflage habe ich, trotz Aufruf, keine Wünsche von den Leserinnen und Lesern erhalten. Ob das Vorwort überhaupt gelesen wird? Schaun wir mal …

Februar 2012, Eva-Maria Panfil

Vorwort zur 3. Auflage

Wir alle, Autorinnen und Autoren dieses Buches, freuen uns sehr, dass das Buch zu einem Standardwerk geworden ist. Das motiviert für diese vorliegende überarbeitete und erweiterte Neuauflage.

Was gibt es nun Neues im vorliegenden Werk? Die Kapitel und Anhänge sind aktualisiert worden. Dabei haben wir wieder einmal erleben können, dass Internetquellen keine sicheren Quellen sind. Beispielsweise fand Nicole Ruppert einige ihrer Internetquellen nicht mehr, d.h. die Lesenden können auf diese keinen Zugriff mehr nehmen. Neu gibt es ein Kapitel zum „Wissenschaftlichen Schreiben" (siehe **Kap. 21**) und ein Interview mit der Pflegewissenschaftlerin Anna-Barbara Schlüer. Der Autor und Lektor des Hogrefe Verlages, Jürgen Georg, hat zudem im Rahmen einer „Guerillaaktion" das **Kapitel 25** ergänzt.

Von zwei nun emeritierten Pflegewissenschaftler/-innen möchte ich mich sehr herzlich und würdigend verabschieden, von beiden gibt es nun keine Beiträge mehr in diesem Buch. So müssen Sie als Lesende nun in die alten Auflagen schauen, um die immer noch sehr interessanten Interviews von Johann Behrens (schauen Sie einmal, warum er Pflegewissenschaftler geworden ist) und Silvia Käppeli sowie den Beitrag von Silvia Käppeli zum Bergsteigen als Metapher für die akademische Laufbahn zu lesen (die Fussnote 56 lädt sehr zum Nachdenken und zur kontroversen Diskussion ein). Die damit nun frei gewordenen Blätter haben die Möglichkeit eröffnet, neue und aktuelle Inhalte aufzunehmen.

Schon seit der Erstkonzeption des Buches gehe ich mit der Idee „schwanger", ein Kapitel mit Ratschlägen zu verfassen, wie interessierte Personen eine Laufbahn in der Wissenschaft am besten angehen könnten. Als Pflegende (Stichwort Patient/-innenedukation) wissen wir aber: Ratschläge sind auch Schläge. Deswegen ist es am besten, hier die im Buch versammelten Koryphäen der Pflegewissenschaft über ihre Interviews zu Wort kommen zu lassen. Denn es gibt nicht den „einen" oder „den" richtigen Weg. Deswegen hier nur Hinweise, die zum Stöbern in den Interviews einladen sollen:

- Ja, Wissenschaft macht eindeutig Spass, korrespondiert aber nicht mit einer 40-Stunden Woche. Absolut intrinsische Motivation ist also unerlässlich.
- Lesen, selbstverständlich auch – oder besser unbedingt – englischsprachige Literatur sowie Schreiben – hier unbedingt in englischer Sprache – sind selbstverständliche Aufgaben für Pflegewissenschaftler/-innen. Oft läuft dieses nebenher, im Zug oder im Urlaub.
- Nein, nicht alle hier interviewten Pflegewissenschaftler/-innen hatten in der Schule einen Englisch-Leistungskurs oder waren für ein Schuljahr im englischsprachigen Ausland. Es gibt viele erfolgreiche Strategien, wie sich die interviewten Personen die englische Sprache angeeignet haben. Ich empfeh-

le besonders das Interview mit Michael Simon.

- Das Lesen hat sich mit der Entwicklung des Internets und den Möglichkeiten, sich „alerts" zusenden zu lassen, eindeutig verändert (lesen Sie mehr in den Interviews und **Kap. 10.4.8**). Für diesen Abschnitt gab es übrigens in den jeweiligen Interviews die meisten Korrekturen.
- Eine wissenschaftliche Laufbahn einzuschlagen heißt, mobil zu sein und neue Herausforderungen anzunehmen. Schauen Sie einmal, welche spannenden neuen Arbeitsstellen z. B. Manuela Eicher, Gabriele Meyer, Michael Simon, Berta Schrems, Rene Schwendimann oder Rebecca Spirig innehaben.
- Ja, Familie und Karriere lassen sich vereinbaren, lesen Sie dazu beispielsweise die Interviews von Anna-Barbara Schlüer, Manuela Eicher oder Antje Tannen.
- Und zu guter Letzt: Netzwerke und Mentor/-innen sind für eine wissenschaftliche Laufbahn sinnvoll (doch noch ein verkappter Rat durch die Hintertür).

Ich wünsche Ihnen allen viel Freude mit der dritten Auflage.
April 2017, Eva-Maria Panfil

Vorwort zur 4. Auflage

Es ist uns allen eine große Freude und Ehre, Ihnen nun schon die vierte Auflage dieses Buches vorlegen zu können. Es freut uns sehr, dass es so fleißig gelesen und genutzt wird. Denn das wird es doch, oder …?

Neben vielen kleinen Aktualisierungen und Überarbeitungen dürfen Sie sich vor allem auf folgende Inhalte freuen:

- Endlich gibt es ein Kapitel zum wissenschaftlichen Schreiben in englischer Sprache. Chris Shultis, der Autor, verfügt über umfangreiche Erfahrung als Redaktor für englischsprachige Texte. Nun sollte englischsprachigen Manuskripten nichts mehr im Wege stehen, außer dem eigenen Schweinehund, was meinen Sie?
- Elke Hausner als ausgewiesene Fachexpertin für die Literaturrecherche, die alle Tipps und Tricks kennt, hat das entsprechende Kapitel aktualisiert. Ich freue mich sehr, sie neu als Autorin „mit an Bord" zu wissen.
- Wissenschaft ist im Fluss, so werden auch manche Regeln aktualisiert. Die American Psychological Association (APA) hat 2019 die 7. Version und damit u. a. ihre Zitierregeln mit einigen wichtigen Änderungen veröffentlicht. So wird beispielsweise der Erscheinungsort nicht länger in der Quellenangabe von Büchern angegeben, der Verweis im Text für Publikationen mit drei oder mehr Autoren und Autorinnen hat sich ebenso geändert wie Angaben zum Abrufdatum von Internetquellen. Marie-Claire Baumann macht Sie in **Kapitel 15** mit den Änderungen vertraut und wendet diese dann auch in ihren Kapiteln an. Aber denken Sie daran, aktuellste Informationen erhalten Sie nach wie vor nicht in Büchern, sondern in den genutzten Originalquellen.
- Das Internet macht so vieles möglich und ist nicht unschuldig daran, dass täglich immer mehr neue Informationen zur Verfügung stehen. Wie ist es möglich, sich da immer auf dem Laufenden zu halten? Diese Frage habe ich neu den interviewten Wissenschaftlerinnen und Wissenschaftlern gestellt. Seien Sie gespannt auf die Antworten. Sicher können Sie sich dabei etwas abschauen. Dafür haben wir die Fragen nach dem Forschungstagebuch gestrichen. Dies ist möglicherweise ein Relikt aus einer früheren Zeit.
- Als neue Interviewpartnerin lässt uns die Hebammenwissenschaftlerin Eva Cignacco an ihren Erfahrungen zum wissenschaftlichen Arbeiten teilhaben. Verabschieden möchte ich mich mit herzlichem und wertschätzendem Dank von Rebecca Spirig. Ihr Interview finden Sie leider nicht mehr in der vorliegenden Ausgabe. Es lohnt sich aber, dafür nochmals in der dritten Auflage zu stöbern.

Derzeit wird engagiert und kontrovers der Umgang mit einer gendergerechten Sprache diskutiert. Die Diskussion ist noch lange nicht abgeschlossen. Die Autorinnen und Autoren des Buches sind unterschiedliche Schreibweisen gewohnt, je nachdem, wo sie arbeiten. Sie finden in den Kapiteln deswegen verschiedene Umsetzungen einer gendergerechten Sprache. Vielleicht nutzen Sie dies, um für sich eine Haltung zu entwickeln?

Wir Autorinnen und Autoren wünschen Ihnen allen viel Freude mit der vierten Auflage.
Und denken Sie daran: üben, üben, üben!
Heitersheim, Oktober 2021
Eva-Maria Panfil

Legende der Piktogramme

! = Beachte

 = Lesetipp(s)

 = Definition

z.B. = Beispiel

Tipp! = Tipps und Tricks

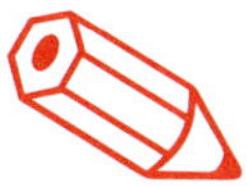 = Aufgabe

Teil 1
Einführung in das wissenschaftliche Arbeiten

1 Willkommen in der Branche der Wissenschaftlerinnen und Wissenschaftler: Eine Einführung

Eva-Maria Panfil

„Wissenschaftliches Arbeiten" klingt manchmal sehr geheimnisvoll und kompliziert. Aber eigentlich ist es ganz einfach: Wissenschaftliches Arbeiten ist das Hand- und Kopfwerk der Wissenschaftlerinnen und Wissenschaftler. So wie die Bäckerin Brot und Brötchen backt und der Friseur Haare schneiden lernt, so lernen Wissenschaftlerinnen und Wissenschaftler „Wissen zu entwickeln". Die Technik zur Wissensentwicklung ist das sogenannte „wissenschaftliche Arbeiten".

Lernziele

Nach dem Lesen dieses Kapitels sollen Sie:

- die Aufgaben von Wissenschaft und Pflegewissenschaft darstellen können,
- Inhalte des wissenschaftlichen Arbeitens erläutern können,
- Kompetenzen für das wissenschaftliche Arbeiten beschreiben können,
- Kriterien für „Wissenschaftlichkeit" nennen können.

1.1 Wissenschaft

Die Pflege als Wissenschaft funktioniert prinzipiell so wie alle anderen Wissenschaften. Daher möchte ich Sie zunächst in einer sehr einfachen Form in die allgemeine Welt der Wissenschaften entführen.

Eigentlich beschreibt der Begriff Wissenschaft schon den damit verbundenen Zweck: Es geht darum, Wissen über die Welt, das Funktionieren und Zusammenleben der Menschen zu schaffen. Dabei geht man davon aus, dass es allgemeine Regeln, Gesetze, Phänomene und Verhaltensmuster in unserer Welt gibt (Evers, 1997). Diese sollen durch Forschung entdeckt und untersucht werden.

Jede Einzelwissenschaft wie die Physik, die Soziologie oder die Pflegewissenschaft konzentriert sich auf eine bestimmte Thematik oder ein Fachgebiet, auch als „Gegenstand" oder „Domäne" dieser Wissenschaft bezeichnet. Damit entsteht eine Art Arbeitsteilung. Eigenständige Fachgebiete werden auch „Disziplinen" genannt.

Vereinfacht dargestellt kann man folgende zwei grundlegende „Wissenschaften" unterscheiden:

- Die Naturwissenschaften wie Biologie, Physik, Mathematik und Chemie beschäftigen sich mit der Frage, was die Welt zusammenhält.
- Die Sozial- und Geisteswissenschaften, z. B. Soziologie, Politik, Philosophie, Geschichte und Sprachen, untersuchen die Kultur des Menschen.

! Die Wissenschaft ist auch Gegenstand einer wissenschaftlichen Auseinandersetzung. Was Wissenschaft ist und wie sie zu ihren Erkenntnissen kommt, ist beispielsweise Inhalt der sogenannten „Wissenschaftstheorie". Wie Wissenschaft als sozialer Rahmen aufgebaut ist und wie dieser funktioniert, beschäftigt vor allem die „Wissenschaftssoziologie". Daneben gibt es die Wissenschaftsgeschichte, die Wissenschaftsethik und die Wissenschaftspolitik.

Eine gute lesbare Einführung in die Wissenschaftstheorie bietet das folgende Standardwerk:

- Chalmers A.F. (2007). *Wege der Wissenschaft. Einführung in die Wissenschaftstheorie* (6. verbesserte Auflage). Berlin: Springer.

Leider gibt es keine einheitliche Definition von Wissenschaft. Daher soll an dieser Stelle auf eine allgemeine Definition zurückgegriffen werden:

Wissenschaft ist

- „das System des durch Forschung, Lehre und überlieferte Lit.[eratur] gebildeten, geordneten und begründeten, für gesichert erachteten Wissens einer Zeit,
- auch die für seinen Erwerb typ.[ische] methodisch-systematische Forschungs- und Erkenntnisarbeit
- sowie ihr organisatorisch-institutioneller Rahmen" (Meyers Großes Taschenlexikon, 2006).

Wissenschaft kann also aus drei Perspektiven betrachtet werden.

1.1.1 Perspektive Wissen

Wissen ist der Gegensatz zu Meinungen oder Glauben.

Aufgabe einer Wissenschaft ist gemäß der Definition, Wissen zu bilden, zu begründen, zu ordnen und weiterzugeben.

Die Bildung des Wissens geschieht durch Forschung. Dabei werden bestimmte Methoden, die Forschungsmethoden, angewendet (siehe Abschnitt 1.1.2 Perspektive Forschungs- und Erkenntnisarbeit).

Eine wichtige Regel der Wissenschaft lautet, dass es kein endgültiges Wissen, keine „Wahrheit" gibt. Das, was wir heute zu wissen glauben, kann morgen schon wieder überholt sein. Vermeintliche „Fakten" sehen unter dem Licht neuer Forschung anders aus. So wurde beispielsweise dem „Planeten" Pluto angesichts neuer Entdeckungen im Weltraum und damit einhergehenden Diskussionen 2006 der Status eines Planeten aberkannt. Daher sind Erkenntnisse der Wissenschaften auch nicht in Stein gemeißelt, sondern ständig im Fluss.

Das Wissen einer Wissenschaftsdisziplin, auch „body of knowledge" genannt, kann man sich wie einen großen Berg von unzähligen verschiedenen Puzzlestücken vorstellen. Die Puzzlestücke stellen die einzelnen Ergebnisse von Studien (Fakten) dar. Darin muss eine Ordnung hergestellt werden, damit dieses Wissen systematisch überblickt werden kann und auch Zusammenhänge sichtbar werden können. Diese Ordnung wird durch Theorien, Konzepte und Klassifikationen hergestellt.

Damit Wissen als solches gelten kann, muss es begründet werden. Dies geschieht unter anderem durch die Verknüpfung mit Theorien und vorhandenen Fakten, durch die adäquate Anwendung der Forschungsmethoden und durch die Kenntnisse der Logik (vgl. **Kap. 8**).

Wissen muss schließlich auch weitergegeben werden. Dies geschieht vor allem in schriftlicher Form über Publikationen in Zeitschriften und Büchern, aber auch auf Kongressen. Im Rahmen der Lehre wird das Wissen an Lernende weitergegeben.

Verschiedene Arten von Wissen lernen Sie im Abschnitt 1.2.2 kennen.

1.1.2 Perspektive Forschungs- und Erkenntnisarbeit

Jede Wissenschaftsdisziplin hat ihre eigenen Methoden zur Entwicklung von Wissen. Experimente spielen beispielsweise in den Geschichtswissenschaften keine Rolle, während sie in der Physik die klassische Methode sind, um zu neuem Wissen zu gelangen. Wissen kann sowohl durch die theoretische und logische Auseinandersetzung mit Texten und Quellen entstehen als auch durch die Erhebung von Daten aus der beobachtbaren Welt.

Wissenschaftstheoretiker beschäftigen sich seit Jahrhunderten mit der Frage, wie „Erkenntnis" zu erreichen ist. Dabei wurden innerhalb der Wissenschaften unterschiedliche wissenschaftstheoretische Positionen, die Methodologien, entwickelt. Die Methodologien stehen gleichberechtigt nebeneinander und es gibt keine „richtige" und vor allem „endgültige" Position.

Die Naturwissenschaften gehen davon aus, dass es eine „wahre" Welt gibt und diese mittels unserer Sinne durch Zählen und Messen objektiv erkannt werden kann. Diese Methodologie ist Grundlage der quantitativen Forschungsdesigns. Ziel von Forschung ist es, verallgemeinerbare Ergebnisse zu erzielen.

Die Geistes- und Sozialwissenschaften dagegen bezweifeln die Existenz einer objektiv „wahren" Welt. Nach ihren Vorstellungen muss der Mensch immer im Zusammenhang mit seiner Lebenswelt gesehen werden. Im Austausch mit der sozialen Welt schreibt der Mensch der Welt Bedeutungen zu, die jedoch der Welt nicht objektiv eigen sind. Deshalb gibt es keine objektive Wahrheit, sondern nur subjektiv und situativ zugewiesene Bedeutungen, d.h. subjektive Wahrheiten. Ziel von Forschung ist deswegen keine Verallgemeinerung der Ergebnisse, sondern bestenfalls die Übertragbarkeit der Befunde auf ähnliche Situationen. Qualitative Forschungsdesigns basieren auf diesen Überlegungen.

Die Pflegewissenschaft nutzt beide Methodologien zum Erkenntnisgewinn.

Tipp! Eine gut lesbare Einführung zu den beiden Methodologien können Sie folgendem Werk entnehmen:

- Brandenburg, H. & Schrems, B. (2018). Wissenschaftstheoretische Positionen, Designs und Methoden in der Pflegeforschung. In H. Brandenburg, H. Mayer, E. Panfil & B. Schrems (Hrsg.), *Pflegewissenschaft II* (S. 17–30). Bern: Hogrefe.

1.1.3 Perspektive organisatorisch-institutioneller Rahmen

Wissenschaft und die dort tätigen Menschen sind in unterschiedlichen Organisationen beheimatet und organisiert. Hochschulen wie Universitäten und Fachhochschulen sind der Ort, an dem klassischerweise Wissenschaft betrieben wird. „Schulen vermitteln Ergebnisse der Wissenschaft. Hochschulen erarbeiten sie" (Wagner, 2007, S. 20). Die traditionelle Aufgabe der Universitäten im deutschsprachigen Raum ist es, theoretisches Grundlagenwissen zu erarbeiten, während Fachhochschulen sich auf die Anwendbarkeit des Wissens konzentrieren.

An den Hochschulen wird auch der wissenschaftliche Nachwuchs ausgebildet. Für die Ausbildung gibt es bestimmte Wege über Bachelor, Master, Promotion und teilweise auch noch Habilitation. Daneben gibt es aber auch außeruniversitäre Institute, wie beispielsweise die Max-Planck-Institute, an denen neues Wissen entwickelt wird.

Die Wissenschaftlerinnen und Wissenschaftler selbst organisieren sich in bestimmten Fachgesellschaften. Dazu gehören in der Pflege beispielsweise die Deutsche Gesellschaft für Pflegewissenschaft oder der Schweizerische Verein für Pflegewissenschaft, aber auch multiprofessionelle Gesellschaften wie die Deutsche Gesellschaft für Wundheilung und Wundbehandlung oder die Deutsche Gesellschaft für Gerontologie und Geriatrie.

Auf wissenschaftlichen Kongressen wird das Wissen ausgetauscht und Forschende sowie Wissensanwendende können miteinander in Kontakt treten. Wissenschaftliche Fachzeitschriften dienen ebenfalls der Weitergabe und Diskussion von aktuellen Forschungsergebnissen.

Einen einfach geschriebenen Überblick für Laien bietet Dietrich Schwanitz:

- Schwanitz, D. (2006). *Bildung. Alles, was man wissen muss* (26. Auflage). Frankfurt am Main: Eichborn.

Darin insbesondere das Kapitel „Wissenschaft und ihre Leitbilder".

Eine kurze fachliche Einführung in das Thema Wissenschaft bieten Brandenburg und Dorschner:

- Brandenburg, H. & Dorschner, S. (2021). Wissen ist noch keine Wissenschaft. In H. Brandenburg, & S. Dorschner, (Hrsg.), *Pflegewissenschaft 1. Lehr- und Arbeitsbuch zur Einführung in wissenschaftliches Denken und Theorien in der Pflege* (4. Aufl., S. 35–44). Bern: Hogrefe.

1.2 Pflegewissenschaft

Pflegewissenschaft ist die Wissenschaft vom Phänomen „Pflegen" und beschäftigt sich mit der Sammlung, Ordnung, Überprüfung, Generierung und Weitergabe pflegerischen Wissens und den theoretischen Grundlagen von Pflege (Robert Bosch Stiftung, 1996) (siehe **Abb. 1-1**). Als Methode zur Sammlung, Ordnung, Überprüfung, Generierung und Weitergabe des Wissens wird die Pflegeforschung angewendet.

1.2.1 Die Domäne der Pflegewissenschaft

Die Pflege ist eine vergleichsweise junge Wissenschaft. Oft bewertet man Florence Nightingale als erste Pflegewissenschaftlerin. In den USA entstanden Anfang des 20. Jahrhunderts die ersten Studiengänge für Pflege, in Europa Mitte des 20. Jahrhunderts. Die ersten Studiengänge in Deutschland entstanden für Pflegepädagogik und Pflegemanagement, das Studium der Pflege als Wissenschaft folgte erst mit Verzögerung.

Die Pflege teilt mit anderen Wissenschaften wie der Erziehungswissenschaft, der Soziologie und der Medizin die Thematik „Mensch". Jede dieser Disziplinen untersucht eine spezifische menschenbezogene Domäne. Während die Erziehungswissenschaft Fragen zur Bildung und Erziehung stellt, beschäftigt sich die Soziologie mit dem Zusammenleben von Menschen.

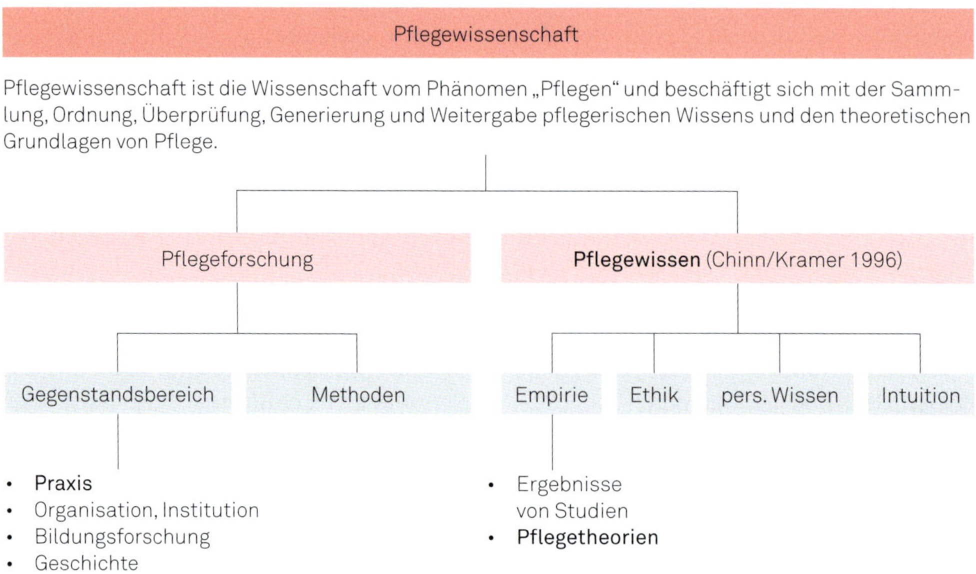

Abbildung 1-1: Pflegewissenschaft und -forschung

Was die spezifische Domäne der Pflegewissenschaft ist, darüber herrscht keine Einigkeit. Dazu ist die Pflegewissenschaft wohl auch noch zu jung. Konsens herrscht jedoch über die Auffassung, dass „Pflege“ nicht all das ist, was Pflegende in der Praxis tun oder was mit dem Begriff „Pflege“ belegt wird (Bartholomeyczik, 1997).

Es gibt verschiedene Versuche, die Domäne der Pflege zu klären. Ein Versuch führt über die Pflegetheorien. Diese erlauben Antworten auf die Fragen: Was ist der Blickwinkel der Pflege? Was sollen Pflegende mit welchen Zielsetzungen tun?

Einen anderen Ansatz liefern Definitionen, beispielsweise die der American Nurses Association (ANA). Sie definiert die Domäne der Pflege als Diagnose und Behandlung des Verhaltens und der Reaktion von Menschen gegenüber aktuellen oder potenziellen Gesundheitsproblemen (American Nurses Association, 1980).

Erinnern Sie sich daran, dass es in der Wissenschaft keine „Wahrheit“ gibt? Dies gilt auch für die Domäne der Pflege. Es gibt keine gemeinsame theoretische Definition und Abgrenzung zu anderen Wissenschaften, allenfalls verschiedene Versuche dazu. Wenn Sie sich mehr dafür interessieren, seien Ihnen folgende Lesetipps empfohlen:

Folgende Werke bieten eine aktuelle Übersicht und Auseinandersetzung mit dem Thema Pflege als Wissenschaft:

- Brandenburg, H. & Dorschner, S. (2021). „Wissen ist noch keine Wissenschaft...“ In H. Brandenburg & S. Dorschner (Hrsg.), *Pflegewissenschaft 1* (4. Aufl., S. 19–30). Bern: Hogrefe.
- Meleis, A. I. (2008). Die Domäne des Pflegewissens. In A. Meleis (Hrsg.), *Pflegetheorien: Gegenstand, Entwicklung und Perspektiven des theoretischen Denkens in der Pflege* (2., erg. Aufl., S. 178–205). Bern: Huber.
- Kirkevold, M. (2002). Die wissenschaftliche Disziplin der Pflege – Wissens- und Erkenntnisbereich der Pflegewissenschaft. In M. Kirkevold (Hrsg.), *Pflegewissenschaft als Praxisdisziplin* (S. 135–163). Bern: Huber.

1.2.2 Wissen in der Pflege

Die Erkenntnistheorie oder Epistemologie ist ein Zweig der Philosophie. Sie beschäftigt sich unter anderem mit den Fragen, was Wissen ist, welche Arten von Wissen es gibt, wie Wissen begründbar und wie es tatsächlich mit Erkenntnis verbunden werden kann.

In der Pflege können vier Arten von Wissen unterschieden werden (Chinn & Kramer, 1996):

1. empirisches Wissen
2. ethisches Wissen
3. persönliches Wissen und
4. intuitives Wissen.

Empirisches Wissen

Empirisches Wissen ist das Ergebnis von Studien. Wie schon erwähnt, müssen diese Ergebnisse in den Wissenskanon der Disziplin eingeordnet werden. Dies geschieht über Theorien, Konzepte und Klassifikationen.

Leider gibt es keine einheitliche Definition von „Pflegetheorien“ (Meleis, 2008). Viele Begriffe werden synonym zum Begriff Theorie verwendet, z. B. Modell und konzeptuelles Modell.

Einfach definiert beschreiben Pflegetheorien „ausgesuchte Phänomene und die Beziehungen zwischen ihnen“ (Kirkevold, 2002, S. 25). Nach Meleis ist eine Theorie „der organisierte, in sich stimmige und systematische Ausdruck einer Gruppe von Feststellungen, die sich auf wesentliche Fragen einer Disziplin beziehen und als sinnvolles Ganzes mitgeteilt werden“ (Meleis, 2008, S. 43).

Theorien schaffen Ordnung, funktionieren als Brille, organisieren Denken und Wahrnehmungen und helfen bei der Interpretation (Evers, 1997). In der Praxis tragen sie dazu bei, gezielt Informationen zu sammeln, die für die pflegerische Versorgung wichtig sind. Sie helfen damit Pflegekräften, Wahrnehmungen zu strukturieren, und beeinflussen die Entscheidungsfindung (Evers, 1997).

Konzepte sind Bausteine von Theorien. Die Verbindung zweier und mehrerer Konzepte bildet eine Theorie.

Mehr zu pflegerischen Theorien und Konzepten können Sie in den folgenden Werken erfahren:

- Brandenburg, H., Dorschner, S. (Hrsg.). (2021). *Pflegewissenschaft 1. Lehr- und Arbeitsbuch zur Einführung in wissenschaftliches Denken und Theorien in der Pflege* (4. Aufl.). Bern: Hogrefe.
- Chinn, P. & Kramer, M. (1996). *Pflegetheorie: Konzepte – Kontext – Kritik*. Berlin: Ullstein/Mosby.
- Käppeli, S. (Hrsg.). (1998). *Pflegekonzepte 1: Phänomene im Erleben von Krankheit und Umfeld.* Bern: Huber.
- Käppeli, S. (Hrsg.). (1999). *Pflegekonzepte 2: Phänomene im Erleben von Krankheit und Umfeld.* Bern: Huber.
- Käppeli, S. (Hrsg.). (2000). *Pflegekonzepte 3: Phänomene im Erleben von Krankheit und Umfeld.* Bern: Huber.
- Meleis, A. I. (2008). *Pflegetheorien: Gegenstand, Entwicklung und Perspektiven des theoretischen Denkens in der Pflege (2. erg. Aufl.).* Bern: Huber.
- Moers, M. & Schaeffer, D. (2014). Pflegetheorien. In D. Schaeffer & K. Wingenfeld (Hrsg.), *Handbuch Pflegewissenschaft* (Studienausgabe, S. 37–66). Weinheim/ Basel: Beltz.

Klassifikationen in der Pflege sind beispielsweise die Pflegediagnosenklassifikation (NANDA-I) die Pflegeinterventionsklassifikation (NIC), die Pflegeergebnisklassifikation (NOC) oder die internationale Klassifikation der Funktionsfähigkeit, Behinderung und Gesundheit ICF (ehemals ICIDH, International Classification of Functioning, Disability and Health).

Einen Überblick zu pflegerischen Klassifikationen bietet folgendes Werk:

- Müller-Staub, M. M., Schalek, K. & König, P. (Hrsg). (2016). *Pflegeklassifikationen.* Bern: Hogrefe.

Ethisches Wissen

Ethik ist die wissenschaftliche Betrachtung moralischer Fragen. Moral bezieht sich auf den Handlungsaspekt (Arndt, 2007). Das ethische Wissen bezieht sich auf Verpflichtungen und Normen, was man tun sollte und wie man dies als „gut" rechtfertigen kann (Chinn & Kramer, 1996). Das ethische Pflegewissen ist dabei unabhängig von religiösen oder ideologischen Überzeugungen (Arndt, 2007). Es hilft beispielsweise, Fragestellungen zur Anwendung bestimmter dekubitusprophylaktischer Maßnahmen bei dekubitusgefährdeten sterbenden Menschen, zur Versorgung von scheinbar (!) unkooperativen Patienten oder von Menschen, die scheinbar selbst verschuldet eine Komplikation entwickelt haben, zu klären.

Tipp! Grundlegende Ausführungen zur Ethik in der Pflege bieten folgende Publikationen:

- Monteverde, S. (Hrsg.). (2020). *Handbuch Pflegeethik. Ethisch denken und handeln in den Praxisfeldern der Pflege* (2., erw. und überarb. Aufl.). Stuttgart: Kohlhammer GmbH.
- Lay, R. (2021). Pflegewissenschaft und Ethik. In H. Brandenburg & S. Dorschner (Hrsg.), *Pflegewissenschaft 1.* (4. Aufl., S. 61–75). Bern: Hogrefe.

Beispiele zur Forschung in der Ethik können Sie dem Schwerpunktheft „Ethik in der Pflege" der

Zeitschrift PFLEGE entnehmen (2015, Heft 6, 28. Jahrgang).

Persönliches Wissen

Das persönliche Wissen beinhaltet eigene berufliche und private Erfahrungen. Wichtig dabei ist, dass diese Erfahrungen reflektiert werden, um offen und neugierig das Erlebte zu analysieren und frei von Meinungen, Vorurteilen, Rollenbildern und Zwängen der Realität die Dinge als das zu erkennen, was sie wirklich sind (Johns, 2004) (vgl. auch **Kap. 3**).

Das Handeln von Pflegeexperten basiert auf theoretischem und praktischem Wissen, also empirischem oder persönlichem Wissen. Das theoretische Wissen wird als „Knowing-that" und das persönliche Wissen als „Knowing-how" verstanden.

Wenn Sie mehr zur Selbstreflexion wissen wollen, sei Ihnen folgendes Werk ans Herz gelegt:

- Johns, C. (2004). *Selbstreflexion in der Pflegepraxis: Gemeinsam aus Erfahrungen lernen.* Bern: Huber.

Intuitives Wissen

Intuition ist ein unbewusster Prozess, bei dem eine Pflegefachkraft das Gefühl hat zu wissen, was in einer bestimmten Situation getan werden muss, ohne dazu eine bewusste Analyse durchführen zu müssen. Intuition hängt oft mit Erfahrung zusammen (Kirkevold, 2002).

1.2.3 Pflege als Natur- oder Sozialwissenschaft?

Wohin gehört die Pflege als Wissenschaft? Ist sie eine Naturwissenschaft, wie die Medizin, oder eine Sozialwissenschaft, wie die Erziehungswissenschaft? Diese gar nicht so theoretische Frage hat Auswirkungen auf die Praxis der Pflege als Wissenschaft.

Methodologie

Beide Wissenschaften haben unterschiedliche Vorstellungen darüber, wie man zu neuem Wissen kommt, die schon oben erwähnten Methodologien. Welche davon ist nun für die Pflegewissenschaft die „richtige" Methodologie? Können die Phänomene der Pflege mit Experimenten untersucht werden?

Pflege an den Hochschulen

An den Hochschulen/Universitäten sind die verschiedenen Disziplinen den sogenannten „Fakultäten" zugeordnet. Gehört die Pflege nun zur medizinischen oder sozialwissenschaftlichen Fakultät? Damit verbunden sind Entscheide darüber, was als Ergebnis der Tätigkeit eines Wissenschaftlers zu gelten hat. In der Medizin haben beispielsweise Menge und Art der Publikationen einen anderen Stellenwert als in den Sozialwissenschaften.

Die guten Manieren des Wissenschaftsbetriebes

Jede Disziplin verfügt über eigene Manieren des Zitierens und Bibliografierens. In den Sozialwissenschaften wird beispielsweise sehr viel mit Fußnoten gearbeitet, was in den Naturwissenschaften als unüblich gilt. Seien Sie deswegen nicht überrascht, wenn in der noch sehr jungen Disziplin Pflege als Wissenschaft keine einheitlichen Manieren gelten.

Studienabschluss „of Arts" oder „of Sciences"

Mit der Bologna-Reform wurden in Europa mit Bachelor und Master einheitliche Studienabschlüsse eingeführt. Diese Abschlüsse stammen aus dem angelsächsischen Bereich und tragen eine Ergänzung in Form von „of Arts" und „of Sciences". Diese Ergänzungen informieren über die Art der „Wissenschaft", die studiert wurde.

In den angelsächsischen Ländern werden die Naturwissenschaften als „Sciences" und die Geistes- und Sozialwissenschaften als „Arts" bezeichnet. Je nachdem, ob die den Studiengang Pflege (-wissenschaft, -pädagogik oder -management) akkreditierende Agentur in den deutschsprachigen Ländern der Auffassung ist, es handele sich um eine naturwissenschaftliche oder eine sozialwissenschaftliche Studienrichtung, wird der jeweilige Zusatz verliehen. Dies führt zu einem wertfreien Nebeneinander von Pflegestudiengängen mit unterschiedlichen Bachelor- und Master-Abschlüssen.

1.3 Wissenschaftliches Arbeiten: Eine zusammenfassende Einführung

➔ Wissenschaftliches Arbeiten ist das selbstständige Anwenden wissenschaftlicher Methoden und wissenschaftlichen Denkens (Wagner, 2007) bei der Bearbeitung und Präsentation einer Problem- oder Fragestellung. Ziel ist der Erkenntnisfortschritt (Lehmann, 2011).

Beim wissenschaftlichen Arbeiten wird eine Problem- oder Fragestellung systematisch bearbeitet. Systematisch bedeutet, die Thematik auf Basis von

- theoretischen Ansätzen der Wissenschaft, z.B. Pflegetheorien, Managementtheorien oder pädagogischen Theorien
- empirischen Befunden, d.h. vorhandener Forschungsergebnisse
- empirischen Forschungsmethoden, z.B. einer qualitativen Studie, einer standardisierten Fragebogenerhebung
- und bestimmten Arbeits- und Denktechniken, z.B. Literaturrecherche, Lesetechniken oder Zitierweisen

zu bearbeiten und zu präsentieren. Die Präsentation erfolgt z.B. als Hausarbeit im Rahmen des Studiums oder als Vortrag oder Aufsatz.

1.3.1 Der prinzipielle Aufbau einer wissenschaftlichen Arbeit: ein Schnelldurchlauf

Eine wissenschaftliche Arbeit besteht aus drei Teilen:

1. Einleitung,
2. Hauptteil und
3. Schluss (mehr dazu in **Kap. 19**).

Einleitung

Am Anfang steht immer eine Fragestellung oder ein Problem (vgl. **Kap. 19**).

Hauptteil

Die Fragestellung oder Problematik soll systematisch bearbeitet werden, damit neues Wissen entsteht. Damit ist die Methodik gemeint. Wie bearbeiten Sie die Fragestellung? Lesen Sie dazu die vorhandene internationale Literatur und/oder führen Sie eine eigene Datenerhebung durch?

Wichtig ist immer beim wissenschaftlichen Arbeiten, auf dem vorhandenen internationalen (!) Wissen aufzubauen. Dieses muss

- gefunden (siehe **Kap. 10**),
- gelesen (siehe **Kap. 4** und **5**) und
- kritisch diskutiert (siehe **Kap. 3**) werden.

Sie ordnen das gefundene Wissen dann neu auf Basis Ihrer Fragestellung. Wichtig ist dabei der kritische Umgang mit dem vorhandenen oder von Ihnen neu entwickelten Wissen (**Kap. 3**).

! Nach der Sammlung und Darstellung des gefundenen Wissens folgt also immer seine Diskussion: die unvoreingenommene und kritische Bewertung der Ergebnisse.

Suchen Sie dabei nach Gemeinsamkeiten in den gefundenen Quellen, den Widersprüchen und Begründungen dafür.

Lassen Sie eine fiktive Diskussion der verschiedenen Autorinnen und Autoren entstehen. Stellen Sie sich vor, die Autorinnen und

Autoren Ihrer Quellen würden sich mit Ihnen an einem Tisch befinden. Fragen Sie per Handzeichen ab, wer alles für eine Meinung steht, wer dagegen ist. Lassen Sie die einzelnen Personen zu Wort kommen und ihre Meinung begründen.

Schluss

Zum Abschluss sind Sie dran: Was ist Ihre Schlussfolgerung und warum? Ihre Schlussfolgerung bildet die Lösung der eingangs erwähnten Problematik oder die Antwort der eingangs erwähnten Fragestellung. Und was wären nun die nächsten Schritte: Welche neuen Fragen sind aufgetaucht? Welche Konsequenzen haben Ihre Erkenntnisse für die Ausgangsfragestellung oder -problematik?

In Ihrem Inhaltsverzeichnis soll sich der Gang Ihres Vorgehens widerspiegeln. Geübte Lesende lesen daher in einer Arbeit zunächst nur die Gliederungsüberschriften, um sich einen Überblick über die Arbeit zu verschaffen. Dann folgt das Lesen der Einleitung und des Schlusses. Diese müssen „rund" sein, also zueinander passen. Die Mitte, der Hauptteil, beinhaltet die Methodik, wie Sie zu dieser Schlussfolgerung gekommen sind.

Wissenschaftliches Arbeiten führt also immer basierend auf bestehendem Wissen zu neuen Erkenntnissen (siehe **Abb. 1-2**).

1.3.2 Darstellung der Ergebnisse

Bei der Darstellung der Ergebnisse sind bestimmte Konventionen zu beachten, die in verschiedenen Disziplinen unterschiedlich gehandhabt werden. Diese bilden die „guten Manieren" (Sesink, 2012) des Wissenschaftsbetriebes. Dazu gehören die Art und Form des Zitierens (**Kap. 15**), die Darstellung des Literaturverzeichnisses (**Kap. 15**) und der Umgang mit wertenden Bezeichnungen (**Kap. 14**).

1.4 Kompetenzen für das wissenschaftliche Arbeiten

Zu den Kompetenzen des wissenschaftlichen Arbeitens gehören Denken (**Kap. 8**), Zuhören (**Kap. 6**), Lesen (**Kap. 4**, **Kap. 5**), Fragen (**Kap. 7**), Vortragen (**Kap. 16**, **Kap. 22**, **Kap. 23**),

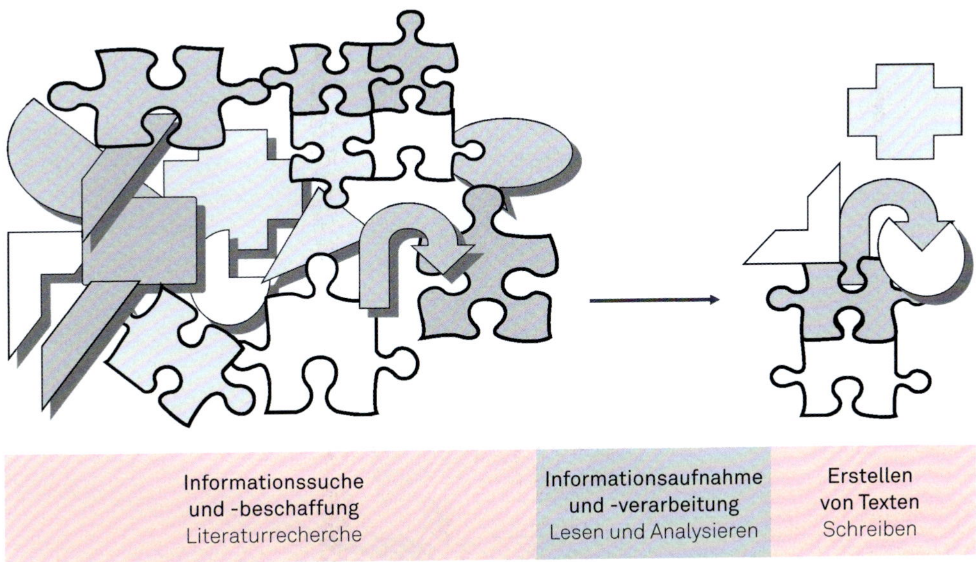

Abbildung 1-2: Wissenschaftliches Arbeiten als Neuordnung des vorhandenen Wissens auf Basis einer bestimmten Fragestellung

Schreiben (**Kap. 9, Kap. 12, Kap. 13, Kap. 14, Kap. 17, Kap. 20, Kap. 21, Kap. 24, Kap. 26**) und eine kritische Haltung (**Kap. 3**) (siehe **Abb. 1-3**).

1.4.1 Fragen

Zentral für das wissenschaftliche Arbeiten sind die Neugier und die Fähigkeit, Fragen zu stellen. Neugier treibt Wissenschaftlerinnen und Wissenschaftler und motiviert sie für ihre Arbeit. Ohne Fragen gibt es keine Wissenschaft. Überhaupt stehen am Ende einer wissenschaftlichen Arbeit mehr Fragen als Antworten. Mit allem neuen Wissen entstehen zusätzliche Fragen.

Nach Wagner (2007, S. 126) wird ohne Frage jeder Stoff uferlos: „Die Frage ist wie der Spieß, der durch den Stoffberg sticht und alle seine Schichten berührt und aufreiht. Sie brauchen eine Frage zum Hören. Sie brauchen eine Frage zum Lesen. Und vor allem brauchen Sie eine Frage zum Schreiben."

Da Sie im Fach Pflege wissenschaftlich arbeiten wollen, ist es wichtig, dass Sie lernen, pflegewissenschaftliche Fragen zu formulieren. Nur diese tragen dazu bei, den *body of knowledge* der Pflege weiter zu entwickeln. Oft ist zu beobachten, dass Lernende sehr gut medizinische Fragen formulieren können. Daher ist es für das wissenschaftliche Arbeiten essenziell, sich mit der Domäne der Pflege auseinanderzusetzen.

1.4.2 Denken: kritische Haltung

Wissen zu schaffen wird systematisch und objektiv, wenn Sie eine grundsätzlich kritische Haltung einnehmen. Kritisches Denken ist das A und O der Wissenschaft. Wagner (2007, S. 123) nennt diese Haltung auch eine „misstrauische" Haltung: „Nur zu leicht fällt man auf sich selbst herein. Man ist von seiner eigenen Theorie fasziniert und sieht gar nicht mehr, was ihr widersprechen könnte. Oder sie hat sich so verselbstständigt, dass man keinen Anlass hat, daran zu zweifeln."

! Exkurs: Unser Gehirn lässt sich täuschen

Ein zentrales Instrument zur Auseinandersetzung mit Wissen stellt dabei unser Gehirn dar. Leider arbeitet dieses alles andere als objektiv und lässt sich leicht täuschen:

- Sie kennen alle die Bilder, in denen man bei näherem Hinsehen zwei verschiedene Bilder entdecken kann (siehe **Abb. 1-4** und **Abb. 1-5**).
- Nicht alles was wir sehen, ist tatsächlich „da". Sie haben sicherlich auch schon einmal die Erfahrungen gemacht, dass Sie bei Liebeskummer plötzlich nur noch glück-

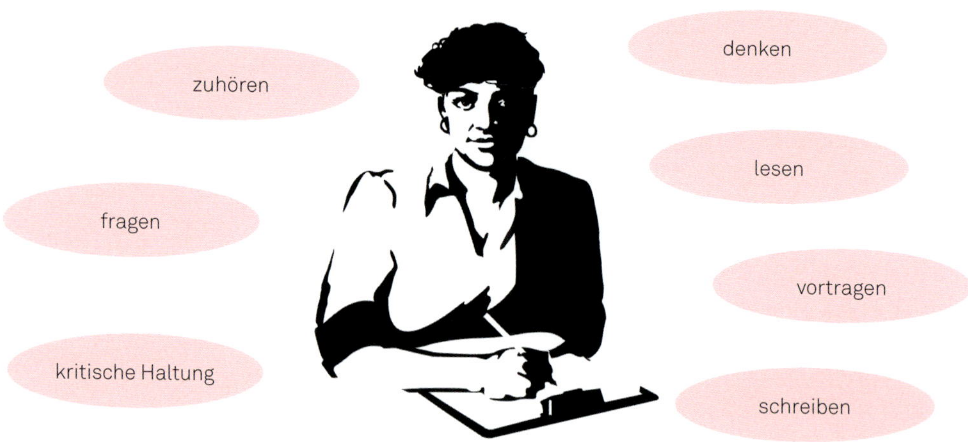

Abbildung 1-3: Kompetenzen wissenschaftlichen Arbeitens

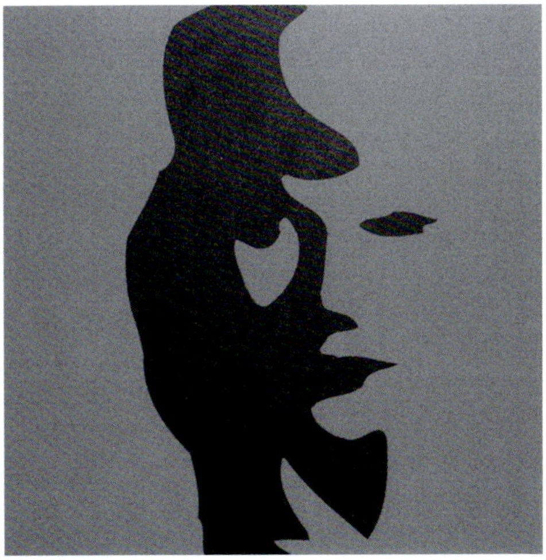

Abbildung 1-4: Optische Täuschung 1

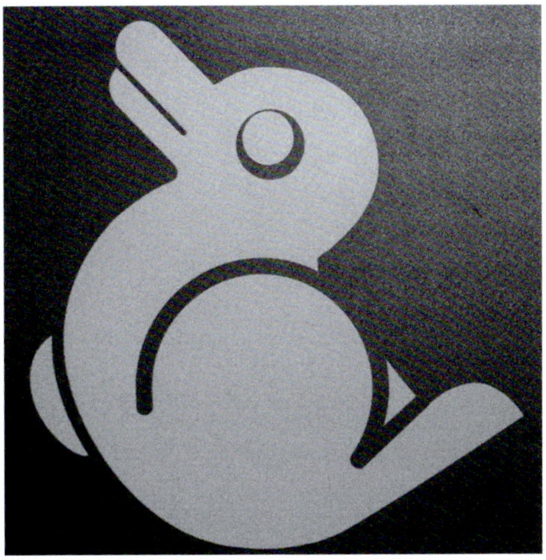

Abbildung 1-5: Optische Täuschung 2

liche Pärchen um sich herum wahrnehmen. Oder Sie neigen bei Verdacht auf bestimmte Verhaltensweisen von Menschen dazu, plötzlich nur noch das wahrzunehmen, was Ihre Vermutungen bestärkt. Dies wird auch als das Phänomen der sich selbst erfüllenden Prophezeiung beschrieben.

- Selbst physikalische Fakten wie die Zeit sind nur „relativ". Einstein zeigte durch seine Relativitätstheorie, dass die Zeitmessung von der Bewegung des Betrachters abhängig ist.

Lesen Sie einmal diesen Text: Können Sie ihn verstehen?

Die Riehenfogle, in der die Bhcusteban eines Wetros agneorndet snid, seilpt üebrhupat kinee Rlole, solgane die estren und leztetn Bhcusteban des Wetros kerrokt snid. Da dsas Gehrin nihct jeedn einelznen Bhcusteban, sonerdn das Wort im Gaznen liset, könenn Sie prbolemlos alels vetsreehn.

Unser Gehirn kann also die Welt nie vollständig und objektiv wahrnehmen. Es konstruiert „Wirklichkeit" auf Basis unseres Vorwissens. Daher gibt es in der Wissenschaft Regeln, wie möglichst objektiv und vollständig Wissen erarbeitet werden kann (die Methodologien, siehe Abschnitt 1.2).

In der Wissenschaft gibt es Irrtümer und Selbsttäuschungen. Denken Sie nur an die Geschichte mit dem Spinat, der angeblich so gesund sein soll. Ein Kommafehler führte dazu, dass eine falsche Eisenmenge weitergegeben wurde. Oder an den Storch, der die Kinder bringt. Tatsächlich lässt sich wissenschaftlich ein Zusammenhang zwischen der Anzahl der Störche und der Geburtenrate belegen. Dieser gilt für den Beginn der Industrialisierung und ist eben kein kausaler Zusammenhang.

z. B. Ein sehr gutes Beispiel für eine kritische Haltung in der Pflege bietet eine veraltete Form der Dekubitusprophylaxe, das sogenannte „Eisen und Föhnen". Diese Methode wurde lange als ein wirksames Verfahren zur Verhinderung eines Druckgeschwüres gelehrt und praktiziert. Man stellte sich vor, dass durch eine abwechselnde Kälte- und Wärmebehandlung der gefährdeten Hautbereiche die Gefäße zusammengezogen und erweitert werden würden und damit die Durchblutung des Areals gefördert werden könnte. In der Regel wurde dieses Verfahren im Gesäß- oder Hüftbereich eingesetzt. Die Patienten wurden für 15 bis 20 Minuten auf die Seite gelegt und dann der gefährdete Hautbereich abwechselnd mit Eis gekühlt und durch einen Föhn wieder erwärmt. Die meisten Pflegenden hatten den Eindruck, dieses Verfahren sei effektiv zur Dekubitusprophylaxe. Durch eine Studie wurde dann die Unwirksamkeit der abwechselnden Wärme- und Kältebehandlung belegt.

Kritisches Denken würde in diesem Falle bedeuten, die einzelnen Handlungen der Maßnahme zu analysieren, um dann kritisch zu prüfen, welche dieser einzelnen Elemente tatsächlich zum Erfolg geführt haben könnten. Die gefühlte Wirksamkeit beruhte auf den mit der Behandlung verbundenen Lagewechseln und nicht der Wärme- und Kältebehandlung.

Ein anderes Beispiel kommt aus der Wundbehandlung. Viele Pflegende können über Patientinnen oder Patienten berichten, die scheinbar ihre Wunde manipulieren, damit sie länger Besuch von Pflegenden erhalten. Aber: Das Phänomen ist seltener, als wir dies wahrnehmen. Auch ist es bisher anhand von Forschungsergebnissen nicht belegt worden. Da es aber ein so eindrückliches Erlebnis ist, nehmen wir es gezielter wahr. Die vielen Patientinnen und Patienten, bei denen es nicht so ist, geraten dann schnell in Vergessenheit. Damit wird ein Phänomen also „wichtiger" als es in Wirklichkeit der Fall ist.

Vier gut zu lesende Bücher führen in das Querdenken ein und ermöglichen ungeahnte Aha-Erlebnisse:

- Beck-Bornholdt, H.-P. & Dubben, H.-H. (2005). *Der Hund, der Eier legt: Erkennen von Fehlinformationen durch Querdenken* (11. Aufl.) Reinbek: Rowohlt.
- Beck-Bornholdt, H.-P. & Dubben, H.-H. (2006). *Mit an Wahrscheinlichkeit grenzender Sicherheit* (7. Aufl.). Reinbek: Rowohlt.
- Dobelli, R. (2020). *Die Kunst des klugen Handelns*. München: Piper.
- Dobelli, R. (2020). *Die Kunst des klaren Denkens* (2. Aufl.). München: Piper.

Seien Sie besonders kritisch bei Informationen aus dem Internet. Das Internet ist verführerisch, auch Wikipedia. Allzu bequem lässt sich darin surfen und nach Informationen suchen. Dabei gibt es bei Informationen im Internet oft keine Redaktion oder eine wissenschaftliche Begutachtung, die prüft, ob die Informationen richtig und seriös sind. Selbst Wikipedia ist vor Fälschungen nicht geschützt.

1.4.3 Denken: Abstrahieren

Forschung versucht, allgemeine Muster in der Welt zu erkennen. Wichtig dafür ist es, Erfahrungen und Beobachtungen abstrahieren zu können.

Ein typischer Fehler von Anfängerinnen und Anfängern besteht darin, anekdotisch oder narrativ zu berichten (vgl. **Kap. 12.3**). Damit ist gemeint, Erfahrungen so zu beschreiben, wie sie erlebt wurden und wie man sie erzählend (narrativ) anderen Personen weitergeben würde.

Kennzeichen der Wissenschaftlichkeit ist, Erleben und Erfahrungen zu abstrahieren, damit diese bekannten Konzepten und Theorien zugeordnet werden können oder allenfalls neue Konzepte bilden. Versuchen Sie also, das Gemeinsame des Ereignisses zu erfassen und mit einem zusammenfassenden (Fach-)Begriff zu beschreiben.

z. B. Statt: Auf dem Tisch lagen Apfelsinen, Mandarinen und eine Ananas. Besser: Es gab Südfrüchte.

1.5 Kriterien von Wissenschaftlichkeit

Wissenschaftliches Arbeiten können Sie lernen. Dazu gehört Übung, Übung und Übung. Mit jeder Arbeit werden Sie sicherer, das kann ich Ihnen versprechen.

Als Anfängerin oder Anfänger werden Sie noch kein neues Wissen entdecken müssen. Mit den ersten Arbeiten üben Sie die Grundlagen des wissenschaftlichen Arbeitens, d.h. das richtige Recherchieren, Zitieren oder Bibliografieren (Erstellen eines Literaturverzeichnisses). Erst wenn Sie geübter sind und auf Ihrem wissenschaftlichen Weg schon einen großen Schritt zurückgelegt haben, werden Sie durch die Identifikation von neuem Wissen den Wissenskanon der Pflege weiterentwickeln. Dies geschieht üblicherweise erst in Master- oder Doktorarbeiten (vgl. **Kap. 18**).

Die Kriterien, ob wissenschaftlich gearbeitet wurde, lassen sich aus den bisherigen Ausführungen gut ableiten. Sie bestehen aus:

- Fachlichkeit: Werden inhaltliche Bezüge zum vorhandenen Wissen im eigenen Fach hergestellt? Werden fachbezogene Diskussionen wiedergegeben? (Wikipedia eignet sich nicht, um fachbezogen beispielsweise den Begriff der „Kommunikation" zu definieren. Hier sollten Sie besser in einem Pflegelexikon nachschauen.) Sind wichtige Quellen aus der Pflege genutzt worden?
- Objektivität: Wurde der Stand des Wissens unvoreingenommen dargestellt und diskutiert? Sind die Argumente sachlich vorgetragen worden? Wurden sowohl Argumente, die für, als auch solche, die gegen eine These sprechen, dargestellt? Sind alle vorhandenen Sichtweisen dokumentiert?
- Nachvollziehbarkeit und Reproduzierbarkeit: Ist die Arbeit systematisch aufgebaut und sind die einzelnen Arbeitsschritte nachvollziehbar? Könnte der Arbeitsweg von anderen Wissenschaftlerinnen reproduziert werden?
- Logik: Ist ein roter Faden durch die Arbeit ersichtlich?
- Redlichkeit: Sind fremde Gedanken als solche dargestellt?
- Überprüfbarkeit: Sind die Quellen der einzelnen Aussagen angegeben?
- Korrektheit der Ergebnisse: Ist der Stand des Wissens wiedergegeben? Sind auch englischsprachige Quellen enthalten? Wurden Methoden adäquat angewendet? Verfahren der Literaturrecherche oder empirische Methoden?
- Klarheit: Sind die Ausführungen eindeutig und klar? Sind die wesentlichen Begriffe definiert worden? Oder sind sie mehrdeutig, sodass die Lesenden beispielsweise nicht genau wissen, was unter einzelnen Begriffen zu verstehen ist?
- Prägnanz: Wurde Wichtiges von Unwichtigem getrennt? Ist anekdotisch berichtet oder abstrahiert worden?
- Eigenständigkeit: Besteht eine eigene begründete Haltung?
- Verständlichkeit: Ist der Text für die Zielgruppe verständlich?
- Einhalten formaler Regeln: Sind die guten Manieren des wissenschaftlichen Arbeitens eingehalten, z.B. Gliederung, Zitieren, Bibliografieren, Layout, Rechtschreibung und Interpunktion?

Folgende Kriterien gelten für Wissenschaftler, die – im Rahmen von Doktorarbeiten und als berufliche Wissenschaftler – das Pflegewissen weiterentwickeln wollen:

- Kreativität, Innovation und Originalität: Sind innovative Ideen entwickelt worden? Haben die Personen „um die Ecke denken können" und sind wirklich neue Aspekte vorgelegt worden? Lässt sich eine Einzigartigkeit des Denkens erkennen oder werden nur bekannte Sichtweisen wiedergegeben?

1.6 Literatur

American Nurses Association (ANA). (1980). *A social policy statement*. Kansas City: ANA.

Arndt, M. (2007). *Ethik denken – Maßstäbe zum Handeln in der Pflege* (2., unveränderte Aufl.). Stuttgart: Thieme.

Bartholomeyczik, S. (1997). Pflege. In A. Mühlum, S. Bartholomeyczik & E. Göpel (Hrsg.), *Sozialarbeitswissenschaft, Pflegewissenschaft, Gesundheitswissenschaft* (S. 60–64, 144–160, 199–210, 264–280). Freiburg: Lambertus.

Bibliographisches Institut, F.A., Brockhaus GmbH & Brockhaus AG. (2006). *Meyers Großes Taschen-*

lexikon in 24 Bänden (10. neu bearbeitete und erweiterte Aufl.). Leipzig/Mannheim: Brockhaus.

Chinn, P. & Kramer, M. (1996). *Pflegetheorie: Konzepte - Kontext - Kritik*. Berlin: Ullstein/Mosby.

Evers, G. (1997). *Theorien und Prinzipien der Pflegekunde*. Berlin: Ullstein/Mosby.

Johns, C. (2004). *Selbstreflexion in der Pflegepraxis: Gemeinsam aus Erfahrungen lernen*. Bern: Huber.

Kirkevold, M. (2002). *Pflegewissenschaft als Praxisdisziplin*. Bern: Huber.

Lehmann, G. (2011). *Wissenschaftliche Arbeiten zielwirksam verfassen und präsentieren* (3., völlig neu bearb. Aufl.). Tübingen: expert.

Meleis, A.I. (2008). *Pflegetheorien: Gegenstand, Entwicklung und Perspektiven des theoretischen Denkens in der Pflege* (2., ergänzte Aufl.). Bern: Huber.

Robert Bosch Stiftung. (1996). *Pflegewissenschaft: Grundlegung für Lehre, Forschung und Praxis: Denkschrift*. Gerlingen: Bleicher.

Sesink, W. (2012). *Einführung in das wissenschaftliche Arbeiten: Inklusive E-Learning, Web-Recherche, Digitale Präsentation u.a.* (9. Aufl.). München: Oldenbourg.

Wagner, W. (2007). *Uni-Angst und Uni-Bluff heute. Wie studieren und sich nicht verlieren* (1., aktualisierte und vollständig überarbeitete Aufl.). Berlin: Rotbuch.

Interview mit Anna-Barbara Schlüer:

Wissenschaftliches Arbeiten braucht vor allem Herzblut

Dr. Anna-Barbara Schlüer

Leiterin klinische Pflegewissenschaft und Pflegeexpertin APN für pädiatrische Haut- und Wundpflege am Universitätskinderspital Zürich. Verheiratet mit Fritz Frauenfelder und vier gemeinsame Töchter.

Werdegang

Diplom für Kinder-, Wochenbett- und Säuglingsschwester an der Schule für Gesundheits- und Krankenpflege am Kinderspital Zürich, Kinderkrankenschwester auf der Neonatologie des Universitätsspitals Zürich, auf der Kinderklinik des Kantonsspitals Winterthur und hauptsächlich im Kinderspital Zürich. Höhere Fachausbildung für Pflege Stufe 1 und Ausbildung zur Pflegeexpertin HöFa 2, beides am Weiterbildungszentrum für Gesundheitsberufe in Aarau. Pflegeexpertin Höfa 2, mit Schwerpunkt Pflege von brandverletzten Kindern und Jugendlichen am Kinderspital Zürich. Master of Science in Nursing an der University of Maastricht (NL). Pflegeexpertin APN für pädiatrische Haut- und Wundpflege am Kinderspital Zürich. Doktorat in Nursing and Health Science an der University of Maastricht (NL).

Warum sind Sie Wissenschaftlerin geworden?

Das war nie eine geplante Karriere. In meinen ersten Jahren in der klinischen Pflegepraxis stellte ich fest, dass ich mehr über die Pflege und die Zusammenhänge, die ich im Alltag immer wieder klinisch erlebte, wissen wollte. Dies führte mich damals noch zur Höheren Fachausbildung Stufe 1 (HöFa 1). Nahtlos folgte die Höhere Fachstufe für Pflege Stufe 2 (HöFa 2). Inspiriert durch die Erfahrung, dass ich teilweise Antworten auf meine Fragen aus der Praxis fand, anderseits aber auch lernte, immer weitere Fragen zu stellen, versiegte die Lust am Lernen nicht.

Als die HöFa 2 langsam dem Ende entgegen ging entschied ich mich während einer Nachtwache spontan, das Studium Master of Science in Nursing in Angriff zu nehmen. Das Ganze war weder lange geplant noch mit einem bestimmten Ziel versehen. Es war zu diesem Zeitpunkt vor allem einfach auch viel Naivität und Wagnis dabei. Ganz nach dem Motto „Einfach einmal versuchen“. Überlappend beendete ich die HöFa 2 und startete mit dem Studium in Pflegewissenschaft. Damit eröffnete sich mir eine wissenschaftliche Welt mit den Möglichkeiten, selber Fragen aus meiner klinischen Tätigkeit heraus zu beantworten. Ebenso war und ist mir die Verknüpfung von klinischer und wissenschaftlicher Tätigkeit zentral.

Macht wissenschaftliches Arbeiten Spaß?

Ja, ungemein. Es gibt natürlich immer wieder Schwierigkeiten und Unklarheiten, Hürden und Hindernisse im Alltag. Mich stimuliert es bis heute, Fragen aus dem klinischen Alltag in eine übergeordnete Thematik einzubetten und Modelle oder Rahmen in der Theorie zu finden. Antworten auf Fragen zu finden ist schlussendlich immer noch sehr lustvoll. Und auch wenn nicht alle Schritte und Aspekte im wissenschaftlichen Arbeiten mit Vergnügen assoziiert sind, so ist es jedes Mal wieder die Lust, Neues zu entdecken, die mich antreibt.

Wie lesen Sie?

Gerne immer und überall. Ganz wichtig für mich ist aber Abwechslung. Durch meine Tätigkeit, beispielsweise für die Zürcher Kantonale Ethikkommission, bin ich es gewohnt, jede Woche seitenweise Forschungsanträge zu lesen. Im Rahmen dieser Tätigkeit lernte ich sehr gezielt zu lesen und die relevanten Aspekte rasch zu erkennen. Ebenso lehrte mich unsere Familie meine freie Zeit sehr gezielt und strukturiert einzusetzen, mich rasch auf das Wesentliche zu fokussieren.

Wissenschaftliche Texte und Beiträge lese ich meist in einem ersten Schritt quer und merke mir die relevanten Aspekte. In einem zweiten Schritt, meist mit einer Pause dazwischen, vertiefe ich diese dann, stelle Zusammenhänge her oder fokussiere auf fehlende oder unklare Aspekte.

Wie schreiben Sie?

Ich schreibe ausschließlich elektronisch, wissenschaftlich immer direkt in Englisch. Ich starte immer „frei von der Leber weg“, ohne Rücksicht auf Rechtschreibung, Grammatik und stringenter Textführung. In einem zweiten, dritten, vierten etc. Schritt werde ich dann immer präzisier und konzentrierter, bis der Text steht. Ich schreibe überall, im Zug, unterwegs, im Büro, draußen im Garten und in den Ferien.

Wie halten Sie sich bezüglich Ihres Schwerpunktes auf dem aktuellen Stand der Forschung und der Diskussion?

Durch meine diversen, interprofessionellen und unterschiedlichen Tätigkeiten in der kantonalen Ethikkommission, in Innovationsprojekten, in wissenschaftlichen Gremien bin ich stets gefordert, mich mit der Entwicklung der unterschiedlichen Wissenserweiterung auseinanderzusetzen. Dies bedingt, dass ich mich stets à jour halte und gleichzeitig auch Kenntnisse erlange über Trends, Entwicklungen und neue Vorgehensweisen, sei dies methodologisch, inhaltlich oder fachlich. Ferner ist die nationale und internationale Vernetzung in Fachgesellschaften und Organisationen eine wichtige Voraussetzung, um aktuell informiert zu sein. Pandemiebedingt zeigte sich hier explizit, dass vieles auch – teilweise gleichwertig – virtuell möglich ist.
Aber das Wichtigste ist auch hier: „Nie die Lust am Lernen verlieren.“

Wie wichtig ist die englische Sprache für das wissenschaftliche Arbeiten?

Die englische Sprache ist das „A und O“ für wissenschaftliches Arbeiten.

Mit 17 Jahren war ich ein Jahr im Ausland in einer englischsprachigen Region und besuchte dort das letzte Regelschuljahr für rund fünf Monate, ohne ein Wort Englisch zu sprechen. Das war in den ersten drei Wochen unglaublich hart und ich fühlte mich sehr verloren. Es blieb mir aber nichts anderes übrig, als einfach sprechen zu lernen. Ich lernte täglich neue Wörter, Zusammenhänge und Gegebenheiten in einer neuen Sprache kennen, bis ich schließlich nach fünf Monaten in Englisch zu träumen begann. Allerdings war dies ein Alltagsenglisch und weit davon entfernt, was für die wissenschaftliche Tätigkeit notwendig war und ist.

Mit Beginn der wissenschaftlichen Tätigkeit musste ich ein komplett neues Englisch lernen – eben wissenschaftliches, fachliches Englisch. Hier half mir meine Erfahrung aus diesen jungen Jahren. Einfach zu versuchen zu lernen und mir so Stück für Stück die Sprache selbst anzueignen. Zudem habe ich nun erneut ein Studium in Angriff genommen, bewusst in englischer Sprache, um mich erneut und explizit in der englischen Sprache bewegen zu können.

Wo sehen Sie aus Ihrer Erfahrung mit Lernenden und Studierenden die größten Hürden für das wissenschaftliche Arbeiten?

Die größte Hürde ist, den Mut nicht zu verlieren und das allererste Proposal richtig zu schreiben. Das war und ist in meiner Erfahrung heute noch hart. Man hat eine Idee und wird immer und immer wieder korrigiert von den Mentoren, bis man fast den Mut verliert. Dies war für mich eine der einschneidendsten, aber auch wichtigsten Erfahrungen. Wer das schafft, hat den halben Weg hinter sich.

Was sind Ihrer Meinung nach die größten Fehler, die Lernende, Studierende und auch Wissenschaftlerinnen und Wissenschaftler beim wissenschaftlichen Arbeiten machen?

Der größte Fehler ist, kein „sauberes" Proposal zu schreiben und keine „sauberen" theoretischen Rahmen respektive Modelle für die eigenen Fragestellungen oder Hypothesen auszuarbeiten. Aus meiner Sicht gibt es heute viel zu viel losgelöste, nicht in theoretische Konzepte eingebettete Arbeiten. Diese werden früher oder später schwierig zu be- und erforschen. Leider geht der Aspekt der theoretischen Einbettung heute immer mehr verloren. Das ist schade und reduziert teilweise den Inhalt und mögliche Weiterentwicklungen.

Wie sieht Ihre Arbeitswoche aus?

Zusammengefasst in vier Worten: ein flexibles, strukturiertes Chaos.
Mindestens vier Tage bin ich vor Ort im Universitätskinderspital tätig. Diese Tage sind in der Regel gefüllt mit nahtlosen Besprechungen und viel klinischer Arbeit (Beratung von Teams und Patienten, interprofessionelle Besprechungen, Meetings, Mentoring). In der Regel arbeite ich an dem verbleibenden Tag von zu Hause aus. Das sind dann Tage, die für konzeptionelle und inhaltliche Arbeiten reserviert sind.

Das Wichtigste in meinem Leben ist aber zweifelsohne die Familie. Gleichzeitig mit dem Einreichen der Masterthesis folgte die Geburt unserer ersten Tochter. Es war und ist für mich ein zentrales Anliegen, Möglichkeiten zu schaffen, dass es für (Pflege-)Wissenschaftlerinnen möglich ist, Familie und Karriere respektive Arbeit gut verbinden zu können. Mein Mann und ich teilen uns die Familienarbeit, obwohl wir beide sehr hochprozentig und in Kaderpositionen arbeiten.

In der Regel bin ich am Morgen für die Kinder zuständig und gehe erst aus dem Haus, wenn die Kinder zur Schule gehen. Dies bedeutet, dass ich für schweizerische Verhältnisse erst sehr spät am Arbeitsplatz eintreffe, obwohl mein Tag schon rund vier Stunden früher beginnt. Am Abend ist es umgekehrt, da ich oft noch späte Sitzungen habe. Hier übernimmt mein Mann diese Rolle. Die Zeit zwischen Nachtessen und Bettzeit der Kinder ist ganz für die Familie reserviert, ebenso tagsüber die Wochenenden.

Die Wochen sind voll und es braucht viel Gelassenheit, nicht von der Hektik der verschiedensten Anforderungen überspült zu werden.

Welche Rolle spielen Mentoren für den wissenschaftlichen Werdegang?

Vor allem am Anfang meiner Karriere spielten Mentoren eine große Rolle. Ohne meine Mentorinnen und Mentoren, die mich schon sehr früh sowohl bei der Erstellung der Masterthesis als auch bei der Dissertation motivierten und forderten, mich international zu vernetzen, wäre ich wohl heute nicht da, wo ich jetzt bin. Dies hat sich zunehmend gewandelt, seit ich selbst Mentorin bin. Dieser Teil freut und motiviert mich sehr und ich bin stolz, junge Menschen auf ihrem Werdegang begleiten zu können.

Welchen Stellenwert haben Netzwerke für das wissenschaftliche Arbeiten und den wissenschaftlichen Werdegang?

Die Pflege und das Aufbauen von Netzwerken ist arbeits- und zeitintensiv, aber auch eine große Bereicherung, da es immer wieder Möglichkeiten birgt, gemeinsame Projekte und Zielsetzungen zu erreichen. Wichtig ist die Konzentration auf ein paar wenige, aber dafür zielgerichtete Netzwerke. Diese müssen dann mit Herzblut gepflegt werden.

Was sind die wesentlichen Punkte, an die Studierende denken sollten, wenn sie eine wissenschaftliche Karriere planen?

Nicht alles kann geplant werden, insbesondere Kinder nicht – für Männer wie für Frauen. Die Offenheit, dass es auch anders gehen kann als initial geplant, ist eine wesentliche Eigenschaft. Sie macht frei für andere Wege, die schlussendlich auch zum Ziel führen, und entbindet von unnötigen Frustrationen. Die Lust, das zu tun was man macht, ist ein Privileg, das man sich selbst möglichst lange erhalten sollte.

Welchen wichtigsten Rat können Sie Lernenden und Studierenden für das wissenschaftliche Arbeiten in der Pflege geben?

Trotz aller Theorie und Zielgerichtetheit immer im Kopf zu behalten, was das Herz gerne macht. Wissenschaftliches Arbeiten braucht vor allem Herzblut, und wenn dieses nicht oder nicht mehr gegeben ist, dann wird es zum Kampf!

2
Publikationsarten richtig verwenden und einschätzen

Eva-Maria Panfil

Um Sie herum wird es viele verschiedene Möglichkeiten geben, wie Sie Wissen erhalten. Sie können Bücher und Fachzeitschriften lesen, Kongresse besuchen oder auch die Broschüre einer Pharmaindustrie zur Hand nehmen. Was und wie viel davon ist glaubwürdig und „wissenschaftlich“?

In diesem Kapitel lernen Sie den Umgang mit den wichtigsten Publikationsarten und die Einschätzung ihrer Wissenschaftlichkeit.

Lernziele

Nach dem Lesen des Kapitels sollen Sie folgende Lernziele erreichen:

- Sie kennen verschiedene Informationsarten.
- Sie kennen die wichtigsten Text- und Publikationsarten.
- Sie können Beiträge in Büchern, Fachzeitschriften, Präsentationen auf Kongressen, in grauer Literatur und im Internet auf ihre Wissenschaftlichkeit einschätzen.

2.1 Informationsarten

Als Wissenschaftlerinnen oder Wissenschaftler suchen Sie nach dem aktuellen Stand des Wissens. Nach Polit und Beck (2020) kann man dabei fünf unterschiedliche Arten von Informationen unterscheiden:

1. Forschungsergebnisse: Dies sind die Resultate von Studien. Man findet sie in der Regel in wissenschaftlichen Zeitschriften, Büchern, Konferenzbänden oder hört sie auf Kongressen.
2. Theorien: Theorien beschreiben einen Rahmen für eine Studie, in dem Forschungsfragen formuliert und Ergebnisse sinnvoll interpretiert werden können (siehe **Kap. 1.2.2**). In der Regel findet man Theorien am besten in Büchern.
3. Forschungsmethodologie: Diese Informationen beschreiben nicht „was“, sondern „wie“ etwas innerhalb von Forschungen gefunden wurde (siehe **Kap. 1.1.2**). Man findet die Informationen im Rahmen von Forschungsberichten oder auch in Übersichtsbüchern zur Forschung.
4. Meinungen, persönliche Kommentare: Einige pflegerische Publikationen beschreiben persönliche Meinungen der Autoren. Diese Informationen findet man in Aufsätzen ohne Quellenangaben, in Editorials und Leserbriefen.
5. Anekdoten, Eindrücke von bestimmten Ereignissen, Situationen: Einige Veröffentlichungen sind eher „anekdotischer“ Natur, d.h., sie beschreiben persönliche Erfahrungen beispielsweise von Pflegesituationen oder Kongressen. Man findet diese Art von Informationen in Berichten, Editorials und Leserbriefen.

Sie haben in **Kapitel 1.1** gelernt, dass Wissen das Gegenteil von Glauben und Meinungen ist.

Ob die oben genannten Informationen nun jeweils als „wissenschaftlich“ bezeichnet werden können, hängt von ihrer inhaltlichen Gestaltung ab, z. B. wird eine Argumentation logisch aufgebaut und es werden Quellen angegeben. In erster Linie können jedoch Forschungsergebnisse, Theorien und Erkenntnisse der Forschungsmethodologie als wissenschaftliche Informationen bezeichnet werden.

Informationen müssen nicht immer das Prädikat „wissenschaftlich“ besitzen. Wenn Sie jedoch „wissenschaftlich“ arbeiten wollen, müssen Sie wissen, nach welcher Art von Informationen Sie wo suchen müssen. Letztlich hängt dies jedoch immer von Ihrer Fragestellung ab. Prinzipiell können Sie auch Leserbriefe für eine Arbeit analysieren. Diese Methode muss jedoch zu Ihrer Fragestellung passen und im Rahmen von „Wissenschaftlichkeit“ angewendet werden.

2.2 Textarten

Die in Abschnitt 2.1 dargestellten Informationen zu Forschungsergebnissen, Theorien und Erkenntnissen der Forschungsmethodologie können in verschiedenen Textarten dargestellt werden. Dazu gehören:

- wissenschaftlicher Aufsatz (**Kap. 19, Kap. 20, Kap. 21**)
- Exzerpt und Abstract (**Kap. 13**)
- Referat, Vortrag bzw. mündliche Präsentation (**Kap. 16** u. **17**)
- Handout (**Kap. 16.5**) oder auch Thesenpapier.

Das Protokoll (**Kap. 9**) ist eine Sonderform, da es eher der internen als der externen Kommunikation dient.

Viele dieser Formen haben Sie sicherlich schon in der Schule kennengelernt. Hier nutzen Sie diese, um im Rahmen des wissenschaftlichen Arbeitens unter Anwendung der Kriterien von Wissenschaftlichkeit (**Kap. 1.5**) Wissen zusammenzustellen. Daher werden diese Formen in diesem Buch auch als „Techniken“ bezeichnet. Sie werden in den jeweiligen Kapiteln ausführlich vorgestellt.

2.3 Publikationsarten

➔ Publizieren bedeutet, Wissen in mündlicher oder schriftlicher Form an die Fach-Öffentlichkeit weiterzugeben.

Die wichtigsten Publikationsarten, die Sie kennen sollten, sind Bücher, Fachzeitschriften, Vorträge und Präsentationen, graue Literatur und das Internet.

2.3.1 Das Internet

Das Internet ist „das“ Publikationsorgan unserer heutigen Gesellschaft. Es ist verführerisch, da es unzählige Informationen in kurzer Zeit liefert. Die Kompetenz im Umgang mit dem Internet besteht nicht darin, etwas zu finden, sondern die Glaubwürdigkeit der Informationen einzuschätzen. Über die gezielte Suche nach Informationen im Internet erfahren Sie mehr in **Kapitel 10.2.1**.

Wichtige Merkmale im Internet

Um Internetseiten zu zitieren, brauchen Sie:

- Die sogenannte URL-Adresse (Uniform Resource Locator), also http://www. ... sowie die
- Angabe des Datums, an dem Sie diese Informationen von dieser Seite „geholt“ haben („Datum der letzten Einsichtnahme“ oder „Datum des letzten Zugriffs“).

Leider ändern sich Inhalte von Internetseiten unter Umständen schnell. Dies ist für die Aktualität der Inhalte ein Vorteil, macht es aber gleichzeitig oft sehr schwierig, die in einer wissenschaftlichen Arbeit zitierten Internetquellen genauso wiederzufinden. Es ist deswegen bei Qualifizierungsarbeiten im Studium zu empfehlen, eine Kopie der Internetseite im Anhang der Arbeit beizulegen.

! Nicht alle im Internet zu findende Quellen sind auch echte Internetquellen. Beispielsweise finden Sie, wenn Sie den Zugang zu bestimmten Zeitschriften haben, deren Artikel im Internet. Damit sind dies aber keine Internetquellen, sondern müssen als Zeitschriftenquellen zitiert werden.

Internetseiten „scannen"

Bei der Durchsicht von Internetseiten gibt es keine genauen Regeln, da die Seiten höchst unterschiedlich aufgebaut sein können. Auf alle Fälle sollten Sie immer folgende Informationen suchen:

- Autorinnen und Autoren der Informationen und
- Aktualität der Informationen.

Hinsichtlich der gefundenen konkreten Inhalte gelten die allgemeinen Kriterien für Wissenschaftlichkeit, siehe **Kapitel 1.5**.

2.3.2 Bücher

Die Bedeutung von Fachbüchern nimmt im Internetzeitalter immer mehr ab.

Inhalt

Die Herstellung von Büchern von der Idee bis zum Verkauf dauert 18 Monate bis drei Jahre. Deswegen wird in Büchern in der Regel auch Wissen dargestellt, welches eine lange „Haltbarkeit" hat und nicht schon zum Zeitpunkt der Drucklegung als überholt gilt. „Klassische" Inhalte von Büchern sind deswegen Grundlagen eines Faches, wie z. B. Lexika, Handbücher oder Lehrbücher. Diese nutzen Sie am besten, wenn Sie sich einen ersten Eindruck über ein Thema machen wollen und sich „einlesen" möchten.

In Lexika ist das Fachwissen im Rahmen von kurzen Ausführungen dargestellt. Handbücher konzentrieren sich auf bestimmte grundlegende Fragestellungen eines Faches und beschreiben den gegenwärtigen Stand der Diskussionen dazu ausführlicher. In Lehrbüchern schließlich, die Sie sicherlich alle kennen, werden dann ganz spezifische Inhalte vorgestellt, z. B. Methodologie und Techniken der Pflegeforschung, des Pflegeprozesses oder des Pflegemanagements.

Ein Beispiel für ein Handbuch in der Pflege ist das folgende Werk:

- Schaeffer, D. & Wingenfeld, K. (Hrsg.). (2014). *Handbuch Pflegewissenschaft* (Studienausgabe). Weinheim/Basel: Beltz.

Als beispielhaft für Lexika gilt folgendes Werk:

- Bartholomeyczik, S., Linhart, M., Mayer, H. & Mayer, H. (2008). *Lexikon der Pflegeforschung*. Wien: Urban & Fischer/Facultas.

Als Lehrbücher gelten beispielhaft:

- Brandenburg, H. & Dorschner, S. (Hrsg.). (2021). *Pflegewissenschaft 1. Lehr- und Arbeitsbuch zur Einführung in wissenschaftliches Denken und Theorien in der Pflege* (4., vollständig überarbeitete und erweiterte Aufl.). Bern: Hogrefe.
- Elsevier. (2019). *Pflege heute* (7. Aufl.). München: Elsevier, Urban & Fischer.

Tipp! Fachbücher haben in der Regel Auflagen von 2000 bis 3000 Exemplaren. Dies ist vergleichsweise wenig, wenn man es mit den Auflagen von Romanen oder populären Sachbüchern vergleicht.

Oft werde ich gefragt, warum die Verlage nicht mehr englischsprachige Bücher in die deutsche Sprache übersetzen. Der Übersetzungsprozess ist langwierig und teuer. Wegen der geringen Auflage lohnt sich dies nur für sehr wenige englischsprachige Bücher. Deswegen mein Tipp: Machen Sie es sich zur Gewohnheit, auch englischsprachige Bücher zu lesen. Nutzen Sie dabei die Ratschläge von Yvonne Ford (**Kap. 5**). Sie werden merken, dass schwierige Inhalte im Englischen oft viel einfacher dargestellt sind (z. B. für Statistik). Mit der Zeit werden Sie mit den fremden

Fachvokabeln vertraut sein. Und irgendwann werden Sie englischsprachige Bücher wie deutsche Texte lesen.

Wichtige Merkmale bei Büchern

In Büchern finden Sie bestimmte Kennzahlen, die Sie auch teilweise für die Erstellung der Quellenangaben brauchen. Die wichtigsten Daten finden Sie auf dem Deckblatt und der Seite 4 (Impressum).

- Titel des Buches: Deckblatt, manchmal gibt es auch einen Untertitel.
- Im Impressum sind die presserechtlich für den Inhalt verantwortlichen Personen dokumentiert. Dies sind in der Regel der Verlag, Autoren, Herausgebende oder die Redaktion. Ebenfalls sind Angaben zu Verlagsort, Erscheinungsjahr und Auflage zu finden. Ein Impressum ist bei Publikationen Pflicht.

ISBN-Nummer

Die International Standard Book Number (ISBN-Nummer) brauchen Sie nur, wenn Sie ein Buch bestellen wollen. Für die Quellenangaben in einem Text werden Sie diese nicht angeben müssen.

Bücher „scannen"

Von Marie-Claire Baumann werden Sie in **Kapitel 4.2** lernen, dass Sie auch das Recht haben, nicht zu lesen. Deswegen brauchen Sie in einem Buch auch nicht immer alles zu lesen, um die Aussagekraft des Buches einzuschätzen. „Scannen" und bewerten Sie es anhand folgender Schritte:

1. Titel, Autor: Gilt die Autorin oder der Autor als Fachperson für die Inhalte?
2. Rückseite: Was schreibt der Verlag über die Inhalte des Buches? (Achtung, die Rückseite ist ein Marketinginstrument!)
3. Seite 4 (Impressum): Hier finden Sie die Namen der Autoren und Angaben darüber, in welchem Jahr das Buch erschienen ist und ob es sich beispielsweise um eine Erstauflage oder um eine überarbeitete oder unveränderte Neuauflage handelt. Ferner stehen auf dieser Seite Angaben zum Verlag, wer an der Entstehung des Buches außer der Autoren noch beteiligt war, z. B. das Lektorat, urheberrechtliche Angaben und auch Informationen darüber, ob es sich um eine Übersetzung eines Buches aus einer anderen Sprache handelt und wann das Buch im Original publiziert wurde.
4. Schauen Sie das Inhaltsverzeichnis an: Wie ist das Buch aufgebaut? Gibt es Zusammenfassungen?
5. Schauen Sie sich das Vorwort oder Geleitwort (vor dem ersten Kapitel) an: Warum wurde dieses Buch geschrieben?
6. Prüfen Sie das oder die Literaturverzeichnis(se):
   - Wie alt ist die Literatur?
   - Ist internationale Literatur vertreten?
   - Sind die wichtigsten Autorinnen und Autoren und Quellen zum Thema zitiert?
7. Schauen Sie sich das Sachwortverzeichnis an: Gibt es ein Sachwortverzeichnis? Wie gut ist es strukturiert?
8. Falls es Zusammenfassungen gibt: Überfliegen Sie diese.

Nun haben Sie einen guten Überblick über das Buch und können einschätzen, ob es für Ihre Belange etwas nützt.

2.3.3 Fachzeitschriften

Der zentrale wissenschaftliche Diskurs findet über Fachzeitschriften statt. Diese werden sowohl physisch, physisch und als Internetversion sowie auch nur als Internetversion angeboten (siehe dazu auch **Kap. 2.4.2**).

Inhalt

Fachzeitschriften in der Pflege enthalten Inhalte mit einem allgemeinen oder auch speziellen Schwerpunkt. Den Schwerpunkt einer Zeitschrift erfahren Sie in der Regel schon anhand des Titels oder finden ihn in den Autorenrichtlinien.

Wissenschaftliche und nichtwissenschaftliche Zeitschriften

Bei den Zeitschriften unterscheidet man zwischen wissenschaftlichen und nichtwissenschaftlichen Journalen. Beide Zeitschriftentypen unterscheiden sich vor allem hinsichtlich der Art der Texte, der Zielgruppe und der Finanzierung.

z. B. Beispiele für wissenschaftliche Journale sind:

- Pflege, Journal für Qualitative Forschung in Pflege- und Gesundheitswissenschaft, Pflege & Gesellschaft, Pflegewissenschaft, Journal of Advanced Nursing, Journal of Clinical Nursing.

Beispiele für nichtwissenschaftliche Journale sind:

- Altenpflege, Forum Sozialstation, Heilberufe, Krankenpflege (CH), NOVAcura (CH), Österreichische Pflege-Zeitschrift, Nursing Times.

Wissenschaftliche Zeitschriften haben den Anspruch, aktuellstes Wissen zu publizieren. Deswegen gilt die Regel, dass Beiträge nicht schon in einer anderen Zeitschrift publiziert worden sein dürfen. Diese Journale möchten also „Erstinformationen". Diese werden dann in einem „Peer-Review-Prozess" (siehe **Kap. 2.4.1**) auf ihre Wissenschaftlichkeit überprüft.

➔ Originalarbeit

„Erstinformationen" werden in der Wissenschaftssprache „Originalarbeiten" genannt. Die Manuskripte enthalten neue und nicht bereits anderweitig publizierte Inhalte, z. B. über einen bereits im Internet verfügbaren vollständigen Projektbericht.

Ausführlich werden Originalarbeiten in folgender Publikation diskutiert. Darin enthalten sind auch Beispiele, ob Poster oder Vorträge als Originalarbeiten gelten.

- Meyer, G., & Schrems, B.M. (2013). Das „Geschrei über geistige Entwendungen". *Pflege, 26*(4), 231–233.

Damit wissenschaftliche Journale unabhängig sein können, finanzieren sie sich nicht durch Werbung, sondern durch Abonnements und Stellenanzeigen. Deswegen sind die Abonnements vergleichsweise teurer als bei nichtwissenschaftlichen Zeitschriften. Es gibt keine Redakteure, die Texte schreiben. Die in wissenschaftlichen Zeitschriften veröffentlichten Artikel sind in der Regel die eingereichten und geprüften Beiträge.

Wissenschaftliche Zeitschriften haben in der Regel keinen Chefredakteur oder eine Chefredakteurin, sondern Herausgeber oder Herausgeberinnen. Diese arbeiten, so wie die Begutachtenden im Peer-Review-Verfahren, meist ehrenamtlich. Es ist eine wissenschaftliche Ehre, als Mitherausgeber oder Mitherausgeberin oder als Gutachter oder Gutachterin zu arbeiten. Autorinnen und Autoren erhalten ebenfalls kein Geld für ihre Beiträge. Es gilt als Auszeichnung, den eigenen Beitrag in einer bestimmten Zeitschrift publizieren zu dürfen, oder anders ausgedrückt: erfolgreich den Review-Prozess bestanden zu haben.

➔ Autorenrichtlinien beschreiben den Schwerpunkt einer Zeitschrift und enthalten Vorschriften für das Einreichen von Beiträgen. Dazu gehören z. B. der Umfang und die Gliederung des Textes, Zitierweisen, der Umgang mit Tabellen und Abbildungen und der Begutachtungsprozess. Achtung: Autorenrichtlinien werden regelmäßig aktualisiert. Bitte richten Sie sich immer nach der aktuellsten Version, wenn Sie publizieren wollen.

Nichtwissenschaftliche Journale publizieren auch aktuelles Wissen, aber nicht in wissenschaftlicher Form. Die Texte sind kürzer und weniger „wissenschaftlich“ aufgebaut. Es gibt mehr Bilder, die den Text auflockern, aber auch den Umfang des Heftes erhöhen. Nichtwissenschaftliche Zeitschriften finanzieren sich teilweise über Werbung. Beiträge werden von der Redaktion geschrieben oder es werden bestimmte Personen um einen Beitrag gebeten. Eingereichte Manuskripte müssen keine Erstveröffentlichung sein, sondern können vorher schon in einem wissenschaftlichen oder anderen Journal erschienen sein. Nichtwissenschaftliche Journale widmen in der Regel jede Ausgabe einem bestimmten Schwerpunkt. Die Redaktion entscheidet, welche Beiträge publiziert werden. Redakteurinnen und Redakteure sowie Autorinnen und Autoren erhalten für ihre Tätigkeit Geld.

z. B. Beispiel für eine Publikation, die zuerst in einem wissenschaftlichen und dann in einem nichtwissenschaftlichen Journal veröffentlicht wurde:

- Meyer, G., Warnke, A., Bender, R. & Mühlhauser, I. (2003). Effect on hip fractures of increased use of hip protectors in nursing homes: cluster randomised controlled trial. *British Medical Journal, 326,* 76–78.
- Meyer, G. & Warnke, A. (2003). Wirksame Prävention hüftgelenksnaher Frakturen. *Die Schwester/Der Pfleger, 42*(4), 270–275.

Bitte beschreiben Sie die Autorenrichtlinien einer deutsch- und einer englischsprachigen wissenschaftlichen Zeitschrift der Pflege.

! Nicht alle Fachzeitschriften sind in den gängigen Datenbanken wie Medline® oder CINAHL© aufgeführt. Sie können also nicht alle Inhalte dort finden. Sie müssen entweder eine Datenbank benutzen, die diese Zeitschrift „listet“, z. B. für deutschsprachige Zeitschriften CareLit®, oder per Hand (oder Internet) die verschiedenen Ausgaben auf der Suche nach bestimmten Themen durchforsten (siehe **Kap. 10.2**). In jeder Fachzeitschrift sollte angegeben sein, in welchen Datenbanken diese gelistet ist.

Open Access

Der Zugang zu wissenschaftlicher Literatur ist also fast immer mit Kosten verbunden. Sie brauchen ein Abonnement der wissenschaftlichen Fachzeitschrift oder haben die Möglichkeit, über eine Bibliothek die Fachzeitschrift zu lesen. In letzterem Fall zahlt die Bibliothek das Abonnement.

Dagegen hat sich nun Widerstand gebildet. Denn relevantes Wissen sollte eigentlich jedem Interessierten kostenfrei zur Verfügung stehen, gerade über das Internet. Hinzu kommt die Diskussion, dass Forschende über externe Fördergelder oder ihren Arbeitgebern bezahlt werden, um ihre Forschungen durchzuführen, an ihren Publikationen dann jedoch Verlage verdienen. Die Open-Access-Bewegung möchte dagegen angehen und fordert den freien Zugang zu wissenschaftlicher Literatur.

→ Open Access bedeutet, dass wissenschaftliche Literatur „kostenfrei und öffentlich im Internet zugänglich sein sollte, sodass Interessierte die Volltexte lesen, herunterladen, kopieren, verteilen, drucken, in ihnen suchen, auf sie verweisen und sie auch sonst auf jede denkbare legale Weise benutzen können, ohne finanzielle, gesetzliche oder technische Barrieren jenseits von denen, die mit dem Internetzugang selbst verbunden sind. In allen Fragen des Wiederabdrucks und der Verteilung und in allen Fragen des Copyrights überhaupt sollte die einzige Einschränkung darin bestehen, den jeweiligen Autorinnen und Autoren Kontrolle über ihre Arbeit zu belassen und deren Recht zu sichern, dass ihre Arbeit angemessen anerkannt und zitiert wird.“ (Budapest Open Access Initiative (BOAI), https://open-access.net/informationen-zu-open-access/was-bedeutet-open-access).

Viele Forschungsorganisationen und Hochschulen unterstützen diesen Ansatz und erwarten von den Forschenden, dass sie in Zeitschriften publizieren, die einen kostenlosen Zugang zur Literatur ermöglichen. Inzwischen gibt es wissenschaftliche Journale, die vollständig kostenfrei zugänglich sind oder einzelne Manuskripte frei zugänglich machen. Die Autoren und Autorinnen zahlen dabei eine festgelegte Gebühr für den mit der Publikation verbundenen Aufwand, müssen vor der Publikation jedoch immer das Peer-Review-Verfahren erfolgreich bestehen.

Um Werbung für ihre Zeitschrift zu machen, gibt es übrigens nun immer mehr Verlage, die jeweils einen Beitrag aus einer Ausgabe kostenfrei zur Verfügung stellen. In der Regel entscheiden die Herausgeber und Herausgeberinnen, welcher Beitrag dies sein soll. Dies wird dann beispielsweise mit dem Label „Editor's Choice" versehen.

z. B. Beispiel für eine seriöse und bekannte wissenschaftliche Open-Access-Zeitschrift:

- BMC Nursing

! Achtung, da Autoren und Autorinnen bei Open Access den Aufwand für die Aufbereitung und Zurverfügungstellung ihrer Manuskripte zahlen, wird dies von einigen Journalen missbräuchlich als Geschäftsmodell verstanden. Bitte hier aufpassen. Nicht alle Zeitschriften sind seriös und bieten nur scheinbar ein Peer-Review-Verfahren an. Zudem schreiben sie Sie als Autorin oder Autor direkt per Mail an und fragen nach Manuskripten. Bitte hier sehr vorsichtig sein und bei Unsicherheit ruhig eine wissenschaftliche Fachperson um Rat fragen.

Rubriken

Zeitschriften bestehen aus bestimmten Rubriken. Diese sind bei den meisten Journalen identisch, können sich aber auch in einigen Zeitschriften unterscheiden. Die Rubriken sind: Editorial, Beiträge, Leserbriefe, Buchrezensionen, Kongresskalender, Stellenanzeigen sowie einige besondere Rubriken:

- Editorial: Im Editorial wird eine eigene Meinung des Verfassenden zu einem bestimmten Thema vertreten oder auch der Inhalt der vorliegenden Zeitschrift kurz erläutert. In nichtwissenschaftlichen Journalen wird das Editorial in der Regel von der Chefredakteurin oder vom Chefredakteur verfasst, in wissenschaftlichen Zeitschriften von einem Wissenschaftler oder einer Wissenschaftlerin.
- Beiträge: Dies sind die (Fach-)Aufsätze zu bestimmten Themen. Sie durchlaufen bei den wissenschaftlichen Zeitschriften den Peer-Review-Prozess.
- Leserbriefe: Die Leserbriefe geben die eigene Meinung der Lesenden zu bestimmten Beiträgen wieder. In wissenschaftlichen Zeitschriften sind diese besonders wichtig, da sie Teile einer wissenschaftlichen Diskussion darstellen.
- Buchrezensionen: In den meisten Journalen werden Bücher nicht nur vorgestellt, sondern von Lesenden auch bewertet. Dies sind die Buchrezensionen (siehe dazu auch **Kap. 24**). In nichtwissenschaftlichen Zeitschriften werden zu Büchern manchmal nur die Texte der Verlage wiedergegeben (z. B. in Die Schwester/Der Pfleger). Diese stellen also keine kritische externe Bewertung des Buches dar. Einige Zeitschriften, wie die Zeitschrift WundManagement (mhp-Verlag), stellen in jeder Ausgabe eine Liste der Bücher vor, die in der Redaktion für eine Rezension bereitliegen.
- Kongresskalender: Hier werden aktuelle nationale und internationale Kongresse angekündigt.
- Stellenanzeigen: Fast jede Zeitschrift veröffentlicht auch Stellenanzeigen. Sinnvollerweise werden die Stellenanzeigen von den Stellenanbietenden in dem Journal veröffentlicht, in dem die Leserschaft den potenziell umworbenen Personenkreis darstellt.

Angebote für wissenschaftliche Stellen finden sich deswegen eher in wissenschaftlichen Journalen, überregionalen Zeitungen oder auf den Homepages der suchenden Institutionen.

z. B. Ein Beispiel für ein Editorial ist das von Dirk Hunstein (2007):

- Hunstein, D. (2007). „Bis der Patient seinen Dekubitus hat, ist er längst entlassen ...“: Editorial. *Pflege, 20,* 126–128.

Tipp! Falls Sie einmal an einem kostenlosen Exemplar eines Buches interessiert sind: Schreiben Sie eine Buchrezension. Die Redaktion der Zeitschrift, in der Sie die Rezension veröffentlichen wollen, stellt Ihnen ein kostenloses Exemplar des Buches zur Verfügung (siehe **Kap. 25**).

Besondere Rubriken

Einige Zeitschriften bieten einen besonderen Service:

- Übersicht zu aktuellen Inhalten der wichtigsten deutschsprachigen Fachzeitschriften und der grauen Literatur: Die Zeitschrift Dr. med. Mabuse (Mabuse-Verlag) stellt in jedem Heft unter „Zeitschriftenschau“ die Inhalte aktueller gesundheitsbezogener Fachzeitschriften vor. Ebenfalls wird unter „Broschüren/Materialien“ über neue graue Literatur zum Thema Gesundheit informiert.
- Übersicht zu den Inhalten vergleichbarer Fachzeitschriften: Das EWMA-Journal (Fachorgan der European Wound Management Association) stellt in jedem Heft die aktuellen Inhalte anderer Fachzeitschriften zum Thema Wundmanagement vor.

Wichtige Merkmale bei Zeitschriften

In Zeitschriften finden Sie wie in Büchern (siehe dazu auch **Kap. 15.6**) bestimmte Merkmale, die Sie für die Erstellung der Quellenangaben brauchen. Die wichtigsten Daten finden Sie auch hier auf dem Deckblatt, manchmal auch im Inhaltsverzeichnis oder Impressum.

- Titel der Zeitschrift: Deckblatt
- Bibliografische Daten: Jahr, Jahrgang, (Heftnummer)
- Seitenzahlen.

Jahrgang oder Volume

Wenn Sie Zeitschriften zitieren wollen, benötigen Sie immer die Zahl des „Jahrgangs“, auch „Volume“ genannt. Diese Zahl gibt an, seit wann eine Zeitschrift verlegt wird. Bei wissenschaftlichen Zeitschriften finden Sie diese Angaben auf dem Deckblatt und in der Regel auch in der Kopf- oder Fußzeile jedes Beitrages. So ist gewährleistet, dass die vollständigen bibliografischen Angaben auch auf Fotokopien einzelner Zeitschriftenaufsätze ersichtlich sind. Bei nichtwissenschaftlichen Journalen ist es nicht immer einfach, den Jahrgang der Zeitschrift zu finden. Leider steht er dort nicht immer auf dem Titelblatt. Suchen Sie im Impressum oder im Internet auf der Homepage des Verlages. Wenn Sie Beiträge aus nichtwissenschaftlichen Journalen kopieren, denken Sie bitte daran, die wichtigsten Angaben per Hand auf Ihre Kopie zu schreiben. Nicht immer finden Sie sie in den Kopf- und Fußzeilen der Beiträge.

Beispiele für Jahrgänge von Journalen (Stand 2021):

- Die Schwester/Der Pfleger: 60. Jahrgang
- Heilberufe: 73. Jahrgang
- Pflege: 34. Jahrgang
- Pflege & Gesellschaft: 26. Jahrgang
- Pflegezeitschrift: 74. Jahrgang
- Pflegewissenschaft: 23. Jahrgang
- British Medical Journal: Volume 361 (kein Tippfehler)
- European Journal of Cancer Nursing: Volume 30
- Journal of Advanced Nursing: Volume 68
- Journal of Nursing Management: Volume 29
- Journal of Clinical Nursing: Volume 30

- Nursing in Critical Care: Volume 26
- Scandinavian Journal of Caring Sciences: Volume 35
- Journal für Qualitative Forschung in Pflege- und Gesundheitswissenschaft: 8. Jahrgang

Seitenzahlen

Wissenschaftliche Zeitschriften werden innerhalb eines Jahres fortlaufend nummeriert. Die erste Ausgabe eines Jahres startet also mit Seite 1, die Seitenzahlen der zweiten Ausgabe zählen dort weiter, wo die erste Ausgabe geendet hat. In jedem Jahr gibt es also immer nur eine Seite 34, 68 oder 233. Hier ist es beim Zitieren, je nach Zitierregel (siehe **Kap. 15.5**) nicht so wichtig, die jeweiligen Heftnummern anzugeben.

Bei nichtwissenschaftlichen Journalen kann es sein, dass jede neue Ausgabe mit der Seite 1 startet und innerhalb der Ausgabe dann die Seiten weiter nummeriert werden. Bei zwölf Heften pro Jahr gibt es also zwölfmal die Seite 12, 23 oder 49. Hier ist wichtig, dass Sie immer die Heftnummer angeben, z. B. 2009, Jahrgang 43, Heftnummer 3, Seiten 4–10.

ISSN-Nummer

Zeitschriften haben eine International Standard Serial Number (ISSN-Nummer). Diese spielt dann eine Rolle, wenn Sie eine bestimmte Zeitschrift bestellen oder abonnieren möchten.

Zeitschriften „scannen"

Auch in einer Fachzeitschrift müssen Sie nicht alles lesen. Eine ökonomische Lösung ist die Folgende:

1. Schauen Sie sich das Inhaltsverzeichnis an.
2. Lesen Sie vor allem die Abstracts (siehe **Kap. 13**) der für Sie interessanten Artikel. Dann entscheiden Sie, welche Artikel Sie im Volltext lesen wollen.
3. Wenden Sie beim Lesen der Aufsätze zunächst die Lesetechnik zum kursorischen Lesen an, die Sie in **Kapitel 4.3.1** kennenlernen.
4. Lesen Sie in den allgemeinen Rubriken der Zeitschrift vor allem die Überschriften und entscheiden Sie, was Sie genauer lesen wollen.
5. Denken Sie schon jetzt daran, welche Texte Sie „sammeln" wollen. Dazu finden Sie Tipps in **Kapitel 11**.
6. Lesen Sie immer die Leserbriefe. Dort finden Sie wichtige Hinweise auf schon erschienene Beiträge. Dabei entstehen oft neue Sichtweisen.

z. B. Beispiele für Leserbriefe:

- Kottner, J. & Wilborn, D. (2007). Darstellung der Studie kritisch zu bewerten. *Die Schwester/Der Pfleger, 46*(9), 858.
- Reuschenbach, B. (2006). Kommentar zur Studie von Krause, Anders und von Rentelen-Kruse (2005): „Inkontinenz als Risikofaktor für Dekubitus hält kritischer Überprüfung nicht stand". *Pflege, 19*(2), 126–129.

Tipp! Die regelmäßige Lektüre von Fachzeitschriften bietet die beste Möglichkeit, immer auf dem aktuellen Stand der Diskussionen zu bleiben. Lassen Sie sich dabei von den Tipps und Tricks der interviewten Wissenschaftlerinnen und Wissenschaftler in diesem Buch zum Lesen inspirieren.

Stellen Sie fest, welche Zeitschriften zu Ihrem Schwerpunktthema existieren (siehe Anhang, siehe 455) und wie Sie passende Zeitschriftenpublikationen am schnellsten recherchieren können (siehe **Kap. 10.4.8**). Lesen Sie auch immer ein nichtwissenschaftliches Journal, da dort auch politische Nachrichten, beispielsweise von Berufsverbänden oder politischen Gremien, publiziert werden. Fast jede Zeitschrift bietet im Internet einen Service an, Sie über die aktuellen Inhalte des jeweiligen Heftes per Mail zu informieren. Und über „e-Alerts" erhalten Sie automatisch Nachricht, wenn zu Ihrem Thema neue Publikationen erschienen sind (mehr dazu in **Kap. 10.4.8**).

2.3.4 Präsentationen: Vorträge und Poster

Neben Büchern und Zeitschriften sind Vorträge und Poster eine verbreitete Publikationsart, mit der Wissenschaftlerinnen und Wissenschaftler ihr Wissen weitergeben können.

Inhalt

Vorträge und Poster sind „die" Medien auf Kongressen. Bei Vorträgen werden in mündlicher Form wissenschaftliche Informationen weitergegeben, bei Postern in schriftlicher und bildlicher Form.

Wissenschaftliche und nichtwissenschaftliche Kongresse

Auch bei Kongressen wird zwischen wissenschaftlichen und nichtwissenschaftlichen Kongressen unterschieden. Wissenschaftliche Kongresse werden von Fachgesellschaften organisiert, nicht wissenschaftliche Kongresse von Institutionen oder Verlagen.

Bei wissenschaftlichen Kongressen können sich Wissenschaftlerinnen und Wissenschaftler für eine Präsentation bewerben, indem sie einen Abstract zu ihrem Vortrag einreichen (mehr dazu erfahren Sie in den Kapiteln 13.3 und 22.1). Ein wissenschaftliches Komitee entscheidet in der Regel anhand der anonymisierten Abstracts, ob die Vortragenden ihren Beitrag vorstellen dürfen. Da die Zeit eines Kongresses auf zwei bis drei Tage beschränkt ist, werden einige Beiträge nicht als Vortrag, sondern als Poster angenommen. Wie Sie ein Poster erstellen können, lernen Sie in **Kapitel 23**. Für beide Formen gilt, dass es für eine Wissenschaftlerin oder einen Wissenschaftler eine Auszeichnung darstellt, dieses Auswahlverfahren erfolgreich durchlaufen zu haben.

z. B. Beispiel für einen für einen Kongress angenommenen Abstract:

- Wilborn, D., Halfens, R. & Dassen, T. (2007). Pflegelehrbücher in den Pflegeausbildungen: Probleme und Lösungsvorschläge [Abstract]. In Deutscher Berufsverband für Pflegeberufe DBfK, Deutsche Gesellschaft für Pflegewissenschaft & Bibliomed Verlagsgesellschaft (Hrsg.), *6. Internationale Konferenz Pflege und Pflegewissenschaft* (o. S.). Nürnberg/Fürth.

Fragestellung
Die Praxis von Pflegehandlungen von zukünftigen Gesundheits-, Kranken- und Altenpflegern wird durch die Pflegeausbildung nachhaltig beeinflusst. Pflegelehrbücher sind in dieser Zeit die häufigste genutzte Wissensquelle für die Schüler, werden aber auch von Lehrern genutzt. Für den Themenbereich Dekubitusprophylaxe hat es sich gezeigt, dass Lehrbücher oftmals nicht auf aktuellen Forschungsergebnissen beruhen.

Methode
Zweiundneunzig zufällig ausgewählte Kranken- und Altenpflegeschulen in Deutschland wurden nach ihren verwendeten Lehrbüchern und sonstigen Materialien zur Unterrichtsvorbereitung befragt. Die Inhalte der Kapitel Dekubitusprophylaxe wurden mit den Empfehlungen des Expertenstandards verglichen.

Ergebnisse
Vier Pflegelehrbücher wurden jeweils in der aktuellsten Version in beiden Schultypen für die Schüler zur Verfügung gestellt. Nur eines dieser Pflegelehrbücher entsprach vollständig den Empfehlungen des Expertenstandards. Alle anderen Bücher wiesen Lücken auf. Zusätzliches Material wie Artikel und der Expertenstandard selbst wurden häufig von Lehrern verwendet.

Schlussfolgerungen
Entsprechend der schnellen Entwicklung und Verfügbarkeit von Forschungsergebnissen sollten Verlage über neue Inhalte oder Formen von Pflegelehrbüchern nachdenken.

Schüler müssen Kompetenzen entwickeln, um in der Lage zu sein, Forschungsergebnisse selbstständig zu finden.

Literatur

[...]

Beispiele für Poster finden Sie in **Kapitel 23**.

Bei beiden Kongresstypen gibt es die sogenannten von der Kongressleitung eingeladenen Redner *(invited speaker)* (dies ist die ausschließliche Form bei nichtwissenschaftlichen Kongressen). Diese Redner und Rednerinnen brauchen sich also nicht um diesen Vortrag zu bewerben (siehe **Kap. 22.1.1**) und durchlaufen nicht das Peer-Review-Verfahren (siehe **Kap. 2.4.1**). Eingeladene Personen erhalten in der Regel ihre Reisespesen bezahlt, manchmal auch eine Aufwandsentschädigung.

Wissenschaftliche Kongresse stellen für Fachgesellschaften, die sich ja aus Mitgliedsbeiträgen finanzieren, eine Möglichkeit dar, ihr Budget zu erhöhen. Dies geschieht vor allem durch den „Verkauf" von Stellflächen für Industrieanbieter oder den „Verkauf" von Zeiten und Räumen für sogenannte Industrieworkshops. Dieses Vorgehen ist nicht ganz unumstritten, öffnet es doch möglichen Interessenkonflikten Tür und Tor (Civaner et al., 2008) (siehe dazu auch **Kap. 26**). Achten Sie deswegen als Besucherin oder Besucher eines wissenschaftlichen Kongresses darauf, unter welchem „Label" ein Workshop angeboten wird. Vortragende der Industrieworkshops durchlaufen kein Peer-Review-Verfahren.

z. B. Beispiele für wissenschaftliche Kongresse sind:

- 12. DGP-Hochschultag, 12.11.2021
- 17. Dreiländerkongress Pflege in der Psychiatrie, 16.-17.09.2021
- 20. Lernwelten – Kongress für Pädagogik der Pflege- und Gesundheitsberufe, 02.-03.09.2020
- 22. Jahrestagung des EbM-Netzwerks, 24.-26.02.2021

Wichtige Merkmale bei Kongressen

Wichtige Merkmale bei Kongressen sind der Name des Veranstaltenden, Name des Kongresses, Kongressort und -zeit.

Abstract-Band

Wichtig für Wissenschaftlerinnen und Wissenschaftler bei Kongressen ist, in welcher Form der Abstract-Band erscheint. Bei wissenschaftlichen Kongressen werden die Abstracts zu Vorträgen und Postern in einem Kongressband veröffentlicht. Manchmal ist dies eine Sonderausgabe der Fachzeitschrift der jeweiligen Fachgesellschaft, häufiger jedoch nur als Internetformat zugänglich. Damit sind die Kongressbeiträge auch meistens bei einer Literatursuche auffindbar. Kongressbeiträge, die nicht in einer datenbankgelisteten Fachzeitschrift publiziert werden, müssen per Handsuche ermittelt werden (siehe dazu **Kap. 10.2.3**). Werden die Kongressbeiträge in einem selbstkopierten oder -gedruckten Werk zusammengefasst, gehören sie zur sogenannten „grauen Literatur" (Abschnitt 2.3.5) und können bei einer Literaturrecherche nur schwer gefunden werden.

z. B. Beispiele für Abstract-Bände

- *Evidenzbasierte Medizin e. V. (2020, Februar). 21. Jahrestagung des Deutschen Netzwerks Evidenzbasierte Medizin,* 13.–15.02.2020, Basel. Zugriff am 30 März 2021 unter https://www.egms.de/dynamic/de/meetings/ebm2020/index.htm (Nur online erhältlich)
- Ito, W., Zimmermann, O. & Wein, B. (Hrsg.). (2020). 4. DGA-Interventionskongress und 49. Jahrestagung der Deutschen Gesellschaft für Angiologie – Gesellschaft für Gefäßmedizin e.V., 10.-12.09.2020. *VASA, European Journal of Vascular Medicine, 49* (105). Zugriff am 31. März 2021 unter https://econtent.hogrefe.com/doi/pdf/10.1024/0301-1526/a000866 *Wissenschaftliche Zeitschrift, gelistet u. a. in EMBASE.*

Kongresse „scannen“

Auf Kongresse sollten Sie sich speziell vorbereiten:

- Studieren Sie vor dem Kongress das Programm und planen Sie, welche Vorträge Sie besuchen wollen und welche Poster Sie sich anschauen möchten (falls Letzteres im Programm aufgeführt ist).
- Planen Sie, welche Vortragenden Sie gerne persönlich kennenlernen möchten. Sprechen Sie diese nach ihrem Vortrag oder in den Pausen an. Bitte haben Sie keine Hemmungen, lassen Sie sich nicht von Titeln und Reputationen einschüchtern!
- Der Sinn von Kongressen ist, miteinander ins Gespräch zu kommen, sich auszutauschen und sich zu vernetzen. Nutzen Sie dazu die Pausen und den Gesellschaftsabend. Diesen gibt es auf den allermeisten Kongressen. In gemütlicher Runde sind schon einige gute Projektideen und Möglichkeiten der Zusammenarbeit entstanden.

2.3.5 Graue Literatur

Vorsicht geboten ist bei der Verwendung von grauer Literatur für wissenschaftliche Arbeiten. Als graue Literatur bezeichnet man nicht kommerzielle schriftliche Veröffentlichungen. Vereinfacht könnte man auch sagen, jede Art von Publikation, die weder eine ISBN- noch eine ISSN-Nummer trägt, ist graue Literatur.

Inhalt

Der Inhalt der grauen Literatur kann sehr unterschiedlich sein, beispielsweise:

- Regierungen: z. B. Statistiken, Reports
- Wissenschaft: z. B. Kongressbände, die außerhalb einer Fachzeitschrift publiziert werden; Qualifikationsarbeiten wie Diplom- oder Masterarbeiten
- Wirtschaft: z. B. Jahresberichte, Newsletter
- Interessengruppen: z. B. Broschüren von Patientenvereinigungen, Berufsverbänden
- Lehre: Unterrichtsskripte, Handouts.

z. B. Beispiele für graue Literatur

- Deutscher Berufsverband für Pflegeberufe DBfK. (2021). *Neue Handlungsfelder in der Pflege im Kontext von Public Health. Positionspapier.* Zugriff am 31. März 2021 unter https://www.dbfk.de/media/docs/download/DBfK-Positionen/Positionspapier_PHN_Handlungsfelder_2021.pdf
- Schweizer Berufsverband der Pflegefachfrauen und Pflegefachmänner SBK. (2011). *Professionelle Pflege Schweiz. Perspektive 2020. Positionspapier des Schweizer Berufsverbands der Pflegefachfrauen und Pflegefachmänner SBK.* Zugriff am 31. März 2021 unter https://www.sbk.ch/pflegethemen/perspektive-2020

Graue Literatur nur sparsam verwenden

Die Verwendung von grauer Literatur hat zwei Nachteile und sollte deswegen nach Möglichkeit nur mit Vorsicht genutzt werden:

1. Mangelnde Überprüfbarkeit:
   Sie haben schon gelernt, warum Sie in Ihren wissenschaftlichen Arbeiten die von Ihnen genutzten Quellen angeben sollen. Der Sinn dabei ist, dass die Lesenden Ihrer Arbeit Zugriff zu den Quellen haben und diese gegebenenfalls überprüfen können. Diese Voraussetzung ist bei der Verwendung von grauer Literatur nur bedingt erfüllt. Während Statistiken und Jahresberichte im Internet einzusehen sind, wird wohl kaum eine Leserin oder ein Leser Ihrer Arbeit Zugriffsmöglichkeiten auf Unterrichtsskripte haben, die Sie zitiert haben.

! Unterrichtsskripte sind keine zitierfähigen Publikationen. Lesen und zitieren Sie die Originalautorinnen und -autoren, auf die sich Ihre Dozierenden in dem Skript berufen.

2. Mangelnde Fundmöglichkeiten:
   In den gängigen Datenbanken ist graue Literatur nicht aufgeführt. Sie können diese also

nur finden, indem Sie gezielt bei den Autorengruppen, z. B. der Regierung, einer Patientenvereinigung oder einer Pharmafirma, danach suchen.

Tipp! Die Zeitschrift Dr. med. Mabuse (Mabuse-Verlag) stellt in jedem Heft unter der Rubrik „Broschüren/ Materialien“ aktuelle Veröffentlichungen aus der grauen Literatur vor.

Wichtige Merkmale der grauen Literatur

Bei grauer Literatur gelten die gleichen Merkmale wie bei Büchern.

Graue Literatur „scannen“

Für die Sichtung grauer Literatur gelten die gleichen Regeln wie bei Büchern.

2.4 Wie wissenschaftlich ist der Text? – Eine Kriterienliste

Um die Wissenschaftlichkeit eines Textes zu beurteilen, gibt es einige einschlägige Kriterien.

2.4.1 Aktualität und Peer-Review-Verfahren

Einige Informationen haben Sie schon in **Kapitel 1.5** erhalten, um Texte auf ihre Wissenschaftlichkeit zu überprüfen. Hier sollen Sie vor allem zwei Möglichkeiten kennenlernen, wie Sie dies schnell und einfach selbst prüfen können (siehe **Tab. 2-1**).

Ist der aktuelle Stand des Wissens dargestellt?

Es ist gar nicht so leicht zu beurteilen, ob die Informationen den Stand des Wissens wiedergeben. Oft kann dies nur beurteilt werden, wenn man sich im Thema sehr gut auskennt und weiß, was derzeit diskutiert wird. Dennoch gibt es Möglichkeiten zu überprüfen, ob die Informationen den aktuellen Stand des Wissens wiedergeben:

- Publikationsdaten der genutzten Quellen: Allgemein kann man davon ausgehen, dass aktuelle Literatur nicht älter als fünf Jahre sein darf. Natürlich gibt es dazu auch Ausnahmen:

Tabelle 2-1: Aktualität der Informationen und Peer-Review-Prozess ausgewählter Publikationsformen

	Aktualität der Informationen	Peer-Review-Prozess
Bücher und Buchbeiträge	lange gültiges Wissen	nein
Artikel in wissenschaftlichen Fachzeitschriften	hoch	ja
Artikel in nichtwissenschaftlichen Zeitschriften	hoch	nein
eingereichte Kongressbeiträge auf wissenschaftlichen Kongressen (Poster oder Vorträge)	sehr hoch	ja
eingeladene Rednerinnen und Redner auf wissenschaftlichen Kongressen	ja	nein
nichtwissenschaftliche Kongresse	ja	nein

- Themen, zu denen wenig geforscht wird: Hier muss man dann oft auch ältere Literatur nehmen. Im Text sollte jedoch dann ein Hinweis enthalten sein, warum ältere Literatur hinzugezogen wurde.
- „Klassiker“: Manche Autorinnen und Autoren haben Texte publiziert, die zu „Klassikern“ oder einem „Standardwerk“ geworden sind. Es gehört zum Stand des Wissens, auch diese zu kennen und zu zitieren.
- Nutzung von nationalen und internationalen Quellen.

Erfüllt der Text „wissenschaftliche“ Ansprüche? – Das Peer-Review-Verfahren

Das Kriterium „Wissenschaftlichkeit“ ist gerade für Neulinge in der Wissenschaft nicht leicht zu prüfen. Am leichtesten ist es, wenn Sie nach Texten schauen, die in einem Journal mit Peer-Review-Verfahren publiziert wurden.

Texte in wissenschaftlichen Fachzeitschriften müssen, bevor sie erscheinen können, ein Begutachtungsverfahren durchlaufen. Dieses Verfahren nennt man „Peer-Review“. Dabei beurteilen ausgewählte Wissenschaftlerinnen und Wissenschaftler, die sich mit der Thematik auskennen, die wissenschaftliche Qualität des Manuskriptes. Ziel ist es, nur Manuskripte mit der geforderten wissenschaftlichen Qualität zu publizieren (siehe **Kap. 21**). Je besser dies für eine Zeitschrift möglich ist, desto größer ist ihr Renommee.

Die Begutachtung erfolgt in der Regel anonym. Dies lässt sich leider nicht immer wie gewünscht realisieren. Forschende, die im gleichen Bereich forschen, sind untereinander in der Regel sehr gut vernetzt. Sie wissen, an welchen Themen die einzelnen Personen arbeiten oder forschen. So lässt sich manchmal eine Autorenschaft vermuten. Die Begutachtenden sind jedoch aufgefordert, sachlich und unvoreingenommen zu begutachten. In bestimmten Fällen, falls Gutachtende die Autorinnen oder Autoren gut kennen, mit ihnen zusammenarbeiten oder sogar an der Erstellung des Manuskriptes indirekt mitgewirkt haben (z. B. indem sie das Manuskript als Kollegin oder Kollege kritisch gegengelesen haben), liegt ein persönlicher Konflikt oder Interessenkonflikt vor. In diesem Fall sollte eine Begutachtung abgelehnt werden. Als Ergebnis einer Begutachtung kommen drei Möglichkeiten in Betracht:

1. Das Manuskript wird angenommen wie es ist.
2. Das Manuskript wird abgelehnt.
3. Die Autorinnen oder Autoren werden dazu aufgefordert, das Manuskript zu überarbeiten. Dafür erhalten sie die Kritikpunkte der Begutachtenden (siehe dazu auch **Kap. 20**).

Das Verfahren des Peer-Review-Prozesses ist eine Möglichkeit, zu verhindern, dass unwissenschaftliche oder unlautere Informationen (siehe **Kap. 27**) publiziert werden. Es ist aber nicht perfekt, auch hier gibt es Fehlermöglichkeiten. So kann das Peer-Review-Verfahren nur so gut sein, wie die Kompetenzen und die Redlichkeit der Begutachtenden sind. Deswegen kann man sich auch nicht hundertprozentig darauf verlassen, dass ein Text, der ein Peer-Review-Verfahren erfolgreich durchlaufen hat, auch tatsächlich über alle Zweifel erhaben ist. Es gibt jedoch schon einige Sicherheit.

! Ob eine Zeitschrift „peer-reviewed“ ist, können Sie in der Regel auf der Titelseite, im Impressum oder in den Autorenrichtlinien sehen.

- Nationale Journale, die von Experten begutachtet werden, sind z. B. Pflege, Pflege & Gesellschaft, Pflegewissenschaft, Journal für qualitative Forschung in Pflege- und Gesundheitswissenschaft,
- Nationale Journale ohne Expertenbegutachtung sind z. B. Altenpflege, Forum Sozialstation, Heilberufe, Krankenpflege (CH), NOVAcura (CH), Österreichische Pflege-Zeitschrift, Pflegezeitschrift (der nichtwis-

senschaftliche Teil), Die Schwester/Der Pfleger

- Internationale Journale, die von Experten begutachtet werden, sind z. B. Journal of Advanced Nursing, Journal of Clinical Nursing, Journal of Nursing Studies, Nursing Scholarship Western, Journal of Nursing Research.
- Internationale Journale ohne Expertenbegutachtung sind z. B. Nursing Times

Tipp! Einige internationale Journale legen das Peer-Review-Verfahren offen. Sie können also die eingereichten Manuskripte einsehen, die Rückmeldungen der begutachtenden Personen und die Überarbeitungen der Autorinnen und Autoren. Gültig hinsichtlich der Inhalte ist das Manuskript jedoch erst, wenn es „angenommen" wurde. Zur Schulung der eigenen Kritikfähigkeit lohnt es sich, verschiedene Manuskripte im Status „eingereicht" kritisch zu bewerten und dann mit den Rückmeldungen der begutachtenden Personen zu vergleichen.

Beispiel: BMC Nursing: einfach eine Studie anklicken, dann dem Link „open peer review reports" folgen (https://bmcnurs.biomedcentral.com).

Wenn Sie einen Text aus einem Journal haben, das nicht von Fachleuten geprüft wird, müssen Sie die Wissenschaftlichkeit anhand der in **Kapitel 1.5** vorgestellten Regeln selbst einschätzen.

2.4.2 Bewertung der Fachinhalte in den verschiedenen Publikationsarten

Je nach Publikationsart wird die Qualität der Fachinhalte unterschiedlich bewertet.

Bücher

Der Inhalt eines Buches wird von den Autoren selbst festgelegt. Es gibt dabei keine externe Instanz, die überprüft, ob die Inhalte korrekt dargestellt sind. Dies erfolgt allenfalls über Rezensionen (**Kap. 24**).

Da die Entstehung eines Buches eine vergleichsweise lange Zeit dauert (eineinhalb bis drei Jahre), beschreiben die Inhalte den Stand des Wissens zur damaligen Zeit. Handelt es sich um Übersetzungen aus anderen Sprachen, ist das Wissen gar noch ein bis drei Jahre älter.

Hinweise auf die genutzten Quellen finden Sie in einem Quellen- oder Literaturverzeichnis. Manchmal steht ein Literaturverzeichnis am Ende jedes Kapitels (so wie im vorliegenden Buch), manchmal werden die verwendeten Quellen am Ende des Buches zusammengefasst.

Bitte schauen Sie sich die aktuelle Auflage des folgenden Buches an:

- Schober, M. & Affara, F. (2008). *Advanced Nursing Practice (ANP)*. Bern: Huber. Auf welchem Jahr beruhen wahrscheinlich die inhaltlichen Aussagen des Wissens? Bitte beachten Sie, ob es sich um eine Übersetzung handelt.

Zeitschriften

Über die Qualität der Fachinhalte entscheiden entweder eine Redaktion oder in einem Peer-Review-Verfahren begutachtende Wissenschaftlerinnen und Wissenschaftler.

Die Produktion von Zeitschriften dauert viel weniger lang als jene von Büchern. Deswegen finden Sie in Zeitschriften ganz aktuelle Informationen und Erkenntnisse.

Bei wissenschaftlichen Journalen dauert die Veröffentlichung von der Einreichung des Beitrages bis zur Publikation jedoch länger als bei nichtwissenschaftlichen Zeitschriften. Je nachdem, wie schnell die Ergebnisse der Begutachtungen vorliegen, die Überarbeitungen vorgenommen werden, diese zufriedenstellend ausfallen und ob nochmals eine Überarbeitung der Sprache und des Stils stattfindet, dauert der Prozess nicht selten ein Jahr oder länger. Auch hängt die Publikationsdauer davon ab, wie viele Manuskripte eingereicht werden, wie viele als „gut" angenommen werden und wie viele Ausgaben eines Journals pro Jahr erscheinen. In den wissenschaftlichen Zeitschriften ist die Dauer des gesamten Prozesses angegeben. Sie finden diese Angaben auf der ersten Seite des jeweiligen Zeitschriftenbeitrages. Um Manuskripte schneller publizieren zu können, bieten Journale häufig auf der Zeitschriftenhomepage eine zeitnahe Publikation des angenommenen Manuskriptes an.

z. B. Bitte schauen Sie sich die Homepage der Zeitschrift „Pflege" an: https://www.hogrefe.com/ch/zeitschrift/pflege. Unter „Vorab-Artikel" sollten Sie schon online verfügbare Manuskripte finden, noch bevor diese in einer späteren Printversion erscheinen.

Beim Journal of Clinical Nursing heißt dies „Early view".

Die Dauer des gesamten Prozesses macht keine Aussagen über die Qualität eines Beitrages. Manche Zeitschriften geben den Autoren und Autorinnen bestimmte Fristen, in denen die Überarbeitungen vorzuliegen haben, z. B. vier Wochen. Andere Journale überlassen die notwendigen Zeiten den Autorinnen und Autoren selbst.

Bitte schauen Sie sich die Ausgabe der „Pflege", 2021, Jg. 34, Heft 1, an. Wie lange haben die jeweiligen Beiträge gebraucht von dem Zeitpunkt des erstmaligen Einreichens bis zur Publikation?

Kongresse

Bei wissenschaftlichen Kongressen wird die Wissenschaftlichkeit des Beitrages über den Peer-Review-Prozess geprüft.

Kongressbeiträge ermöglichen den Zugang zu aktuellsten Informationen. Die Zeit vom Einreichen des Abstracts bis zum Kongressbeitrag dauert von sechs Monaten bis zu einem Jahr, je nach Kongress. Manchmal werden auch wichtige Studien angenommen, bei denen die Forschenden erst nach der Einreichung des Abstracts die Daten analysieren. Auf dem Kongress werden dann „frisch" und erstmals die Erkenntnisse präsentiert.

Der große Vorteil von Kongressen ist, dass die Anwesenden die Inhalte mit den Vortragenden diskutieren können. Hier können Sie also direkt mitdiskutieren (siehe dazu **Kap. 3.2** „Kritisches Denken" und 7.5 „Wer fragt, gewinnt"). Autorinnen und Autoren von Postern sollten deswegen in den Pausen bei ihren Postern stehen. Bei einigen Kongressen gibt es auch eine spezielle Poster-Begehung.

Graue Literatur

Die graue Literatur untersteht keinem Peer-Review-Verfahren. Hier müssen Sie die Wissenschaftlichkeit also anhand der in **Kapitel 1.5** vorgestellten Kriterien selbst einschätzen.

Für die Entwicklung von grauer Literatur existieren keine bestimmten Regeln. Zum Teil gibt es sogar Publikationen, in denen keine Angaben zum Publikationsjahr gemacht werden. Deswegen ist die Aktualität der Informationen schwer einzuschätzen.

Internet

Die Güte der Fachinhalte von Beiträgen im Internet ist abhängig von den Betreibenden der Internetseite. Sie können Bücher, Beiträge von Fachzeitschriften und Kongressen im Internet finden. Dann gelten die Regeln für die Wissenschaftlichkeit, die Sie in den entsprechenden Kapiteln gelernt haben. Ebenfalls sollten Sie annehmen dürfen, dass renommierte nationale und internationale Organisationen, Verbände und Verlage bei ihren Internet-Publikationen die gleichen strengen Maßstäbe ansetzen wie in ihren schriftlichen Publikationen.

Vorsicht geboten ist bei privaten, unbekannten Homepages oder Homepages, die ein klares Interesse vertreten, z. B. den Verkauf von Pflegehilfsmitteln, oder bei Internetseiten, die von Pharmakonzernen finanziert werden. Seien Sie auch vorsichtig bei Wikis, wie zum Beispiel dem Pflegewiki. Hier gibt es keine Garantie, dass die Informationen auch richtig sind. Es gibt von anderen Wikis Hinweise, dass Informationen bewusst manipuliert wurden (Ude, 2008a; Ude, 2008b).

Hinsichtlich der Aktualität kann es keine andere Publikationsform mit dem Internet aufnehmen. Bitte achten Sie aber immer darauf, bei allen Informationen im Internet auf das Datum zu schauen, an dem diese ins Internet gestellt wurden. Leider finden sich diese Hinweise nicht bei allen Seiten.

Sie haben nun schon viel über Wissen und Wissenschaftlichkeit gelesen. Bitte schauen Sie sich einmal Beiträge aus den folgenden Publikationen an und überprüfen Sie deren Wissenschaftlichkeit anhand der Kriterien in Abschnitt 2.4.1:

- Kapitel aus dem Pflegelehrbuch „Pflege heute“, 7. Auflage
- Kapitel aus dem Pflegelehrbuch „Pflege heute“, 3. Auflage
- Beitrag aus der Zeitschrift „Heilberufe“
- Beitrag aus der Zeitschrift „Pflegezeitschrift“
- Beitrag aus der Zeitschrift „Die Schwester/Der Pfleger“
- Beitrag aus der Zeitschrift „Pflege“
- Beitrag aus der Zeitschrift „Journal of Advanced Nursing“

Zu welchen Ergebnissen kommen Sie?

2.5 Wer „darf“ publizieren?

In der Regel darf jede Fachperson publizieren. Ob Ihr Manuskript jedoch gedruckt oder vorgetragen wird, hängt von verschiedenen Faktoren ab.

2.5.1 Wer kann ein Buch schreiben?

Prinzipiell könnte jeder Mensch ein Buch schreiben. Einzige Bedingung ist: eine Lektorin oder einen Lektor eines Verlages zu überzeugen, dass es sich für den Verlag lohnt, dieses Buch von dieser Autorin oder diesem Autor zu verlegen.

2.5.2 Wer kann in einer Zeitschrift publizieren?

In einer Zeitschrift kann auch prinzipiell jede Fachperson publizieren. Sie können bei jeder Fachzeitschrift einen Beitrag einreichen. Orientieren Sie sich dabei an den jeweiligen Autorenrichtlinien. Sie haben jedoch keine Garantie, dass Ihr Beitrag auch publiziert wird. Eine vergleichsweise einfache Möglichkeit, einen Beitrag zu erstellen, ist das Schreiben einer Buchrezension. Mehr dazu erfahren Sie in **Kapitel 24**.

2.5.3 Wer kann auf einem Kongress publizieren?

Auch hier gilt: im Prinzip jede Fachperson. Bei wissenschaftlichen Kongressen ist ein Abstract einzureichen und der Peer-Review-Prozess erfolgreich zu durchlaufen. Wenn Sie über eine ausreichende fachliche Reputation verfügen, dürfen Sie hoffen, sogar als Rednerin oder Redner eingeladen zu werden.

2.6 Literatur

Civaner, M., Sarikaya, O., Ulupinar, S. & Bozkurt, G. (2008). Exposing nursing students to the marketing methods of pharmaceutical companies. *Nursing Ethics, 15*(3), 396–410. https://doi.org/10.1177/0969733007088364

Polit, D.F. & Beck, C.T. (2020). *Nursing Research: Generating and Assessing Evidence for Nursing Practice* (11th ed.). Philadelphia: Wolters Kluwer Health, Lippincott Williams & Wilkins.

Ude, A. (2008a). Lügen im Netz. *Die Zeit, 6*, S. 37.

Ude, A. (2008b). Wikipedia. Ohne Gewähr. *Die Zeit, 6*, S. 37.

Weiterführende Literatur

Hogrefe, G.J. (2010). Open Access – Sie haben die Wahl mit OpenMind. *Pflege, 23*(1), 45. https://doi.org/10.1024/1012-5302/a000008

Wilborn, D., Halfens, R. & Dassen, T. (2007). Pflegelehrbücher in den Pflegeausbildungen: Probleme und Lösungsvorschläge. In Deutscher Berufsverband für Pflegeberufe DBfK, Deutsche Gesellschaft für Pflegewissenschaft & Bibliomed Verlagsgesellschaft (Hrsg.), *6. Internationale Konferenz Pflege und Pflegewissenschaft* (o.S.). Nürnberg/Fürth.

Teil 2
Techniken wissenschaftlichen Arbeitens: Denken, lesen, zuhören, fragen, schreiben, sprechen

3
Kritisches Denken: Sich kein X für ein U vormachen lassen

Maria Müller-Staub

Dieses Kapitel bietet einen Überblick zum Kritischen Denken im wissenschaftlichen Arbeiten und über Bezüge zur Pflegepraxis. Kritisches Denken und Denkprozesse werden definiert und ihre Anwendung beim wissenschaftlichen Arbeiten wird anhand von Umsetzungsbeispielen dargestellt. Anforderungen an kritisch denkende Studierende und unterschiedliche Ausprägungen von Fähigkeiten des Kritischen Denkens werden aufgezeigt. Ebenso werden die Vorteile eines exakten Gebrauchs von Begrifflichkeiten und einer professionellen Fachsprache dargelegt.

Lernziele

Nach der Durcharbeitung dieses Kapitels können Sie:

- Kritisches Denken definieren und begründen,
- Anforderungen an Kritisches Denken beschreiben und Ihre Fähigkeiten anhand einer Selbstevaluation einschätzen,
- Denkstrategien wie Divergentes und Konvergentes Denken unterscheiden,
- Zusammenhänge zwischen Kritischem Denken, Wissen und einer exakten Fachsprache erklären,
- verschiedene Problemlösefähigkeiten anwenden wie: Aktivierung von Vorwissen, Problemanalyse, Hypothesenbildung, Verknüpfung mit relevanten Themen, Einbezug verschiedener Sichtweisen, Stellungnahmen und Schlussfolgerungen,
- Kritisches Denken beim wissenschaftlichen Arbeiten in Studium, Praxis und Forschung anwenden.

3.1 Was ist Kritisches Denken? Definitionen und Merkmale

Der Begriff „Kritisches Denken“ beschreibt eine bestimmte Art von Denken. Kritisches Denken wurde vielfach definiert und es besteht nicht eine einzige oder allein gültige Definition. Eine oft zitierte Beschreibung ist diejenige von Richard Paul, Zentrum für kritisches Denken in Kalifornien: „Thinking about your thinking while you are thinking, in order to improve your thinking (Paul & Heaslip, 1995; Von Colln-Appling & Giuliano, 2017). (Denken über dein Denken, während du denkst, um dein Denken zu vervollkommnen). Beim Kritischen Denken geht es also darum, sich des eigenen Denkens und der verwendeten Denkstrategien bewusst zu werden, um das Wissen und die Denkfähigkeiten zu verbessern. Drei gemeinsame Aspekte werden in verschiedenen Definitionen hervorgehoben:

1. die Wichtigkeit einer guten Wissensbasis inklusive formeller und informeller Logik (vgl. **Kap. 8**)
2. die Bereitschaft, Fragen zu stellen (vgl. **Kap. 7**)
3. die Fähigkeit, neue Antworten anzuerkennen, auch wenn diese nicht der Norm ent-

sprechen oder nicht mit gängigem Verhalten übereinstimmen.

Gemäß Miller, einer Pionierin zum Thema, setzt sich kritisches Denken aus

- Haltungen
- Wissen und
- Fähigkeiten zusammen (Miller, 1992).

Kritisches Denken beinhaltet Analyse, Interpretation, Hypothesenbildung und -testung sowie das Bilden von Synthesen (Conger & Mezza, 1996; Wilkinson, 2021). Es ist ein intellektueller, disziplinierter Prozess von aktiver und geschickter Konzeptualisierung, Anwendung, Synthese und Evaluation von Informationen. Diese werden durch Beobachtung, Erfahrung, Reflexion und Kommunikation generiert, um Einstellungen und Handeln zu leiten (Conger & Mezza, 1996; Wilkinson, 2021; Wu et al., 2017). Etwas zu erforschen oder neu zu lernen – egal was –, stellt den Prozess dar, der näher verstanden und gelernt werden will. Das gilt auch für das Kritische Denken. Ein Beispiel soll zeigen, wie der Prozess dessen, was man gerade denkt und tut, bewusst gemacht werden kann.

z. B. Überlegen Sie sich, wie Sie lernten, intramuskuläre Injektionen zu verabreichen. Dies erfordert Fachwissen und psychomotorische Fähigkeiten, aber auch, sich selbst zu beobachten und bewusst zu machen, was und wie Sie es gerade tun. Bei einer intramuskulären Injektion fragten Sie sich: „Verwende ich die richtige Nadel?" „Habe ich die richtige Lokalisation gewählt?" „Ist die Stichrichtung korrekt?" Es sind evaluative Fragen, die Sie sich während der zu erlernenden Injektion stellen.

Mit Kritischem Denken ist nicht „kritisieren" oder „negatives, abwertendes Beurteilen" gemeint. Es kommt vom englischen Wort *critical* und bedeutet: „wesentlich, essenziell, den Kern einer Sache betreffend, äußerst wichtig, zentral, fundamental, bestimmt, dringend, eine Schlüsselfunktion innehaltend, weitreichende Auswirkungen habend". Kritisch ist auch das Gegenteil von unwichtig. Kritisch steht für „evaluativ, analytisch, interpretativ" und „erklärend" (Lee et al., 2016; Lindberg, 2008).

Viele Autorinnen sind sich einig, dass Kritisches Denken Analyse-, Synthese- und Evaluationsfähigkeiten sowie persönliche Faktoren umfasst, während andere zusätzlich eine reflexive Komponente hervorheben, die selbstkorrigierendes Denken beinhaltet (Müller-Staub et al., 2017; Lunney, 2010; O'Neill & Dluhy, 1997; Von Colln-Appling & Giuliano, 2017). Kritisches Denken beinhaltet verschiedene Denkstrategien wie Divergentes und Konvergentes Denken, auf welche weiter unten eingegangen wird. Lehrpersonen können das Kritische Denken Studierender fördern, wenn sie diese ermutigen, ihren entdeckenden Geist und unabhängige Gedanken einzubringen, anstatt sich angepasst zu verhalten (Miller, 1992; Von Colln-Appling & Giuliano, 2017).

! Einfach zusammengefasst bedeutet Kritisches Denken: Vertieftes Wissen haben, Logik anwenden, Dinge aus verschiedenen Perspektiven hinterfragen, Offensein für Neues und „über den eigenen Tellerrand hinaus schauen".

3.2 Weshalb ist Kritisches Denken in der Pflege wichtig?

Kritisches Denken wird in der Pflegeliteratur vor allem im Zusammenhang mit dem Pflegeprozess beschrieben und anhand der Pflegediagnostik sichtbar gemacht (Schalek & Müller-Staub, 2017). Kritisches Denken ist ein wesentliches Merkmal professioneller Verantwortlichkeit und ein Garant für die Qualität der Pflege, denn pflegerisches Handeln beruht auf komplexen Denkprozessen (Lunney et al., 2007). Studien belegen die Zusammenhänge zwischen Kritischem Denken, klinischer Entscheidungsfindung und Pflegefachwissen (Bruylands et al., 2013; Paans et al., 2012; Zuriquel-Pérez et. al, 2019). Der erweiterte Pflegeprozess – heute als Advanced Nursing Process bezeichnet – beruht auf klinischer Entscheidungsfindung und Urteilsbildung. Er beinhaltet:

- den aktuellen Gesundheitszustand Ihrer Patientinnen *einzuschätzen*
- Pflegeprobleme zu *analysieren* und Pflegediagnosen zu stellen (= *Schlussfolgerung/Urteilsbildung*)
- evidenzbasierte und passende Pflegeinterventionen zu *wählen*, diese umzusetzen und hinsichtlich ihrer Wirksamkeit zu *überprüfen* und sich *allenfalls* – nach *erneuter Einschätzung* und *Evaluation* der *Situation der Patientinnen* – für *neue Pflegeinterventionen (= Lösungswege) zu entscheiden.*

Der Advanced Nursing Process wurde wie folgt definiert: „Der vertiefte, fortgeschrittene Pflegeprozess besteht aus definierten, validierten Konzepten. Er umfasst Assessment, Pflegediagnosen, Pflegeinterventionen und Pflegeergebnisse und beruht auf wissenschaftlich basierten Pflegeklassifikationen" (Müller-Staub et al., 2015, S. 13). Kritisches Denken stellt die Basis *klinischer* Entscheidungsfindung im Advanced Nursing Process dar. Es ist eine Voraussetzung für den pflegediagnostischen Prozess, für die Wahl von Pflegeinterventionen und die Beurteilung von pflegesensiblen Patientenergebnissen (Lunney, 2010; Müller-Staub & Odenbreit, 2017). Studien zeigen, dass viele Pflegende nicht über gute Fähigkeiten im Kritischen Denken verfügen. Pflegende mit mehr Erfahrung und höheren Ausbildungsabschlüssen rapportierten hingegen signifikant bessere Fähigkeiten im Kritischen Denken (Rababa & Al-Rawashdeh, 2021).

Die Kenntnis des Advanced Nursing Process – gekoppelt mit klinischem Pflegefachwissen und Kritischem Denken – ist auch unerlässlich, um gute Pflegeforschung betreiben zu können (Hand, 2004; Hong & Yu, 2016). Kritisches Denken führt zu wichtigen Forschungsfragen.

Als Studentin der Pflegewissenschaft profitieren Sie von der gezielten Anwendung Kritischen Denkens, denn wissenschaftliches Arbeiten ohne solches birgt die Gefahr von bloßer Theorie-Wiedergabe in sich. Wissenschaftlich fundiertes Arbeiten basiert auf Kritischem Denken und umfasst Fähigkeiten der Analyse, Hypothesentestung und Problemlösung.

Hintergrund

Obwohl der berufliche Alltag von Pflegefachpersonen komplexe Denkprozesse[1] verlangt, wurde dem Kritischen Denken in der deutschsprachigen Literatur bisher wenig Beachtung geschenkt. In den USA entstand in den 1990er-Jahren eine Fülle von Literatur dazu (Hand, 2004; Hong & Yu, 2016; Lunney, 1998; O'Neill & Dluhy, 1997). Die Wichtigkeit des Kritischen Denkens lässt sich daran messen, dass es in Nordamerika bereits vor längerer Zeit in den Kriterienkatalog für die Anerkennung von

1 Der pflegediagnostische Prozess und die Wahl von Pflegeinterventionen, für die Sie als Pflegefachperson mit Bachelor in Nursing die Verantwortung tragen, beruhen auf klinischer Entscheidungsfindung (Buckingham & Adams, 2000a, 2000b). Erhöhte klinische Kompetenz im Kerngeschäft der Pflege – dem Pflegeprozess – ist eine Grundanforderung, um für Pflegeforschung gerüstet zu sein. Die Hauptkomponenten des Pflegeprozesses sind Pflegediagnosen, Pflegeinterventionen und Pflegeergebnisse. Pflegediagnosen sind aktuelle oder potenzielle menschliche Reaktionen auf gesundheitliche Probleme wie Schmerzen, Schlafstörungen, Hoffnungslosigkeit, Sturz- oder Infektgefahr. Diese stellen sich bei Patientinnen sehr vielfältig dar, deshalb ist der diagnostische Prozess in der Pflege komplex und die Wahl von Pflegeinterventionen anspruchsvoll (Müller-Staub et al., 2015). Die Diagnose menschlicher Reaktionen auf gesundheitliche Probleme und Lebensprozesse gehört in den Verantwortungsbereich der professionellen Pflege. Bei Diplomierten Pflegenden wurde bezüglich klinischer Urteilsbildung mehrfach ein großer Schulungsbedarf nachgewiesen (Müller-Staub et al., 2015; Yuan et al., 2008). Ausgeprägte Fähigkeiten im Kritischen Denken und theoretisches Wissen bezüglich Pflegediagnosen, -interventionen und wünschbaren Patientenergebnissen sind für das berufliche Vorwärtskommen akademisch gebildeter Pflegefachpersonen unerlässlich (Lunney, 2010; Yuan et al., 2008).

Pflegeausbildungen aufgenommen wurde (National League for Nursing, 1992). Das Thema wurde dort breit erforscht und floss in die Pflege-Curricula ein (Conger & Mezza, 1996; Inouye & Flannelly, 1998).

3.3 Techniken des Kritischen Denkens

3.3.1 Vorwissen aktivieren: Selbsteinschätzung des Kritischen Denkens

Vorwissen zu aktivieren ist ein erster, wesentlicher Schritt auf dem Weg des wissenschaftlichen Arbeitens und Lernens. Das bedeutet, nicht das Lernproblem oder die detaillierte Forschungsfrage stehen am Anfang. Denn zu Beginn einer Forschungsaufgabe haben manchmal selbst Forschende erst eine grobe Vorstellung des Forschungsproblems, das sie untersuchen wollen. Wenn bereits alles bekannt wäre, bestünde kein Forschungsbedarf! Daher ist wichtig: Nehmen Sie sich Zeit, Ihr Vorwissen zu aktivieren und den vorliegenden „state of the art" ihres Forschungsgegenstands anhand der Literatur zu eruieren. Dasselbe gilt für die Vertiefung und Verbesserung des Kritischen Denkens.

Wenn Sie Ihre Denkfähigkeiten verbessern wollen, haben Sie nun Gelegenheit, Ihr Vorwissen und Können bezüglich Ihres Kritischen Denkens einzuschätzen (**Tab. 3-1**). Die Kriterien wurden von der Autorin dieses Kapitels literaturbasiert erarbeitet (Alfaro-LeFevre, 2013) und stellen Indikatoren Kritischen Denkens dar.

Bitte schätzen Sie anhand der **Tabelle 3-1** Ihre Fähigkeiten zum Kritischen Denken ein.

Interpretation der Gesamtpunkte: Die Bearbeitung dieser Indikatoren mag einige Fragen zum Entwicklungsstand Ihres Kritischen Denkens aufgeworfen haben. Je tiefer die Gesamtpunktzahl, desto eher sollten Sie Ihr Kritisches Denken weiterentwickeln.

Eine Gesamtpunktzahl über 135 zeigt, dass Sie Ihre Fähigkeiten des Kritischen Denkens als recht gut einschätzen. Es bedeutet, Sie haben 75 % der maximal erreichbaren 180 Punkte erreicht. Fragen Sie jedoch auch Ihre Mitstudierenden/Lehrpersonen, wie diese Sie sehen und vergleichen Sie deren Einschätzung mit Ihrer Selbstbeurteilung. Auch wenn Ihre Gesamtpunktzahl sogar zwischen 155 und 180 Punkten liegt, können Sie sich noch verbessern! Eruieren Sie, in welchen Bereichen Sie Schwerpunkte setzen wollen. Wenn Sie weniger als 81 Punkte erreichten und dies auch nach dem Studium dieses Kapitels so bleibt, sollten Sie mit einer Mentorin sprechen, um Wege zu finden, Ihre Denk- und Problemlösefähigkeiten zu verbessern.

Tipp! Investieren Sie viel Zeit in die Reflexion Ihres Vorwissens sowie zum Stand der Forschung, denn dies ist der erste Schritt auf dem Weg zum erfolgreichen wissenschaftlichen Arbeiten. Wagen Sie es, am Anfang scheinbar „Zeit zu verlieren", und machen Sie eine gründliche Analyse. Denn auch wenn Sie dies nicht tun, leiten Ihr Vorwissen, Ihre Vorstellungen und Annahmen Ihre Herangehensweise unbewusst. Dies führt zu vorurteilsbeladenem Handeln, zu Einseitigkeiten oder unerwünschten Einflüssen (Bias) auf das Forschungsvorhaben und kann die Resultate verzerren. Oder sie laufen Gefahr, Dinge zu untersuchen, die bereits erforscht und belegt sind.

Stellen Sie sich also Fragen zum Vorwissen und machen Sie ausführliche Notizen. Erstellen Sie auch Zeichnungen oder Mind-Maps, um Bezüge herzustellen und bekannte Zusammenhänge sichtbar zu machen. Beantworten Sie folgende Fragen:

- Was ist mir zum Thema bereits bekannt?
- Wann und wo habe ich mein Vorwissen erworben?
- Welche Literatur habe ich bereits?
- Ist meine Literatur aktuell und breit abgestützt?
- Habe ich die richtigen Informationen?

- Sind diese genau?
- Wie denke ich darüber?
- Was ist meine Einstellung/Haltung dazu?
- Habe ich Vorannahmen oder Vorurteile?
- Welche zusätzlichen Informationen brauche ich, um die Ausgangslage für meinen Lern- oder Forschungsbedarf genau darzulegen?

Tabelle 3-1: Selbsteinschätzung des Kritischen Denkens: Wissen, Fähigkeiten und Gewohnheiten

„Forschergeist“	**Punkte 4–0**
1. Ich liebe es, Dinge zu suchen/herauszufinden.	
2. Ich erlebe Schwierigkeiten beim Suchen und Entdecken von Neuem als positive Herausforderung.	
3. Ich bin neugierig und offen für verschiedene Gesichtspunkte.	
4. Ich denke eigenständig und lasse mich nicht schnell beirren.	
5. Ich gehe Aufgaben lösungsorientiert an.	
6. Ich übernehme für meine Arbeitsergebnisse gerne die volle Verantwortung.	
Systematische Arbeitsweise	
7. Ich kann exakt auf die gestellten Anforderungen einer Lernaktivität hin fokussieren.	
8. Ich bin beim mehrmaligen Suchen und Durchgehen von Fakten fleißig, um Genauigkeit zu erlangen.	
9. Ich beachte meistens auch kleine Details.	
10. Ich bin flexibel und ändere wenn nötig die Arbeitsweise.	
11. Wenn ich einer Sache nicht sicher bin, suche/forsche ich ausdauernd, bis ich mehr weiß.	
12. Ich bin beim Identifizieren von Begründungslinien sehr geduldig, um Argumente zu verstehen.	
13. Ich bleibe hartnäckig daran, bis ich bestmögliche Resultate erzielt habe.	
Analyse- und Einsichtsfähigkeiten	
14. Ich kann deskriptive Texte von analytischen Texten unterscheiden.	
15. Es fällt mir leicht, Schlüsselpunkte und anderes Material auseinanderzuhalten.	
16. Ich suche und erkenne Zusammenhänge und Einflüsse auch außerhalb der Aufgabenstellung.	
17. Ich kann gut „zwischen den Zeilen lesen“.	
18. Mir fällt auch auf, was nicht beschrieben ist bzw. welche Aussagen in einem Text/in einem Vortrag fehlen.	

Tabelle 3-1: *Fortsetzung*

„Forschergeist“	**Punkte 4–0**
19. Es fällt mir leicht, bei Aussagen die Evidenz, welche die Argumente untermauert, zu beurteilen.	
20. Ich bin gut darin, unfaire Techniken (Behauptungen, Fehlschlüsse, Versprechungen) zu bemerken.	
Logik und Intuition	
21. Ich weiß, was mit einer „logischen, kohärenten Begründung“ gemeint ist.	
22. Ich bin stark im Erkennen von Mustern.	
23. Ich verlasse mich auf meine Intuition, um Begründungen/Evidenz zu suchen.	
24. Ich bemerke Inkonsistenzen in Lösungsvorschlägen/Schlussfolgerungen sofort.	
Offenheit	
25. Ich beachte Veränderungen in den Umständen oder im Kontext und passe meine Denkweise an.	
26. Ich kreiere gerne eigene, alternative Lösungen, auch wenn sie „aus der Norm“ fallen.	
27. Ich weiß, dass meine Einstellungen Vorurteile bewirken und wie sie neutrales, offenes Nachdenken einschränken.	
28. Ich bin mir bewusst, wie meine Sichtweise eine faire Analyse/Diskussion beeinflussen kann.	
29. Es fällt mir leicht, Themen und ihre Ambiguitäten (Mehrdeutigkeiten) anzunehmen.	
30. Wahrheitsliebe	
31. Ich lege meine Lern- und Suchstrategien offen dar.	
32. Ich mache meine Arbeitsweise transparent.	
33. Ich gestehe Fehler und eigene Grenzen ein.	
34. Ich beziehe Studienresultate objektiv und wahrheitsgetreu ein.	
35. Ich präsentiere Ergebnisse ehrlich, auch wenn sie mein Lern- oder Forschungsinteresse nicht unterstützen.	
Kognitive Reife	
36. Ich kann Stellung nehmen und Kritik äußern, ohne mir dabei schlecht vorzukommen.	
37. Ich fühle mich beim Aufzeigen möglicher Schwachpunkte im Werk von Experten/Spezialisten nicht unwohl.	
38. Es fällt mir leicht, verschiedene Ansichten und Resultate fair abzuwägen.	
39. Ich weiß, wie wissenschaftliche Quellen evaluiert und beurteilt werden.	

Tabelle 3-1: *Fortsetzung*

„Forschergeist“	Punkte 4–0
40. Ich prüfe meine Lösungsvorschläge auf Realisierbarkeit und Praktikabilität.	
41. Ich verstehe, weshalb in Forschungsartikeln oft eine mehrdeutige Sprache verwendet wird.	
Selbstvertrauen bezüglich Kritischem Denken	
42. Ich kann meine Sichtweise klar präsentieren.	
43. Ich frage nach Feedbacks und beziehe diese für Verbesserungen ein.	
44. Ich zeige mögliche Schwächen meiner Forschungsmethoden und Resultate auf.	
45. Ich bin mutig und stehe zu meiner Denkweise.	
46. Ich vertraue meiner Stärke bezüglich Überlegungen/Argumentationen.	
Gesamtpunktzahl (maximal 180 Punkte)	

Bewertung
4 = sehr einverstanden, 3 = einverstanden, 2 = teilweise/halbwegs einverstanden, 1 = nicht einverstanden, 0 = überhaupt nicht einverstanden

3.3.2 Probleme erkennen und definieren

Für Forschungs- und Problemsituationen ist typisch, dass sich die exakte Problemformulierung am Anfang nicht leicht und eindeutig stellen lässt, sondern erarbeitet werden muss. Ein Beispiel aus dem Alltag der häuslichen Pflege verdeutlicht dies:

z. B. Stellen Sie sich eine Patientin – Frau Kern – vor, die trotz einer längeren Phase von schönem, heißem Sommerwetter nur noch am Rollator in der Wohnung herumgeht, ihre Einkäufe nicht mehr besorgt und selten kocht. Sie will aber selbstständig in ihrer Wohnung leben, obwohl sie offensichtlich eine Mangelernährung (Größe 160 cm, Gewicht 41 kg, BMI 16) aufweist und möglicherweise sturzgefährdet ist. Von den Nachbarn wurde Ihnen mitgeteilt, Frau Kern leide teilweise unter Verwirrtheit.

Was ist das Problem bzw. der Pflegebedarf von Frau Kern? Offensichtlich handelt es sich nicht nur um ein, sondern um mehrere Probleme, die genau eingeschätzt werden müssen, bevor Lösungen vorgeschlagen werden. An Problemen arbeiten bedeutet, diese zuerst genau zu erfassen und zu analysieren, Hypothesen aufzustellen, zu verwerfen um dadurch die Hauptproblematik(en) herauszufiltern. Mit Forschungsfragen verhält es sich genauso: Eine Forschungsfrage lässt sich erst nach der Klärung des eigenen Vorwissens, gefolgt von einer Literatur-Review, der wiederum eine Analyse des Forschungsproblems folgt, eingrenzen und definieren.

3.3.3 Problemanalyse und Hypothesenbildung: Divergentes und Konvergentes Denken

Kritisches Denken beinhaltet Divergentes und Konvergentes Denken, welche insbesondere bei der Entwicklung und Überprüfung von Hypothesen angewendet werden.

Divergentes Denken

➔ Divergentes Denken bedeutet „in die Breite denken". Sie können sich Divergentes Denken als Fächer oder als „vom Zentrum ins Weite schweifend" vorstellen.

Divergentes Denken ist ein vielfältig suchendes, Annahmen (= Hypothesen) generierendes Denken, wobei nicht vorschnell Urteile gefällt, sondern mehrere Hypothesen überprüft werden, bevor eine Entscheidung getroffen wird.

Divergentes Denken ist gefordert, wenn für die Merkmale, die ein Problem charakterisieren, mehrere Erklärungen infrage kommen (Von Colln-Appling & Giuliano, 2017). Als Pflegefachperson und Forscherin werden Sie laufend mit derartigen Problemen konfrontiert, denn das Feststellen von Pflegeproblemen und Forschungsfragen erfordert das Suchen in die Breite. Das bedeutet, sich nicht bloß mit einzelnen Problemursachen zufrieden zu geben, denn menschliche Gesundheitsprobleme und ihre Erforschung sind äußerst vielfältig. Die Anwendung des Divergenten Denkens ist für die Pflege wichtig, weil der Advanced Nursing Process komplex ist (Müller-Staub et al., 2015). Das oben bereits beschriebene Beispiel von Frau Kern soll die Anwendung Divergenten Denkens verdeutlichen.

z. B. Als Pflegefachperson sind Sie gefordert, eine umfassende Problemanalyse zu machen und die Themen breit auszulegen und zu verifizieren. Welches sind Zeichen oder Merkmale der Patientin Frau Kern? Was beobachten Sie, was und wie äußert sich die Patientin? Welche Messwerte können Sie erheben und welche Resultate zeigen diese? Welche ursächlichen Faktoren liegen dafür vor? Welchen Risiken ist sie ausgesetzt? Was sind die offensichtlichen Probleme, was die verdeckten? Wie ist das Gesamtergehen von Frau Kern, was sind die Details, in welchem Kontext lebt sie und was beeinflusst ihre Situation?

Als Erstes werden sie ein umfassendes Pflege-Assessment durchführen, um offensichtliche und eindeutige Pflegediagnosen zu erfassen und weitere hypothetische Diagnosen zu stellen (Müller-Staub & Odenbreit, 2017). Im Analyseprozess des Diagnostizierens wenden Sie deshalb zuerst Divergentes Denken an. Das heißt, Sie denken in die Breite und Tiefe, unterscheiden und ordnen Merkmale der einen und andern Pflegediagnose zu und entscheiden, was Ursachen sind und welches die eigentlichen Pflegediagnosen sein könnten. Es ist wichtig, nicht vorschnell Urteile zu fällen, sonst laufen Sie Gefahr, den Pflegebedarf nur halb oder einseitig – oder gar ohne Einvernehmen mit der Patientin – festzulegen. Ist die von Frau Kern geäußerte Unsicherheit vor dem Stürzen eine Ursache für ihre Immobilität und den Entscheid, das Haus nicht mehr zu verlassen? Oder ist die Patientin dauernd ängstlich, sodass Angst eine ihrer relevanten Pflegediagnosen darstellt? Ist ihre eingeschränkte Gehfähigkeit „nur" ein Risikofaktor für eine mögliche Sturzgefahr oder eine eigene Pflegediagnose, welche spezielle Pflegeinterventionen erfordert? Wie adäquat sind die Mitteilungen von Frau Kern, und was heißt überhaupt „Verwirrtheit" bei jemandem, der trotz Einschränkungen allein zurechtkommt? Sie stellen folgende hypothetischen Pflegediagnosen:

- eingeschränkte Gehfähigkeit,
- Mangelernährung,
- Sturzgefahr,
- chronische Verwirrtheit,
- Selbstversorgungsdefizit Essen.

Konvergentes Denken

➔ Konvergentes Denken bedeutet „zusammenführendes Denken". Dieses stellt einen Gegenpol zum Divergenten Denken dar. Sie können sich Konvergentes Denken als Fächer vorstellen, „dessen Enden ins Zentrum führen".

Beim Konvergenten Denken werden die durch vertiefte Analyse gewonnenen Daten logisch geordnet und Probleme, Zeichen und ursächliche Faktoren gewichtet und zu Hypothesen verdichtet, die dann verifiziert werden, um sie beizubehalten oder zu verwerfen. Bei der Hypothesengenerierung und Testung wenden Sie also beide Denkstrategien an: Zuerst Divergentes Denken, dann Konvergentes Denken. Kehren wir zu Frau Kern zurück, um dies zu illustrieren.

z. B. Im Pflege-Assessment stellen Sie fest, dass die Beweglichkeit und das Gangbild von Frau Kern unauffällig sind. Sie fragen sie, weshalb sie einen Rollator benutze? „Mein Sohn hat mir diesen vorsorglich gebracht, weil er ihn günstig erwerben konnte", meint sie. Warum sie diesen denn einsetze? „Ich fühle mich etwas sicherer damit und wagte vorher nicht mehr, aus dem Haus zu gehen." Obwohl Frau Kern – von sich aus – keine weiteren Probleme ansprach und auf ihrer Selbstständigkeit beharrte, denken Sie als „Kritisch Denkende" weiter und fragen nach ihrer Flüssigkeitseinnahme und anderen ursächlichen Faktoren, die ihr Ergehen und Verhalten erklären könnten. Inwiefern beeinflussen die heißen Außentemperaturen und das Trinkverhalten ihre Selbstfürsorge und ihre kognitiven Fähigkeiten? Es stellt sich heraus, dass Frau Kern mehrere Tage weniger als einen Liter getrunken hat und sehr dehydriert ist. Sie meint, der Grund, dass sie kaum trinke, sei Übelkeit gewesen. Sie fragen auch nach ihrem Sehvermögen, worauf Frau Kern äußert, dass sie plötzlich viel schlechter sehe. Wegen Übelkeit und Schwindel wage sie sich in letzter Zeit nicht, aus dem Haus zu gehen.

Lesen Sie obige Texte zum Beispiel von Frau Kern jetzt nochmals durch und notieren Sie Hinweise, Zeichen und ursächliche Faktoren, ohne diese umzuformulieren oder zu interpretieren. Nun ordnen Sie diese den hypothetischen Pflegediagnosen zu.

Kontrollieren Sie anschließend, ob genügend Daten vorhanden sind, um vom Divergenten zum Konvergenten Denken zu wechseln. Liegen Daten vor, die nirgends „passen"? Haben Sie genügend Fakten, um Daten zu clustern (zu Gruppen zusammenfügen) und hypothetische Diagnosen ein- oder auszuschließen? Oder haben sich während des Analyseprozesses andere als die hypothetischen Pflegediagnosen gezeigt, für welche genügend Fakten vorliegen, um sie zu stellen?

Benutzen Sie **Abbildung 3-1** als Übung, indem Sie Ihre Notizen und die hypothetischen und gegebenenfalls neuen Pflegediagnosen der Abbildung logisch zuordnen. Notieren Sie auch die Themen, die weiterer Abklärung bedürfen, um Frau Kerns Pflegebedarf genau festzustellen.

Tipp! **Abbildung 3-1** zeigt anhand eines Modells die Anwendung des Kritischen Denkens im Pflegeprozess. Dieses Modell eignet sich ebenso für die Analyse und Definition von Forschungsproblemen. Benutzen Sie das Modell, um Ihre Fragestellung vorerst mittels Divergentem und Konvergentem Denken zu analysieren. Aufgrund Ihres Vorwissens und der Problemanalyse können Sie dann eine begründete, eingegrenzte Forschungsfrage formulieren. Diese erlaubt Ihnen das weitere Vorgehen (Methodenwahl, Forschungsplan). Dank Kritischem Denken sind Sie für den Forschungsprozess gut vorbereitet.

3.3.4 Verknüpfungen zu anderen Themen herstellen und Schlussfolgerungen ziehen

Kritisches Denken ist ergebnisorientiert, basiert auf Prinzipien des Advanced Nursing Process, der Problemlösung sowie auf wissenschaftlichen Methoden und stellt Verknüpfungen zu anderen Themen her (Müller-Staub, 2015; Müller-Staub et al., 2015). Es geht darum, scheinbar Selbstverständliches zu hinterfragen und neue Zusammenhänge aufzuspüren und zu prüfen.

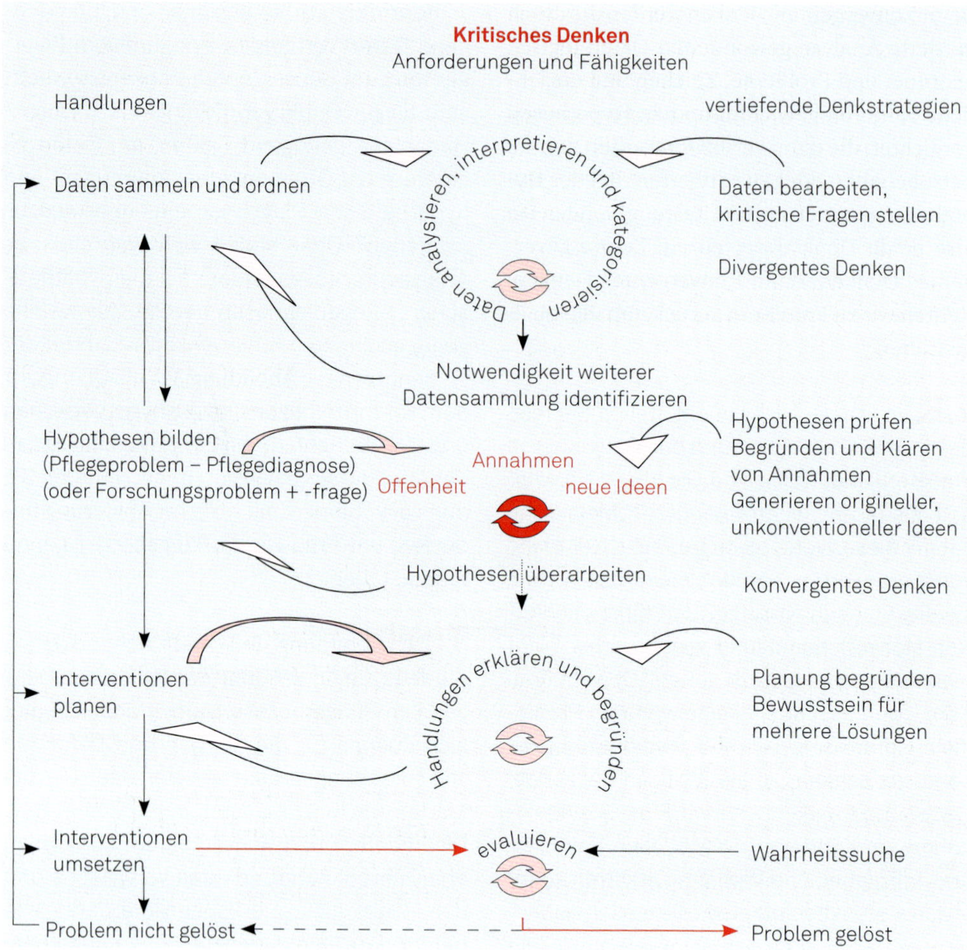

Abbildung 3-1: Kompetenzen wissenschaftlichen Arbeitens

Entdecken Sie Artefakte (Kunsterzeugnisse, Erzeugnisse menschlichen Könnens), Bedeutungen und erschließen Sie Zusammenhänge, indem Sie Logik, Intuition und Kreativität einbeziehen, statt vorschnell „Gültiges" hinzunehmen (Gross Forneris & Fey, 2016).

Um in Texten logische Zusammenhänge nachzuvollziehen und zu beurteilen, achten Sie besonders auf Einstiegssätze, Schlusssätze, Schlussfolgerungen, die innere Stimmigkeit der gesamten Argumentationslinie, die Sorgfalt der zusammengetragenen Fakten und auf die Zusammenfassung der Argumentation. Es gilt auch, „zwischen den Zeilen zu lesen". Was wird ausgelassen, welche Gedanken oder Ideen werden verlassen oder abgebrochen? Werden Sachverhalte verzerrt wiedergegeben oder Fehlinterpretationen als Schlussfolgerungen geliefert?

z. B. Äpfel sind gut für die Zähne. Säure korrodiert. Äpfel enthalten Säure, also können Äpfel für die Zähne nicht gut sein.

Diesem Beispiel fehlt die innere Konsistenz. Obwohl eine gewisse Logik vorzuliegen scheint, fehlen genaue Bezeichnungen und Begründungen sowie unterstützende Argumente (**Kap. 8**).

z. B. Äpfel eignen sich besser für Zwischenmahlzeiten als Süßigkeiten mit raffiniertem Zucker. Äpfel enthalten Fruchtzucker und Säure, letztere kann den Zahnschmelz angreifen. Hingegen schaden sämtliche Esswaren, die in den Zähnen liegen bleiben. Gemäß einer Meta-Review von Zuckerteufel und Säuremeister (fiktive Quelle) greift raffinierter Zucker den Zahnschmelz jedoch signifikant stärker an als Obstsäure. Verglichen mit Süßigkeiten bieten Äpfel als Zwischenmahlzeit eine bessere Alternative, daher empfehlen Zahnärzte Äpfel als Zwischenmahlzeit.

Die Argumentation im zweiten Beispiel weist innere Konsistenz auf: Äpfel eignen sich besser für Zwischenmahlzeiten als Süßigkeiten, die raffinierten Zucker enthalten. Das Gegenargument (Äpfel enthalten Säure, die den Zahnschmelz angreifen kann) ist im letzten Beispiel enthalten, aber dessen Wichtigkeit wurde relativiert. Das zweite Beispiel beinhaltet mehrere Argumentationen und weist eine logische Begründungslinie auf.

Zur Beurteilung von Schlussfolgerungen sollen auch mögliche Motivationen der Autorinnen von Forschungsberichten hinterfragt werden: Welche Begründungen werden geliefert, welche Themen werden ausgelassen? Wie wurde selektiert (das Thema, die Forschungsfrage, die Methode)? Wie werden die Argumente gewählt, kombiniert und geordnet? Welche Argumentationslinie wird verfolgt? Sind die Argumente gut begründet? Werden sie durch die angefügte Literatur glaubwürdig untermauert? Wägen Sie widersprüchliche Argumente gegeneinander ab. Evaluieren Sie, ob die erzielten Resultate die gezogenen Schlussfolgerungen unterstützen. Identifizieren Sie Schwächen, Fehler oder Lücken und wagen Sie gegebenenfalls, neue Schlussfolgerungen zu ziehen.

Tipp! Finden Sie heraus, wie Sie zu bestmöglichem Wissen zu dem Thema, das Sie untersuchen, gelangen können.

- Analysieren Sie die Literatur sorgfältig und evaluieren Sie die Aussagekraft und Evidenzstärke der dargestellten Argumente sowie die gelieferten Schlussfolgerungen.
- Ziehen Sie vorläufige, neue Schlussfolgerungen aus den beschriebenen Lösungen.
- Konstruieren Sie dann mehrere Argumentationslinien, um weitere mögliche Schlussfolgerungen abzuleiten.
- Wählen Sie abschließend aus den verschiedenen Argumenten eine logisch stringente Argumentationslinie – auch wenn diese neu ist oder aus der Norm fällt – und ziehen Sie eigene, definitive Schlussfolgerungen.
- Belegen Sie Ihre Schlussfolgerungen mit dem vorhandenen bestmöglichen Wissen.
- Formulieren Sie daraus Ihre Forschungsfrage(n)
- Zeigen Sie die Grenzen der Untersuchung und offene Fragen auf, welche ihre Studie nicht zu beantworten versucht.

3.3.5 An Einstellungen arbeiten: Aufgeschlossenheit, Stellung nehmen, die eigene Meinung vertreten und ändern können

! Gemäß Studien zeichnen sich kritisch denkende Pflegende durch Selbstvertrauen, kontextuelle Sensibilität, Kreativität, Flexibilität, Neugier, intellektuelle Integrität, Intuition, Offenheit, Beharrlichkeit und Reflexionsvermögen aus (Kaya et al., 2017; Lunney, 2009).

Kritisches Denken kann durch Schulungsmaßnahmen und die in diesem Kapitel beschriebenen Tipps gefördert werden (Hong & Yu, 2016; Lee et al., 2016; Paans et al., 2012). Howenstein und Kollegen ermittelten die Fähigkeiten Pflegender zu Kritischem Denken und fanden einen positiven Zusammenhang zwischen erhöhtem Pflegeausbildungsniveau und erhöhten Fähigkeiten im Kritischen Denken (Howenstein et al., 1996). In anderen Studien wurde das Kritische Denken bei Studentinnen der Pflegewissenschaft und bei nicht akademisch ausgebildeten Pflegenden im Zusammenhang mit klinischer Entscheidungsfindung untersucht. Diese zeigten, dass akademisch gebildete Pflegende in der Praxis bezüglich ihrer Entscheidungsfindungen signifikant bessere Ergebnisse aufwiesen (Girot, 2000; Hong & Yu, 2016; Rababa & Al-Rawashdeh, 2021).

3.4 Zusammenhänge: Wissen, Pflegefachsprache und Kritisches Denken

Pflegewissenschaft hat zum Ziel, das Wissensgebiet der Pflege weiterzuentwickeln, um bestmögliche Patientenergebnisse zu erreichen.

Der Wissenskörper von Professionen spiegelt sich in deren Fachsprache wider (Lunney, 2010; Wang et al., 2011). Je weiter entwickelt eine Profession ist, desto spezifischer ist ihre Fachsprache (Müller-Staub et al., 2015). Die Pflegewissenschaft zeichnet sich durch vielfältige Konzeptanalysen und -definitionen aus, die seit über 60 Jahren entwickelt werden. Zum Beispiel sind in der Klassifikation der Pflegediagnosen (NANDA International) (Herdman & Kamitsuru, 2019), der Nursing Interventions Classification (NIC) (Butcher et al., 2018) und der Nursing Outcomes Classification (NOC) (Moorhead et al., 2018) rund 1100 Konzepte definiert und einheitlich benannt (Johnson et al., 2012). Diese Klassifikationen liegen in über 18 Sprachen vor und werden auf allen Kontinenten eingesetzt (Tastan et al., 2014). Gemäß Studien sind diese Klassifikationen aufgrund ihrer Validität und Interoperabilität (Austauschbarkeit in Datenbanken) eine notwendige Voraussetzung für Big Data Forschungen (Keenan et al., 2013; Tastan et al., 2014). Wie z. B. das ICD-11 in der Medizin weisen sie für die Pflege vergleichbare verbindliche Begrifflichkeiten auf, die sich für wissenschaftliche Analysen und Finanzierungsmodelle eignen (Keenan et al., 2013; Odenbreit, 2017).

Eine einheitliche Pflegefachsprache erleichtert die Aneignung von Definitionen und Bedeutungen einzelner Konzepte und stellt einen Begriffsrahmen zur Verfügung, sodass Pflegefachpersonen aufgrund des Wissenskörpers der Pflege Entscheidungen treffen können.

Erst das exakte Erkennen und Benennen von Pflegeproblemen ermöglicht deren Lösung. Wenn zum Beispiel „Hautprobleme“ bei Patientinnen ungenau beschrieben sind, ist die Wahl geeigneter Pflegeinterventionen schwierig, die Kontinuität der eingeleiteten Pflegemaßnahmen nicht gesichert und Forschungen zur Wirksamkeit der Maßnahmen sind kaum möglich. Nicht nur in Pflegedokumentationen aus der Praxis, sondern auch in der Pflegeliteratur wurden zum Beispiel Hautprobleme lange unspezifisch benannt, bis das Konzept „Dekubitus“ definiert und mit einer Gradeinteilung differenziert wurde. Wenn dasselbe Pflegeproblem – ein Dekubitus – unterschiedlich als „Hautläsion“, „Wundliegen“, „Abschürfung“ oder gar „Ulkus“ bezeichnet wird und keine Angaben zu Ausmaß, Größe, Tiefe, Ort oder Zeichen gemacht werden, lassen sich wirksame Pflegeinterventionen kaum gezielt ableiten. Ein unexakter Sprachgebrauch führt zu unwirksamen und inkonsistenten Pflegemaßnahmen, deren Wirksamkeit nicht nachweisbar ist.

Forschungsresultate zeigten, dass die Verwendung einheitlicher Fachbegriffe mit größerer Genauigkeit korreliert. Die Pflegepläne von Pflegefachpersonen, die eine theoriegeleitete Pflegefachsprache verwendeten, wiesen eine signifikant größere Genauigkeit in der Pflegediagnostik auf, die durch Förderung des Kritischen Denkens erzielt wurde (Bruylands et al., 2013; Leoni-Scheiber et al., 2020, 2021). Ebenso setzten diese Pflegenden wirksamere Pflegemaßnahmen ein und erzielten dadurch bessere Patientenergebnisse (Bruylands et al., 2013; Müller-Staub et al., 2015; Paans et al., 2012; Leoni-Scheiber et al., 2020, 2021).

Zum Kritischen Denken gehört deswegen auch, über den Gebrauch einer exakten Pflegefachsprache nachzudenken und diese anzuwenden. Die Anwendung einer anerkannten Pflegefachsprache erleichtert das Verständnis wissenschaftlicher Texte; und wenn das begriffliche Gebäude einer Wissenschaft dank Kritischem Denken angewendet wird, entwickelt sich die Pflege als eigenständige Wissenschaft weiter.

Haben sich Ihr Wissen und Ihre Meinung bezüglich Kritischem Denken durch das Studium dieses Kapitels verändert? Wurden die Ziele des Kapitels erreicht? Um sich in reflexivem Skeptizismus zu üben und informiert Stellung zu nehmen, können Sie die Indikatoren „Selbsteinschätzung des Kritischen Denkens: Wissen, Fähigkeiten und Gewohnheiten“ (**Tab. 3-1**, S. 69) nach dem Studium dieses Buches erneut ausfüllen und mit Ihren Ausgangswerten vergleichen.

3.5 Literatur

Alfaro-LeFevre, R. (Hrsg.). (2013). *Pflegeprozess und kritisches Denken*. Bern: Huber.

Bruylands, M., Paans, W., Hediger, H. & Muller-Staub, M. (2013). Effects on the quality of the nursing care process through an educational program and the use of electronic nursing documentation. *International journal of nursing knowledge, 24*(3), 163–170. https://doi.org/10.1111/j.2047-3095.2013.01248.x

Buckingham, C.D. & Adams, A. (2000a). Classifying clinical decision making: a unifying approach. *Journal of Advanced Nursing, 32*(4), 981–989. https://doi.org/10.1046/j.1365-2648.2000.t01-1-01565.x

Buckingham, C.D. & Adams, A. (2000b). Classifying clinical decision making: Interpreting nursing intuition, heuristics and medical diagnosis. *Journal of Advanced Nursing, 32*(4), 990–998. https://doi.org/10.1046/j.1365-2648.2000.t01-1-01603.x

Butcher, H., Bulechek, G., Dochterman, J. & Wagner, C. (2018). *Nursing Interventions Classification (NIC)* (7th ed.). St. Louis: Elsevier.

Conger, M.M. & Mezza, I. (1996). Fostering critical thinking in nursing students in the clinical setting. *Nurse educator, 21*(3), 11–15. https://doi.org/10.1097/00006223-199605000-00005

Girot, E.A. (2000). Graduate nurses: critical thinkers or better decision makers? *Journal of Advanced Nursing, 31*(2), 288–297. https://doi.org/10.1046/j.1365-2648.2000.01298.x

Gross Forneris, S. & Fey, M.K. (2016). Critical Conversations: The NLN Guide for Teaching Thinking. *Nursing education perspectives, 37*(5), 248–249. https://doi.org/10.1097/01.NEP.0000000000000069

Hand, E.E. (Ed.). (2004). *Research and the role of critical thinking and clinical judgement*. Pensacola: Pohl.

Herdman, T.H. & Kamitsuru, S. (2019). *Pflegediagnosen: Definitionen und Klassifikation 2018–2020*. Kassel: Recom.

Hong, S. & Yu, P. (2016). Comparison of the effectiveness of two styles of case-based learning implemented in lectures for developing nursing students' critical thinking ability: A randomized controlled trial. *International journal of nursing studies, 68*, 16–24. https://doi.org/10.1016/j.ijnurstu.2016.12.008

Howenstein, M.A., Bilodeau, K., Brogna, M.J. & Good, G. (1996). Factors associated with critical thinking among nurses. *Journal of continuing education in nursing, 27*(3), 100–103.

Inouye, J. & Flannelly, L. (1998). Inquiry-based learning as a teaching strategy for critical thinking. *Clinical Nurse Specialist, 12*(2), 67–72. https://doi.org/10.1097/00002800-199803000-00009

Johnson, M., Moorhead, S., Bulechek, G., Butcher, H., Maas, M. & Swanson, E. (2012). *NOC and NIC linkages to NANDA-I and clinical conditions* (3 ed.). Maryland Heights: Elsevier Mosby.

Kaya, H., Senyuva, E. & Bodur, G. (2017). Developing critical thinking disposition and emotional intelligence of nursing students: a longitudinal research. *Nurse education today, 48*, 72–77. https://doi.org/10.1016/j.nedt.2016.09.011

Keenan, G., Yakel, E., Dunn Lopez, K., Tschannen, D. & Ford, Y.B. (2013). Challenges to nurses' efforts of retrieving, documenting, and communicating patient care information. *Journal of the American Medical Informatics Association: JAMIA, 20*(2), 245–251. https://doi.org/10.1136/amiajnl-2012-000894

Lee, J., Lee, Y., Gong, S., Bae, J. & Choi, M. (2016). A meta-analysis of the effects of non-traditional teaching methods on the critical thinking abilities of nursing students. *BMC Medical Education, 16*(1), 240. https://doi.org/10.1186/s12909-016-0761-7

Leoni-Scheiber, C., Mayer, H. & Muller-Staub, M. (2020). Relationships between the Advanced Nursing Process quality and nurses' and patient' characteristics: A cross-sectional study. *Nursing Open, 7*(1), 419–429. https://doi.org/10.1002/nop2.405

Leoni-Scheiber, C., Mayer, H. & Muller-Staub, M. (2021). The congruence of nursing diagnoses, interventions, and outcomes between care observations, patient perceptions, and nursing records: a qualitative multiple case study. *Pflege, 33*(1), 3–12. https://doi.org/10.1024/1012-5302/a000704

Lindberg, C.A. (2008). *The Oxford American Writer's Thesaurus* (Vol. 2). Oxford: Oxford University Press.

Lunney, M. (1998). Accuracy of nurses' diagnoses: foundation of NANDA, NIC, and NOC. *Nursing diagnosis: ND: the official journal of the North American Nursing Diagnosis Association, 9*(2), 83–85. https://doi.org/10.1111/j.1744-618X.1998.tb00149.x

Lunney, M., Georg, J., Müller-Staub, M. (Hrsg.). (2007). *Arbeitsbuch Pflegediagnostik: Pflegerische Entscheidungsfindung, kritisches Denken und diagnostischer Prozess Fallstudien und -analysen.* Bern: Huber.

Lunney, M. (2009). *Critical thinking to achieve positive health outcomes* (2 ed.). Ames, IA: Wiley-Blackwell.

Lunney, M. (2010). Use of critical thinking in the diagnostic process. *International journal of nursing terminologies and classifications: the official journal of NANDA International, 21*(2), 82–88. https://doi.org/10.1111/j.1744-618X.2010.01150.x

Miller, M.A. (1992). Outcomes evaluation: Measuring critical thinking. *Journal of Advanced Nursing, 17*(12), 1404–1407. https://doi.org/10.1111/j.1365-2648.1992.tb02810.x

Moorhead, S., Johnson, M., Maas, M. & Swanson, E. (2018). *Nursing outcomes classification (NOC)* (7 ed.). St. Louis: Elsevier.

Müller-Staub, M., Schalek, K. & König, P. (Hrsg.). (2017). *Pflegeklassifikationen.* Bern: Hogrefe.

Müller-Staub, M. & Odenbreit, M. (2017). Assessment-Instrumente, die den Pflegeprozess berücksichtigen. In M. Müller-Staub, K. Schalek & P. König (Hrsg.), *Pflegeklassifikation: Anwendung in Praxis, Bildung und elektronischer Pflegedokumentation* (Vol. 1, S. 159–171). Bern: Hogrefe.

Müller-Staub, M. (2015). Denkend denken was man denkt: Einführung ins Kritische Denken und Fragebogen zur Selbsteinschätzung. *Padua, 10*(5), 1–7. https://doi.org/10.1024/1861-6186/a000XXX

Müller-Staub, M., Abt, J., Brenner, A. & Hofer, B. (2015). *Expertenbericht zum Verantwortungsbereich der Pflege.* Bern: Schweizerischer Verein für Pflegewissenschaft VFP.

National League for Nursing. (1992). *Criteria and guidelines for the evaluation of baccalaureate and higher degree programs in nursing (Publication No. 15-2474).* New York: Author.

O'Neill, E.S. & Dluhy, N.M. (1997). A longitudinal framework for fostering critical thinking and diagnostic reasoning. *Journal of Advanced Nursing, 26*, 825–832. https://doi.org/10.1046/j.1365-2648.1997.00338.x

Odenbreit, M. (2017). Pflegedaten sinnvoll nutzen: Elektronische Pflegedokumentation und DRG. In M. Müller-Staub, K. Schalek & P. König (Eds.), *Pflegeklassifikationen: Anwendung in Praxis, Bildung und elektronischer Pflegedokumentation* (Vol. 1, S. 365–379). Bern: Hogrefe.

Paans, W., Sermeus, W., Nieweg, R.M., Krijnen, W.P. & van der Schans, C.P. (2012). Do knowledge, knowledge sources and reasoning skills affect the accuracy of nursing diagnoses? a randomised study. *BMC nursing, 11*, 11. https://doi.org/10.1186/1472-6955-11-11

Paul, R.W. & Heaslip, P. (1995). Critical thinking and intuitive nursing practice. *Journal of Advanced Nursing, 22*(1), 40–47. https://doi.org/10.1046/j.1365-2648.1995.22010040.x

Rababa, M. & Al-Rawashdeh, S. (2021). Critical care nurses' critical thinking and decision making related to pain management. *Intensive & critical care nursing, the official journal of the British Association of Critical Care Nurses, 63*, 103000. https://doi.org/10.1016/j.iccn.2020.103000

Schalek, K. & Müller-Staub, M. (2017). Pflegeklassifikationssysteme in der Bildung: Einführung und Umsetzung. In M. Müller-Staub, K. Schalek & P. König (Eds.), *Pflegeklassifikationen: Anwendung in Praxis, Bildung und elektronischer Pflegedokumentation.* Bern: Hogrefe.

Tastan, S., Linch, G.C., Keenan, G.M., Stifter, J., McKinney, D., Fahey, L. & Wilkie, D.J. (2014). Evidence for the existing American Nurses Association-recognized standardized nursing terminologies: a systematic review. *International journal of nursing studies, 51*(8), 1160–1170. https://doi.org/10.1016/j.ijnurstu.2013.12.004

Von Colln-Appling, C. & Giuliano, D. (2017). A concept analysis of critical thinking: A guide for nurse educators. *Nurse education today, 49*, 106–109. https://doi.org/10.1016/j.nedt.2016.11.007

Wang, N., Hailey, D. & Yu, P. (2011). Quality of nursing documentation and approaches to its evaluation: a mixed-method systematic review. *Journal of Advanced Nursing, 67*(9), 1858–1875. https://doi.org/10.1111/j.1365-2648.2011.05634.x

Wilkinson, J.M. (2021). *Das Pflegeprozess-Lehrbuch*. Bern: Hogrefe.

Wu, D., Luo, Y. & Liao, X. (2017). Correlation Between Critical Thinking Disposition and Mental Self-Supporting Ability in Nursing Undergraduates: A Cross-Sectional Descriptive Study. *The journal of nursing research: JNR, 25*(1), 68–75. https://doi.org/10.1097/jnr.0000000000000140

Yuan, H., Williams, B. & Fan, L. (2008). A systematic review of selected evidence on developing nursing students' critical thinking through problem-based learning. *Nurse Education Today, 28*(6), 657–663. https://doi.org/10.1016/j.nedt.2007.12.006

Zuriguel-Perez, E., Falco-Pegueroles, A., Agustino-Rodriguez, S., Gomez-Martin, M.D.C., Roldan-Merino, J. & Lluch-Canut, M.T. (2019). Clinical nurses's critical thinking level according to sociodemographic and professional variables (Phase II): A correlational study. *Nurse education in practice, 41*, 102649. https://doi.org/10.1016/j.nepr.2019.102649

Internetadressen

Kritisches Denken und Pflege:

Alfaro-LeFevre, R. (n.d.). *AlfaroTeachSmart.com*. Verfügbar unter www.AlfaroTeachSmart.com

Stellungnahmen/Positionspapiere der American Nurses Association (ANA):

American Nurses Associaton, American Nurses Credentialing Center & American Nurses Foundation. (n.d.). *Nursingworld.org*. Available from http://nursingworld.org

Studien zu Kritischem Denken, Qualität des Advanced Nursing Process:

Pflege PBS. (2020). *Pflege-pbs.ch*. Verfügbar unter www.pflege-pbs.ch

Interview mit Manuela Eicher:

Ein gut durchdachter kleiner Beitrag ist nützlicher als ein großer Wurf ohne festes Fundament

Prof. Dr. Manuela Eicher

Direktorin und Assoziierte Professorin des Institut Universitaire de Formation et de Recherche en Soins der Fakultät für Biologie und Medizin der Universität Lausanne und Research Consultant am Departement Onkologie des Centre Hospitalier Universitaire Vaudois. Spezialisierung auf die Forschung in der Onkologiepflege. Zwei Kinder: Lili Teresa (16 Jahre) und Oscar Nicolas (13 Jahre)

Werdegang

Diplom in allgemeiner Krankenpflege an der Lindenhof Schule in Bern; Auslandseinsätze (Brasilien und Lesotho); Krankenschwester am Inselspital in Bern; Studium Pflegewissenschaft (BScN und MScN) am Institut für Pflegewissenschaft der Universität Witten/Herdecke; Doktorat am Institut für Pflegewissenschaft der Universität Witten/Herdecke und an der Universitätsklinik für Frauenheilkunde, Inselspital, Universitätsspital Bern; Postdoc am Institut für Pflegewissenschaft der Universität Basel; Leitung Forschung und Entwicklung, Hochschule für Gesundheit Fribourg, HES-SO

Warum sind Sie Wissenschaftlerin geworden?

Es braucht großes Können, Menschen gut zu pflegen. Um dieses Können erlernbar zu machen, braucht es Menschen, die diese praktische Tätigkeit kritisch reflektieren und über Verbesserungsmöglichkeiten nachdenken. Dafür braucht es eine wissenschaftliche Perspektive.

Macht wissenschaftliches Arbeiten Spaß?

Es gibt Anteile beim wissenschaftlichen Arbeiten, die mir persönlich riesigen Spaß machen:

- Wissenschaftliches Arbeiten beginnt mit Fragen, die sich stellen. Fragen so zu portionieren, dass Antworten möglich werden und die Praxis nutzbare Erkenntnisse gewinnen kann, sind ein sehr spannender und kommunikativer Prozess, der mich sehr motiviert.
- Das konkrete Planen eines Forschungsprojektes, das *proposal writing* (wenn die Frage ausgearbeitet ist), ist wiederum mit zahlreichen Ideen, Gesprächen, Beratungen, mit kritischem Lesen und Hinterfragen verbunden. Dabei ist man im Austausch mit Menschen, die sich mit ähnlichen oder den gleichen Fragen beschäftigen wie man selbst. Durch die Online-Kommunikation ist es möglich, sich ohne großen Aufwand mit WissenschaftlerInnen in der ganzen Welt auszutauschen. Ich empfinde es als ein Privileg, die Offenheit vieler Wissenschaftler zu erfahren. Das macht dann natürlich großen Spaß. Zum Beispiel benötigte ich für ein Forschungsgesuch meiner Dissertation sogenannte „letters of support“, die mir ver-

schiedene Wissenschaftler, mit denen ich ausschließlich „elektronisch" kommuniziert hatte, verfassten. Das fand ich damals – als Forschungsnovizin – großartig! Das sind oft wunderbare Begegnungen, und es ist immer lehrreich. Man lernt neue Methoden kennen und muss seinen eigenen Standpunkt hinterfragen. Als Pflegewissenschaftlerin finde ich es besonders spannend, mit Wissenschaftlern anderer Disziplinen zusammenzuarbeiten. Manchmal spricht man die gleiche Sprache, manchmal ist es schwierig, die andere Welt zu verstehen.

- Die Datensammlung ist je nach Projekt mit sehr viel „Betreuungsaufwand" verbunden. Dieser Teil ist deutlich einfacher zu managen, wenn man Unterstützungssysteme (Mitarbeitende) finanzieren kann, und auf eine Forschungsinfrastruktur (z. B. Clinical Trial Unit) zurückgreifen kann. Dann kann auch das Spaß machen. Woran ich mich gewöhnen musste, ist die Tatsache, dass man jedes Detail immer wieder kontrollieren muss. Wir können in der klinischen Pflegeforschung nicht wie Kollegen im Labor Versuche mehrmals durchführen, wenn etwas nicht geklappt hat. Wir haben nur einen Versuch, wenn wir unsere Projekte in der „real world" durchführen. Ich hätte mir nicht vorstellen können, dass beim Datenerheben so viel schiefgehen kann.
- Was mich am meisten Kraft kostet, aber auch am längsten Genugtuung bringt, ist das Schreiben. Oft ist es schwierig, eine Wahl zu treffen, welche Studien wo zu veröffentlichen sind, und es dann tatsächlich auch zu tun. Beim Publizieren schmerzen natürlich auch heute noch die Review-Prozesse. Da hört der Spaß manchmal auf. Lehrreich ist aber der Review-Prozess immer, es muss nur gelingen, es stets sportlich zu sehen und nicht persönlich zu nehmen.
- Was ich immer gerne mache, ist meine Forschung öffentlich zu präsentieren und zu diskutieren. Ich spreche gerne vor und mit Menschen, dabei machen mir auch kritische Fragen und Hinweise weniger zu schaffen. Die Kongresse sind deswegen auch immer mit viel Freude verbunden, mittlerweile sind es fast Treffen unter Freunden. Besonders jene, die in meinem Feld stattfinden, an denen ich von „Gleichgesinnten" umgeben bin.

Wie lesen Sie?

Ich lese viel und gerne – nicht nur Fachliteratur. Wenn ich Zug fahre, gönne ich mir gerne eine Zeitung, mal eine französische, mal eine deutsche.

Bei meiner Arbeit lese ich viele Texte kritisch durch und gebe Feedback. Das sind zum Beispiel Arbeiten von StudentInnen, DoktorandInnen und PostDocs, die ich begleite, Artikel von KollegInnen, die ich vor der Einreichung kritisiere, oder Proposals, die in Bearbeitung sind.

Wissenschaftliche Artikel lese ich fast täglich. Besonders wichtige Artikel lege ich in einer elektronischen Datenbank ab. Am produktivsten lese ich, wenn ich die Literatur weiterverarbeiten will, in der Vorbereitung von Lehrmaterialien, beim Schreiben von Texten. Die Auseinandersetzung mit dem Text fällt mir dann deutlich leichter, wenn ich ihn mit einem Ziel durchlese und weiß, dass ich den Inhalt wieder weiterverwenden möchte. Super finde ich die Diskussionen über einen Artikel im Journal Club, es ist immer spannend, die Perspektive von KollegInnen zu hören und den Artikel dadurch noch genauer zu erfassen.

Wie schreiben Sie?

Lesen und Schreiben liegen oft nah beieinander. Ich arbeite viel elektronisch, mache mir aber sehr gerne auch Notizen in einem Buch, welches ich fast immer bei mir habe. Am liebsten schreibe ich im Austausch mit anderen.

Wenn immer möglich schreibe ich einen ersten Entwurf und diskutiere ihn dann mit jemandem, der sich ebenfalls mit dem Thema beschäftigt. Es macht dann bereits das Schreiben einfacher, weil ich quasi an jemanden schreiben kann. Es ist toll im Institut und im Spital mit einem Team zusammenzuarbeiten, mit dem ich auch gemeinsam Schreiben und publizieren kann.

Manchmal gehen dem Schreiben von längeren Texten elende Phasen der sogenannten Prokrastination (einem Aufschiebeverhalten) voraus. Als ich meine Dissertation zu Ende schreiben wollte, musste ich zuerst unzählige Kilos Früchte in Marmelade verarbeiten und alle Fenster putzen. Vielleicht dienen diese Tätigkeiten aber auch der Fokussierung auf das Thema. Auf jeden Fall brauche ich sie.

Wie halten Sie sich bezüglich Ihres Schwerpunktes auf dem aktuellen Stand der Forschung und der Diskussion?

In meinem Forschungsfeld betreue ich Arbeiten, schreibe selbst an Arbeiten und nehme an Kongressen, Steering Committees und Forschungsmeetings teil. Da ist es unwahrscheinlich, dass wesentliche Artikel verpasst werden. Ich mag Social Media eigentlich nicht, aber Twitter erlaubt es mir, auf interessante Entwicklungen in meinem Forschungsfeld aufmerksam gemacht zu werden und andere auf die Arbeiten meiner Forschungsgruppe aufmerksam zu machen.

Wie wichtig ist die englische Sprache für das wissenschaftliche Arbeiten?

Über 50% meines Alltags ist englisch. Die Literatur, die ich verwende, ist fast ausschließlich englisch, sowie viele Forschungs-„produkte“.

Ich habe am Anfang großen Respekt vor englischer Literatur gehabt. Mittlerweile schreibe ich einfach so gut ich kann und gebe offizielle Dokumente in eine Korrekturlesung bei einer Fachperson für englische, wissenschaftliche Texte.

Wo sehen Sie aus Ihrer Erfahrung mit Lernenden und Studierenden die größten Hürden für das wissenschaftliche Arbeiten?

In der Schweiz gab es bisher nur wenige Vorbilder für angehende PflegewissenschaftlerInnen. Es braucht wohl noch eine Zeit, bis ausreichend MentorInnen für den Nachwuchs vorhanden sind. Ich persönlich habe in der Zeit meiner Dissertation enorm von einem Mentor profitiert, der mich in erster Linie ermuntert hat, Dinge zu wagen und zu lernen, das wissenschaftliche Arbeiten sportlich zu nehmen.

Ich habe im Kontakt mit Studierenden häufig den Eindruck, dass sie sich für wissenschaftliches Arbeiten begeistern können, wenn man ihnen einen guten Einstieg ermöglicht. Die wissenschaftliche Karriere ist dann allerdings ein Weg, den nur wenige wagen und der ohne Disziplin und Verzicht auf Freizeitaktivitäten auch nicht machbar ist. Pflegefachpersonen sind bereits Berufsfrauen und -männer, wenn sie sich für ein Studium entscheiden. Sie sind häufig bereits in einer anderen Lebensphase als klassische StudentInnen, die mit Mitte 20 ihren PhD machen können. Das macht den Weg für PflegewissenschaftlerInnen häufig steiniger. Der Zugang zu Fördermitteln ist begrenzter, die familiären Pflichten sind andere. Manchmal ist das Studium auch berufspolitisch motiviert, was die wissenschaftliche Tätigkeit nicht unbedingt leichter macht.

Was sind Ihrer Meinung nach die größten Fehler, die Lernende, Studierende und auch Wissenschaftlerinnen und Wissenschaftler beim wissenschaftlichen Arbeiten machen?

Von meinem Mann lerne ich, wie wichtig strategische Planung ist. Ich denke, wir alle können davon profitieren, unsere wissenschaftlichen Arbeiten von Anfang an im Hinblick auf deren Platzierung im wissenschaftlichen Feld, Durchführbarkeit, politische Einbindung, Praxistauglichkeit zu prüfen und zu planen. Was vielen PflegewissenschaftlerInnen fehlt, ist die strategische Planung der eigenen Karriere. Für eine klassische

Universitätskarriere bedeutet das aber auch, dass viele Dinge, die die Praxis direkt nutzen würden, nicht gemacht werden können. Mein eigenes Beispiel: Zu Beginn meiner Karriere habe ich gemeinsam mit meiner Kollegin Sara Marquard mit großer Begeisterung ein Lehrbuch für Breast Care Nurses herausgegeben, auf das wir stolz sind. Für meine akademische Karriere war dieses Buch nicht wirklich sinnvoll. Zumindest für eine wissenschaftliche Karriere an einer Universität brauche ich Publikationen mit möglichst hohem Impact-Faktor. In dieser Perspektive hat mir das Buch sehr viel Zeit geraubt. Ich bin allerdings sicher, dass mehr Pflegende dieses Buch lesen als meine Publikationen mit Impact-Faktor. Dieser Spagat war eine Herausforderung.

Wie sieht Ihre Arbeitswoche aus?

Ich habe meine Berufung zu meinem Beruf gemacht – daher muss ich nie arbeiten. Ich empfinde es selten als Belastung, dass ich keine klare Familien- und Berufszeitentrennung habe. Ich arbeite oft auch zu Hause, am Wochenende, wenn wir reisen. Dafür habe ich sehr selbständige Kinder, die von ihrem Vater besser bemuttert werden als von mir.

Mein Mann und ich sind gleich häufig oder selten mit den Kindern zusammen. Aber es geht natürlich nichts über gutes Planen: Wir sprechen alle Reisen, Vorträge, Lehrveranstaltungen ab. Wir gehen nie oder nur selten gleichzeitig auf Auslandsreisen. Damit garantieren wir, dass im Krankheitsfall einer von uns bei den Kindern sein kann. Als die Kinder noch jünger waren, hatten wir unsere Nannies, die uns allen das Leben enorm erleichterten. Ohne sie wäre es wohl nicht gegangen.

Welche Rolle spielen Mentoren für den wissenschaftlichen Werdegang?

Gute MentorInnen öffnen die Tür zur eigenen Karriere. Dabei geht es einerseits um eine Person, die wissenschaftlich Karriere gemacht hat und daher gut beraten kann, andererseits benötigt eine Mentorin/ein Mentor auch die Fähigkeit, jemanden groß werden zu lassen. Wissenschaftliche Qualifikationsarbeiten sind immer auch Phasen der Persönlichkeitsentwicklung. Die sollten idealerweise auch begleitet werden.

Welchen Stellenwert haben Netzwerke für das wissenschaftliche Arbeiten und den wissenschaftlichen Werdegang?

Ich bewege mich in verschiedenen Netzwerken, insbesondere der Onkologie und der Onkologiepflege. In der Schweiz wurden vor fünfzehn Jahren die ersten akademischen Fachgesellschaften für Pflegewissenschaft gegründet. Ich war damals Gründungsmitglied der Akademischen Fachgesellschaft (AFG) Onkologiepflege und bin dort bis heute aktiv. Weiter bin ich auf nationaler Ebene Präsidentin der Onkologiepflege Schweiz, auf europäischer Ebene Mitglied der European Oncology Nursing Society sowie Mitglied der US-amerikanischen Oncology Nursing Society und der Multinational Association of Supportive Care in Cancer. Mehrere Jahre war ich Präsidentin der Workgroup Supportive & Palliative Cancer Care der Schweizerischen Arbeitsgemeinschaft für Klinische Krebsforschung. Letztes Jahr dufte ich als Gründungspräsidentin den Schweizerischen Verein zur Förderung des Selbstmanagements mitgründen. In diesem Jahr wurde ich zum Mitglied der eidgenössischen Qualitätskommission vom Bundesrat ernannt.

Viele weitere Netzwerke ergeben sich durch die Zusammenarbeit an Projekten. Wenn man sich vernetzen will, muss man bereit sein, auf andere zuzugehen. Und Kommissionsarbeit bedeutet viel Netzwerkarbeit – Entscheidungen müssen gut vorbereitet werden.

Was sind die wesentlichen Punkte, an die Studierende denken sollten, wenn sie eine wissenschaftliche Karriere planen?

- Suchen Sie sich eine Universität aus, die Ihren klinischen Schwerpunkt vertritt und an der Menschen dozieren, die Sie inspirieren.

- Planen Sie Ihr Studium strategisch, indem Sie alle möglichen Qualifikationsarbeiten in die gleiche Richtung lenken. Definieren Sie zu Beginn des Studiums, wo Sie an dessen Ende stehen wollen, und planen Sie dann alle notwendigen Schritte bis zu diesem Ziel. Vergessen Sie nicht, dabei auch Ihre privaten Ziele zu planen. Wobei manchmal das Private auch einfach passieren sollte, und dann plant man halt den Rest darum herum.
- Arbeiten Sie, wenn möglich, in einem Forschungsteam mit.
- Ein gut durchdachter kleiner Beitrag ist nützlicher als ein großer Wurf, der kein festes Fundament hat. Es geht nie um die Entdeckung der Weltformel, sondern stets um einen kleinen Beitrag zur Verbesserung der (Pflege-)Praxis und der Patientenergebnisse.
- Seien Sie beharrlich und fokussiert. Manchmal muss man beispielsweise mehrmals die gleiche E-Mail versenden, bis ein Zentrum sich zur Kooperation in einem Forschungsprojekt bewegen lässt. Man muss aber überzeugt sein, dass es das richtige und wichtige Zentrum ist.
- Vergessen Sie nicht, wer Sie sind und wo Sie herkommen, und hören Sie auf Ihr Herz.

Welchen wichtigsten Rat geben Sie Lernenden und Studierenden für das wissenschaftliche Arbeiten in der Pflege?

Inhalt schlägt Form: Wenn immer möglich sollte man den großen Teil der eigenen Energien in inhaltliche Arbeit stecken und sich nicht zu sehr mit formalen Unwägbarkeiten und Ärgernissen aufhalten.

Ein Beispiel: Die formalen Auflagen einer Ethikkommission oder eines Journals oder einer Qualifikationsarbeit sollten als gegeben hingenommen werden und die Energie, sich darüber aufzuregen, lieber gespart werden, indem man sich an die Abarbeitung des Verlangten begibt.

Lassen Sie sich antreiben von Ihrer Neugier, von Ihrem Wunsch, mehr wissen zu wollen. Wenn Ihnen das gelingt, sind Sie auf dem Weg zur wissenschaftlich arbeitenden Person.

Wer keine Fragen und Zweifel hat, wird sich schwer tun mit wissenschaftlichem Denken und Lernen. Denn Fragen zu stellen heißt, selbstständig zu überlegen und gegebene Inhalte nicht einfach für wahr und richtig zu nehmen. Fragen zu stellen bringt Sie dazu, dass Sie Wissen verinnerlichen, sich den Stoff für sich erarbeiten und ihn damit auch besser im Gedächtnis behalten können. Ihr persönlicher Wissensfundus wächst.

4
Lesen, lesen und nochmals lesen

Marie-Claire Baumann

Lesen dient ganz grundsätzlich dem Verstehen und dem Lernen. Es ist eine der Hauptbeschäftigungen von Lernenden, Studierenden und Wissenschaftlerinnen und Wissenschaftlern. Wer lernt, studiert und forscht, muss sich daher geeignete Strategien zulegen, um große Mengen von Lesestoff in angemessener Zeit und effizient zu bearbeiten und für sich verfügbar zu machen.

Sie finden in diesem Kapitel daher die folgenden Inhalte:

- Lesen – wozu?
- Leseformen – welche gibt es?
- Wie können Sie das Gelesene für sich verfügbar, abrufbar machen?
- Lesen und Schreiben – die Geschwister.
- Vier Lesemethoden – eine Auswahl.
- Beispiele oder angewandte Lesemethoden.

Lernziele

Dieses Kapitel soll Ihnen Werkzeug in die Hand geben, damit Sie es schaffen:

- größere Mengen an Literatur zu bewältigen und Informationen gezielt zu erfassen, zu speichern und zu verarbeiten,
- jeden Stoff gemäß Ihrem Lernempfinden auf die für Sie vertretbare Menge zu reduzieren,
- ein Auge dafür zu entwickeln, welche Inhalte für welche Zwecke wichtig sind und welche Sie weglassen können.

4.1 Wozu lesen?

Lassen Sie uns mit einer Geschichte beginnen, die am Hof der englischen Königin spielt. Ein ziemlicher Exkurs, meinen Sie? Lesen Sie:

Alan Bennett (2008), ein britischer Autor, stellt die kühne Hypothese auf, die englische Königin sei keine Leserin. Und er erzählt in einer Geschichte, wie sie zur Leserin wird.

Als sie sich nämlich, mehr zufällig als gewollt – ihre Hunde sind eigentlich schuld, weil sie sich im Park verlaufen – ein Buch in einer mobilen Bibliothek ausleiht, setzt jener Prozess ein, der sie zur Leserin machen wird. Der Impuls ist zwar ein äußerer, nämlich die Höflichkeit ihren Untertanen gegenüber, und zuerst findet die Queen auch, Lesen sei Arbeit. Dann, im Verlaufe der Erzählung, entdeckt sie ihren inneren Impuls, nämlich dass Bücher Türen öffnen. Von einem Buch kommt sie zum andern. Schon empfindet sie das Lesen als Einladung. Bücher handeln von anderen Welten, sie sind Spiegelbilder oder Versionen von Welt. Plötzlich ist Lesen ein Sprengsatz, um die Fantasie freizusetzen. Und die Queen liest ab sofort nicht mehr ohne Stift in der Hand. Zuerst macht sie zaghafte Randnotizen in ihren Büchern, später kauft sie sich ein Notizbuch, schreibt Passagen ab, die ihr gefallen, und dann kann sie es nicht mehr lassen. Abschreiben ist zwar genussvoll, denkt sie, aber Kommentare zu den abgeschriebenen Stellen zu verfassen, das ist ein gutes Mittel, um den eigenen Gedanken Ausdruck zu verleihen. Sie sagt: Lesen ist Zuschauen, Schreiben ist Tun. Und ab da erträgt sie auch keine Worthülsen mehr. Lesen verändert zuerst ihre Sprache, ihren Stil. Dann lernt sie aber auch anders zuzuhören, Oberflächliches von Tiefgründigem zu trennen. Lesen verändert also ihre Haltung der Welt gegenüber.

Was sich die Queen wohl gedacht haben wird, sollte sie das Büchlein gelesen haben? Wir wissen es nicht. Sie aber fragen sich vielleicht, was diese Geschichte mit Ihnen zu tun hat. Sie können einwenden, dass die Geschichte von der englischen Königin wohl auf das Lesen von Romanen, Erzählungen oder Gedichten zutreffen mag. Bestimmt aber nicht auf Ihr Lesen während Ihrer Ausbildung oder Ihres Studiums. Denn da geht es in erster Linie darum, sich kompliziert geschriebene, mit Fachbegriffen gespickte Texte zu erschließen und dabei auch noch einen Lerneffekt zu erzielen. Ganz anders als bei schöngeistiger Literatur. Würden Sie denn sagen, die Queen habe keine Lerneffekte erzielt? Was ist denn passiert, als die Königin begonnen hat, Aufzeichnungen und Kommentare zum Gelesenen zu machen? Haben Lesen und Schreiben etwas miteinander zu tun? Wenn ja, wo ist da der Bezug zu Ihrem Lesen im Studium?

Wie würden Sie die Fragen beantworten?

Tipp! Eine Ferienlektüre kann das kleine und gut lesbare Büchlein von Daniel Pennac sein mit dem Titel „Wie ein Roman“. Der Autor geht darin der Frage nach, wie Menschen wieder freudvoll zum Lesen gebracht werden können.

- Pennac, D. (2004). *Wie ein Roman.* Kiepenheuer & Witsch.

Lesen werden Sie im Studium und im Beruf, um:

- sich in ein Wissensgebiet einzuarbeiten
- Material für einen Schreibauftrag, für eine Präsentation oder für ein Projekt zu sammeln
- eine Lehrveranstaltung vor- oder nachzubereiten
- sich Stoff für die Prüfung anzueignen oder ganz einfach: um zu lernen.

Sie werden sich durch ganz verschiedene Publikationsformen lesen müssen, z. B.:

- Bücher mit unterschiedlichen Inhalten (Monografien, Dissertationen, Essays etc.)
- Aufsätze in Sammelbänden oder in Fachzeitschriften
- Internettexte
- Unterrichtsskripte
- Tagungs- und Forschungsberichte
- Lexika
- Bibliografien
- Tabellenwerke und Datenbanken.

4.2 Wer liest, hat Rechte

Um all den Lesestoff zu bewältigen, müssen Sie Ihr Lesen gezielt und methodisch angehen. Und dazu zunächst ein weiterer, auf den ersten Blick paradoxer Gedanke.

! Ein Pennac'sches Recht (siehe Lesetipp, S. 163): Sie müssen lernen, nicht zu lesen.

Pennac ist ein zeitgenössischer französischer Autor. Ihm fällt einiges ein, wenn es darum geht, Kindern, Schülerinnen und Schülern, aber auch Studierenden das Lesen wieder näher zu bringen. Ganz wichtig sind ihm dabei die zehn unantastbaren Rechte des Lesers. Sie hier alle aufzuführen, ginge zu weit. Sein Recht Nr. 1 sei hier aber erwähnt, nämlich das Recht, nicht zu lesen. Auch wenn Sie jetzt vielleicht den Kopf schütteln. Dieses Recht müssen Sie beim Lesen immer präsent haben. Es hat nämlich genau mit der oben erwähnten Eingrenzung des Stoffes auf ein vernünftiges Maß zu tun. Zwar kratzt das Recht an unseren Lesegewohnheiten, dass wir ein Buch nur als gelesen ins Regal stellen können, wenn wir es von der ersten bis zur letzten Seite – schön in dieser Reihenfolge – ganz gelesen haben. Von dieser Vorstellung muss man sich in Studium und Beruf ganz schnell lösen, will man sich nicht total überfordern. Und da hilft eben das Pennac'sche Recht, nicht zu lesen.

Wann und wie dürfen Sie „nicht lesen"? Immer dann, wenn Sie quasi noch auf der Suche nach den für Ihr Thema geeigneten Texten oder Textstellen sind, d.h. in der Recherchephase.

Stellen Sie sich vor, Sie haben einen konkreten Auftrag von Ihrer Dozentin oder Vorgesetzten. Sie gibt Ihnen einen Stapel Literatur, den Sie im Hinblick auf das Thema „Akademisierung der Pflege" durchgehen und entsprechend sortieren sollen. Wie gehen Sie jetzt vor? Lesen Sie sämtliche Texte, die Sie auf dem Schreibtisch haben, um nichts zu verpassen, was interessant sein könnte? Damit Sie Ihren Auftrag ja richtig erfüllen? Nein, rate ich Ihnen. Denn um relativ rasch zu ersten Ergebnissen zu kommen, werden Sie sich jetzt auf ganz bestimmte Textteile konzentrieren und eine erste Grobsortierung vornehmen:

- Informationen finden Sie im Inhaltsverzeichnis. Anhand der Gliederung oder auch aufgrund der Überschriften können Sie erkennen, wie das Thema gewichtet oder vertieft wurde.
- Hilfreich ist es auch, die Einleitung, Zusammenfassungen am Ende von Kapiteln oder ganz zum Schluss anzulesen, um einen ersten Eindruck zu bekommen.
- Aufsätze in Fachzeitschriften sind meist von einem Abstract begleitet. Das ist eine ganz knappe Zusammenfassung dessen, was im Text ausgeführt ist, und eine äußerst hilfreiche Textform. Manchen Texten in Büchern geht auch ein Management Summary voraus. Wie das Wort schon sagt, ist auch das eine gedrängte, aber vollständige Zusammenfassung des Inhaltes.
- Tabellarische oder grafische Daten können Aufschluss darüber geben, welche Schwerpunkte der Text enthält.
- Sachregister, Literaturverzeichnisse, Glossare liefern Ihnen weiteres Material, um zu entscheiden, ob der Text für Ihre Arbeit wichtig sein kann.
- Sie können sich auch Fragen stellen zum Autor, zur Autorin. Wer ist er oder sie? Wo liegen die Schwerpunkte der veröffentlichten Werke? In welchen Zusammenhängen werden die Inhalte rezipiert? Was wird häufig zitiert? So finden Sie heraus, welchen Stellenwert ein Autor, eine Autorin innerhalb der eigenen Wissenschaft hat.

4.3 Die vier Lesehaltungen

Lesen ist nicht gleich Lesen. Es gibt, je nach Zweck, unterschiedliche Leseformen.

4.3.1 Das kursorische Lesen

Wenn Sie den Stapel Literatur nach den obigen Kriterien sortiert haben, haben Sie schon eine bestimmte Form des Lesens kennengelernt. Diese Art von Lesen nennt man kursorisches Lesen. Damit verschafft man sich einen schnellen Überblick über das Lesegut. Kursorisches Lesen gehört zum Recherchieren, zum Filtern und Gewichten von Quellen.

4.3.2 Das selektive Lesen

Nach diesem ersten Schritt sollen Sie nun die wichtigen Textstellen in den von Ihnen aussortierten Publikationen lesen und in einer Zusammenstellung präsentieren. Dazu werden Sie jetzt die Form des selektiven Lesens wählen. Sie suchen die Kernaussagen und lesen also nur jene Kapitel und Passagen, die Sie wirklich in Ihre Übersicht übernehmen wollen. Auch hier lassen Sie also Textteile aus und nehmen sich das Recht, nicht zu lesen.

4.3.3 Das vergleichende Lesen

Sie könnten sich auch für eine dritte Variante entscheiden, nämlich das vergleichende Lesen. Bei dieser Form würden Sie bestimmte Erkenntnisse oder Aussagen bei den verschiedenen Autoren oder Autorinnen suchen und vergleichen, wer welche Meinung vertritt, wer zu welchen Schlussfolgerungen gekommen ist, wer in der Akademisierung der Pflege eine Gefahr sieht oder vielleicht auch eine Chance. Auch hier wieder ein sehr wählerischer Umgang mit den Quellen und auch hier Teile von Texten, die Sie nicht gelesen haben. Daniel Pennac liegt also gar nicht so falsch. Sie haben das Recht, nicht zu lesen. Stimmen Sie mir zu? Dieses Recht haben Sie in Studium und Beruf aber nur, wenn Sie überhaupt lesen.

4.3.4 Das vertieft studierende Lesen

Dann erhalten Sie den Auftrag, einen Text Ihrer Auswahl gründlich zu bearbeiten. Nun werden Sie die Form des vertieft studierenden Lesens anwenden. Diese Methode ist dadurch gekennzeichnet, dass Sie den gewählten Text mehrfach lesen und neben dem Lesen auch gezielt schriftliche Aufzeichnungen machen werden. Denn Lesen hat zwingend etwas mit Schreiben zu tun. Die beiden Tätigkeiten sind Geschwister. In den nächsten Passagen lernen Sie daher Lesetechniken und Formen von Aufzeichnungen kennen, die es Ihnen ermöglichen, die gelesenen Inhalte zu verstehen, sie zu behalten und zu übertragen in Ihr Wissensnetz. Mehr zum Thema „Wissensnetz“ können Sie übrigens in **Kapitel 7**, „Fragen stellen“ nachlesen.

4.4 Die vier Lesetechniken

Zuallererst dies: Lesetechniken muss man nicht neu erfinden. Andere, ältere Wissenschaftsdisziplinen haben hier erhebliche Vorarbeit geleistet. Daher gibt es bereits eine Reihe von Büchern zum Thema „Wissenschaftliches Arbeiten“ und damit auch zum Thema „Lesen im Studium“. Viele Ratgeber unterscheiden sich bei den Lesetechniken wenig.

Eine der häufigsten Techniken, die angeführt werden, ist die SQ3R-Technik. Sie stammt ursprünglich aus dem angloamerikanischen Umfeld. Die Abkürzung SQ3R bedeutet:

- **S**urvey: Überblick gewinnen
- **Q**uestion: Fragen stellen
- **R**ead: lesen
- **R**ecite: rekapitulieren
- **R**eview: repetieren.

Gemeint ist, dass, wer wissenschaftlich liest, diese Schritte machen soll, um sich einen Text gut zu erschließen.

- Einen Überblick zu gewinnen und Fragen zu stellen, sind Teile der Vorbereitungsphase.
- Das Rekapitulieren und das Repetieren gehören in die Nachbereitung.
- Zusammen mit dem eigentlichen Lesen durchläuft man also drei Prozessphasen und strukturiert so den eigenen Leseprozess.

Wichtig ist, dass Sie sich ein prozesshaftes Vorgehen für Ihr Lesen aneignen müssen. Wie genau jetzt die Technik heißt, die Sie anwenden, scheint mir dabei nicht so bedeutsam. Die Etappierung ist das zentrale Moment und das Wissen darum, was Sie in welchen Etappen tun. Jeder Mensch entwickelt dazu im Laufe des Studiums eine für sich geeignete Form, die dann vielleicht eine Mischform der hier vorgestellten Techniken ist. Das ist legitim und zeugt nur von Selbstkompetenz.

4.4.1 Die Was-Wie-Methode

Beginnen wir mit einer Lesetechnik, die ich Studienanfängerinnen und -anfängern empfehle. Im Original (Kruse et al., 1999) besitzt sie keinen speziellen Namen, ich nenne sie die „Was-Wie-Methode“.

Wenden Sie diese Methode gleich bei einem Artikel des Stapels an, den Sie ausgewählt haben. Es ist ein Artikel von Heiner Friesacher (2003), mit dem Titel „Ahnung, Intuition und implizites Wissen als konstitutive Bestandteile pflegerischen Erkennens und Handelns". Exemplarisch werden wir gemeinsam einige Passagen daraus lesend bearbeiten.

z. B. Lesen Sie bitte zunächst den Textausschnitt aus dem Artikel von Friesacher.

Ahnung, Intuition und implizites Wissen als konstitutive Bestandteile pflegerischen Erkennens und Handelns

Heiner Friesacher, Pflegewissenschaftler, Dipl.-Berufspädagoge, Lehrbeauftragter an der Universität Bremen

Einleitung

1. Der Titel dieser Arbeit scheint auf den ersten Blick auf einen Widerspruch und auf ein Dilemma hinzudeuten. Es soll vom pflegerischen Erkennen und Handeln die Rede sein, Bereiche, mit denen sich die Pflege seit einiger Zeit vor allem in wissenschaftlicher Form auseinandersetzt, denken wir an die Diagnose- und Klassifikationssysteme der NANDA und an die ICNP. Mit dem Einzug wissenschaftlicher Methoden und Denkweisen soll die pflegerische Praxis auf eine sichere Grundlage gestellt werden, wie uns die Ansätze des „Evidence-Based Nursings" verdeutlichen.
2. Welche Rolle sollen und können da Ahnung, Intuition und implizites Wissen noch in der Pflege spielen, und begeben wir uns damit nicht wieder zurück in ein Verständnis von Pflege, welches wir mit der Verwissenschaftlichung gerade zu überwinden trachten?
3. Fragen über Fragen, auf die ich einige Antworten zu geben versuche. Meine Grundthese sei allerdings schon hier vorangestellt:
4. Die Verwissenschaftlichung der Pflege führt zu Veränderungen der Wissensformen in der Pflege, die nicht nur einfach eine Verbesserung, Präzisierung und Überwindung nicht professionellen Wissens darstellen, sondern die Pflege wird dadurch anders und droht ihren Kern, das eigentlich „Pflegerische", aus dem Auge zu verlieren.
5. Das ist eine starke und in Zeiten der Akademisierung von Pflege nicht unproblematische These. Sie bedarf daher näherer Erläuterungen, [...]

Soweit also die Einleitung des Artikels. Sie schließt mit Aussagen dazu, wie der weitere Text aufgebaut sein wird.

Lesetechnik 1: Die Was-Wie-Methode

Sie haben den Text jetzt einmal gelesen. Wie ist es Ihnen beim Lesen ergangen? Finden Sie den Text schwer zu lesen? Woran liegt das?

Falls eine Ihrer Antworten lautet, dass Sie bestimmte Wörter oder Begriffe nicht verstehen, so ist Ihr nächster Schritt klar. Schlagen Sie nach, suchen Sie in Wörterbüchern, Fachbüchern oder auch im Internet und schreiben Sie sich die Wortbedeutungen heraus, am besten in Ihr „Wissenschaftliches Tagebuch" (was damit gemeint ist, können Sie in **Kapitel 9** nachlesen). Erst wenn Sie alle Wörter im Text verstehen, können Sie fortfahren.

Im nächsten Schritt nummerieren Sie die Absätze durch. Das ist wichtig für diese Lesetechnik. Und jetzt beantworten Sie Absatz für Absatz die beiden folgenden Fragen:

- Welches Thema wird in diesem Absatz behandelt? Das Thema soll jeweils als Überschrift formuliert werden.
- Welche Hauptaussage wird zu diesem Thema in diesem Absatz formuliert? Die Hauptaussage soll in einem Aussagesatz festgehalten werden. Achten Sie darauf, dass die Hauptaussage einen Bezug zu Ihrem gewählten Thema, also zur Überschrift hat.

Bezogen auf die Einleitung von Friesacher könnte das dann so aussehen:

z. B. Absatz 1
Thema: Pflegerisches Handeln und Erkennen
Hauptaussage: Pflegerisches Erkennen und Handeln erfährt eine Verwissenschaftlichung, womit eine sichere Grundlage geschaffen werden soll.
Absatz 2
Thema: Ahnung, Intuition und implizites Wissen in der Pflege Hauptaussage: In der Pflegewissenschaft haben die Begriffe aus dem Titel keinen Platz mehr, da sonst ein Rückschritt in die alte Betrachtungsweise droht.

Aufgabe 4-1: Nun Sind Sie dran. Beantworten Sie die beiden Fragen für die folgenden Abschnitte.
Absatz 3
- Thema:
- Hauptaussage:

Absatz 4
- Thema:
- Hauptaussage:

Absatz 5
- Thema:
- Hauptaussage:

(Lösung siehe Anhang)

Was genau haben Sie getan? Sie haben die Struktur des Textes vereinfacht, indem Sie ihn Schritt für Schritt auf seine Kernelemente reduziert haben. Sie haben Absatz für Absatz nach dem Thema gefragt, dem eigentlichen „Was“. Im zweiten Schritt haben Sie durch das Zusammenfassen des Inhalts in einer Hauptaussage gezeigt, „wie“ das Thema dargestellt wird. Sie haben sich also ständig gefragt: Was steht da und wie ist es ausgeführt? Würden Sie den ganzen Text so durcharbeiten, hätten Sie bereits gutes Material für eine Zusammenfassung. Sie müssten Ihre Aussagen nämlich nur noch mit überleitenden Wörtern oder Sätzen zusammenhängen.

Diese Methode ist zwar aufwendig. Sie zeigt aber sehr schön, worum es beim wissenschaftlichen Lesen geht: zu erkennen, was das Thema im Text, in den einzelnen Absätzen ist und wie es sich zeigt. Damit gehen Sie in die Tiefe eines Textes. Dazu kommt, dass Sie das Lesen sehr intensiv mit dem Schreiben verbinden. Sie suchen für das Gelesene nach eigenen Wörtern, Begriffen oder Sätzen. Damit erschließt sich Ihnen der Text noch einmal ganz anders, als wenn Sie ihn nur lesen und mit dem Leuchtstift die wichtigen Stellen markieren. Was Sie selber schreiben, bleibt eher haften, prägt sich Ihnen eher ein. Das Schreiben baut Brücken vom fremden Gedanken hin zu den eigenen – für das Lernen ein ganz wesentlicher Prozess.

Trainieren Sie dieses Vorgehen bewusst, entwickeln Sie längerfristig auch Kompetenzen, die über das Lesen hinausgehen. Sie fördern Neugier und Wissenslust. Sie vernetzen Vorwissen mit neuem Wissen. Sie entwickeln Fragen zum Text, aber auch zum Kontext. Und Sie fördern das Textverständnis für Ihr Studienfach. Durch das Verknüpfen von Wissensinhalten mit eigenem Gedankengut entwickeln Sie eine eigene Haltung bestimmten Themen gegenüber. Sie entdecken so Ihre Interessenschwerpunkte, mögliche Themen für eine Abschluss- oder Forschungsarbeit und eventuell sogar Berufsfelder.

Was ist der Nachteil der Was-Wie-Methode? Sicher der Zeitaufwand. Sie werden merken, dass die Zeit zum Lesen immer zu knapp ist. Und nach und nach werden Sie anderen Methoden den Vorzug geben. Zur Lese- und Schreibsozialisation im Rahmen des Studiums ist die Methode aber sicher geeignet und immer auch dann, wenn Sie kurze Texte bearbeiten und zur weiteren Verwendung zusammenfassen wollen (Lernmaterial oder Zitate für Arbeiten) oder für sich schwierige Textpassagen erschließen wollen.

Exkurs: Wider die Leuchtstiftmanie – aber für farbige Texte

An dieser Stelle ein knapper Exkurs zum Thema Leuchtstift. Hand aufs Herz: Wie wichtig ist Ihnen der Leuchtstift? Wie sehen Texte aus, die Sie gelesen und bearbeitet haben? Verwenden Sie den Leuchtstift häufig? Und wenn ja, wie systematisch?

Es gibt Hochschulpädagogen, die raten, nicht mehr als 10 % eines zu lesenden Textes mit Leuchtstift zu markieren. Tatsächlich ist die Leuchtstiftmethode ganz praktisch, wenn man den Text eine Weile beiseitelegt und danach bestimmte Schlagwörter wieder sucht. Arbeitet man mit verschiedenen Farben, kann man auch eine Kategorisierung erstellen: eine Farbe für Definitionen, eine Farbe für Zitate und Quellenangaben, eine Farbe für wichtige Gedanken des Autors/der Autorin, eine Farbe für Fragen oder Nicht-Verstandenes usw. Nehmen Sie einen so bearbeiteten Text später wieder zur Hand, erkennen Sie mindestens die Struktur und das, was Ihnen beim Lesen wichtig erschien. Als Einstieg ins Lernen sicher geeignet.

Diese Art des Arbeitens wird vermutlich jene Lesenden unterstützen, die über visuelle Darstellungen besser lernen und mehr verstehen als über Sprachformen. Tatsächlich aber geht bei dieser Methode etwas verloren, nämlich die mit dem Leseprozess verbundene Übertragung ins eigene Wissensnetz. Diese kann nur über das Schreiben und das eigene Formulieren gehen.

In den Anfängen eines Studiums ist es daher wichtig, für sich herauszufinden, was für ein Lerntyp Sie sind:

- Liegen Ihnen Kritzeleien, grafische Aufbereitungen und Farben?
- Oder arbeiten Sie lieber mit Textauszügen, Zusammenfassungen und Stich- oder Schlagwortlisten?

Erst dann können Sie mit Sicherheit wissen, was Ihnen persönlich der Einsatz von Leuchtstiften bringt oder weshalb Sie besser einen gezielten und eventuell begrenzten Umgang damit pflegen.

4.4.2 In drei Schritten durch den Text

Nach diesem Exkurs kommen Sie jetzt zu einer Leseform, die hier beispielhaft angeführt wird. Obwohl sie auf der SQ3R-Methode basiert, soll sie keine rezeptartigen Punkte enthalten, die Sie der Reihe nach abarbeiten können. Was hier vorgestellt wird, soll Ihnen den eigenen gestalterischen Umgang damit offenlassen. Wichtig ist es einfach, die Prozessschritte zu kennen und sich innerhalb dieses Prozesses den Text zu erarbeiten. Erleben können Sie dieses Vorgehen wieder anhand eines Textauszuges aus dem bereits eingeführten Artikel von Heiner Friesacher.

1. Der erste Schritt erneut: Sie sind in der Vorbereitungsphase und wollen einen Überblick gewinnen, die eigenen Leseziele formulieren. Gehen Sie dabei so vor:
   - Lesen Sie den Text oder einen längeren Textabschnitt zuerst ohne Unterbruch durch. Unterstreichen Sie dann Begriffe oder Textstellen, die Sie nicht verstanden haben und schlagen Sie nach.
   - Formulieren Sie anschließend für sich, mündlich oder schriftlich, Ihre Leseziele in Form von Fragen. Bezogen auf unseren Textausschnitt könnten es die folgenden sein:
     - Wovon handelt der Text? Welche Themen werden angeführt?
     - Welche Schwerpunkte setzt der Text bezüglich der Themen?
     - Wie werden die Schwerpunkte erläutert?
     - Was will ich vom Text wissen? Welche Schwerpunkte greife ich heraus?
     - Was weiß ich schon über den Gegenstand des Textes? Wie verknüpfe ich mein Vorwissen damit?
     - Weitere mögliche Fragen, die Sie für sich entwickeln …
2. Der zweite Schritt: Lesen mit dem Stift in der Hand.
   Lesen Sie den Text jetzt ein zweites Mal und fokussieren Sie dabei auf Ihre Frage: Was will ich vom Text wissen? Bezogen auf unser Frie-

sacher-Beispiel könnte diese Frage lauten: Was ist eine erfahrene Pflegefachperson? Um Antworten zu erhalten, arbeiten Sie mit inhaltlichen Randnotizen und unterstreichen dabei gleichzeitig wichtige Textstellen. Falls der Text einen zu kleinen Rand hat, nehmen Sie ein Blatt Papier und notieren die Stichworte dort untereinander, ganz wie in einer Tabellenspalte. Wer so arbeitet, kann auf dem Blatt gleich auch noch die eigenen Gedanken aufzeichnen und Fragen notieren. Vermerken Sie aber gut, zu welcher Seite, zu welchem Text Ihre Notizen gehören. Allzu schnell ist in der Papierflut etwas nicht mehr zuordenbar.

Nach diesem Vorgehen sollten Sie in der Lage sein, einige der eingangs gestellten Fragen zu beantworten.

3. Der dritte Schritt: Sie sind in der Nachbereitung Ihrer Notizen, im Rekapitulieren und im Repetieren.

Hier mögliche Antworten:

- Wovon handelt denn der Text? Der Text geht der Frage nach, wann eine Pflegefachperson als erfahren bezeichnet werden kann.
- Welche Schwerpunkte setzt der Text? Der Autor zieht dazu modellhafte oder philosophische Überlegungen bei.
- Wie werden die Schwerpunkte erläutert? Anhand der Philosophie von Bollnow wird ein Zusammenhang zwischen Erfahrung und Können beschrieben. Jemand kann als Pflegeexpertin oder Pflegeexperte bezeichnet werden, wenn er oder sie über Geschicklichkeit, Übung, Fachwissen und Lebenserfahrung verfügt. Dieses Können ist eine individuelle Kompetenz, die anderen nicht vermittelbar ist.

So ist jetzt ein kurzer Abriss entstanden, der je nach Zweck weiter verwendbar ist. Vorteil-

Text	Randnotizen
z.B. Was ist nun mit der Bezeichnung des *erfahrenen Praktikers und Experten gemeint*?	Wann ist eine Pflegefachperson erfahren?
Schon lange vor der Pflegewissenschaftlerin Patricia Brenner, die sich mit ihrem 5-stufigen Kompetenzmodell damit beschäftigt hat, wie jemand vom Anfänger zum Experten wird,	Modell Patricia Brenner
haben Philosophen sich dieser Frage gewidmet.	in der Philosophie: Bollnow
So macht Bollnow darauf aufmerksam, dass es einen Zusammenhang gibt zwischen Erfahrung und Können bei der Ausführung einer Handlung.	stellt Zusammenhang her zwischen Erfahrung und Können
Erfahrung meint hier etwas dadurch kennenlernen, dass ich damit in Berührung komme, es am eigenen Leib erlebe.	ist individuell, erlebe ich selber
Ich kann von meinen Erfahrungen zwar berichten, aber ich kann sie nicht übertragen auf andere, Erfahrungen muss ich selber machen.	Erfahrung muss man selber machen, anderen zwar mitteilbar, aber nicht übertragbar.
Mit Erfahrung verknüpfen wir Geschicklichkeit, langjährige Übung und Fachkunde, aber auch die über die fachliche Einseitigkeit hinausweisende Lebenserfahrung.	In einer Tätigkeit erfahren sein heißt: geschickt sein, Übung haben, über das nötige Fachwissen verfügen und Lebenserfahrung haben.

haft ist diese Form des Lesens also dann, wenn Sie:

- Zusammenfassungen schreiben müssen **(Kap. 13)**
- Exzerpte, d.h. schriftliche Auszüge machen, weil Sie Material für eine größere Arbeit zusammentragen **(Kap. 13)**
- für die Prüfung Lernstoff gründlich aufbereiten
- ganz allgemein üben möchten, fremdes Gedankengut in Ihrer eigenen Sprache wiederzugeben und es mit eigenen Gedanken oder Ihrem Vorwissen zu verknüpfen.

Ich empfehle Ihnen zum letzten Punkt eine kleine weiterführende Übung. Sie basiert auf einer Schreibtechnik aus dem Buch „Schreibdenken" von Ulrike Scheuermann (2012). Schreibdenken ist ein Denk- und Lernwerkzeug. Es dient dazu, die eigene Schreibstimme zu entdecken, Sachthemen inhaltlich weiterzuentwickeln und das selbstgesteuerte Lernen zu fördern. Sie sollten sie daher wiederholt nutzen.

Die Technik des Schreibdenkens ist einfach zu erlernen. Das Schreiben geschieht assoziativ, schnell und unzensiert und am besten von Hand (vgl. Sie dazu meine Ausführungen zur Handschrift in Kap. 9).

Übung:

- Bereiten Sie ein Blatt Papier, oder wenn nicht anders möglich, Ihren Laptop zum Schreiben vor.
- Verwenden Sie den kurzen Abriss, der oben mit der Beantwortung der Fragen entstanden ist. Lesen Sie ihn.
- Schreiben Sie dann rasch auf, was Ihnen zu diesem Abriss gerade durch den Kopf geht. Setzen Sie den Stift nicht ab, bleiben Sie im Fluss, notieren Sie Stichwörter, halbe oder ganze Sätze, Gedanken, Wörter, vielleicht auch Gefühle. Es kann ein Fließtext entstehen oder eine Liste, ganz egal.
- Wichtig ist, denken Sie während des Schreibens nicht über das Geschriebene nach. Denn diese Schreibgeste ist nach vorn gerichtet. Lesen und korrigieren Sie Ihren Text auch nicht, während Sie im Schreibfluss sind. Schreiben Sie max. vier bis fünf Minuten. Lehnen Sie sich dann zurück. Überfliegen Sie Ihren Text und unterstreichen Sie drei bis vier Wörter oder Passagen, die Ihnen wichtig erscheinen.
- Schreiben Sie ein wichtiges Wort oder eine wichtige Passage auf ein neues Blatt und wiederholen Sie die Übung, so oft Sie mögen. Welche neuen Gedanken, Fragen, vielleicht gar Erkenntnisse ergeben sich im Vergleich mit dem Abriss?

4.4.3 Dem roten Faden nachgehen

Nicht immer ist es nötig, Texte direkt in die eigene Sprache zu übertragen. Um zu verstehen, welchen Zugang ein Autor, eine Autorin zum Thema gewählt hat, können Sie auch die Struktur des Textes herausarbeiten, d.h. dem roten Faden nachgehen. Dies ist wiederum über eine besondere Form von Randnotizen möglich. Dieses Vorgehen hilft Ihnen in erster Linie:

- den Aufbau des Textes zu überblicken
- zu erkennen, welchen Zugang zum Thema der Autor gewählt hat (z.B. empirisch, historisch, psychologisch etc.)
- die Argumentationsstruktur zu verstehen
- griffig und schnell wieder auf die Inhalte zugreifen zu können, auch nach längerer Zeit, sei es für die Phase der Recherche oder für das Lernen.

Zur Veranschaulichung dient wieder der schon verwendete Textausschnitt von Friesacher, ergänzt um zwei weitere Absätze.

Die Struktur eines Textes erkennen:

z. B. Was ist nun mit der Bezeichnung des *erfahrenen Praktikers und Experten* gemeint? Schon lange vor der Pflegewis-	Thema
senschaftlerin Patricia Brenner, die sich mit ihrem 5-stufigen Kompetenzmodell damit beschäftigt hat, wie jemand vom	Modell
Anfänger zum Experten wird, haben Philosophen sich dieser Frage gewidmet. So macht Bollnow darauf aufmerksam, dass es einen Zusammenhang gibt zwischen Erfahrung und Können bei der Ausführung einer Handlung. Erfahrung meint hier etwas dadurch kennen lernen, dass ich damit in Berührung komme, es am eigenen Leib erlebe. Ich kann von meinen	philosophischer Hintergrund
Erfahrungen zwar berichten, aber ich kann sie nicht übertragen auf andere, Erfahrungen muss ich selber machen. Mit Erfahrung verknüpfen wir Geschicklichkeit, langjährige Übung und Fachkunde, aber auch die über die fachliche Einseitigkeit hinausweisende Lebenserfahrung.	Folgerung
Was meinen wir also, wenn wir von einer erfahrenen Pflegenden sprechen? In Abwandlung eines Zitats von Bollnow kann man sagen: Es ist nicht diejenige, die gerade ihr pflegewis-	Anwendung
senschaftliches Studium erfolgreich abgeschlossen hat, sondern diejenige, die ein spezifisches Können in der Ausübung des Berufs beherrscht, welches durch immer neue Übung erworben wurde. Dazu gehört die Sicherheit des Blicks, die aus vielen einzelnen Fällen gewonnen ist und die in der Lage ist, ohne viel Überlegung das Richtige zu tun. Dazu gehört ein eigentümlicher Takt, ein Fingerspitzengefühl, damit die Nuan-	Kernthese
cen des einzelnen Falls erkannt werden. Der Neuling, der Unerfahrene ist demgegenüber jemand, dem sein Wissen noch nichts nützt, weil er es nicht anzuwenden versteht.	Abgrenzung
Diese Sicherheit, ohne viel Überlegung das Richtige zu tun, Veränderungen am Patienten zu sehen, bevor messbare Werte und objektive Zeichen die Bestätigung liefern, das bezeich-	Schlussfolgerung
nen wir als Intuition und Ahnungen. Ein Beispiel aus einem Literaturbericht eines Patienten mag dies verdeutlichen.	Beispiel

Der so erschlossene Text zeigt übrigens sehr schön einen wissenschaftlichen Denkprozess auf. Ein Thema, eine Fragestellung wird in einer „Theorie" verankert, dann auf die eigene Disziplin bezogen. Kernaussagen werden formuliert, eingegrenzt. Die Schlussfolgerung zeigt das Ergebnis. Anhand eines Beispiels, das hier nicht mehr aufgeführt ist, wird der gesamte Denkprozess anschaulich gemacht.

Im Unterschied zur ersten Lesevariante stehen in der rechten Tabellenspalte diesmal keine inhaltlichen Leitwörter, sondern metasprachliche Begriffe.

4.4.4 Ein Gedankennetzwerk zeichnen

Die letzte, hier erklärte Lesetechnik wechselt das Medium. Sie sollen eine Version kennenlernen, die das Gelesene grafisch aufbereitet. Vielleicht kommt Ihnen beim Lesen des Titels das Mind-Map in den Sinn? Tony Buzan hat die Mind-Map-Technik 1974 auf den Markt gebracht. Sie ist hilfreich in ganz verschiedenen Arbeitsgebieten. Das Mind-Map erleichtert es, Abläufe logisch zu gliedern, Gedanken gebündelt zu sammeln, Vorlesungs- oder Vortragsnotizen übersichtlich mitzuschreiben. Darin sind Sie bestimmt schon geübt. Deshalb soll hier nicht näher darauf eingegangen werden.

Vielmehr sollen Sie einen Text in ein Gedankennetzwerk übertragen. Die Vorteile eines solchen Vorgehens liegen auf der Hand: schneller Überblick, guter Zugriff, rasche Rekonstruktion von inhaltlichen und strukturellen Schwerpunkten des Textes.

Joachim Stary und Horst Kretschmer führen die Technik des Gedankennetzwerkes in ihrem Buch „Umgang mit wissenschaftlicher Literatur. Eine Arbeitshilfe" aus (S. 120–127). Die Autoren grenzen den Vorgang des Visualisierens ab gegen die vorherigen Methoden. Sie schreiben, Texte zu visualisieren bedeute, inhaltliche oder argumentative Strukturen nicht nur durch sprachliche, sondern auch durch nichtsprachliche Zeichen auszudrücken (S. 120):

- Stary, J. & Kretschmer, H. (1994). *Umgang mit wissenschaftlicher Literatur: Eine Arbeitshilfe.* Cornelsen Scriptor.

Beachten Sie aber: Es braucht einiges an Übung, bis Visualisierungen gelingen und effektiv nutzbar sind. Anfängerinnen und Anfänger wollen meist zu schnell zu viel. Denn je präziser oder vollständiger Sie einen Text mit der Netzwerktechnik darstellen wollen, desto unübersichtlicher wird Ihr Netzwerk. Sie müssen also das Wesentliche eines Textes erkennen. Dies gelingt Ihnen nur, wenn Sie sich vorgängig vertieft mit dem Text auseinandergesetzt haben, seine Inhalte und seine Struktur verstehen. An der Intensität des Lesens ändert sich also nichts im Vergleich zu den „nur geschriebenen" Lesemethoden.

Die Netzwerk-Technik angewendet

Die Technik geht davon aus, dass in Texten immer zwei Kategorien von Elementen zu finden sind: die Begriffe und die Relationen zwischen den Begriffen. Einfacher gesagt und anhand des Friesacher-Beispiels illustriert: Die Erfahrung ist der Begriff, die Relation dazu ist die Art und Weise, wie sich Erfahrung zeigt, nämlich in Geschicklichkeit, in Übung, Fachwissen und Lebenserfahrung. Man muss sich beim Lesen also zwei Fragen stellen: Was für ein Begriff, was für ein Thema wird eingeführt und wie wird es ausgeführt oder dargestellt? Die erste hier eingeführte Lesetechnik für Studienanfängerinnen und -anfänger funktioniert ebenfalls über dieses Was-Wie-Frageprinzip.

Um ein Gedanken-Netzwerk zu erstellen, schreiben Sie die Begriffe in Kästchen oder Kreise. Die Relationen sind über die die Kästchen verbindenden Pfeile dargestellt. Die Pfeile sind beschriftet, und zwar in Wörtern, die die Relationen klar darlegen. Die Beschriftung der Pfeile ist wichtig. Versuchen Sie es selber anhand eines kleinen Textauszuges. Dann werden Sie merken: Pfeile alleine sagen noch nichts aus über die Relation, über das „Wie". Werden die Beschriftungen weggelassen, versteht man die eigene Zeichnung nach kurzer Zeit nicht mehr. Die ganze grafische Aufbereitung wird schwer verständlich und verliert ihre Wirkung, wenn nicht klar ist, in welcher Relation die Begriffe zueinanderstehen.

Für den in der zweiten Tabelle verwendeten Auszug aus dem Friesacher-Artikel würde eine Visualisierung, übertragen in ein Gedankennetz, daher so aussehen wie in **Abbildung 4-1** dargestellt.

4.5 Leseerfahren: Wann bin ich das?

Sie haben nun vier verschiedene Möglichkeiten kennengelernt, wie Sie im Studium zum Leseexperten oder zur Leseexpertin werden: die

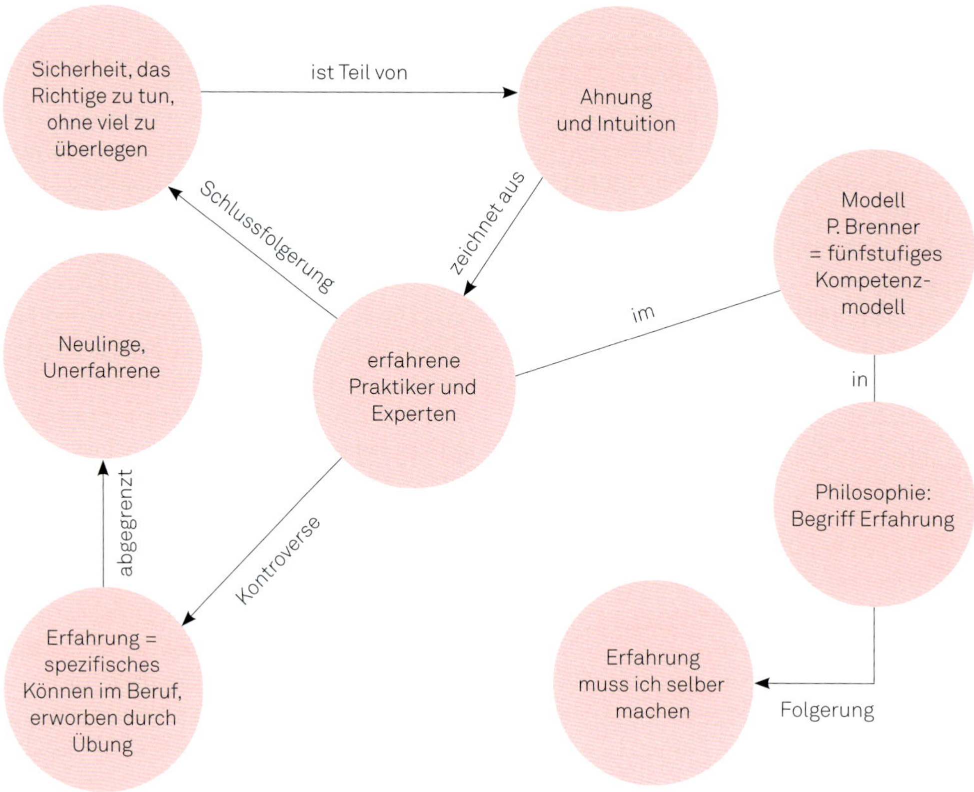

Abbildung 4-1: Visualisierung eines Gedankennetzes

Was-Wie-Methode; die beiden Varianten, die sich an SQ3R anlehnen und einmal Inhalte über Randnotizen erfassen, das andere Mal die Struktur eines Textes über metasprachliche Begriffe, sowie schließlich noch die Netzwerktechnik. Für alle Methoden gilt ausnahmslos die folgende Regel:

! Beim Lesen im Studium müssen Sie immer einen Stift in der Hand haben, um Ihre Leseziele zu notieren, um zu markieren, Randnotizen zu machen, Schlüsselbegriffe festzuhalten oder in einem Gedankenraster das Gelesene aufzuzeichnen und vielleicht sogar über die Technik Schreibdenken weiterzutreiben.

Für die neue Auflage dieses Buches muss man diesen Tipp natürlich ergänzen. Denn der Stift in der Hand ist heute nicht mehr nur ein Bleistift oder ein Leuchtstift. Wir lesen nicht immer nur auf Papier, sondern wir benutzen auch E-Reader und andere Multifunktionsgeräte, die das Lesen, Notieren und Skizzieren verbinden und die wir per Touch-Screen oder mit einem passenden Stift bedienen. Welche Form ist nun die richtige? Gibt es Kriterien, die für die eine oder andere Form des Lesens sprechen?

Die Kriterien, die in der **Tabelle 4-1** und **Tabelle 4-2** zusammengestellt sind, sollen Ihnen beim Entscheid helfen, ob Sie Ihren Text zum Lesen ausdrucken oder ihn doch eher am Bildschirm bearbeiten möchten. Die Argumente dafür oder dagegen sind natürlich nicht abschließend. Seien Sie flexibel und finden Sie für sich oder für die jeweilige Lesesituation heraus, was Ihnen angemessen scheint.

Tabelle 4-1: Lesen auf Papier

Pro	Contra
Eine Textstruktur lässt sich gut erkennen, wenn Sie alle Blätter auf einem Tisch auslegen oder themenbezogen ordnen (textmapping).	Nicht alle Texte, die man im Studium benötigt, sind kostenlos. Auch das Ausdrucken ist nicht kostenlos.
Das Hin- und Herspringen zwischen Einzelseiten ist auf Papier geordneter möglich als auf dem Bildschirm. Daher sind Ausdrucke auch für vergleichendes Lesen (**Kap. 4.3.3**) gut geeignet.	Das Weitergeben von ausgedruckten Texten ist aufwendiger als das Weiterschicken per E-Mail.
Ausgedruckte Blätter lassen sich beliebig beschriften, bemalen, zerschneiden, in ein Mindmap kleben usw.	Aufwendig ist auch, wenn Sie einen Text in einer Arbeitsgruppe gemeinsam lesen, kommentieren und diskutieren möchten.
Wenn Sie unterwegs sind, müssen Sie nicht auf Ihre Akku-Laufzeit achten, sondern können solange lesen, wie Sie mögen.	

Tabelle 4-2: Lesen am Bildschirm

Pro	Contra
Sie können das Textformat ändern, d.h. bspw. die Schrift für bessere Lesbarkeit vergrößern, den Hintergrund oder Farben verändern. Randnotizen und Skizzen können gut zugeordnet werden.	Am Bildschirm lesen wir meist oberflächlicher als auf Papier. Es kann also schwieriger sein, Fragen und eigene Argumente zu entwickeln (**Kap. 4.3.4**).
Sie können beliebig Textpassagen kopieren und in andere Texte einfügen.	Durch einen Text zu scrollen kann die Orientierung erschweren. Die Textstruktur ist schwieriger zu erkennen.
Texte lassen sich gut teilen und weitergeben.	Das vereinfachte Kopieren und Einfügen in andere Texte ist anfälliger für Plagiate (**Kap. 15**).
Kursorisches Lesen (**Kap. 4.3.1**) ist am Bildschirm sehr gut möglich.	

Die Tabellen sind in Anlehnung an das anschauliche Handbuch von Jeanne Godfrey (2014) „Reading and making notes“ entstanden.

Sie wissen jetzt, wie. Also machen Sie sich auf den Weg. Werden Sie zum professionellen Leser, zur professionellen Leserin. Gleich jetzt. Blättern Sie zurück und kontrollieren Sie sich selber:

- Wie haben Sie bis hierher gelesen?
- Welche Leseziele verfolgen Sie?
- Wie haben Sie Textstellen markiert?
- Nur mit dem Leuchtstift? Oder haben Sie sich eigene Notizen gemacht, falls ja, in welcher Form?

Und sollten Sie sich jetzt irgendwie ertappt fühlen, dann nehmen Sie sich ein Zitat aus dem Friesacher-Text zu Herzen. Um erfahren zu sein, so der Autor, brauche es Geschick, Übung und Fachwissen. Kehren Sie daher getrost an den Anfang dieses Kapitels zurück, zur Geschichte mit der Queen. Selbst sie ist nicht an einem Tag zur souveränen Leserin geworden. Sie hat sich herangetastet und ihre ganz individuelle Lesehaltung über das Tun entwickelt. Das Lesen selber hat sie erst zur erfahrenen Leserin gemacht.

4.6 Literatur

Bennett, A. (2008). *Die souveräne Leserin* (8. Aufl.). Wagenbach.

Friesacher, H. (2003). Ahnung, Intuition und implizites Wissen als konstitutive Bestandteile pflegerischen Erkennens und Handelns. *Intensiv, 11*(4), 183–192.

Godfrey, J. (2014). *Reading and making notes.* Palgrave Mc Millan. https://doi.org/10.1007/978-1-137-40260-8

Kruse, O., Jakobs, E.-M. & Ruhmann, G. (1999). *Schlüsselkompetenz Schreiben: Konzepte, Methoden, Projekte für Schreibberatung und Schreibdidaktik an der Hochschule.* Luchterhand. (vergriffen)

Pennac, D. (2004). *Wie ein Roman.* Kiepenheuer & Witsch.

Scheuermann, U. (2012). *Schreibdenken: Schreiben als Denk- und Lernwerkzeug nutzen und vermitteln.* Barbara Budrich.

Stary, J. & Kretschmer, H. (1994). *Umgang mit wissenschaftlicher Literatur: Eine Arbeitshilfe.* Cornelsen Scriptor.

5
Effective reading strategies for academic texts

Yvonne Ford

Much of the literature relevant for academic writing is written in English. This certainly facilitates (ermöglichen) international communication but is a challenge (Herausforderung) for all the academics in the world who speak English as a second or third language.

Unfortunately (unglücklicherweise), many English-language academics use complex writing styles which make their texts quite difficult to understand. The importance of writing in plain English, even when discussing complex ideas is gradually being integrated into academic writing. Developing this style of international English will take time.

Learning ideas
Since you will not be able to avoid (vermeiden) English texts in your research, I would like to give you some ideas for dealing (umgehen) with such texts so that you can read them more effectively and efficiently.

5.1 Is your English knowledge weak (schwach)?

Perhaps you learned English long ago and you feel you have forgotten much of what you learned. Starting to read difficult academic texts may be very frustrating for you. Indeed, such texts are often difficult, even for people who speak English as their mother tongue (Muttersprache). So be patient (geduldig) with yourself! You are doing something that is hard.

The good news is: the more you read, the more your vocabulary will grow. You will understand more and more as you get into your field of study. This means you will be able to read texts more quickly and understand what the authors are saying. You will find it easier to critically evaluate (evaluieren) the texts. However, this will take some time, maybe many months, so you should try to avoid having to read complex academic texts under time pressure (Zeitdruck).

The bad news is: reading texts and expanding (ausbauen) your vocabulary will not help you to speak English better. For this, you need to hear English often. If you want to travel to conferences or spend a semester in an English-speaking country, you should start early to listen to English as often as possible (möglich). Watch videos, watch TV, listen to podcasts or radio programs, listen to music and sing along, try to talk with foreign guests (ausländische Gäste). All this will help you speak English more fluently (flüssig). Then you will be ready to start talking about your research.

5.2 School-style reading strategies are ineffective

First of all, it is important to recognize (erkennen) that the reading strategies you learned at school are more of a handicap than a help. At school, reading an English text was usually „slow“; often weeks were spent reading a text and you were encouraged (ermutigen) to look up every new word. You were required to read every sentence in every paragraph, from start to finish.

This slow form of reading is not appropriate (angemessen) for most academic work. With this method, you will not have enough time to cover (überschauen) the material you need to read and you will not be able to develop (entwickeln) a good overview (Übersicht) of the material you have found.

It is important to learn new reading strategies in order to cope with the amount of material you have to read, and to decide which texts should get closer attention.

5.3 Effective reading: The shopping centre strategy

I want to use an analogy (Analogie) to describe this new reading strategy: Imagine that you are visiting a big shopping centre for the first time. Let's say that you are interested in buying a new dictionary (Wörterbuch) and some walking shoes. You are also open to finding some new clothes if the sales price is right. You know that you have the whole morning to spend at the shopping centre.

If you walked into the shopping centre and started to go into every shop, one after the other, your time would be over long before you could get through the whole shopping centre. And maybe you wouldn't have found anything you were looking for.

Instead of this „slow" strategy, you decide to get a quick overview of the shopping centre. You look for an information board and check for shops that have the products you want to buy. You take a quick look at the layout of the centre and see that it has a ground floor and a first floor. You decide where to start, which shops to visit and which ones to ignore. You walk through the centre until you find the shops you want to visit. When you enter these shops, you take a close look at what they have to offer.

And by lunch time, you have found walking shoes but you didn't find the dictionary you wanted. You found a nice jacket but decided to wait until you have more time to try on new clothes. And before you leave, you stop for a quick cup of coffee.

You leave the shopping centre without going into all the shops. But if you have other needs in the future, you might return to this centre to go into other shops. Or, it could be that you decide this shopping centre doesn't offer very many interesting shops – and so you decide you will not come back.

Which of these „shopping centre" strategies can be applied to academic reading?

5.4 Strategies for reading an English text

You have some questions that you want to answer and so you go to the library or to a database in the internet. After a time of searching you find several (verschiedene) articles or books that look promising (vielversprechend).

You check out the books or print out the articles and want to start reading them. You are under time pressure and there is so much to read! What to do? Here are some suggestions for transferring the shopping centre analogy to reading an English text (**Table 5-1**).

1. Know what you are looking for

Before you start reading you should review (überprüfen) your reasons for reading. What questions do you bring to the text (cf. chapter 7)? As you progress (fortschreiten) with your research, your questions will change. This will affect the way you read the texts you find. Here are some sample questions:

- Do you want to find new information about your research topic (Forschungsthema)?
- Do you want to find information that contrasts with information you already have?

Tipp! Verbs that help referencing: State, remark, maintain, agree, disagree, highlight, imply, predict, justify, point out, add, assert, claim, contest, found, theorise, question, conform, describe, suggest, affirm, clarify, contend, show, offer, dispute, reason (University of Queensland, 2021).

7. Securing (sichern) the information for use in the future

If the text seems to be very valuable (verwertbar), you might want to make a „chart" of the text to create a visual image (bildliche Vorstellung) of the paper and the key content (Schlüsselinhalte). This charting method makes it very easy to recover (wiedererlangen) the key information in the paper weeks or months later, without having to read the paper again. A chart creates a „picture" of the paper that is more than just words; every chart is unique (einzigartig), just as the fingerprints of every person are unique. A chart works best when it is created from left to right (not top to bottom) because this is the way we process information in the western world. Save the chart along with the paper in your files.

Here is an example of a chart for a text (**Figure 5-1**) which summarized (zusammenfassen) and contrasted (gegenüberstellen) nursing theories that were developed from 1950 to 1979. For more information see Chapter 12 from the book Theoretical Nursing: Development and Progress by Meleis (1991).

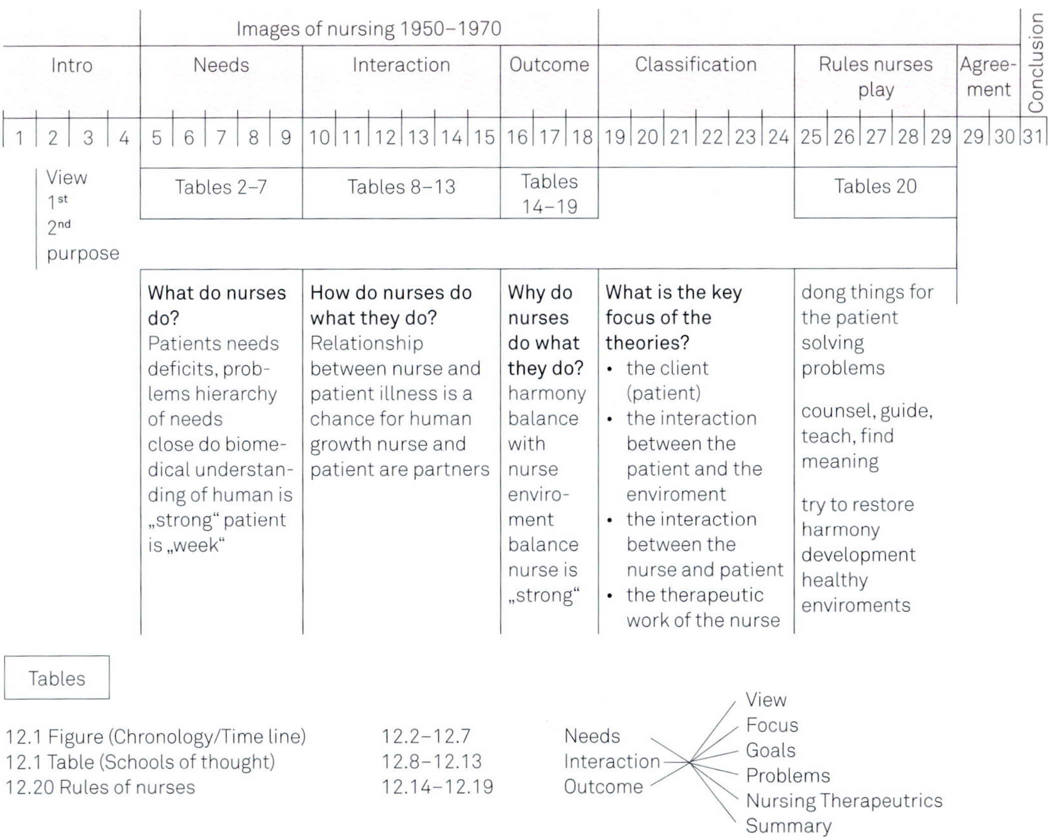

Figure 5-1: Example „Chart" of a text

The chart was created by a group of students in one of my English classes. The text was complex both in language and layout, with many tables which interrupted the text. Creating the chart helped to focus the message of the text and showed the relationship between the text and the charts more clearly.

5.5 Summary

Reading English texts is a challenge that cannot be avoided in academic work. You will be more successful if you develop flexible strategies for working with the text. Finding your own methods of recording (aufschreiben) new vocabulary will help you to build up your own database of words that you need to know in your research field. And learning to speak English more fluently will help you to take your place in the academic community (wissenschaftliche Gemeinschaft). Not only English speakers are doing valuable (wertvolle) research; your findings should be heard as well!

5.6 Recommended Literature

Collins. (2018). *Cobuild Advanced Learner's Dictionary* (9th ed.). New York: Harper Collins.

Ford, Y. (2017). *Nursing English Essentials* (3rd ed.). Bern: Hogrefe. (Book and audio CD). https://doi.org/10.1024/85763-000

Knapp, T.R. & Powers, B.A. (2011). *A Dictionary of Nursing Theory and Research* (4th ed.). Philadelphia: Springer.

Terrell, P. & Schnorr, V. (2002). *PONS. Großwörterbuch Englisch für Experten und Universität, Englisch - Deutsch, Deutsch - Englisch.* Stuttgart: Klett.

University of Queensland (Australia). (2021). *UQ Harvard Referencing Style.* Available from https://guides.library.uq.edu.au/referencing/uqharvard

Weblinks

Deepl Gmbh. (n.d.). *Linguee.de.* Available from https://www.linguee.de

Leo Dictionary Team. (2021). *Leo Deutsch - English, English - Deutsch.* Available from https://dict.leo.org/englisch-deutsch

Pons GmbH. (2021). *Pons Online Dictionary. Deutsch - English, English - Deutsch.* Available from https://de.pons.com

6
Das hat noch niemand gesagt?! – Aktiv zuhören

Marie-Claire Baumann

Wie halten Sie es mit dem Zuhören? Was passiert, wenn Sie die Ohren spitzen? Oder wo hören Sie nicht zu und warum? Was aber geschieht, wenn Sie bewusst hin- oder zuhören? Braucht es dazu eine bestimmte Einstellung, eine Haltung, gar ein Wissen darum, wie wir uns auf Zuhör-Situationen einstellen? Fragen über Fragen! Und ein Versuch, die Antworten zu finden, verpackt in die folgenden Inhalte:

- Was beim Zuhören passiert
- Wie Sie zuhören lernen können
- Was Ihr Nutzen ist, wenn Sie gut zuhören
- Sollen Sie nur zuhören oder zuhören und schreiben?
- Was Sie am Zuhören hindern kann.

Lernziele

Nach dem Lesen und Bearbeiten des Kapitels können Sie:

- zwischen verschiedenen Hör-Formen unterscheiden,
- verstehen, warum Zuhören beim Lernen, Studieren und beim wissenschaftlichen Arbeiten wichtig ist,
- die Technik des aktiven Zuhörens darstellen und sich auf Zuhör-Situationen einstimmen,
- die Vorteile erläutern, wenn Sie das Zuhören mit dem Schreiben verbinden,
- einige Faktoren nennen, die Sie am Zuhören hindern können.

6.1 Zuhören und wissenschaftliches Arbeiten

Wenn Sie andere Ratgeber zum Thema „Wissenschaftliches Arbeiten" durchblättern, wird Ihnen auffallen, dass das Zuhören kaum erwähnt wird. Googelt man das Wort, stößt man viel eher auf Literatur aus den Fachgebieten Psychologie oder Gesprächstheorie. Dort wird das Zuhören meist in Zusammenhang mit Kommunikationsproblemen angeführt, und das aktive Zuhören ist dann ein mögliches Hilfsmittel, um die kommunikativen Probleme zu lösen.

Der Fokus in diesem Text ist ein etwas anderer. Hier soll es um das Hören und Zuhören in einem Lern- oder Forschungsumfeld gehen. Denn Zuhören im wissenschaftlichen Umfeld hat in erster Linie mit dem eigenen Lernen und Forschen zu tun und erst an zweiter Stelle mit Rede- und Antworttechniken. Mit „aktiv zuhören" ist hier gemeint, für sich Arbeitsbedingungen zu schaffen, die eine eigenständige Lern-und Forschungsumgebung ermöglichen. Aktives Zuhören ist nämlich eine Grundlage dafür, dass Sie Interesse an Inhalten entwickeln, neugierig werden, Fragen, Vermutungen, Hypothesen entwickeln, Stoff und Inhalte eigenwillig verknüpfen und so zu einem aktiven und dialogfähigen Mitglied Ihrer Forschungsgemeinschaft werden. Aktives Zuhören ist damit also auch eine Verhaltensweise, eine Kulturtechnik.

Woher aber kommt diese Formel des „aktiven Zuhörens"? Wie kann sie zu anderen Hörformen abgegrenzt werden? Machen wir dazu drei kleine Exkurse, einen in die Geschichte, einen in unsere Sprache und den letzten in die Philosophie.

Exkurs 1: Ein wenig Geschichte

Recherchiert man zum Thema „Zuhören", stößt man unweigerlich auf Carl R. Rogers (1902–1987). Rogers war ein amerikanischer Psychologe und Psychoanalytiker, der das aktive Zuhören erstmals für die Gesprächspsychotherapie eingesetzt hat. Fündig wird man auch bei den Kommunikationstheoretikern, und da unter anderem bei Friedemann Schulz von Thun. Der zeitgenössische deutsche Psychologe und Kommunikationswissenschaftler forscht seit vielen Jahren im Bereich der zwischenmenschlichen Kommunikation. Sein Kommunikationsquadrat und darauf basierend sein Vier-Ohren-Modell gehören mittlerweile zur Grundausstattung all jener Menschen, die auch nur einen Hauch von kommunikativen Fähigkeiten für das Ausüben ihres Berufes brauchen.

Exkurs 2: Ein Blick auf unser Sprachgebahren

Offenbar können wir mit unseren Ohren etwas tun, auch wenn wir uns dessen nicht so ganz bewusst sind. Wir können unsere Ohren öffnen, sie spitzen oder sie auch schließen und uns taub stellen. Unsere Sprache zeigt uns das, indem sie ganz verschiedene Redewendungen bereithält:

- die Ohren spitzen
- ein offenes Ohr haben
- auf taube Ohren stoßen
- sich etwas hinter die Ohren schreiben
- ganz Ohr sein.

Was fällt Ihnen selber ein? Nehmen wir diese Redewendungen ernst, so können wir offenbar mehr oder weniger hören, also die Intensität des Hörens bestimmen. Bloß „nicht hören" geht nicht. Das Gehör können wir nämlich nicht einfach ausschalten wie etwa unsere Augen. Wollen wir nichts mehr sehen, schließen wir einfach die Augen. Bei den Ohren geht das nicht.

Exkurs 3: Aus der Sicht eines Philosophen

Francesc Torralba, ein katalanischer Philosoph und Theologe meint, zuhören sei eine der wenigen freien Handlungen, die ein Mensch ausführen könne. Gerade deshalb brauche es eine bewusste Haltung, wenn man zuhören wolle. Und das ist – in der heutigen überfrachteten Zeit – wahrlich nicht einfach. Denn ich höre immer etwas. Unsere „lärmigen" Alltagssituationen drängen uns diese eher passiven Hörformen ja geradezu auf. Denn während ich jetzt schreibe, höre ich neben dem Klappern der Tastatur die Vögel pfeifen, von Zeit zu Zeit fährt ein Auto vorbei, ein Telefon läutet und Menschen reden auf dem Gehsteig, während sie an meinem Haus vorbeigehen, im oberen Stock übt jemand Klavier, etwas weiter entfernt weint ein Kind.

Wollen Sie wirklich zuhören, braucht es aber etwas mehr als nur ein offenes Ohr für die Nebengeräusche. Es braucht eine aktive Hinwendung zu der Person, die spricht, die etwas vorträgt, die gehört werden will. Es braucht eine bestimmte Form von Konzentration, von gefühlsmäßiger Einstellung, von eigenem Interesse, aber auch von Interesse an dem, was gesagt wird.

Torralba ist daher der Meinung, Zuhören sei eine Kunst. So nennt er denn sein aufschlussreiches Buch zum Thema „Die Kunst des Zuhörens" (2007). Zuhören erfordert Willen, Aufnahmebereitschaft und letztlich auch Konzentration (Torralba, 2007). Dann, so der Autor, bildet sich über das Zuhören nach und nach unsere Urteilsfähigkeit aus, und die Kunst des Zuhörens gelingt uns immer besser.

Wer studiert und während einer Lehrveranstaltung mitschreibt, ist sehr gehalten zuzuhören, sich also in dieser Kunst zu üben. Denn letztlich wollen wir begreifen, was gelehrt wird. Was wir hören, wollen oder sollen wir ja in unser eigenes Wissensnetz übertragen und vielleicht sogar gedanklich weiterentwickeln. Torralba macht daher einen deutlichen Unterschied zwischen dem Verstehen und dem Begreifen. Den Akt des Begreifens schildert er als umfassender. Begreifen helfe, den Kontext zu erschließen, so dass man schließlich begreifend verstehe (Torralba, 2007). Die Früchte, die man über dieses Trainieren des Zuhörens ernten kann, sind gemäß Torralba Tugenden wie Klarheit, Feingefühl und Erkenntnis Was mehr könnte wissenschaftlichem Denken dienen?

Aber wie lernt man richtiges oder aktives Zuhören? Lassen Sie sich ein auf das Modell, das im folgenden Kapitel dargelegt wird.

6.2 Wahrnehmen, Interpretieren, Bewerten, Reagieren – das WIBR-Modell

Manfred Lucas (1997) bezeichnet das Zuhören ebenfalls als eine Kunst. Er ist überzeugt, wer richtig zuhören will, also aktiv, muss die Technik des Zuhörens bewusst praktizieren. Für ihn ist Zuhören daher lernbar. Er führt dazu in seinem Buch das Modell von Lyman K. Steil ein, das sogenannte WIBR-Modell. Das WIBR-Modell ist ein Vier-Phasen-Modell. Zuhören geschieht demnach in dieser Abfolge (Lucas, 1997):

wahrnehmen – interpretieren – bewerten und dann reagieren und antworten.

Bestimmt haben Sie für sich den Zuhörvorgang noch nie so differenziert betrachtet. Gerade die Differenzierung macht es aber möglich zu erkennen, warum Zuhören gelingen kann, und falls nicht, wo eventuell die Schwierigkeiten liegen. Betrachten wir daher die Schritte im Einzelnen.

6.2.1 Wahrnehmen

Das Wahrnehmen ist der erste und grundlegende Akt des Zuhörens. Wahrnehmen ist selektiv. Wir können nämlich längst nicht alle Geräusche aus unserem Umfeld auf einmal wahrnehmen. Das würde uns hoffnungslos überfordern. Daher die Selektion. Sie aber ist abhängig von unserem Interesse. Wollen Sie also jemandem interessiert zuhören, dürfen Sie nicht in dieser Phase bereits „scheitern". Lucas (1997) gibt Tipps, wie Sie diese erste Falle umgehen können. Einige seien hier angeführt:

- Wählen Sie eine günstige Sitzgelegenheit und eine gute Nähe zur sprechenden Person.
- Achten Sie auf die Inhalte des Gesagten und weniger auf die sprechende Person.
- Fragen Sie nach: „Habe ich richtig verstanden, dass ...?"

Üben Sie Ihre Fähigkeit, bewusst wahrzunehmen, mit der folgenden Aufgabe:

- Wenn Sie das nächste Mal eine Strecke zu Fuß gehen, achten Sie während zwei bis drei Minuten aktiv auf die Geräusche in Ihrer Umgebung. Notieren Sie dann sofort, was Ihnen aufgefallen ist. Wiederholen Sie diese Übung mehrere Tage hintereinander. Wie verändert sich Ihre Wahrnehmung?

6.2.2 Interpretieren

Das Interpretieren ist gemäß Lucas der schwierigste Teil des Zuhör-Vorgangs. Einen möglichen Grund ortet er darin, dass jeder Mensch seinen ureigenen Erfahrungshintergrund hat. Diese Erfahrungen sind nicht miteinander vergleichbar, daher sind die Prämissen des Verstehens immer individuell und müssen abgeglichen werden.

Auch unsere Sprache bietet eine Menge Raum für Interpretation. Machen wir dazu einen kleinen Exkurs in die Zeichentheorie. Sie geht davon aus, dass wir Wörter auf zwei Arten erfassen. Zum einen kennen wir sie als Zeichen, das heißt als geschriebenes Wort. Diesem Zeichen oder dem Wort unterliegt aber immer auch eine bestimmte Bedeutung. Die Bedeutungen sind im Lexikon festgeschrieben. Daran halten wir uns. Was im Lexikon steht, ist aber eine Konvention unseres Kulturkreises. Und Konventionen haben immer Deutungsspielraum.

Stellen Sie sich ein Haus vor. Mit Sicherheit haben Sie ein anderes Bild im Kopf als ich. Schreiben würden wir das Wort alle gleich. Würden wir es aber zeichnen, hätten wir so viele verschiedene Zeichnungen wie Zeichner.

Das Zeichen also ist klar, die Bedeutung hingegen unscharf. Sie ergibt sich aus unserem individuellen Vorstellungsvermögen, das wiederum geprägt ist durch unsere Erfahrungen von Welt. Unschärfe und Individualität sind der Spielraum der Interpretation. Wie können Sie die Interpretationsphase trotzdem bewusst lenken? Hier wiederum einige Tipps:

- Bedenken Sie den Deutungsraum von Sprache.
- Werden Sie sich auch bewusst, dass Ihre individuellen Deutungen Einfluss nehmen.
- Fragen Sie nach, wo Sie Interpretationsspielraum orten: „Verstehe ich Sie richtig, wenn Sie sagen ...?“

6.2.3 Bewerten

So wie Sie eigene Deutungsmuster haben, haben Sie auch eigene Bewertungsmuster. Das Deuten und das Werten sind ganz stark miteinander verbunden. Nur so können wir nämlich Deutungen als solche erkennen, wir müssen Kriterien im Hintergrund haben, um sie zu bewerten. Werte aber sind doch genauso individuell wie Deutungen. Eine ziemliche Zwickmühle also.

Beim aktiven Zuhören ist es daher ganz wichtig, dass Sie die Bewertungskriterien auf der Sachebene anwenden und nicht auf der persönlichen Ebene. Im zweiten Fall werden Werturteile nämlich ganz schnell zu Vorurteilen. Und Vorurteile sind das Letzte, was Sie haben sollten beim wissenschaftlichen Denken.

Wie können Sie dem entgegenwirken?

- Unterscheiden Sie beim Gehörten zwischen Fakten und Ansichten. Fakten sind beweisbar, nachprüfbar, messbar. Ansichten haben wir alle und wir haben ein Recht darauf.
- Hören Sie solange aufmerksam zu, bis genügend Material für das Bewerten vorliegt. Seien sie nicht voreilig.
- Bewerten Sie zuerst die eigenen Ansichten, bevor Sie sprechen. Wenn Sie sich dann äußern, tun Sie es etwa so: „Selber sehe ich den Sachverhalt so, ... Könnten unsere Ansichten in den folgenden Punkten verglichen werden?“

6.2.4 Reagieren und Antworten

Erst wenn alle diese Phasen durchlaufen sind, antworten wir. Das wäre natürlich der Idealfall: Denken, bevor wir reden! Da wir aber eine handlungsorientierte Gesellschaft sind, lassen wir beim Zuhören die ersten drei Schritte gerne aus. Wir reden sofort, weil wir es nicht mehr gewohnt sind, aktiv zuzuhören. Prüfen Sie sich selber. Wie vertraut sind Ihnen folgende Situationen:

- Sie meinen, den Zweck des Gehörten zu kennen, und Sie denken bereits über Ihre Reaktion nach.
- Sie interpretieren etwas aufgrund Ihrer vorgefassten Vorstellungen und denken ebenfalls bereits über Ihre Reaktion nach.
- Sie kennen die Antwort bereits, bevor Sie überhaupt zugehört haben.

Zuhören ist also in keiner Art und Weise einfach gegeben, nur weil wir Ohren haben. Zuhören kann sehr wohl sehr bewusst genutzt und dadurch auch trainiert werden. Im wissenschaftlichen Arbeiten – und darum geht es ja eigentlich in diesem Text – ist das aktive Zuhören eine Bedingung für Reflexion, wie ich das weiter oben schon angeführt habe.

6.3 Zuhören im wissenschaftlichen Umfeld

Neben dem Lesen und dem Schreiben wird das Zuhören einen wesentlichen Teil Ihres Studiums und des wissenschaftlichen Arbeitens ausfüllen. Sie werden zuhören:

- in Lehrveranstaltungen: Informationen und Inhalte werden vermittelt. Vielleicht müssen Sie gar Protokoll führen. Dabei können Sie aktiv Zuhören wirklich üben, das objektive Zuhören um der Sache willen.
- auf Kongressen und Vorträgen: Gutes Zuhören ergibt gute Fragen.
- in Arbeitsgruppen, auf Forumsgesprächen und Diskussionen: Sie reagieren auf Meinungen und Äußerungen von Anderen.

Nutzen Sie das aktive Zuhören im öffentlichen Raum (an Kongressen und Vorträgen), steigert das einerseits Ihre eigene Aufmerksamkeit. Andererseits wird man aber auch auf Sie aufmerksam. Sie wenden die Technik des aktiven Zuhörens dann bewusst zum Netzwerken an. Denn nur wenn Sie zuhören können, werden Sie sich auch konstruktiv in eine Veranstaltung einbringen. Nur so entsteht ein Dialog.

6.4 Zuhören-Können geht nicht immer

Selbst wenn Sie sich gut auf eine Situation vorbereitet haben, die „Ohren gespitzt" in einer Veranstaltung sitzen, gibt es neben hirnspezifischen auch noch eine Menge an psychologischen Faktoren, die Ihre Konzentration stören können. Eine Auswahl:

- Sie sind zwar interessiert, haben aber noch eine Menge anderer Dinge im Kopf. Da hilft Schreiben, ins wissenschaftliche Tagebuch.
- Ein Vortrag langweilt Sie, und trotzdem wissen Sie, dass Sie das Thema nicht auslassen können. Da hilft es, einen eigenen Zugang zum Thema zu finden, selber Fragen zu formulieren.
- Ein Vortrag überfordert Sie. Sie können den Ausführungen auch mit viel gutem Willen nicht folgen. Da hilft es zu fragen, am besten den Vortragenden selbst.
- Sie haben eine vorgefasste Meinung. Sie hören daher immer nur das, was Ihren Gedanken ent- oder widerspricht. Da hilft das WIBR-Modell.

Finden Sie Zuhören jetzt plötzlich schwierig oder ist es für Sie einfacher geworden, Ihre Ohren zu spitzen? Wie auch immer. Gleich im nächsten Kapitel zum Thema „Fragen stellen" können Sie einen weiteren Zusammenhang entdecken. Denn nachhaltig, klug oder lernwirksam zu fragen, hat viel mit Zuhören zu tun. Also lesen Sie gleich weiter!

6.5 Literatur

Lucas, M. (1997). *Die Kunst des Zuhörens: Der Schlüssel für erfolgreiche Kommunikation* (2. Aufl.). GABAL.

Torralba, F. (2007). *Die Kunst des Zuhörens*. C.H. Beck.

7
Eine kluge Frage ist manchmal wichtiger als jede Antwort – Fragen als Beweggrund

Marie-Claire Baumann

Wissenschaftlerinnen und Wissenschaftler – ganz egal, ob sie in der Lehre oder in der Forschung, meist auch an beiden Orten arbeiten – sind in tätiger Auseinandersetzung mit ihrem Stoff, das heißt mit den Inhalten ihres Wissensgebietes. Zum einen kennen sie sich aus im Wissensfundus ihrer Disziplin. Zum anderen arbeiten sie mit dem Stoff aber auch so, dass er sich entwickelt, breiter oder tiefer wird. Sie vernetzen ihn, verknüpfen ihn mit neuem, eigenem Gedankengut, schauen über die Ränder hinaus, vielleicht sogar in andere Disziplinen. So entsteht Forschung, davon lebt sie. Würde eine Wissenschaft das nicht tun, würde sie stagnieren, wäre das ihr Untergang. Wer wissenschaftlich denkt und arbeitet, ist also bewegt.

Fragen, das Thema dieses Kapitels, sind da ein wesentlicher Beweggrund oder der Antrieb, damit der „Wissensmotor“ einer Wissenschaft angekurbelt bleibt und rhythmisch läuft. Denn Fragenstellen eröffnet einen Raum für Perspektiven, Kreativität und Entwicklung. Wie können Sie selber ein Teil dieser Wissensgemeinschaft sein, oder was hat Fragen mit Lernen zu tun? Lesen Sie dazu:

- über das provokative Potenzial von Fragen
- wann und wo Sie fragen sollen
- wie Sie zu Fragen kommen
- welche Fragen es gibt
- und wie sie wo sinnvoll angewendet werden.

Lernziele
Nach dem Durcharbeiten des Kapitels sollen Sie:

- erläutern können, welcher Aussagegehalt in einer Frage liegt, und
- Fragekategorien nennen und situationsgerecht anwenden können.

7.1 Wenn Fragen provozieren

Der amerikanische Soziologe Harold Garfinkel lehrte vor rund 50 Jahren Soziologie an der Universität von Kalifornien in Los Angeles. Er gab seinen Studierenden den Auftrag, genau nachzufragen. Stellen Sie sich vor, Sie sagen so leicht dahin zu Ihrem Partner oder zu Ihrer Partnerin, Sie seien müde. Prompt kommen Fragen: „Wie genau bist du müde? Geistig, körperlich oder hast du einfach Langeweile?“ Wenn Sie jetzt antworten: „Das weiß ich nicht, vielleicht körperlich“, kommen die nächsten Fragen: „Wo genau, in den Muskeln? Hast du zu viel Sport getrieben? Oder sind es eher deine Knochen?“

Annette Ungar gab 2002 beim Basler Christoph Merian Verlag ein Buch heraus mit dem Titel „Fragen aus Zeitungen“. Wer das Buch liest, findet tatsächlich nichts anderes als Fragen darin. Geordnet zwar nach Themen, die aber etwas seltsam anmuten. Da gibt es ein Kapitel „Geld-Fragment“ oder das

„Du-Fragment" oder „Sprache-Fragment 2". Das Buch lässt sich nicht lesen, nicht einfach so, wie wir uns das gewöhnt sind. Nach ein paar Seiten legen wir es weg und wissen nicht so recht, was wir damit sollen. Fragen, nur Fragen und keine Antworten?

- Ungar, A. (2002). *Fragen aus Zeitungen.* Merian.

Ein ähnliches und berühmtes Buch hat Max Frisch (2008) geschrieben. Ein Buch mit elf Fragebogen zum Thema Ehe, Frauen, Hoffnung, Humor oder Geld. Fragen, nichts als Fragen.

- Frisch, M. (2008). *Fragebogen* (5. Aufl.). Suhrkamp.

Schließlich sei hier auch noch das kleine, reizende Büchlein der Schweizer Künstler Peter Fischli und David Weiss erwähnt. Es trägt den Titel „Findet mich das Glück?". Eine Frage im Titel und nur Fragen im Buch. Keine Wissensfragen, sondern ganz simple Alltagsfragen, die unbeantwortet bleiben. Wer im Internet die Kommentare dazu liest, wird sehen, das Büchlein scheidet die Geister. Die einen finden es das absolut „coolste Büchlein der Welt". Andere würden sich schämen, so etwas zu verschenken.

- Fischli, P. & Weiss, D. (2003). *Findet mich das Glück?* König.

Versuchen Sie doch einmal, bevor Sie weiterlesen, fünf Fragen zu formulieren, die Ihnen zum Thema „Fragen stellen" einfallen.

Fragen stellen wir natürlich nicht nur Menschen. Die hier angeführten Beispiele stellen das jetzt zwar in den Vordergrund. Wie Sie aber aus **Kapitel 4** („Lesen") bereits wissen, können Sie Ihren Leseprozess sehr wirkungsvoll gestalten, indem Sie Fragen an Texte oder bestimmte Themen richten.

7.2 Was die Sprache über Fragen weiß

Grammatikalisch gesehen sind Fragen ganz einfach anders arrangierte Sätze. Sie haben das Verb oder ein Fragewort am Anfang, statt des Subjektes. Und wenn wir reden oder laut lesen, heben wir die Stimme am Satzende, statt dass wir sie senken. Sind es diese kleinen Unterschiede, die das Besondere an Fragen ausmachen, die ausmachen, dass ein Gefragter oder eine Gefragte, wenn Fragen gehäuft auftreten, ungehalten wird?

Fragen haben offenbar eine Kraft in sich. Wer gefragt wird, will oder muss antworten. Fragen richten einen direkten Appell an die Gefragten. Elisabeth Berger, die Kommentatorin in Ungars Buch (Ungar, 2002, S. 99) schreibt dazu: „Ein Text, der nur aus Fragesätzen besteht, bedrängt. Er drängt in seinem atemlosen, kaskadenartigen Rhythmus die Befragten dazu, nach Antworten zu suchen, Stellung zu beziehen. Er provoziert und involviert die Angesprochenen und führt sie unweigerlich an die Grenzen der eigenen Urteils- und Handlungsfähigkeit."

Wenn man Synonyme für das Verb „fragen" nachschlägt, findet man „abwägen, bedenken, nachdenken, sich Gedanken machen". Für alle diese Tätigkeiten braucht man Raum und auch Zeit. Zwischen der Frage und der Antwort geschieht also offenbar etwas. Durch die Zeit, die verstreicht, geht ein Raum auf. „Im positiven Sinn ist Fragen eine Art lautes Denken", so Anne Brunner (2007, S. 69). Und denken tut nicht nur die Person, die fragt, sondern zum Denken angeregt werden soll auch die Person, die antworten soll. Perspektiven eröffnen sich. Eine Angelegenheit weitet sich, schon blicken zwei auf eine Sache, und damit wird sie mehr und hoffentlich gehaltvoller. Darum geht es letztlich beim wissenschaftlichen Arbeiten. Die provokative Kraft von Fragen muss dabei nicht überstrapaziert werden, wie Garfinkel, Ungar oder Fischli und Weiss das tun. Aber das Abwägen, das Raum-Geben, das Nachdenken, all diese Appelle sollen und müssen wir als Studierende, als Forschende, aber auch als Dozierende als positive Kraft im Sinne von wissenschaftlichem Denken nutzen.

! Machen Sie es sich zur Regel: Keine Vorlesung, kein Seminar, keine Veranstaltung, keinen Kongress verlasse ich, ohne dass ich nicht mindestens eine Frage gestellt habe.

7.3 Fragen zu stellen kann man lernen

Manchmal ist es wirklich schwierig, eine Frage zu formulieren, vor allem, wenn man mit dem Thema noch nicht so vertraut ist. Das eigene Unwissen will man ja nicht noch öffentlich machen. Also schweigen Sie in solchen Situationen lieber?

Fragen zu stellen kann man aber lernen. Machen Sie den ersten Schritt mit der folgenden Übung. Wir arbeiten dazu mit einem ganz einfachen Aussagesatz.

z. B. Der Aussagesatz heißt: Der Fuchs ist eine Metapher für „schlau sein".
Diesen Satz verstehen Sie. Und ganz intuitiv verstehen Sie auch, was denn eine Metapher ist. Ohne dass der Begriff genau definiert ist, wissen Sie, was gemeint ist: Eine Bezeichnung wird im übertragenen Sinn verwendet, das heißt, es gibt mindestens zwei Formen von Füchsen: diejenige aus der Tierwelt und offenbar auch Menschen, die sich wie der Fuchs aus der Tierwelt verhalten. Für die Übung wollen wir uns aber mit intuitivem Verständnis nicht zufriedengeben. Wir wollen es präziser wissen und fragen daher: Was ist eine Metapher? Antwort: ein Sprachbild, eine Redewendung aus der Rhetorik. Wie funktioniert sie? Antwort: über den Vergleich, wobei der Vergleich nicht direkt erkennbar ist (keine Vergleichswörter). Die zu vergleichenden Dinge oder Sachverhalte stehen in einem Ähnlichkeitsverhältnis. Wann verwenden wir Metaphern? Antwort: Wenn wir etwas bildhaft darstellen wollen; vielleicht zum besseren Verständnis, vielleicht aber auch, um einen Text ansprechender zu machen. Weshalb braucht es Metaphern? Antwort: Weil es für die eigentliche Sache keine Wörter gibt.
Ihre eigene Frage? Antwort:

Erinnern Sie sich an Garfinkel? Garfinkels Studierende gingen doch ganz ähnlich vor. Sie umkreisten mit ihren Fragen das Wort „müde" und kamen so zu präziseren Informationen. Wie steht es mit der Übung zur Metapher? Ist über die Fragen nicht so etwas wie eine kleine Definition entstanden? Es sind keine spektakulären Fragen, die das möglich machen. Und es sind auch keine spektakulären Wörter, denen wir nachgegangen sind.

Was zählt, sind Neugier und mehr oder präziser wissen zu wollen. Das bringt Fragen hervor. Beginnen Sie noch heute damit und formulieren Sie für sich Fragen zu ganz gewöhnlichen Themen. Arbeiten Sie daran, für sich eine eigene Fragekultur zu entwickeln. Lassen Sie sich antreiben von Ihrer Neugier, von Ihrem Wunsch mehr wissen zu wollen. Wenn Ihnen das gelingt, sind Sie auf dem Weg zur wissenschaftlich arbeitenden Person.

Wer keine Fragen hat, wird sich schwer tun mit wissenschaftlichem Denken und Lernen. Denn Fragen zu stellen heißt, selbstständig zu überlegen und gegebene Inhalte nicht einfach für wahr und richtig zu nehmen. Fragen zu stellen bringt Sie dazu, dass Sie Wissen verinnerlichen, sich den Stoff für sich erarbeiten und ihn damit auch besser im Gedächtnis behalten können. Ihr persönlicher Wissensfundus wächst.

In der Pflegewissenschaft und auch in der Pflegeausbildung wird übrigens seit einiger Zeit der Begriff des critical thinking immer wichtiger. In dem hier vorliegenden Buch wird er vor allem in Zusammenhang mit dem Pflegeprozess (**Kap. 3**) erläutert. Abgesehen davon ist critical thinking einerseits eine Haltung, mit der Sie Ihre Aufmerksamkeit und Ihre Urteilsfähigkeit trainieren. Andererseits ist damit ein methodisches Vorgehen gemeint, wenn es darum geht, ein Problem aufzuschlüsseln, ins Detail zu gehen, Argumente (**Kap. 8**) zur Lösung des Problems zu entwickeln und gar neue Erkenntnisse zu gewinnen. Sie können sich jetzt sicher gut vorstellen, dass gezielte Fragen ein wichtiges Werkzeug dieser Methode sind. Wenn Sie die Methode des critical thinking erst einmal beherrschen, wird sich das beim Lesen und beim Verfassen Ihrer wissenschaftlichen Texte zeigen. Für einen Einstieg in das Thema geeignet ist das kleine Buch von Kate Williams (2014) mit dem Titel *Getting Critical*.

Tipp! Ihre Fragekultur trainieren können Sie im Unterricht, an Vorträgen oder auf Kongressen. Während Sie den Vortragenden zuhören, notieren Sie einen beliebigen Satz, einen, den Sie gerade hören. Wählen Sie ein Wort aus und schreiben Sie Fragen dazu für sich auf. Wiederholen Sie diese Übung so oft, bis sich eine Frage ergibt, die Sie dann wirklich stellen, der Sie Ihre Stimme geben wollen.

7.4 Fragekategorien

Die Fragen in der Aufgabe zur Metapher beginnen alle mit einem „W“. Ganz unauffällig haben Sie so schon ein erstes Frageprinzip kennengelernt: Das W-Fragen-Prinzip. Und das ist wichtig. Denn wer für sich eine Fragehaltung entwickeln möchte, der eignet sich mit Vorteil dieses Prinzip und auch noch einige weitere an. In den folgenden Absätzen sollen Sie daher weitere Frageformen kennenlernen. Zwar ist es im Rahmen dieses Kapitels nicht möglich, Ihnen einen umfassenden Katalog mit Frageprinzipien zu präsentieren. Das ist auch gar nicht nötig. Denn eigentlich geht es nur darum zu verstehen, dass es unterschiedliche Fragetypen gibt und dass sie, in unterschiedlichen Situationen angewendet, unterschiedliche Antwortqualitäten ergeben.

Anne Brunner (2007) hat in ihrem Buch eine Menge von Frageformen zusammengetragen, nach Situationen und Anwendungsgebieten differenziert, und dazu immer auch die Vor- und Nachteile der jeweiligen Form aufgelistet. Die Inhalte richten sich zwar eher an der Unternehmerwelt aus, können aber vom Prinzip her häufig auf die Lern- und Forschungsumgebung übertragen werden. Ein anderer Autor, der sich ganz stark mit Lehr- und Lernumgebungen auseinandersetzt, ist Jochen Grell. In seiner Schrift „Techniken des Lehrerverhaltens“ (2005) listet er – in Anlehnung an ausgesuchte Forschungsliteratur – Typen von Fragen auf, die Lehrende im Unterricht stellen können. Für unsere Verwendung sind Grells Inhalte natürlich umzulegen, und zwar so, dass die Fragen für Studierende und Forschende anwendbar sind.

- Brunner, A. (2007). *Die Kunst des Fragens* (2. Aufl.). Hanser.
- Grell, J. (2005). *Techniken des Lehrerverhaltens* (11. Aufl.). Beltz.

7.4.1 Offene und geschlossene Fragen

Es gibt verschiedene Möglichkeiten, Fragen zu kategorisieren. Brunner (2007) unterscheidet zuerst nach dem Freiheitsgrad, den Antwortende haben, und nach dem Informations- bzw. dem Neuigkeitsgehalt der Antworten. Je mehr eine Frage von beidem zulasse, desto offener sei sie, so Brunner. Den offenen Fragen stellt Brunner die geschlossenen gegenüber (Brunner, 2007, S. 14ff.). Wie sich die beiden Formen unterscheiden, zeigt **Tabelle 7-1**.

Wie erwähnt, geht es nicht darum, die eine gegen die andere Form auszuspielen, sondern zu wissen, wann Sie welchen Fragetypus klugerweise einsetzen. Brunner zeigt dies sehr schön anhand ihres „Fragetrichters“ (Brunner, 2007, S. 29):

Phase 1: sammeln (offene Fragen – Faktenfragen): Was alles, was alles noch?

Phase 2: ordnen, präzisieren, filtern (offene Fragen – vertiefend): Wie genau? (wer, wo, wie, was, weshalb, wozu)

Phase 3: zusammenfassen (geschlossene Fragen): „Habe ich es richtig verstanden?“ „Sie meinen also, dass ...?“ „Stimmt es so?“

Tabelle 7-1: Offene und geschlossene Fragen

	offene Fragen	geschlossene Fragen
Verwendung	Offene Fragen gehören eher in eine Phase des Sammelns. Wir stellen sie, wenn ein Wissensgebiet noch nicht so gut erschlossen ist. Hier kann man beim Antworten ausholen, eine Auslegeordnung machen. Brunner verwendet dafür den Begriff screening.	Geschlossene Fragen kommen eher zum Zuge, wenn ein Thema abgeschlossen werden soll. Wir wollen ein Problem einkreisen, fokussieren. Diese Form hilft beim Auswerten und Entscheiden. Brunner verwendet dafür den Begriff focussing. Hier sind eher kurze prägnante Antworten zu erwarten. Geschlossene Fragen bringen etwas auf den Punkt. Sie können effektiv sein. Fragen, die Ja/Nein-Antworten zulassen, gehören hierher.
Form	Offene Fragen erkennt man an den W-Fragewörtern: wer, wie, wo, was, wann, weshalb, wozu.	Häufig wandeln wir Aussagesätze in Fragesätze um. Sie stehen dann ohne Fragewort.
Beispiel	Frage: „Wozu soll die Studie dienen?" Mehrere Antworten sind möglich.	Frage: „Hat es sich gelohnt, die Studie zu lesen?" Antwort: „Ja." Erweiterte fokussierende Antwort: „... und zwar aus drei Gründen: ..."
aufgepasst!	Bei offenen Fragen müssen Sie darauf achten, das Thema nicht aus den Augen zu verlieren.	Bei geschlossenen Fragen müssen Sie darauf achten, dass Sie mit Ihrer Frage nicht einfach eine Bestätigung für Ihre Meinung suchen.

! Vorsicht ist geboten im Umgang mit dem Fragewort „warum", auch ein W-Fragewort. Wenden Sie Warum-Fragen auf der persönlichen Ebene an, kann dies wie Ausfragen erscheinen. Beispiel: „Warum haben Sie diese Studie nicht gelesen?" Hinter dieser Frage könnte sich auch ein leichter Vorwurf verstecken.

Geeignet ist die Warum-Frage aber auf der Sachebene. Beispiel: „Warum eignet sich der Fingertest (nicht) zur Erkennung eines Druckgeschwürs?" „Warum ist die Akademisierung der Pflege umstritten?" „Warum ist der Umgang mit theoretischer Literatur so wichtig?"

7.4.2 Enge und weite Fragen

Die Unterschiede zwischen diesen beiden Frageformen liegen zum einen in der Breite der Antwortmöglichkeiten und zum anderen in der Vorhersagbarkeit der Antworten, so Grell (2005). Beide Differenzierungskriterien lassen sich mit jenen von Brunner vergleichen. Erinnern Sie sich? Brunner führte den Freiheitsgrad und den Neuigkeitsgehalt von Antworten ein, um zwischen geschlossenen und offenen Fragen zu unterscheiden. So gilt auch hier: Enge Fragen (**Tab. 7-2**) werden eher weniger Antwortmöglichkeiten bieten als weite Fragen (**Tab. 7-3**). Und bei engen Fragen können wir uns die Antworten eher vorstellen als bei weiten Fragen.

Grell (2005) macht auch einen Unterschied zwischen Faktenfragen und Denkfragen. Denkfragen, so meint er, würden anregen, nicht nur faktisches Wissen als Antwort haben zu wollen, sondern breitere Zusammenhänge oder vertiefte Inhalte zu einem Thema. Für die hier angeführten Frageformen könnte man dann sagen: Enge oder geschlossene Fragen sind eher Faktenfragen; die weiten oder offenen Fragen hingegen gehören eher in die Kategorie Denkfragen.

Tipp! Kritik höflich verpackt
Manchmal kann man in eine Frage auch auf sehr höfliche Weise Kritik verpacken. Kennen Sie die folgende Situation? Sie nehmen an ei-

Tabelle 7-2: Enge Fragen

Fragetyp	Beispiele
kognitive Fragen oder Informationsfragen Sie fragen nach Fakten.	„Was hat sich im genannten Jahr ereignet?" „Was geschah nach Ausbruch der Krankheit?"
Gedächtnisfragen oder Kontrollfragen In den Antworten darauf wird Wissen rekapituliert.	„Kann ich sagen, dass die Fakten also so und so zusammenhängen?" „Sie meinen also, dass ...?"
konvergente Fragen Mit ihnen lässt sich prüfen, ob ich einen Sachverhalt verstanden habe.	„Ist es richtig, dass ...?"
skalierende Fragen Sie zeigen Reihen oder Rangordnungen auf.	„Ist es eher so oder eher so?" Mehr oder weniger? Häufiger oder seltener?
vergleichende oder einordnende Fragen Damit kann Wissen gesichert und angereichert werden.	„Worin ähneln sich die Ergebnisse?" „Verglichen mit Modell X, wie ist das Vorgehen in Modell Y?"
Fragen zur Begriffsbildung Sie helfen, Wissen zu kategorisieren.	„Gehört das unter diesen Oberbegriff?" „Ist das Teil des Modells XY?"

Tabelle 7-3: Weite Fragen

Fragetyp	Beispiele
divergente Fragen Sie regen an, in Vermutungen und Hypothesen zu denken. Sie ergeben eine Sammlung von möglichen Antworten.	„Was würde geschehen, wenn ...?" „Wann wäre bewiesen, dass die Erklärung richtig oder falsch ist?"
Fragen nach Anwendbarkeit Hier geht es darum, einen Sachverhalt hinsichtlich seiner Anwendbarkeit zu veranschaulichen.	„Wie kann Ihr Gedanke auf andere Situationen übertragen werden?" „Wozu könnten die Ergebnisse auch verwendet werden?"
Fragen, um zu verallgemeinern Ein Sachverhalt soll in einen größeren Zusammenhang gestellt werden.	„Welche Bedeutung hat dies für die Gesellschaft allgemein?" „Wo, auf welchem anderen Gebiet, könnten sich Einflüsse zeigen?"
methodologische Fragen Vielleicht gibt es ja ein modellhaftes Vorgehen zur Klärung.	„Mit welchem Modell könnten wir herausfinden, ob ...?"
historische Fragen Vergleiche zwischen Zeitabschnitten werden möglich. Sachverhalte werden in eine Chronologie eingebunden.	„Wie hat sich der Aspekt gegenüber dem letzten Jahrhundert verändert? Worin?" „Wie begann etwas und wie zeigt es sich heute?"

nem Kongress teil und hören sich einen Vortrag an. Die Ausführungen des Redners oder der Rednerin überzeugen Sie nicht ganz. An verschiedenen Stellen könnten Sie Zweifel anbringen oder eine andere Sicht darlegen. Wie macht man so etwas? Schließlich will man die

Vortragenden nicht kompromittieren, nicht zwingend eine offene Kritik üben. Soll man dann besser schweigen? Die Antwort auf die letzte Frage ist einfach und plausibel. Sie sollen sich zu Wort melden, ja, damit Sie gesehen und gehört werden. Denn als Forscherin oder als Forscher arbeiten Sie nicht nur mit der „Sache Wissenschaft", sondern auch mit den Menschen, die dazugehören. Sich selber öffentlich zu machen, heißt, am Netzwerk aktiv teilzunehmen. Es ist daher auch wichtig, dass Sie in solchen Situationen Ihren Namen nennen und die Institution, von der Sie kommen. So wird die „Wissens-Gemeinschaft" auf Sie aufmerksam, Sie werden wahrgenommen als aktives Mitglied Ihrer Wissenschaft. Aber wie bringen Sie jetzt Ihre Vorbehalte an? Sie wollen zwar zum Ausdruck bringen, dass Sie anderer Meinung sind, aber trotzdem eine wertschätzende Aussage machen. Verpacken Sie diese in eine Frage, z. B. in eine Kontrollfrage, eine konvergente Frage, eine vergleichende Frage oder auch in eine hypothetische Frage.

- „Maria Meier von der Hochschule Fragenreich. Kann ich Ihre Ausführungen wie folgt zusammenfassen?"
- „Maria Meier von der Hochschule Fragenreich. Habe ich es richtig verstanden, dass ...?"
- „Maria Meier von der Hochschule Fragenreich. Selber würde ich den Sachverhalt so schildern.... Ließe sich das mit Ihren Ausführungen vergleichen, wo eventuell nicht?"
- „Maria Meier von der Hochschule Fragenreich. Wenn ich Ihr Beispiel übertragen würde auf die folgende Situation, würde ich dann richtig liegen?"

Sie merken: Wichtig ist, dass Ihre Frage eine Ich-Botschaft enthält. So äußern Sie Ihre eigene Meinung und geben dem Gegenüber die Chance, sachlich zu antworten, statt sich verteidigen zu müssen. Mit solchen Fragen eröffnen Sie den Diskurs, geben Raum für Austausch und Diskussion und werden selber als konstruktiv wahrgenommen.

7.5 Wer fragt, gewinnt

Sie haben jetzt viel darüber gelesen, wie Sie eine Fragehaltung entwickeln können, welche Fragetypen es gibt und wo sie wie von Nutzen sind. Was aber ist Ihr persönlicher Gewinn, wenn Sie diesen neuen Weg des Fragens gehen? „Unser Gehirn lernt am liebsten, wenn es durch eine Frage neugierig gemacht und auf ein Problem gestoßen wird, wenn es sich damit auseinandersetzen kann und im Idealfall: selbst auf die Lösung kommt", so Anne Brunner (2007, S. 98).

Wissenschaft kann sich nur entwickeln, wenn Wissenschaftlerinnen und Wissenschaftler Fragen stellen. Ohne Fragen keine Wissenschaft. Und das Faszinierende in der Wissenschaft ist: Bei jedem Versuch, eine Antwort zu finden, entstehen unzählige neue Fragen. Deswegen sollten am Ende einer Forschungsarbeit auch immer die Fragen genannt werden, die durch diese Studie neu aufgetreten sind. Schauen Sie sich einmal eine Forschungsstudie an und suchen Sie am Ende das Kapitel „Schlussfolgerungen für die Forschung".

Wer viel fragt, neugierig auslotet, was es zu bestimmten Themen zu wissen gäbe, der entdeckt früher oder später jenes Wissensgebiet, oder auch mehrere, in das er oder sie weiter eintauchen möchte. Ein Fokus entsteht, eine Perspektive, eine Idee vielleicht, über welche Inhalte Sie sich Gedanken machen möchten, was Ihre Fragestellung sein könnte, wo Ihre Forschungsschwerpunkte liegen. Was interessiert Sie wirklich, wohin möchten Sie sich entwickeln, in was hinein sich vertiefen? Das Wort „Interesse" kommt aus dem Lateinischen und trägt in sich die Bedeutung „dabei sein, dazwischen sein". Wer also fragt, tut mit, eigenständig und mit Kontur.

Sie haben den Text nun gelesen. Schauen Sie doch mal, welche Ihrer Fragen der Text beantwortet hat.
Schreiben Sie auch bitte mindestens drei neue Fragen auf, die beim Lesen entstanden sind.

7.6 Literatur

Brunner, A. (2007). *Die Kunst des Fragens* (2. Aufl.). Hanser.

Fischli, P. & Weiss, D. (2003). *Findet mich das Glück?* König.

Frisch, M. (2008). *Fragebogen* (5. Aufl.). Suhrkamp.

Grell, J. (2005). *Techniken des Lehrerverhaltens* (11. Aufl.). Beltz.

Ungar, A. (2002). *Fragen aus Zeitungen*. Merian.

Williams, K. (2014). *Getting critical* (2. Aufl.). Palgrave McMillan.

Weiterführende Literatur

Schneider, R.U. (2007). Der Hofnarr der Kommunikation. *NZZ Folio, 6*, 90.

Interview mit Sascha Köpke:

Bewahren Sie sich einen freien Geist!

Prof. Dr. Sascha Köpke

Professur für klinische Pflegewissenschaft an der Universität zu Köln, Medizinische Fakultät, Institut für Pflegewissenschaft.

Werdegang

Ausbildung zum Krankenpfleger; Krankenpfleger auf einer neurologischen Intensivstation, Universitätsklinik Hamburg-Eppendorf, auf einer inneren und einer chirurgischen Intensivstation in Glasgow; Studium der Gesundheitswissenschaften und Anglistik im Lehramtsstudiengang für berufliche Schulen, Universität Hamburg; studentische Hilfskraft am Universitätsklinikum Hamburg-Eppendorf; wissenschaftlicher Mitarbeiter und Promotion am Institut für Gesundheitswissenschaften, Universität Hamburg; Professur für Forschung und Lehre in der Pflege an der Universität zu Lübeck.

Warum sind Sie Wissenschaftler geworden?

Durch Zufall. Ich habe das nie geplant, und es war mir sicher auch nicht in die Wiege gelegt. Drei Faktoren waren hierbei maßgeblich:

1. der Einfluss und die Lehre von Prof. Ingrid Mühlhauser, die von 1996 bis 2019 am Institut für Gesundheitswissenschaften der Universität Hamburg lehrte und das bis dahin eher verschlafene Lehramtsstudium in ein echtes Universitätsstudium „verwandelt“ hat und den Studierenden eine profunde theoretische Fundierung wissenschaftlichen Arbeitens ermöglichte
2. der Einblick in die Praxis wissenschaftlichen Arbeitens durch meine Tätigkeit als studentische Hilfskraft
3. meine Tätigkeit als Krankenpfleger in Glasgow, die mir zeigte, dass gut geplante, wissenschaftlich fundierte Pflege auf akademischem Niveau möglich ist und sogar Spaß macht!

Macht wissenschaftliches Arbeiten Spaß?

Auf jeden Fall! Es macht Spaß:

- Dinge kritisch zu hinterfragen und den Dingen auf den Grund zu gehen
- die Erfolge eigener Projekte zu erleben, aber auch Misserfolge zu analysieren und daraus weitere Ideen zu entwickeln
- mit anderen zusammenzuarbeiten, zu diskutieren und von ihnen zu lernen
- mit Kolleg*innen, die anderer Meinung sind, zu streiten
- die Ergebnisse der eigenen Forschung zu publizieren und diese in Vorträgen und auf Kongressen zu präsentieren und zu diskutieren
- als „Peer-Reviewer“ die Arbeit anderer Wissenschaftler*innen zu begutachten und (hoffentlich!) zur Verbesserung der Qualität der Publikationen beizutragen
- in Gremien und Fachgesellschaften mitzuarbeiten und Rahmenbedingungen und Vor-

aussetzungen der Pflegewissenschaft in Deutschland und international mitgestalten zu können.

Für mich als vorwiegend „klinischem" Forscher ist ein besonders wichtiger Punkt die Zusammenarbeit mit der Praxis, sowohl mit den Pflegenden und anderen Berufsgruppen als auch mit Patient*innen und Bewohner*innen und ihren Angehörigen. Es ist ein besonderes Privileg der klinischen Forschung, eigene Ideen in Bezug auf pflegerisches Handeln zu entwickeln und in die Praxis umsetzen zu können. Die Liste lässt sich beliebig verlängern. Nicht zu vernachlässigen ist sicher auch die Freiheit und die Selbstbestimmung bei der Planung der Arbeit (auch wenn es bedeutet, dass man gefühlt praktisch immer bei der Arbeit ist).

Wie lesen Sie?

Ich habe einige deutschsprachige (pflege-)wissenschaftliche und pflege-praktische Zeitschriften abonniert, die ich meist querlese. Leider gibt es an meinem Institut keine weiteren Zeitschriften im Print. Ich finde es durchaus inspirierend und horizonterweiternd, weniger fachspezifische Zeitschriften, wie z.B. das British Medical Journal oder das Journal of Clincial Epidemiology durchzublättern. Wir haben daher am Institut für Pflegewissenschaft neben dem „Journal Club" einen „Journal Watch" etabliert, bei dem einmal im Monat jedes Teammitglied einen oder mehrere interessante Artikel aus einer von ihr bzw. ihm ausgewählten Fachzeitschrift vorstellt. Die meisten wissenschaftlichen Zeitschriften sind jedoch online verfügbar, was natürlich prinzipiell ausreichend ist, da ich in der Regel sehr themenspezifisch lese.

Relevante Artikel lese ich in der Regel quer und speichere sie als pdf-Datei. Wenn ich zu einem Thema arbeite, bearbeite ich die wichtigen Artikel direkt im pdf, streiche die wichtigen Stellen an und mache mir dazu Kommentare direkt im Dokument. Mit ausgedruckten Artikeln arbeite ich nur selten.

Wie schreiben Sie?

Die Präsentation der Ergebnisse der eigenen Forschung sowie die kritische Reflexion und Zusammenfassung der Forschung anderer in wissenschaftlichen Artikeln ist ein wichtiges Gewürz in der Suppe wissenschaftlichen Arbeitens. Forschung ist nur dann ethisch zu rechtfertigen, wenn deren Ergebnisse öffentlich zugänglich sind und von anderen kritisch hinterfragt werden können.

Zum Schreiben von Publikationen bedarf es der Ruhe abseits des Büroalltags. Ich schreibe daher, wenn möglich, am heimischen Schreibtisch. Dafür bleibt dann allerdings häufig nur das Wochenende.

Am wichtigsten beim Schreiben von Artikeln erscheinen mir klare (ggf. selbst gesetzte) Deadlines und die Kooperation und Diskussion mit anderen Kolleg*innen. Nur durch den beständigen Austausch können hochwertige Artikel gelingen.

Wie halten Sie sich bezüglich Ihres Schwerpunktes auf dem aktuellen Stand der Forschung und der Diskussion?

Über die Inhalte relevanter Zeitschriften halte ich mich durch E-Mail-Benachrichtigungen auf dem Laufenden. Hierzu gehören wichtige internationale Pflegejournale wie das International Journal of Nursing Studies. Über die Datenbank PubMed werde ich über die neu aufgenommenen Artikel zu „meinen" Themen automatisch benachrichtigt. Twitter ist eine stete Quelle interessanter und aktueller Informationen, sei es in Form von Artikeln, Neuigkeiten und Meinungen. Ich folge einer Reihe von Kolleg*innen und relevanten Anbietern auf Twitter. Auch senden mir Kolleg*innen häufig Artikel zu, gerade im Kontext gemeinsamer Forschungsaktivitäten.

Wie wichtig ist die englische Sprache für das wissenschaftliche Arbeiten?

Englisch ist unverzichtbar! Der Großteil der wissenschaftlichen Publikationen erscheint inzwischen auf Englisch, sodass eine Beschränkung auf den eigenen Sprachraum zwangsläufig zum Übersehen wichtiger Erkenntnisse führt. Auch internationale Kooperationen gelingen nicht ohne Englischkenntnisse.

Ich hatte aufgrund meines Studiums und meines Auslandsaufenthalts nie Probleme mit englischen Publikationen, weiß aber von vielen Kolleg*innen und natürlich Studierenden, denen es sehr schwergefallen ist. Es führt jedoch kein Weg daran vorbei, englische Artikel zu lesen und vor allem zu schreiben. Ich kenne Kolleg*innen, die anfangs jedes zweite englische Wort nachgeschlagen haben und heute durch den ständigen Umgang mit englischer Literatur und internationalen Austausch wie selbstverständlich mit Kolleg*innen aus dem Ausland diskutieren und Artikel auf Englisch lesen und schreiben.

Der wichtigste Tipp, den ich geben kann, ist sich darauf einzulassen. Darüber hinaus sollte man von Anfang an auf Englisch schreiben und publizieren. Sicher helfen auch Auslandsaufenthalte.

Wo sehen Sie aus Ihrer Erfahrung mit Lernenden und Studierenden die größten Hürden für das wissenschaftliche Arbeiten?

Ich unterrichte hauptsächlich Studierende, deren Fokus in der Regel nicht primär auf wissenschaftlichem Arbeiten liegt. Dies gilt für Studierende der Pflege ebenso wie für Medizinstudierende, deren Interesse (absolut zu Recht) auf klinischen Kompetenzen liegt. Das wichtigste Ziel für Lehrende erscheint mir, die Studierenden für das wissenschaftliche Arbeiten zu begeistern, indem man aufzeigt, dass Wissenschaft ermöglicht, vermeintliche „Wahrheiten" zu hinterfragen, und neue Wege aufzeigt, an Dinge heranzugehen oder Probleme zu lösen. Es sollte besonders für Studierende an Universitäten gelingen, deutlich zu machen, dass es ohne Wissenschaftsbasierung keine professionelle Pflege geben kann und dass die Prinzipien der evidenzbasierten Pflege eine optimale Verbindung von Wissenschaft und Praxis ermöglichen. Dies bleibt eine große Herausforderung und es wird stets Studierende geben, die sich dem verschließen, aber es kann dennoch gelingen, Studierende für die Prinzipien wissenschaftlichen Arbeitens zu begeistern.

Was sind Ihrer Meinung nach die größten Fehler, die Lernende, Studierende und auch Wissenschaftlerinnen und Wissenschaftler beim wissenschaftlichen Arbeiten machen?

Die wichtigsten Prinzipien wissenschaftlichen Arbeitens sind Genauigkeit, Transparenz und Relevanz. Hier gibt es viele Stolpersteine, angefangen mit der Auswahl einer Fragestellung und der Planung der Arbeit. Wie häufig werden Fragestellungen untersucht, die schon hinreichend erforscht sind, wie häufig Untersuchungen geplant, die keine Aussage zulassen. Die Prinzipien der *good clinical and scientific practice* bilden hier eine klare Richtschnur.

Für Studierende, aber auch für erfahrene Wissenschaftler*innen gilt es, möglichst früh mit anderen Wissenschaftler*innen zusammenzuarbeiten, um eine „externe Kontrolle" der eigenen Tätigkeit zu garantieren. Bei der Planung von Studien und dem Anfertigen von Publikationen helfen die inzwischen für alle wichtigen Studientypen verfügbaren *reporting guidelines*, die unter www.equator-network.org abrufbar sind. Studierende sollten versuchen, soweit wie möglich ausgetretene Pfade zu verlassen und keine Scheu vor (vermeintlichen) Eminenzen zu haben. Zu letzteren gehören natürlich auch und v. a. deren Dozierende.

Wie sieht Ihre Arbeitswoche aus?

Das ist schwer zu sagen, gefühlt arbeite ich eigentlich immer, aber in Stunden vielleicht 50 bis 60 pro Woche. Allerdings hat, anders als zum Beispiel verglichen mit der praktischen Pflege, die Arbeit viel weniger Arbeitscharakter, da sie deutlich flexibler zu planen und darüber hinaus weniger vorhersehbar und natürlich abwechslungsreicher ist. Auch Kongressreisen sind natürlich anstrengend und „Arbeit", haben aber auch deutlich angenehme „Nebenwirkungen". Ich versuche, mindestens einen Tag in der Woche zu Hause zu arbeiten, und arbeite regelmäßig am Wochenende, dann aber ebenfalls zu Hause. Die Vereinbarkeit von Beruf und Familie bleibt eine Herausforderung, nicht nur mit kleineren Kindern.

Welche Rolle spielen Mentoren für den wissenschaftlichen Werdegang?

Ohne Begleitung geht es nicht! Ich hatte und habe das Glück, mit Prof. Ingrid Mühlhauser, Prof. Christoph Heesen und vor allem mit Prof. Gabriele Meyer drei herausragende Mentor*innen treffen zu dürfen, die mich stets unterstützten, die mir Türen geöffnet und Wege aufgezeigt haben.

Die Hauptsache bei einer erfolgversprechenden Beziehung zu Mentor*innen ist, dass diese gewillt und in der Lage sind, die Nachwuchswissenschaftler*innen zu fördern und mit ihnen zusammenzuarbeiten, auch jenseits eigener Interessen. Es sollte für beide Seiten relativ schnell klar werden, ob es miteinander klappt, und das sollte auch zu Beginn der Zusammenarbeit regelmäßig thematisiert werden.

Auch die Nachwuchswissenschaftler*innen müssen einen wichtigen Teil mitbringen. Sie müssen bereit sein, sich auf die Mentor*innen einzulassen, und müssen vor allem fleißig sein, damit die Mentor*innen sehen, dass die Unterstützung auf fruchtbaren Boden fällt und Ergebnisse hervorbringt. Außerdem ist eine offene und dennoch kritische Beziehung zwischen beiden Seiten sehr hilfreich.

Welchen Stellenwert haben Netzwerke für das wissenschaftliche Arbeiten und den wissenschaftlichen Werdegang?

Ohne Netzwerke geht es nicht, zumindest nicht lange. Das ist nicht nur positiv zu bewerten, denkt man an den engen Markt der Förderung pflegewissenschaftlicher Projekte und die Besetzung wissenschaftlicher Posten, die nicht aufgrund von Beziehungen, sondern aufgrund origineller und innovativer Ideen vergeben werden sollten. Aber abgesehen davon können nur in Netzwerken die oben beschriebenen Prinzipien wissenschaftlichen Arbeitens realisiert werden. Ich arbeite mit verschiedenen Arbeitsgruppen national und international zusammen und übernehme in verschiedenen Netzwerken Verantwortung, wie z. B. Mitglied des Executive Board und Lehrender der European Academy of Nursing Science (EANS) und als Vorstandsmitglied der Deutschen Gesellschaft für Pflegewissenschaft (DGP).

Was sind die wesentlichen Punkte, an die Studierende denken sollten, wenn sie eine wissenschaftliche Karriere planen?

Aus persönlicher Erfahrung kann ich dazu wenig sagen, da ich das selbst nie geplant habe und jeder Schritt meiner wissenschaftlichen Karriere sich mehr oder weniger unweigerlich aus der jeweiligen Situation ergeben hat.

Ich glaube daher nicht, dass Studierende sich unbedingt frühzeitig fragen müssen, ob sie den wissenschaftlichen Weg beschreiten wollen, auch wenn es wahrscheinlich nicht schadet. Bei guten Wissenschaftler*innen ergibt sich die Motivation jedoch aus der Begeisterung für das wissenschaftliche Arbeiten und aus dem Ehrgeiz, eigene Ideen umsetzen zu wollen. Natürlich gibt es hier förderliche Faktoren:

Man sollte versuchen, mit hochklassigen Wissenschaftler*innen zusammenzuarbeiten. Wenn es diese in der eigenen Arbeitsgruppe nicht gibt, dann über Kooperationen.

Man sollte gute Arbeit leisten und die Ergebnisse dieser Arbeit sichtbar machen (bitte nicht den ersten Teil vergessen!); dazu gehört das Schreiben von Publikationen und das Präsentieren und Diskutieren auf wissenschaftlichen Kongressen.

Auch eine Portion Leidensfähigkeit und Aufopferungsbereitschaft gehört dazu!

Für eine klinische Disziplin wie die Pflege wünsche ich mir mehr klinische, also Patient*innen- bzw. Bewohner*innen-orientierte Forschung. Hierfür braucht es, neben einer wissenschaftlichen Ausbildung, unbedingt mehrjährige pflegerische Erfahrung. Noch besser wäre natürlich die Verbindung von klinischer und wissenschaftlicher Arbeit. Dies ist, anders in der Medizin, zumindest in Deutschland derzeit jedoch kaum realisierbar, auch wenn sich im Kontext der Advanced Nursing Practice hier in Zukunft der Horizont hoffentlich deutlich erweitern wird.

Welchen wichtigsten Rat geben Sie Lernenden und Studierenden für das wissenschaftliche Arbeiten in der Pflege?

Das ist einfach: Bewahren Sie sich einen freien Geist und lassen Sie sich nicht von großen Namen und vermeintlich feststehenden Wahrheiten einschüchtern.

8
„Ich glaube", „ich meine" oder „ich weiß"? Gekonnt argumentieren

Elias Torra

Stellen Sie sich vor, Sie schreiben eine Hausarbeit im Rahmen Ihres Studiums oder einen Text für eine wissenschaftliche Fachzeitschrift. Ganz gewiss tippen Sie Ihre Gedanken und Forschungsergebnisse nicht nach dem Zufallsprinzip in den Computer. Vielmehr überlegen Sie, wie Sie Ihre Ausführungen strukturieren, und bei einer längeren Arbeit legen Sie die Abfolge der Kapitel fest. Das ist nicht nur eine Sache der äußerlichen Anordnung Ihres Textes auf dem Papier, sondern der inneren Folgerichtigkeit Ihres Gedankengangs. Sie wissen, dass es nicht reicht, Behauptungen aufzustellen. Sie müssen sie auch begründen und belegen. Mit anderen Worten: Sie müssen argumentieren.

Wissenschaftliches Arbeiten setzt voraus, dass Sie wissen, was eine Argumentation ausmacht. Dieses Kapitel will Sie mit den Grundelementen des Argumentierens vertraut machen.

Lernziele

Nach der Lektüre dieses Kapitels sollten Sie:

- ein genaues Verständnis davon haben, was Argumentieren bedeutet,
- die Grundstruktur einer Argumentation kennen,
- wissen, wie man die Gültigkeit einer Argumentation überprüft,
- ein einfaches Schema des Argumentierens (Fünfsatz) anwenden können.

8.1 Was ist eine Argumentation?

Wenn Sie sich im Alltag umschauen, finden Sie vermutlich nicht so leicht ein gutes Beispiel für eine Argumentation. Der alltägliche Sprachgebrauch dient meist anderen Zwecken. Sie tauschen Meinungen und Befindlichkeiten aus oder erzählen von der Arbeit und vom vergangenen Urlaub. Wenn Sie etwas wissen wollen, suchen Sie in einem Lexikon oder einem Fachbuch nach Informationen oder Erklärungen, nicht nach Argumenten.

Es kann aber auch vorkommen, dass Sie sich in eine Diskussion verwickeln lassen und Ihre Meinung auf eine Gegenmeinung trifft. Sobald Sie versuchen, Ihr Gegenüber von der Richtigkeit Ihrer Meinung zu überzeugen, statt es bei den unterschiedlichen Meinungen zu belassen, beginnen Sie zu argumentieren. Oder Sie lesen einen Zeitungsartikel, der in einer aktuellen Debatte für eine bestimmte Position plädiert. Auch hier stoßen Sie auf Argumente.

Was macht einen Text oder eine mündliche Äußerung zu einer Argumentation? Und was unterscheidet eine Argumentation von anderen sprachlichen Äußerungen? Betrachten Sie zunächst das folgende Beispiel, um die Grundstruktur einer Argumentation zu erarbeiten.

z. B. Die Erkenntnisse der Pflegewissenschaft können für die Praxis nützlich sein, weil sie der Pflegefachperson in der Praxis helfen, ihre Arbeit aus einer umfassenden Perspektive zu sehen. (Kirkevold, 2002, S. 11)

Das Beispiel fasst zwei Aussagen in einem einzigen Satz zusammen. Der erste Teilsatz behauptet den praktischen Nutzen der Pflegewissenschaft, der zweite Teilsatz fügt hinzu, dass die Pflegewissenschaft die Pflegende darin unterstütze, ihre Arbeit aus einer umfassenden Perspektive zu sehen.

Die bloße Abfolge dieser beiden Behauptungen ist aber noch keine Argumentation. Das wird sie hier erst durch die Konjunktion „weil“, welche die beiden Aussagen in ein Abhängigkeitsverhältnis setzt. Die Überzeugungskraft des ersten Teilsatzes hängt von der Überzeugungskraft des zweiten Teilsatzes ab.

Beide Teilsätze haben also eine unterschiedliche Funktion: Während der erste Teilsatz eine *Behauptung* aufstellt, stützt der zweite Teilsatz den ersten durch eine *Begründung* (siehe **Tab. 8-1**).

➔ Eine Behauptung nennt man auch These, eine Begründung nennt man Argument. Jede Argumentation besteht aus diesen beiden Grundelementen, Behauptung und Begründung (bzw. These und Argument).

Von einer *Meinungsäußerung* unterscheidet sich eine Behauptung durch ihre größere Verbindlichkeit. Eine Behauptung erhebt einen *Geltungsanspruch*: Wenn Sie etwas behaupten, wollen Sie jemanden von der Richtigkeit Ihrer Behauptung überzeugen und nicht nur Ihre subjektive Meinung äußern.

Tabelle 8-1: These und Argument

Behauptung/These	Begründung/ Argument
„Die Erkenntnisse der Pflegewissenschaft können für die Praxis nützlich sein, ...	... weil sie der klinischen Pflegekraft helfen, ihre Arbeit aus einer umfassenden Perspektive zu sehen.“

Von einer *Information* unterscheidet sich eine Behauptung durch ihre Begründungsbedürftigkeit. Von einer Information muss man jemanden nicht überzeugen; es reicht, wenn der andere sie zur Kenntnis nimmt.

➔ Eine Argumentation ist eine sprachliche Äußerung, die eine Behauptung aufstellt und diese durch eine Begründung stützt.

Argumentationen bestehen natürlich nicht immer aus einem Satz. Häufig sind sie lang und kompliziert und sie können mehrere Argumente enthalten. Gelegentlich ist es schwer zu entscheiden, was genau behauptet wird. Oder Sie entdecken zwar argumentative Signalwörter wie „daher“, „deshalb“, „also“, „folglich“, „demnach“, „weil“ etc., aber Ihnen wird trotzdem nicht klar, wie die einzelnen Argumente mit der These zusammenhängen. Ersparen Sie Ihren Leserinnen und Lesern diese Schwierigkeiten, indem Sie die Struktur Ihrer Argumentation möglichst deutlich kennzeichnen. Hilfreich sind dabei Formulierungen wie: „Meine These lautet ...“ oder „Ich möchte dies folgendermaßen begründen ...“.

8.2 Dialogcharakter des Argumentierens und Begründungsverpflichtung

Wenn Sie sprechen, stehen Sie immer in einer Kommunikationssituation. Das gilt auch für das Argumentieren. Selbst eine Argumentation im Medium der Schrift ist letztlich nur möglich innerhalb einer Sprachgemeinschaft.

Im Folgenden möchte ich die spezifische Rationalität des Argumentierens erläutern, indem ich die Argumentation als eine Art *Dialog* auffasse. Der Anspruch auf Rationalität gehört zum Begriff des Argumentierens: Wer argumentiert, appelliert an die Einsichtsfähigkeit, will mit Gründen überzeugen, nicht bloß überreden. Was hat das mit dem Dialog zu tun?

Eine Behauptung, so habe ich ausgeführt, zeichnet sich durch Verbindlichkeit und Begründungsbedürftigkeit aus. Wenn Sie sich verbindlich verhalten und etwas begründen, so tun Sie das immer *gegenüber jemandem*. Darin besteht der dialogische Kern des Argumentierens. Der amerikanische Philosoph Robert Brandom geht noch einen Schritt weiter und formuliert es so: Wer eine Behauptung aufstellt, übernimmt implizit die *Verpflichtung*, diese Behauptung auch zu begründen (Brandom, 2001).

Diese Begründungsverpflichtung geht damit einher, dass Sie Ihrer Leserschaft das Recht einräumen, sich kritisch zu verhalten. Ihre Leserinnen und Leser brauchen Ihre Argumente nicht passiv hinzunehmen, sie sollen diese vielmehr aktiv auf ihre Gültigkeit überprüfen. Es gehört zu den Regeln des Argumentierens, dass Sie bereit sind, sich mit Einwänden auseinanderzusetzen, indem Sie zum Beispiel zusätzliche Begründungen nachreichen oder Unstimmigkeiten in der Gedankenführung eingestehen. Das ergibt sich aus dem Verpflichtungscharakter des Argumentierens. Natürlich gehen Sie diese Verpflichtung freiwillig ein, keiner kann Sie dazu zwingen. Aber sie ist auch in Ihrem Interesse; denn zu einem Dialog gehören zwei, und die Verpflichtung gilt natürlich für beide Seiten.

Ich fasse zusammen: Die Vernünftigkeit des Argumentierens lässt sich so erläutern, dass eine Person, die etwas behauptet, eine implizite Begründungsverpflichtung eingeht. Man kann diese Auffassung von Rationalität als dialogisch bezeichnen.

8.3 Argumentation und Logik

Eine Argumentation sollte nicht nur subjektiv (d.h. nur für mich) gültig sein. Sie sollte auch „transsubjektiv" (d.h. auch für andere) nachvollziehbar sein (Wohlrapp, 2008). Die einschlägige Literatur zur Argumentationstheorie scheut heute den Begriff „Objektivität" und umschreibt die angestrebte Qualität einer Argumentation durch eine Vielzahl von Ausdrücken wie „nachvollziehbar", „einsichtig", „überzeugend" oder „akzeptabel" (Govier, 1985, S. 60–64). Diese Umschreibungen deuten an, dass es einen gewissen Spielraum bei der Beurteilung einer Argumentation gibt: Nicht jede „überzeugende" Argumentation wird alle Menschen restlos überzeugen können (das heißt allerdings nicht, dass man nicht bessere von schlechteren Begründungen unterscheiden könnte!).

Es gibt jedoch eine Theorie, die absolute Gewissheit verspricht, und das ist die Logik mit ihrem Modell der gültigen Schlussfolgerung. Häufig wird angenommen, dass wir uns beim Argumentieren an diesem Modell orientieren könnten. Wie wir sehen werden, ist diese Annahme aber nicht unproblematisch.

Schauen Sie das berühmteste Beispiel für eine logisch gültige Schlussfolgerung an. Die in der Logik übliche Terminologie füge ich in Klammern hinzu:

Alle Menschen sind sterblich. (Prämisse)
Sokrates ist ein Mensch. (Prämisse)
Also ist Sokrates sterblich. (Konklusion)

An der Gültigkeit der Konklusion wird wohl niemand zweifeln. Die Konklusion folgt nicht nur aus den Prämissen, sie tut dies sogar mit Notwendigkeit: Wenn die Prämissen wahr sind, *muss* die Konklusion auch wahr sein. Diese Form der Schlussfolgerung nennt man Deduktion.

! Das Besondere an der Deduktion ist, dass sie nur aufgrund der logischen Form der Aussagen gilt, ganz unabhängig vom Inhalt der Sätze.

Die Aussageform des Beispiels lässt sich so notieren:

Alle M haben die Eigenschaft F.
S ist ein M.
Also hat S die Eigenschaft F.

Jede Schlussfolgerung, die diese logische Aussageform aufweist, ist gültig, und zwar völlig unabhängig davon, was für die Platzhalter M, F und S eingesetzt wird. Das kann die Logik mit absoluter Gewissheit feststellen. Die Gültigkeit der Deduktion ist zwingend; hier gibt es keinen Beurteilungsspielraum; verstehen und akzeptieren fallen hier zusammen.

Diese Gewissheit hat etwas Beruhigendes. Aber sie hat auch ihren Preis: Sie ist nämlich dadurch erkauft, dass wir in der Konklusion nichts erfahren, was nicht schon in den Prämissen steht. Der Informationsgehalt der Konklusion ist bereits vollständig in den Prämissen enthalten. Die Konklusion hat damit keinen Neuigkeitswert.

Das ist zwar kein Einwand gegen die Logik; denn als rein formale Wissenschaft will sie keine inhaltlichen Einsichten über die Welt vermitteln. Aber es ist ein Hinweis darauf, dass das für die Logik zentrale Modell der deduktiven Schlussfolgerung als realistisches Vorbild für das Argumentieren nur teilweise taugt. Denn beim Argumentieren sind wir durchaus an inhaltlich aussagekräftigen Resultaten interessiert und nicht an rein formalen Operationen.

Bei einer Deduktion reicht es, die Prämissen zu verstehen; die Konklusion ergibt sich dann von selbst. Es gibt keinen Raum für Diskussionen und abweichende Ansichten, und jede Überzeugungsarbeit wird damit überflüssig. Beim Argumentieren hingegen reicht das bloße Verstehen einer Begründung nicht, um sie zu akzeptieren. Es können neue Argumente ins Spiel gebracht werden, an die zunächst niemand gedacht hat und die einen erneuten Begründungsversuch erfordern.

Das Modell der logischen Schlussfolgerung bietet demnach kein realistisches Modell für das Argumentieren. In Wirklichkeit sind die Anforderungen für das Argumentieren im Alltag wie in der Wissenschaft komplexer und vielfältiger als beim logischen Schlussfolgern (Lueken, 2000; Wohlrapp, 2008). Um überzeugend zu argumentieren, brauchen Sie in erster Linie eine genaue Kenntnis der Sache, um die es geht, sowie ein gutes Urteilsvermögen, um die wesentlichen Punkte einer Streitfrage herauszufiltern. Außerdem müssen Sie sich auf Ihr Gegenüber einstellen können und das jeweilige Vorwissen, die Meinungen und die Aufnahmefähigkeit anderer berücksichtigen.

8.4 Wie erkennt man die Gültigkeit einer Argumentation?

Auf eine allgemein akzeptierte Theorie der *argumentativen* Gültigkeit hat sich die Argumentationstheorie bislang nicht einigen können, und das ist wohl auch nicht zu erwarten. Für die argumentative Praxis ist es allemal wichtiger zu wissen, wie man konkret vorgehen soll, um die Gültigkeit einer Argumentation zu überprüfen. Dazu sollten Sie sich auf zwei Fragen konzentrieren:

1. Sind die Begründungen *für sich genommen* nachvollziehbar? (Stimmen die Belege? Ist das Datenmaterial einwandfrei?)
2. Sind die Begründungen *relevant für die These*? (Stützen die vorgebrachten Argumente die These?)

Es ist wichtig, dass Sie diese beiden Fragen auseinanderhalten. Besonders der Aspekt der *Relevanz* (Frage 2) wird häufig nicht ausreichend beachtet.

! Die meisten Menschen neigen dazu, eine Argumentation für richtig zu halten, wenn sie mit der These einverstanden sind und wenn sie die Aussagen, die sie stützen sollen, für sich genommen akzeptieren können. Die Argumentation könnte aber dennoch ungültig sein, weil beispielsweise die Begründung nicht ausreicht oder weil sie Elemente enthält, die bei näherer Betrachtung die These schwächen, statt sie zu stützen.

Um eine Argumentation möglichst unvoreingenommen überprüfen zu können, müssen Sie imstande sein, sich zeitweise von Ihren persönlichen Ansichten zu distanzieren. So können Sie sich auch leichter auf einen fremden Standpunkt einstellen und andere überzeugen.

Versuchen Sie möglichst überzeugende Argumente zu finden für eine Ansicht, die Sie normalerweise nicht vertreten würden. Finden Sie möglichst überzeugende Argumente gegen eine Position, die Sie normalerweise vertreten (Beispiele: lebensverlängernde Maßnahmen, Organspende).

8.5 Der Fünfsatz als rhetorisch wirkungsvolles Argumentationsschema

Wenn man sich an der Logik orientiert, könnte man meinen, man müsse die Prämissen (Begründungen) immer an den Anfang stellen und die Konklusion (These) immer an den Schluss. So jedenfalls stellen es die meisten Logikbücher dar. Aber auch in dieser Hinsicht ist die logische Schlussfolgerung kein gutes Vorbild für eine Argumentation, die ja dialogisch verfährt. Deshalb sollten wir zuerst unsere These nennen, statt mit einer Begründung zu beginnen, die unser Gegenüber ja nicht beurteilen könnte, weil noch gar nicht geklärt wäre, was überhaupt das Ziel der Argumentation ist. Plausibler ist, dass ein Argumentationsverlauf aus drei Teilen besteht:

1. Anfang: Aufstellen einer These/Behauptung
2. Mitte: Begründung („Prämissen")
3. Ende: Konklusion.

These und Konklusion sind zwar der Sache nach identisch, aber aus der Perspektive der Leserschaft macht es einen großen Unterschied aus, ob eine Aussage eine unbegründete Behauptung bleibt oder sich als das Resultat einer Begründung zu erkennen gibt. Das ist nicht zuletzt eine Frage der Wirkung und damit der Rhetorik.

Eine Argumentation dient nicht nur dazu, einem Sachverhalt gerecht zu werden. Sie soll auch möglichst überzeugend wirken. Hier kommt die Rhetorik ins Spiel, die Lehre vom wirkungsvollen Sprachgebrauch. Aus der Rhetorik stammt ein altes und in der Praxis vielfach bewährtes Darstellungsschema, der sogenannte „Fünfsatz" (Geißner, 1968). Das Schema basiert auf fünf Gedankenschritten („Sätzen"), die sich wiederum auf die erwähnte Dreiteilung zurückführen lassen (siehe **Tab. 8-2**).

Der Fünfsatz hat den Vorzug, dass er den gesamten Gedankengang auf eine einzige Kernaussage ausrichtet und so das zielgerichtete Nachdenken unterstützt.

Typen von Fünfsätzen

Die klassische Darstellung zum Fünfsatz, auf die sich die heute gängigen Beschreibungen berufen, unterscheidet sieben Typen von Fünfsätzen (Geißner, 1968). Allerdings sind diese Typen nicht immer ausreichend klar voneinander abgegrenzt. Ich beschränke mich daher im Folgenden auf die drei Typen mit dem deutlichsten Profil:

(a) die „Reihe", (b) die „Kette" oder Standpunktformel und (c) den „dialektischen" Fünfsatz (Thiele, 1999).

Tabelle 8-2: Fünfsatz

	Aufbau	Inhalt
1.	Einleitung/These	Welcher Einstieg ist für die Diskussionssituation besonders geeignet?
2. 3. 4.	Argumentativer Hauptteil in drei Schritten	Welche Argumente bringen meine Hauptaussage am besten zur Geltung?
5.	„Zwecksatz", Zielaussage/ggfs. Handlungsanweisung	Was ist meine Hauptaussage? Was will ich mit meiner Argumentation erreichen?

(a) Reihe

Im Hauptteil werden drei Argumente mit gleichem Gewicht aufgezählt, und zwar in beliebiger Reihenfolge:

z. B. 1. Ich plädiere dafür, Pflegewissenschaft an den Hochschulen zu etablieren.
2. Dafür sprechen die Veränderungsprozesse im Berufsfeld,
3. der steigende Bedarf an beruflich erbrachter Pflege sowie
4. finanzpolitische Überlegungen im Gesundheits- und Sozialsystem.
5. Deshalb fordere ich Sie auf, darauf hinzuarbeiten, dass die Pflegewissenschaft an den Hochschulen etabliert wird (Robert Bosch Stiftung, 1996, S. 4).

Diese additive Darstellungsform zeigt übrigens deutlich, dass die Beschränkung auf die Fünfzahl keinen systematischen Grund hat. Die Fünfzahl stammt ursprünglich aus der Rhetorik und sollte nur das Reden und das Zuhören erleichtern.

(b) Kette/Standpunktformel

Hier ist die Reihenfolge der Schritte im Hauptteil nicht beliebig. Im Gegensatz zur *Reihe* ist der Aufbau linear. Bei der *Kette* legen Sie nur Ihren eigenen Standpunkt dar, ohne auf Gegenargumente einzugehen:

1. These
2. Begründung/Argument
3. Beispiel zur Veranschaulichung
4. Schlussfolgerung
5. Appell (Aufforderung, die sich aus der Schlussfolgerung ergibt)

z. B. 1. Ich plädiere dafür, Pflegewissenschaft an den Hochschulen zu etablieren.
2. Dafür sprechen die Veränderungsprozesse im Berufsfeld.
3. Beispielsweise müssen pflegerische Maßnahmen hinsichtlich ihrer Effektivität und Effizienz wissenschaftlich begründet werden.
4. Dies geschieht mittels Wissenschaft und Forschung. Der Ort der Wissenschaft und Forschung ist die Hochschule.
5. Deshalb fordere ich Sie auf, darauf hinzuarbeiten, dass die Pflegewissenschaft an den Hochschulen etabliert wird.

(c) Dialektischer Fünfsatz

Hier greifen Sie Gegenargumente auf und versuchen sie in Ihre Argumentation einzubauen:

1. Problemstellung
2. These: Einerseits wird behauptet ...
3. Antithese: Andererseits wird behauptet ...
4. Synthese (eine dritte Position, die Sie als das Resultat einer Auseinandersetzung mit These und Antithese entwickeln)
5. Fazit/Appell

z. B. 1. Kann eine Pflegephilosophie einen sinnvollen Beitrag für die Pflegepraxis leisten?
2. Man muss davon ausgehen, dass abstrakte Denkmodelle prinzipiell nicht in der Praxis anwendbar sind. Das gilt auch für die Pflege. Deswegen ist eine Pflegephilosophie überflüssig.
3. Krankenhäuser orientieren sich häufig an Pflegemodellen, wenn sie eine Denkgrundlage erarbeiten wollen. Daher ist zu vermuten, dass eine Pflegephilosophie einen sinnvollen Beitrag leisten kann.
4. Pflegende verfügen über eine Denkgrundlage für ihr Handeln, die meist unbewusst bleibt. Das ist kein Problem, wenn alle dieselben Orientierungen teilen. Im Konfliktfall ist man jedoch gezwungen, die eigenen Denkgrundlagen zu hinterfragen. Die Kenntnis unterschiedlicher theoretischer Konzepte von Pflege kann hier zur Klärung des eigenen Standpunktes beitragen.
5. Demnach gibt es Situationen, in denen eine Pflegephilosophie von praktischem Nutzen ist (Kirkevold, 2002, S. 91–98).

Fassen Sie die Argumentation eines pflegewissenschaftlichen Aufsatzes nach dem Modell eines dieser drei Fünfsatztypen zusammen. Versuchen Sie, mit möglichst wenigen Sätzen auszukommen.

8.6 Literatur

Brandom, R. (2001). *Begründen und Begreifen: Eine Einführung in den Inferentialismus*. Frankfurt am Main: Suhrkamp.

Geißner, H. (1968). Der Fünfsatz. Ein Kapitel Redetheorie und Redepädagogik. *Wirkendes Wort, 18*, 258–278.

Govier, T. (1985). *A Practical Study of Argument*. Belmont, California: Wadsworth.

Gründliches und anschauliches Übungsbuch, enthält zahlreiche Aufgaben mit Lösungen.

Kirkevold, M. (2002). *Pflegewissenschaft als Praxisdisziplin*. Bern: Huber.

Lueken, G.-L. (2000). Paradigmen einer Philosophie des Argumentieren. In G.-L. Lueken (Hrsg.), *Formen der Argumentation* (S. 13–51). Leipzig: Leipziger Universitätsverlag.

Robert Bosch Stiftung. (Hrsg.). (1996). *Pflegewissenschaft: Grundlegung für Lehre, Forschung und Praxis: Denkschrift*. Gerlingen: Bleicher.

Thiele, A. (1999). *Die Kunst zu überzeugen: Faire und unfaire Dialektik* (5. Aufl.). Berlin: Springer.

Wohlrapp, H. (2008). *Der Begriff des Arguments: Über die Beziehungen zwischen Wissen, Forschen, Glauben, Subjektivität und Vernunft*. Würzburg: Königshausen & Neumann.

Weiterführende Literatur

Føllesdal, D., Walløe, L. & Elster, J. (1988). *Rationale Argumentation: Ein Grundkurs in Argumentations- und Wissenschaftstheorie*. Berlin: Walter de Gruyter.

Das Buch vermittelt Basiswissen in Argumentationstheorie, Logik und Wissenschaftstheorie auf didaktisch vorbildliche Weise.

Franck, N. (2019). *Handbuch Wissenschaftliches Schreiben: Eine Anleitung von A bis Z*. Stuttgart: UTB.

Herrmann, M., Hoppmann, M., Stölzgen, K. & Taraman, J. (2012). *Schlüsselkompetenz Argumentation* (2., aktualisierte Aufl.). Paderborn: Schöningh.

Kruse, O. (2017). *Kritisches Denken und Argumentieren*. Stuttgart: UTB.

Philipp, J. & Stadler, C. (2016). *Argumentieren! Fallanalyse, Grundlagen, Übungen*. Zürich: vdf Hochschulverlag.

Posch, C. (2014). *Argumentieren, aber richtig: Praxisbuch für Studierende*. Marburg: Tectum.

Salmon, W. C. (1983). *Logik*. Stuttgart: Reclam.

Lesbare Einführung in die Grundbegriffe der Logik, ohne unnötige Formalismen.

Walter, P. & Wenzl, P. (2016). *Kritisch denken – treffend argumentieren: Ein Übungsbuch*. Berlin: Springer. https://doi.org/10.1007/978-3-658-10554-9

Weimer, W. (2005). *Logisches Argumentieren*. Stuttgart: Reclam.

Für einen Einstieg ins Thema bestens geeignet, verständlich geschrieben und mit praktischen Übungsaufgaben im Anhang.

9 Mitschreiben – eine strategische Denk- und Lernhilfe

Marie-Claire Baumann

Kennen Sie das? Im Café, im Zug, auf der Parkbank oder wo auch immer sitzt jemand und schreibt in ein Heft, schaut auf, gedankenverloren, setzt den Stift wieder an, schreibt weiter. Als Beobachterin solcher Situationen plagt mich dann immer meine Neugier. Was wird hier notiert? Welche Gedanken, was für Beobachtungen werden mitgeschrieben, was wird da quasi protokolliert? Und zu welchem Zweck? Auf jeden Fall muss etwas festgehalten werden, weil es offenbar wichtig ist und nicht verloren gehen darf.

Diese Form des Mitschreibens ist eine ganz persönliche, gar private Schreibhandlung. Und trotzdem könnte sie etwas mit wissenschaftlichem Arbeiten zu tun haben. Denn die Schreiberin oder der Schreiber könnte zum Beispiel ein wissenschaftliches Tagebuch führen oder eigene Notizen von einem Vortrag nachbearbeiten. Dann wäre dieses Mitschreiben mehr als nur privat, dann wäre es eine strategische Denk- und Lernhilfe. Und genau darum wird es hier gehen:

- um das Mitschreiben als strategische Denk- und Lernhilfe
- wie Sie diese Strategie in verschiedenen Situationen anwenden können (im Unterricht, bei Seminarprotokollen, bei Vorträgen an Kongressen oder im wissenschaftlichen Tagebuch)
- wie eine Mitschrift aussehen kann
- und welche weiteren praktischen Mitschreibe-Werkzeuge Ihre Strategie ergänzen können.

Lernziele

Ihre Lernziele, wenn Sie dieses Kapitel gelesen haben, sind:

- Sie verstehen, wozu eine Mitschrift beim wissenschaftlichen Arbeiten nützlich ist.
- Sie wissen, wie Sie für sich selber eine Mitschreibe-Strategie entwickeln können.
- Sie wissen, wie Sie situationsgerecht mitschreiben.
- Sie kennen und nutzen den Wert eines wissenschaftlichen Tagebuches.

9.1 Eine Mitschreib-Strategie entwickeln

Beim wissenschaftlichen Arbeiten gibt es viele Anlässe, um mitzuschreiben, zum Beispiel:

- in Vorlesungen, Seminaren, Unterrichtsveranstaltungen aller Art
- wenn Sie Kongresse besuchen, Vorträge hören
- in Sitzungen und Besprechungen
- wenn Sie wichtige Telefongespräche oder Interviews führen
- wenn Sie Gespräche mit Dozierenden aufzeichnen wollen
- wenn Sie eigene Gedanken und Ideen festhalten wollen.

Tipp! Schreiben ist Denken auf dem Papier. Gehen Sie nie in eine Veranstaltung, einen Vortrag oder eine Sitzung ohne Papier und Stift.

Der Akt des Schreibens selber, das eigentliche Notieren, ist immer Teil eines dreischrittigen Prozesses: Wer mitschreibt, muss sich vor dem eigentlichen Schreiben vorbereiten, nach dem Schreiben schließlich das Notierte auswerten oder ausformulieren. Christoph Metzger (2010) meint dazu, dass diese Strategie tatsächlich nur über die drei Schritte zu einem Hilfsmittel werde, um Informationen wirkungsvoll zu verarbeiten.

9.1.1 Sich vorbereiten

Bevor Sie beginnen können, müssen Sie sich über einige Dinge im Klaren sein. Nehmen wir an, Sie wollen eine Vorlesung besuchen. Wo liegt dabei der Fokus? Müssen Sie die Inhalte der Vorlesung nur verstehen oder auch mit eigenen Worten wiedergeben können? Ist der Stoff prüfungsrelevant? Müssen Sie die großen Zusammenhänge erkennen oder viele Einzelheiten wissen? Sind Sie vielleicht aus eigenem Interesse an der Veranstaltung?

Wichtig ist auch Ihre Einschätzung, wie vertraut Sie mit dem Stoff sind, der referiert wird. Denn je weniger Sie über ein Thema wissen, desto mehr werden Sie mitschreiben müssen. Am Anfang eines Studiums empfiehlt es sich daher, soviel wie möglich mitzuschreiben. Das ist gleichzeitig auch die Gelegenheit, für sich eine geeignete Form zu finden, herauszufinden, ob Sie lieber visuell zum Resultat kommen oder wirklich schriftlich – eine Gelegenheit also, Ihre persönliche Schreibgeste zu entwickeln.

Dann sollten Sie beachten, dass Referierende, Dozenten und Dozentinnen ihre ganz eigenen Arbeitstechniken und didaktischen Hilfsmittel haben. Wie führt jemand eine Veranstaltung? Gibt es Handouts? Schreibt der Dozent, die Dozentin viel an oder bekommen Sie ausführliche Unterlagen? Bieten die Skripten Platz für Notizen? Ist das Skript hauptsächlich Selbststudium und die Veranstaltung wird genutzt, um den Stoff zu ergänzen, zu vertiefen, es kommen also neue Inhalte dazu? Der Aufwand für Ihre Mitschrift wird immer ein anderer sein.

Sie sollten jedoch immer daran denken: Je weniger Sie mitschreiben, desto geringer wird Ihr direkter Lerneffekt sein.

! Das eigene Schreiben, dem fremden Stoff einen eigenen Ausdruck geben, erleichtert das Lernen. Ähnliches habe ich schon in Kapitel 4 über das Lesen geschrieben.

Das Lesen mit dem Schreiben zu verknüpfen, heißt Brücken zu bauen, vom fremden Gedanken hin zu den eigenen. Das gilt hier genauso. Mental sind Sie nun eingestimmt. Jetzt braucht es noch ein paar Gedanken zum „Handwerklichen“.

9.1.2 Plädoyer für die Handschrift

Sie müssen entscheiden, ob Sie von Hand oder mit dem Laptop mitschreiben. Die Meinungen dazu gehen auseinander. Ich führe hier eine Autorin ein, die sich selber als klare Verfechterin des Mit-der-Hand-Schreibens bezeichnet. Judith Wolfsberger empfiehlt in ihrem Buch „Frei geschrieben. Mut, Freiheit und Strategie für wissenschaftliche Abschlussarbeiten“ (2016) die Handschrift ganz dezidiert für bestimmte Schreibmomente. Wenn es um die Mitschrift geht, scheinen mir Wolfsbergers Argumente „Persönlichkeit & Autonomie“ und „Sinnlichkeit & Spass“ (Wolfsberger, 2016, S. 159) überzeugend. Klar ist, dass die Handschrift körperlicher ist als das Schreiben auf der Tastatur und Ihnen daher näher ist. Den Stift zu halten, mit der Hand übers Papier zu gleiten, die Buchstaben und Wörter entstehen zu sehen, das ist viel sinnlicher als der Griff in die Tastatur. Im Entstehen der ureigenen Schrift entspinnt sich der Gedanke, wird sichtbar und greifbar. Wolfsberger meint dazu, dass das Schreiben mit der Hand den Texten einen persönlichen Charakter gebe. Schreiben und denken sei direkter verknüpft über den persönlichen Ausdruck (Wolfsberger, 2016, S. 159). Schreibdenken wird möglich, wie Sie in **Kapitel 4** nachlesen können.

Die Schrift auf dem Bildschirm hingegen ist entpersonalisiert. Ich empfehle daher die

Handschrift, wenn immer möglich. Sie ist es, die Brücken baut.

Es gibt auch rein äußerliche Gründe, die für die Handschrift sprechen. Metzger (2010) etwa führt an, dass die elektronischen Aufzeichnungen nur möglich sind, wenn Sie nicht auf bereits gedruckte Unterlagen schreiben wollen. Zudem ist es um einiges schwieriger, mit dem Computer schnell zeichnerische Inhalte zu erfassen. Es kann fürs Ohr störend sein, wenn mehrere Personen auf der Tastatur arbeiten. Schließlich ist auch die direkte Kommunikation schwieriger, wenn alle Studierenden auf ihre Bildschirme konzentriert sind und mit der Maus hantieren, statt nach vorne zu schauen.

Die Vorzüge des Computers sollen hier aber trotzdem nicht unterschlagen sein. Die Aufzeichnungen sind gut lesbar, gut zu archivieren, können schneller verarbeitet werden, wenn sie in schriftliche Arbeiten einfließen, und auch einfacher weitergegeben werden.

9.1.3 Jetzt mitschreiben

Notizen, Mitschriften sind also auf ganz unterschiedlichen Medien möglich, entweder direkt in Unterlagen, auf Einzelblättern, in Kollegheften oder als Datei abgelegt auf dem Laptop.

Tipp! Viele Wissenschaftlerinnen und Wissenschaftler führen eine Art Tagebuch. Dies ist ein Heft mit leeren Blättern, in dem sie kontinuierlich alles, was mit- und aufschreibenswert erscheint, notieren.

Wie auch immer, empfehle ich Ihnen, auf Ihrem weißen Blatt Papier, in Ihrem leeren Dokument nicht einfach wild drauflos zu schreiben, sondern strukturierte Vorlagen zu verwenden. Ich stelle Ihnen hier eine mögliche Form vor, selbstverständlich muss jeder Mensch für sich herausfinden, wie er oder sie am besten arbeitet.

Im folgenden Beispiel (**Tab. 9-1**) ist die Seite in Spalten aufgeteilt (Die Aufzeichnungen im Beispiel stammen aus einer einführenden Veranstaltung zum Thema Public Health – Epidemiologie mit dem Schwerpunkt Kausalitätsfaktoren). Die breite Spalte ist für den referierten Inhalt, die schmale Spalte für Stichworte und weitere Hinweise zum Inhalt. Die Zeile unten auf dem Blatt ist der Ort, wo Sie Fragen festhalten, Begriffe, die Sie nachschlagen möchten, wo Sie weiterführende Gedanken oder kurze Zusammenfassungen notieren.

Wenn Sie das Beispiel anschauen, sehen Sie, dass in der Hauptspalte die wichtigsten Punkte zum Thema sowie die unterstützenden Einzelheiten aufgeführt sind, in der untersten Zeile offene Fragen sowie ein persönlicher Gedanke. Die rechte Spalte gliedert das Thema mit Stichworten noch einmal knapper und enthält Hinweise, wo weiteres Material zum Stoff zu finden ist, etwa in einer Präsentation des Dozenten oder in einem Buch. Der Inhalt dieser Spalte sowie die Zeile am unteren Ende des Blattes werden in der Nachbearbeitungsphase gefüllt.

9.1.4 Jetzt nachbereiten

Mitschriften sollten Sie nach einer Veranstaltung noch einmal durchgehen. Prüfen Sie die Inhalte, braucht es Ergänzungen? Gibt es Aufgezeichnetes, das Ihnen nun nicht mehr wichtig erscheint? Müssen Sie etwas nachschlagen?

Ergänzen Sie dabei Ihre rechte Randspalte wie oben beschrieben mit Stich- oder Schlagwörtern und Schlüsselbegriffen. Je nachdem, wofür Sie Ihre Mitschrift verwenden (schriftliche Arbeit, Referat, Diskussionsgrundlage etc.), schreiben Sie auch eine kurze Zusammenfassung. Und vergessen Sie nie Angaben wie das Datum, das Fach oder die Veranstaltung irgendwo auf der Seite einzufügen. Nichts ist ärgerlicher, als wenn Sie nach einiger Zeit nicht mehr wissen, wohin Ihre Mitschrift gehört.

9.1.5 Grafisch darstellen

Selbstverständlich können Sie solche Mitschriften auch grafisch erfassen, in einem Mind-Map etwa. Das Mind-Map ist besonders geeignet für komplexe Themen oder für Vorträge und Dis-

Tabelle 9-1: Vorlage für eine Mitschrift (In Anlehnung an ein Referat von Cristian Conrad, MPH, DAS Eval., Dozent Fachhochschule St. Gallen, Fachbereich Pflege, Mai 2009)

Was will Prävention? Risiko minimieren, indem sie Ursache-Wirkungsgefüge erkennt; Verteilung von Krankheiten versteht, sie dadurch verhindert, verhütet.	Allgemeiner Zweck
Vorausgesetzte Haltung: Menschen haben ein risikoreiches Verhalten.	Prämisse
Einfluss von Prävention Prävention nicht immer direkt messbar, häufig implizit erkennbar.	Präventionseffekte messen
Beispiele: Technische Errungenschaften • Wassersysteme, Kanalisation = Rückgang der Cholera; Schlüsselfigur: Abwassertechniker • Katalysator: Rückgang von pulmonalen Erkrankungen • Kühlschrank: weniger Magenkarzinome (Rückgang Verwendung von Pökelsalz)	Beispiele (Folie 8, Präsentation Conrad)
Frage: Wie entdeckt man, dass Pökelsalz karzinomfördernd ist? (Med. Erklärung: Zuviel Salz kann Zellen irritieren oder zerstören.) *Antwort:* Tierversuche machen. Bringt biologische Plausibilität. Eine randomisiert* kontrollierte Studie durchführen, sofern ethisch vertretbar.	Frage zu Messmethoden Schlüsseldisziplinen heute (siehe auch Buchtitel, S. X)
Schlüsselthemen der Prävention heute: Gesundheitsfördernde Maßnahmen in Unternehmen; ergonomische Büroeinrichtungen; Work-Life-Balance-Projekte Bekämpfen der Zunahme von psychischen Krankheiten wie Burnout, Depression, Sucht, Coping**	
Gesellschaftlicher Nutzen von Prävention • Kostensenkung im Gesundheitswesen • Verbesserung der Lebensqualität von Menschen • Erhaltung der Arbeitskraft und damit des allgemeinen Wohlstandes	Gesellschaftlicher Nutzen, übergreifende Wirkung von Prävention (ev. mit Seminar Xy abgleichen.)

Begriffsklärungen:
* randomisiert? ** Coping?
Eigene Bemerkung: Hier wird die Metaebene diskutiert. Wo bestehen Anreize für das Indivduum, sich präventiv zu verhalten? Braucht es politisch/ökonomische Anreize oder nur Bewusstseinsförderung?

kussionen, deren Struktur schlecht erkennbar ist. Visuelle Aufbereitungen helfen zudem, Muster, Beziehungen und Lücken aufzuzeigen (Frank et al., 2013). In unserem Beispiel wäre der Themenkern „Prävention“ in der Mitte, die einzelnen Inhalte wären thematisch in Haupt- und Nebenästen gesammelt.

Inhalte können natürlich auch in Tabellen erfasst werden. Dabei werden themenrelevante Kategorien in Spaltenüberschriften erfasst. Während des Zuhörens füllen Sie dann die Informationen in die entsprechenden Spalten ein. Frank, Haacke und Lahm (2013) erachten diese Form als besonders geeignet für Anlässe, bei denen es wichtig ist, konkrete Informationen (Begriffsdefinitionen, Literaturhinweise, Ereignisse, Namen etc.) festzuhalten.

9.2 Werkzeuge für Ihre Mitschreib-Strategie

Wer mitschreibt, betreibt echtes Multitasking. Sie sitzen im Seminar oder in einem Vortrag und hören jemanden ausführlich referieren, dazu sind Inhalte auf Power-Point schematisch und stichwortartig eingeblendet. Diesen knappen Inhalt wollen Sie mit wichtigen Aussagen des Dozenten ergänzen. Sie schreiben mit. Und nicht zu vergessen: Gleichzeitig taucht eine Frage auf oder Sie wollen einen eigenen Gedanken zum Thema notieren. Sie müssen also gleichzeitig zuhören, schauen, zusammenfassen, schreiben und denken. Das ist eine echte Herausforderung für unser Gehirn und für unsere Hand.

Es braucht daher noch ein paar weitere Hilfsmittel, die die Mitschreib-Strategie ergänzen. Konkret bedeutet dies, dass Sie sich ein System von Kurzschrift, von Abkürzungen und von nicht sprachlichen Zeichen zulegen müssen.

9.2.1 Stichworte und Halbsätze

Notieren Sie keine ganzen Sätze, sondern Stichworte oder Halbsätze. Meist genügt das für Ihre Bedürfnisse. Wortwörtlich mitzuschreiben empfiehlt sich etwa bei Definitionen, Formeln, Übersetzungen, wörtlichen Zitaten. Sollten Sie solche Inhalte nicht schon in den Unterlagen finden, dann bitten Sie Ihren Dozenten, Ihre Dozentin auch, diese Texte schriftlich abzugeben.

9.2.2 Strukturierende Bemerkungen

Übernehmen Sie in Ihre Mitschrift strukturierende Bemerkungen der Vortragenden:

- Einerseits ... andererseits ...
- Erstens ... zweitens ... drittens...
- Betrachten wir jetzt die Frage Y.
- Zusammenfassend heißt das, ...
- strukturierende Nummerierungen aus den Unterlagen.

9.2.3 Kürzelsystem

Erstellen Sie für sich ein Kürzelsystem:

Kap	für	Kapitel
Org	für	Organisation
Prä	für	Prävention
usw.		
M	für	persönliche Meinung
D	für	Definition
B	für	Beispiel
usw.		

9.2.4 Nichtsprachliche Zeichen

Verwenden Sie nichtsprachliche Zeichen:

- Pfeile, um Folgerungen darzustellen
- andere Pfeilformen, die Vergleiche abbilden können
- das Ungleich-Zeichen ≠, um unterschiedliche Meinungen zu markieren
- das Fragezeichen für unklare Inhalte
- das Ausrufezeichen für wichtige Inhalte
- Klammern, um Wesentliches von Unwesentlichem zu unterscheiden
- Bildsymbole für Zitate oder Literaturhinweise.

Die Aufzählung ist in keiner Weise abschließend und bestimmt haben Sie für sich auch schon einige Ideen. Entwickeln Sie eine für Sie griffige und ergiebige Strategie, das wird nur zu Ihrem Vorteil sein. Es kann hier nämlich nicht darum gehen, ein bestimmtes System vorzustellen. Solche Techniken sind immer sehr individuell und auf das eigene Denken und Verarbeiten von Stoff zugeschnitten. Und je mehr Sie sich darin üben, desto wirkungsvoller werden Sie Informationen für sich aufbereiten. Daher noch ein abschließender Tipp.

! Gehen Sie vorsichtig um mit Mitschriften von Kommilitoninnen und Kommilitonen. Auf sie zuzugreifen, ist sicher praktisch, wenn Sie aus triftigen Gründen eine Veranstaltung nicht besuchen können. Der Aufwand aber, um sie zu verstehen, kann groß sein. Besuchen Sie deshalb wichtige Veranstaltungen lieber selber.

Sie haben jetzt einiges in der Hand, um das Mitschreiben auszuprobieren. Versuchen Sie es und verstärken Sie Ihren Lerneffekt mit der folgenden Aufgabe.

Machen Sie mit jemandem aus der Veranstaltung einen Vergleich Ihrer Mitschriften. Diskutieren Sie die beiden Vorgehensweisen. Leiten Sie daraus nötigenfalls weitere Schritte ab für Ihre eigene Strategie. Testen Sie gemeinsam auch das Mitschreiben per Hand und per Computer. Welche Vor- und Nachteile stellen Sie für sich selber fest?

9.3 Das Protokoll

Das Protokoll ist eine wichtige Form der Verschriftlichung mündlicher Aussagen. Im Arbeitsleben spielt es eine wesentliche Rolle bei Sitzungen. Was ist der Nutzen des Protokollierens?

- Das Protokoll gibt Gewähr, dass alle Anwesenden einen ähnlichen Wissensstand haben, an den in der nächsten Sitzung angeknüpft werden kann. Auch Nichtanwesende sind so über das Versäumte informiert.
- Das Protokoll dokumentiert die Gesprächsinhalte für spätere Zwecke, etwa wenn Unklarheiten hinsichtlich Beschlüssen, Argumenten oder Terminen auftreten.

Auch das Protokollieren will erlernt sein. Es ist eine sehr verantwortungsvolle Aufgabe. Wer protokolliert, wird seinen Text für ein breiteres Zielpublikum verfassen. Sie notieren nicht mehr nur für sich selber, sondern so, dass alle die Inhalte aufgrund Ihres Protokolls nachvollziehen können. Die Schwerpunkte, auf die Sie achten müssen, sind daher andere oder sagen wir besser, erweiterte. Sie müssen eine bestimmte Form beachten, die Inhalte einer ganzen Veranstaltung umfassend und doch knapp wiedergeben, schließlich Ihr Dokument auch noch in die Runde geben, das heißt Ergänzungs- oder Änderungswünsche entgegennehmen und sich eventuell einer Diskussion stellen.

9.3.1 Protokollformen

Es gibt verschiedene Protokollformen. Die am häufigsten anzutreffenden Formen sind das Ergebnisprotokoll und das Kurzprotokoll. Während Ergebnisprotokolle, wie es der Name schon sagt, nur reine Ergebnisse oder Erkenntnisse auflisten, bietet das Kurzprotokoll etwas mehr Inhalt. Kurzprotokolle halten nämlich auch die wichtigsten Punkte fest, die zu den Ergebnissen geführt haben. Sie tun dies nicht zwingend chronologisch, sondern eher gewichtend und zusammenfassend. In ein Kurzprotokoll gehören also:

- die wichtigen Eckpunkte oder Kernaussagen der Sitzung
- wie diese erarbeitet wurden
- welche wichtigen Argumente dazu gehören
- aber auch Definitionen und Fachbegriffe.

9.3.2 Protokollieren

Als Protokollführer oder Protokollführerin sind Sie in einer neutralen, nur beobachtenden Rolle, sowohl beim Mitschreiben als auch beim nachträglichen Verfassen. Wer Protokoll führt, soll in der Lage sein, anderen knapp und präzise einen Sachverhalt schriftlich darzulegen. Dazu müssen Sie konzentriert zuhören können und entscheiden, was wichtig oder was nebensächlich ist. Sie sollten in ganzen Sätzen und im Präsens schreiben. Stichworte alleine können zu Missverständnissen führen. Verzichten Sie auf wertende Aussagen. Emotionen oder persönliche Bemerkungen haben keinen Platz in Protokollen. Auch müssen Sie schnell mitschreiben können, sei es handschriftlich oder mit einem PC.

Tipp! Nutzen Sie als Protokollierende immer die Möglichkeit, bei Unklarheiten noch innerhalb der Sitzung nachzufragen, was genau in das Protokoll aufgenommen werden soll.

Tipp! Notieren Sie sich so viel wie möglich aus einer Sitzung. Kürzen können Sie dann immer noch. Gerade einer Anfängerin oder einem Neuling innerhalb einer Thematik ist nicht immer gleich klar, was als wichtig und was als unwichtig bewertet werden kann.

Tipp! Es empfiehlt sich, Protokolle sobald als möglich, am besten am selben Tag zu schreiben. Die Inhalte der Sitzung sind Ihnen dann noch am besten präsent.

Protokolle werden zu Beginn der nächsten Sitzung immer verabschiedet. Dies bedeutet, dass allfällige Korrekturen oder Ergänzungen durch die Sitzungsteilnehmenden angesprochen und im neuen Protokoll notiert werden. Erst dann ist das Protokoll „fertig".

Aufbau eines Protokolls

Protokolle sollen schnell und übersichtlich informieren, sie sollten also einen sehr strukturierten Aufbau haben. Oft besitzt jedes Unternehmen, zum Beispiel ein Forschungsinstitut, eine Klinik oder eine Firma, dazu eine Vorlage.

Ein Beispiel, wie so etwas aussehen kann, finden Sie in **Tabelle 9-2**. Einheitliche Vorgaben gibt es aber auch hier nicht. Achten Sie einfach auf klare Angaben im Kopfteil eines Protokolls und auf eine gut gegliederte Darstellung der Inhalte.

9.4 Das wissenschaftliche Tagebuch

Zum Abschluss dieses Kapitels betrachten wir nun eine sehr persönliche Form von Mitschrift, das wissenschaftliche Tagebuch. Wenn Sie so ein Tagebuch führen, haben Sie im Gegensatz zu den anderen Formen des Mitschreibens, die Sie kennengelernt haben, nur sich selber als Zielpublikum. Was ist der Nutzen eines solchen wissenschaftlichen Tagebuches?

- Das Tagebuch gibt Ihnen ein Raster, eine Sicherheit für den Prozess der Wissensaneignung. Indem Sie Wissen sammeln, schaffen Sie eine persönliche Beziehung zu Ihren Inhalten. Im Tagebuch können Sie Ihre eigene Perspektive entwickeln, Ihren Umgang mit den Wissensinhalten Ihrer Disziplin üben und konkretisieren.
- Sie können auf bestimmte Inhalte zurückgreifen, die sonst vielleicht vergessen wären.
- Auf den Seiten Ihres Tagebuchs dürfen Sie fast grenzenlos ausprobieren, entdecken, entwickeln, abfällig oder begeistert schreiben. Sie sind die einzige kritische Instanz.

Tabelle 9-2: Beispiel für eine Protokollvorlage

Ergebnisprotokoll Thema: Zeit: Anwesend: Entschuldigt: Protokoll:		
	verantwortlich	bis wann
1. Verabschiedung Protokoll vom 01.03.2008		
2. Thema 1		
3. Thema 2		
4. Thema 3		
5. Verschiedenes/Varia		
6. Nächste Sitzung		

- Auf der sprachlichen Ebene schaffen Sie sich mit dem Tagebuch einen Raum für Ihren eigenen Ausdruck. Sie halten Beobachtungen fest, entwickeln Antworten zu Fragen, bevor diese in Seminararbeiten oder Referaten öffentlich werden. Sie arbeiten an Ihrer eigenen Ausdrucksfähigkeit und an der Verfestigung Ihrer Gedanken.

Ein wissenschaftliches Tagebuch ist also eine Art kreatives Sammelsurium. Es ist der Ort, an dem alles zusammenkommt, was sonst, wenn es nicht aufgeschrieben würde, durch die Maschen des Wissensnetzes fiele. Indem Sie es aufschreiben, knüpfen Sie Ihr Netz dichter, es wird fester und sicherer. Inhalte bekommen mehr Gehalt und Hintergrund.

Es gibt nicht die eine richtige Art, diese Form von Mitschrift zu pflegen. Hier gilt noch mehr: Sie müssen die persönlichen Präferenzen und Arbeitstechniken aus dem Tun heraus entwickeln. Trotzdem sollen Sie in der Folge ein paar Hinweise bekommen, quasi als Einstiegshilfen auf Ihrem Weg hin zum Tagebuch-Profi.

9.4.1 Wer soll Tagebuch führen?

Nehmen wir an, Sie sind Studienanfängerin oder Studienanfänger. Ihnen dient das Journal vor allem zur Bewältigung der Flut von Informationen. Sie notieren fremde Begriffe, unbekannte Theorien, Titel von Büchern, Namen von Autorinnen und Autoren, Fragen, denen Sie nachgehen möchten, was Sie nicht verstanden haben und anderes mehr, eigentlich alles, was Sie beschäftigt und vielleicht auch überfordert.

Je weiter Sie in Ihrem Studium vorankommen, desto eigenständiger sollen Sie arbeiten. Ihre Interessen und Präferenzen sollen sich zeigen, Sie sollten aber auch Ihre wissenschaftliche Reflexion vertiefen. Ein Tagebuch kann in dieser Phase Struktur geben, Desorientierung vermindern helfen.

Sollten Sie in Kürze eine schriftliche Arbeit zu verfassen haben, gibt das Tagebuch eine Struktur für die Phase des Sammelns und Auswertens von Material. Notieren Sie alles, was Ihnen zu Ihrem Thema in den Sinn kommt, Ihnen in die Hände fällt oder ins Auge sticht: Gedanken, Hypothesen, Meinungen, Fakten, Zitate, Beobachtungen usw.

Wenn Sie im Rahmen eines Kongresses Vorträge hören, können Sie sich mit einer Mitschrift bestimmte Vorteile sichern. Ihre eigenen Notizen dienen Ihnen nämlich dazu, sich an der Diskussion beteiligen zu können, Fragen gezielter zu stellen, möglicherweise auch die eigene Position einzubringen oder gar Kritik zu üben. Ebenfalls werden auf Kongressen in der Regel allerneueste Forschungsergebnisse referiert, die Sie, außer im Abstract-Band (siehe dazu **Kap. 2**), noch nicht nachlesen können.

9.4.2 Das Tagebuch im Alltag

- Kaufen Sie sich ein festeres Heft oder ein gebundenes Buch in einem Format, das Sie in Ihrer Handtasche, in Ihrem Rucksack unterbringen können. Sie können auch ein Ringbuch mit losen Blättern führen. Blätter sind bei der Auswertung des Journals einfacher zu tauschen oder anderen Themen zuzuordnen.
- Ihr Tagebuch oder ein paar lose Blätter sollten Sie immer (!) bei sich haben. Die guten Einfälle haben Sie nämlich oft an den ungewöhnlichsten Orten. Und wenn sie fehlen, kann auch das Handy gute Dienste leisten. Zeichnen Sie eine Sprachnachricht auf, die Sie dann später verschriftlichen.
- Schreiben Sie von Hand. Neben dem Schreiben ist das Kritzeln, das Zeichnen möglich, die farbliche Ausgestaltung von Einträgen. All das hilft der eigenen Kreativität, dem Wechsel von Blickwinkeln und damit wiederum Ihrem eigenständigen Denken.
- Verwenden Sie die Technik des Schreibdenkens, wie sie in **Kapitel 4** erläutert ist.
- Beginnen Sie jeden Eintrag auf einer neuen Seite. Sie lassen sich so Platz für spätere Kommentare oder Auswertungen.
- Datieren Sie Ihre Einträge, um nötigenfalls gedankliche Entwicklungen nachzuverfolgen.

- Wer möchte, teilt die Seiten in Spalten ein: Eine Spalte ist für Ihr Sammelthema bestimmt, die zweite Spalte für Ihre persönlichen Bemerkungen dazu.
- Schreiben Sie in Ihrer Alltagssprache. Das fällt Ihnen viel leichter. Ihre Schreibwiderstände sind dann niedriger. Außerdem geben Sie schwierigen wissenschaftlichen oder fachsprachlichen Begriffen und Textausschnitten eine andere Perspektive, das heißt sie können anders gesehen und dadurch neu begreifbar werden. Ihre Sprache kann und soll sondierend sein, ungenau, patzend, unfertig, vielleicht sogar für andere nicht verständlich.
- Machen Sie spontane Einträge während des Tages oder ein- bis zweimal die Woche. Legen Sie aber auch eine feste Schreibzeit fest. Zu Beginn genügen meist fünf Minuten, steigern Sie dann die Schreibzeit auf maximal 20 Minuten. Schreiben Sie nicht länger. Sie erhöhen so die Konzentration und Produktivität Ihres Gedankenflusses.

9.4.3 Was schreiben?

Ins Tagebuch gehört alles, was Sie für wichtig halten, was Sie neu lernen, worüber Sie nachdenken oder mit anderen diskutieren. Malen, zeichnen, kleben ist erwünscht. Hier eine nicht abschließende Liste:

- Textfragmente, eigene und gefundene
- Lesefrüchte: Texte, Textstellen, die Ihnen besonders gefallen
- Zeitungsausschnitte
- Zitate
- Ideen für Artikel, Kapitel
- Diagramme, Bilder
- Skizzen
- Titel von Büchern, die Sie lesen möchten
- Titel für mögliche Texte
- Gliederungen
- Beobachtungen: Was beobachte ich? Mit welchen Methoden? Wie deute ich die Beobachtungen?
- Beispiele
- Fragen, die Sie an sich selber richten
- Fragen von anderen und mögliche Antworten dazu
- Notizen aus Vorlesungen und Gesprächen
- Notizen zu Filmen, Ausstellungen, Reisen
- Aufgaben, die zu erledigen sind
- Zeitpläne
- Erfreuliches – Ärgerliches
- Papiergespräche, Dialoge mit sich selber
- Briefe, die Sie schreiben möchten
- Listen aller Art

9.4.4 Auswerten – und weiterverwenden

Ganz ähnlich wie bei den Notizen zum Unterricht gilt auch hier: notieren alleine genügt nicht. Es braucht eine Nachbearbeitung. Werten Sie Ihr Tagebuch daher in regelmäßigen Abständen aus. Die Regelmäßigkeit richtet sich nach dem Fokus, den Sie verfolgen. Wenn Ihre Journaleinträge Sie durch das Studium begleiten, ist eine semesterweise Auswertung möglich. Sammeln Sie aber Material für eine schriftliche Arbeit, ist die Auswertung sicher nötig, sobald Sie beginnen, Ihr Thema einzugrenzen, eine erste Grobdisposition zu entwerfen oder wenn Sie vor der eigentlichen Schreibphase stehen. Auswerten heißt auch immer, dass Sie die Inhalte aus dem Tagebuch herausnehmen und übertragen in jene Ordnungs-Form, die Ihnen gerade nützlich ist.

Es gibt verschiedene Möglichkeiten der Auswertung. Sie können nach der ABC-Methode vorgehen:

- Bezeichnen Sie Ihre Einträge mit A, dann sind sie sehr wichtig für Ihr Thema.
- B-Einträge sind einigermaßen wichtig oder interessant.

C-Einträge hingegen sind interessant, aber nicht im aktuellen Zusammenhang.

Erstellen Sie entsprechende Listen. Fassen Sie ähnliche Gedanken in kleinen Texten, kurzen Essays (wörtlich: „Versuchen“) zusammen. Hier gilt immer noch: Ihre eigene Sprache, Ihr eigener Ausdruck hat Vorrang. Erst wenn die Texte wirklich in Ihre schriftliche Arbeit einfließen, müssen sie den wissenschaftlichen Standards genügen.

Wenn Sie bereits eine Grobdisposition Ihrer Arbeit haben, können Sie Ihre Einträge auch den entsprechenden Kapiteln zuordnen.

Dass es übrigens auch Spaß machen kann, so ein Tagebuch zu führen, das beschreibt Marc Levy (2002) in seinem kleinen und handlichen Buch mit dem Titel *Geniale Momente*. Revolutionieren Sie Ihr Denken durch persönliche Aufzeichnungen. Levy ist Amerikaner und nutzt ein persönliches Tagebuch im beruflichen Umfeld. Sein Ratgeber ist sicher manchmal etwas salopp, aber gerade darum auch sehr animierend. Seine Tipps sind gut übertragbar auf das wissenschaftliche Umfeld.

9.5 Mitschreiben – Ihr persönlicher Gewinn

Sie haben jetzt verschiedene Hinweise zur Entwicklung Ihrer eigenen Mitschreibe-Strategie bekommen. Üben Sie sich darin. Denn neben den fachlichen Lerneffekten werden Sie damit auch Ihre Selbstkompetenz stärken, das heißt:

- Sie werden besser verstehen, was Sie hören, beobachten, sehen.
- Sie werden lernen, Wesentliches von Unwesentlichem zu unterscheiden.
- Durch das Mitschreiben wird Ihre Konzentration geschult. Sie werden präsenter sein und damit Ihre Lernleistung steigern.
- Sie werden sich schließlich besser erinnern können, an das, was Sie gehört und verarbeitet haben. Die Informationen sind besser vor dem Vergessen bewahrt.

9.6 Literatur

Frank, A., Haacke, S. & Lahm, S. (2013). *Schlüsselkompetenzen: Schreiben in Studium und Beruf* (2. Aufl.). Metzler.

Levy, M. (2002). *Geniale Momente: Revolutionieren Sie Ihr Denken durch persönliche Aufzeichnungen.* Midas Management.

Metzger, C. (2010). *Lern- und Arbeitsstrategien* (11., überarbeitete Aufl.). Sauerländer.

Wolfsberger, J. (2016). *Frei geschrieben: Mut, Freiheit und Strategie für wissenschaftliche Abschlussarbeiten* (4. Aufl.). Böhlau.

Weiterführende Literatur

Reinhardt, K. (2006). *Schreiben: Ein Handbuch für Pflege- und Gesundheitsberufe* (2. Aufl.). Huber.

Interview mit Hanna Mayer:

Erliegen Sie der Faszination der Pflege als Wissenschaft!

Prof. Dr. Mag. Hanna Mayer

Professorin für Pflegewissenschaft an der Universität Wien; Vorständin des Instituts für Pflegewissenschaft an der Universität Wien und Vize Studienprogrammleiterin für das Masterprogramm Pflegewissenschaft an der Universität Wien.

Werdegang

Allgemeine Krankenpflegeschule Rudolfinerhaus, Wien; Tätigkeit als Diplomierte Krankenschwester; Lehrerin für Krankenpflege und später stellvertretende Leiterin an der Krankenpflegeschule Rudolfinerhaus; Studium der Erziehungswissenschaften (Pädagogik/Sonder- und Heilpädagogik) an der Universität Wien mit Abschluss Magistra der Philosophie; Dissertation zur Erlangung des Grades Doktorin der Philosophie; freiberufliche Tätigkeit als Pflegewissenschaftlerin, u.a. als Mitarbeiterin des Instituts für Pflege und Gesundheitssystemforschung der Johannes Kepler Universität Linz und als Lehrbeauftragte der Universität Wien, im Weiterbildungszentrum für Gesundheitsberufe in Aarau, der Pflegewissenschaftlichen Fakultät der Philosophisch-Theologischen Hochschule Vallendar, der Donau-Universität Krems, der FH Technikum Kärnten am FH Campus Wien; seit 2007 Professorin für Pflegewissenschaft der Universität Wien und Leiterin des Instituts für Pflegewissenschaft, von 2012–2016 Vizedekanin für Lehre an der Sozialwissenschaftlichen Fakultät der Universität Wien; Mitglied der Ethikkommission der Universität Wien, Mitherausgeberin der Zeitschrift QuPuG, Journal für qualitative Pflege- und Gesundheitsforschung, Fachbuchautorin.

Arbeitsschwerpunkte: Theoriebildung, Forschungsmethodologie und -methoden (im Speziellen theoriebasierte Evaluation und qualitative Forschung) und Forschungsethik; Person Centred Care und Gerontologische Pflege (im Speziellen Dementia Care Research).

Warum sind Sie Wissenschaftlerin geworden?

Mich hat das Thema „Pflegeforschung" bereits in meiner Ausbildung zur Krankenschwester interessiert, und ich durfte an den ersten Forschungsprojekten am Rudolfinerhaus mitarbeiten. Ich hatte damals eine Vorgesetzte, die auf dem Gebiet der Pflegeforschung Pionierin war (Elisabeth Seidl) und die hier schon sehr früh SchülerInnen und junge KollegInnen gefördert hatte. Auf den ersten Konferenzen der WENR (Workgroup of European Nurse Researchers), zu denen sie mich „mitnahm", konnte ich zum ersten Mal kennenlernen, was Pflegewissenschaft wirklich sein kann (denn Österreich war ja in den 1980er-Jahren diesbezüglich noch ein „Entwicklungsland").

Mein Interesse galt in erster Linie den Forschungsmethoden, hier konnte ich auch in meinem Pädagogikstudium – damals konnte man in Österreich noch nicht Pflegewissenschaft studieren – einiges lernen. Ich hatte das Glück, dass ich durch die Mitarbeit an Forschungsprojekten und am Methodenunterricht in das Fach der Pflegeforschung hineingewachsen bin. Und was danach gekommen ist ... das war irgendwie nicht geplant. Ich wollte in erster Linie Krankenschwester und Lehrerin sein, aber dann hat mich die Wissenschaft mehr und mehr in den Bann gezogen.

Ich kann nicht sagen, dass ich das immer schon werden wollte, mein Weg hat mich hier hingeführt! Und viele Dinge sind einfach auf mich zugekommen: zum Beispiel die Möglichkeit, in Aarau Forschung zu unterrichten und qualitative Forschungsarbeiten zu begleiten (wodurch ich sehr viel gelernt habe), die Gelegenheit, an einer großen Evaluationsstudie teilzunehmen, die Anfrage vom Facultas-Verlag, ob ich ein Lehrbuch zur Forschung schreiben möchte (da hatte vorher schon jemand abgesagt) ... ich habe sie dann einfach genutzt, auch wenn manches ein „Sprung ins kalte Wasser" war.

Macht wissenschaftliches Arbeiten Spaß?

Ja, ich finde wissenschaftliches Arbeiten im Allgemeinen sehr kreativ. Spaß daran macht:

- die Faszination, „hinter" die Dinge zu schauen
- zu wissen, dass es in der Pflege um mehr geht (gehen kann) als bloßes Handeln
- Freude am mündlichen und schriftlichen Diskurs
- Interesse an Forschungsmethoden (der Vielfalt der Wege, wie man zu Wissen kommen kann) und ihrer Umlegbarkeit auf die Pflege
- Aber auch der Gedankenaustausch und die kreative Arbeit mit KollegInnen während eines Forschungsprojekts, denn entgegen der allgemeinen Meinung entstehen wissenschaftliche Erkenntnisse selten alleine im „stillen Kämmerlein", sondern in einem gemeinsamen kreativen Denkprozess.

Wie lesen Sie?

Ich lese viel. Ich bin ein absoluter Freak, was das „Haben-Müssen" betrifft. Ich liebe Bücher und bin auch ein Eichhörnchen, was das „Sammeln" von Artikeln betrifft, die interessant klingen und die ich vielleicht einmal brauchen könnte. Meistens trifft das aber dann auch zu! Ich lese daher die meisten Sachen „quer", um einen Überblick zu bekommen, und speichere dies dann irgendwo in meinem Gehirn ab. Meistens erinnere ich mich an die abgespeicherten Gedanken, wenn ich mich mit einem Thema beschäftige, zu dem das Gelesene passt. Erst dann vertiefe ich mich wirklich in den Artikel oder in das Buch.

Ganz anders ist es, wenn ich gezielt zu einem Thema recherchiere und lese. Dann mache ich mir Notizen am Rand eines Artikels (wichtige Stichworte) oder auf Postits®, die ich auf den Artikel klebe. Daher kopiere ich auch oft wichtige Teile aus Büchern, damit ich sie dann „be-schreiben" kann (das mache ich in Büchern nicht).

Wichtige Textstellen exzerpiere ich immer gleich, natürlich mit der jeweiligen Angabe zur Quelle! Der Fehler, dies nicht sorgfältig zu handhaben, ist mir zu Beginn unterlaufen, und ich habe bitter dafür bezahlt, indem ich tolle Zitate oder wichtige Stellen einfach nicht mehr bezüglich ihres Ursprungs nachvollziehen und somit für meine Publikation nicht mehr verwenden konnte. Meist lege ich mir dazu themenspezifische Dateien am Computer an, die zur Vorbereitung von Artikeln, Referaten, Forschungsanträgen etc. dienen.

Regelmäßig lese ich die Zeitschriften *Pflege*, Pflege & Gesellschaft und das International Journal of Qualitative Studies on Health and Well-being, diese habe ich auch privat abonniert. Sonst suche ich mir die Artikel themenspezifisch, über das Institut habe ich Zugang zu vielen Fachzeitschriften.

Eine kleine Anmerkung am Rande: Um mit einem gängigen Vorurteil aufzuräumen und den jungen KollegInnen kein „verklärtes" Bild zu vermitteln: In meiner Freizeit lese ich keine pflegewissenschaftliche Literatur, sondern Krimis, historische Romane, Harry Potter etc.

Wie schreiben Sie?

Schreiben ist beim wissenschaftlichen Arbeiten etwas ganz Zentrales. Nur über die Sprache können wir unsere Erkenntnisse und Gedanken transportieren. Gerade in der qualitativen Forschung spielt die sprachliche Fähigkeit eine sehr große Rolle, da die Ergebnisse nur auf der beschreibenden Ebene darzustellen sind. Aber auch in der quantitativen Forschung, denn die reinen Zahlen sprechen ja noch nicht für sich, ist die sprachliche Ausdrucksfähigkeit wichtig.

Gerne zu schreiben, Lust am Schreiben zu haben ist eine wichtige Voraussetzung für gute wissenschaftliche Arbeit. Ich schreibe prinzipiell viel, nicht nur beruflich, auch privat.

Wenn ich schreibe, mache ich mir zuerst ein Gerüst:

- Welche Fragen will ich mit dem Text beantworten?
- Welches Ziel will ich erreichen? und
- Wie baue ich meine Argumente auf?

Wenn ich im Vorfeld schon gelesen habe, bilden meine Notizen, Exzerpte, Zitate aus den Quellen Bausteine dazu, die ich nun entlang meines Argumentationsstranges platziere und auffülle und versuche, über weiteres Nachlesen Argumentationslücken zu füllen.

Dann beginne ich zu schreiben ... und wenn ich bei einem Kapitel oder Abschnitt „hängen" bleibe, dann kann es auch passieren, dass ich bei einem anderen Thema oder Kapitel fortsetze, um im Schreibfluss zu bleiben. Meistens kann ich dann später auch wieder dort weiterarbeiten, wo ich zuerst einen Stillstand hatte.

Ein paar Tipps:

1. Schreiben Sie, sooft Sie können. Das können Leserbriefe, kurze Artikel, Buchrezensionen oder wissenschaftliche Artikel oder auch Falldarstellungen sein, aber schreiben Sie! Nur so bekommt man Routine und Lust am Schreiben.
2. Wenn Sie an einem Artikel oder Aufsatz arbeiten, dann schreiben Sie! Damit meine ich: Legen Sie los! Nicht monatelang überlegen, lesen, überlegen, lesen ... da wird die Furcht vor dem leeren Blatt noch größer.
3. Machen Sie sich im Vorhinein ein Konzept oder eine Skizze. Was will ich vermitteln? Welche Fragen sollen beantwortet, welche Thesen aufgestellt und diskutiert werden? Wie möchte ich meine Argumentation aufbauen (der berühmte „rote Faden").
4. Schreiben Sie neben den Text, den Sie verfasst haben, ein Stichwort am rechten Rand der Seite, das kennzeichnet, worum es hier geht. Anhand der Stichworte können Sie dann auf den ersten Blick erkennen, wie Sie Ihre Argumentationslogik aufgebaut haben und ob dies Ihrer Skizze entspricht und logisch ist. Dies hilft Ihnen, dass Sie sich nicht verlieren oder in Ihrer Argumentation redundant werden.
5. Eine wissenschaftliche Arbeit ist zwar kein Abenteuerbericht oder Krimi, aber trotzdem muss er nicht langweilig sein. Versuchen Sie Ihre Leserinnen zu fesseln – das ist auch für wissenschaftliche Abhandlungen nicht verboten.

Wie halten Sie sich bezüglich Ihres Schwerpunktes auf dem aktuellen Stand der Forschung und der Diskussion?

Im Alltag gibt es dazu unterschiedliche Wege, die ich alle nütze. Der erste ist natürlich „anlassbezogen" bzw. ganz gezielt. Wenn ich ein Forschungsprojekt entwickle, dann ist es unumgänglich, dass ich mich in die aktuelleste Literatur zum Thema einlese. Aber auch während des Forschungsprozesses beschäftige ich mich immer wieder ganz gezielt mit der Literatur und natürlich auch dann, wenn ich selbst wieder publiziere. Ein ganz aktiver Weg ist, den Publikationen bestimmter Autor*innen, die auf demselben oder ähnlichen Gebiet forschen, zu

„folgen“, d.h. über Research Gate oder andere Plattformen über deren neueste Publikationen auf dem Laufenden gehalten zu werden. Es gibt aber auch einen Weg, der weniger aktiv ist, sondern ein bisschen „passiver“: der Kongressbesuch. Denn wenn man auf einem Kongress ist (auch wenn dieser nicht nur auf das eigene Forschungsgebiet fokussiert ist), so erfährt man meist – ganz ohne gezielte Suche – viel Neues über sein Spezialgebiet, über neueste Forschungsarbeiten oder Publikationen. Manchmal passiert es aber auch zufällig, dass man über eine Forschungsarbeit „stolpert“ oder durch ein Gespräch mit Kolleg*innen über aktuelle Entwicklungen, sein Themengebiet betreffend, erfährt. Also: immer mehrere Strategien fahren und vor allem wachsam sein und die Augen und Ohren offenhalten!

Wie wichtig ist die englische Sprache für das wissenschaftliche Arbeiten?

Englisch ist essenziell, da die meisten wissenschaftlichen Publikationen, insbesondere Forschungsarbeiten, auf Englisch verfasst sind.

Englisch ist nun mal die Wissenschaftssprache! Gerade an internationalen wissenschaftlichen Kongressen merkt man, dass KollegInnen aus nicht englischsprachigen Ländern grundsätzlich einen Nachteil haben, da man sich in einer fremden Sprache, egal wie gut man sie beherrscht, nie so differenziert und facettenreich auszudrücken vermag wie in der Muttersprache. Das ist grundsätzlich eine Art sprachliche Benachteiligung, vor allem im mündlichen wissenschaftlichen Diskurs. Auch wenn dieser Nachteil bewusst ist, kann man nichts dagegen tun, außer ihn, so gut es geht, abzuschwächen. Und das heißt Englisch reden, reden, reden, ...

Neben dem Lesen von englischen Texten – darum werden Sie ohnedies nicht herumkommen – ist das Sprechen von essenzieller Wichtigkeit. Und hier meine ich nicht nur den wissenschaftlichen Diskurs, sondern auch das Alltaggespräch. Meine Tipps (diese Strategien wende ich teilweise auch an):

- ein Auslandssemesters in einem englischsprachigen Land absolvieren
- eine Summer-School, an der englisch gesprochen wird, besuchen
- englische GesprächspartnerInnen, mit denen man beispielsweise einmal in der Woche regelmäßigen Austausch hat (z.B. MitstudentInnen aus dem Ausland)
- ein Englisch-Vokabelbuch führen; ich schreibe beispielweise bei jedem Artikel, den ich lese, die Begriffe ein, die ich nachschlagen musste.
- ein Englisch-Coach, zum Beispiel zur Vorbereitung von englischsprachigen Kongressen
- in der Arbeit einen „Englisch-Tag“ einführen, an dem nur Englisch gesprochen wird; das führen KollegInnen in Witten/Herdecke mit großem Erfolg durch.
- der Sprung ins kalte Wasser!

Meine Erfahrung ist: Alle *native speaker* (Muttersprachler) haben großen Respekt davor, wenn sich jemand in ihrer Sprache (sprich: Englisch) auszudrücken vermag, egal ob dies perfekt ist oder nicht. Vertrauen Sie darauf und haben Sie Mut, es zu tun, und von Mal zu Mal wird es leichter.

Wo sehen Sie aus Ihrer Erfahrung mit Lernenden und Studierenden die größten Hürden für das wissenschaftliche Arbeiten?

Eine große Hürde, die aber zugleich auch ein großer Vorteil sein kann, sehe ich in der „Verwurzelung“ der Studierenden in der pflegerischen Praxis. Für das wissenschaftliche Arbeiten müssen Sie eine andere Perspektive einnehmen, aus dem Alltag heraustreten, anders auf die Phänomene schauen. Das fällt vielen Studierenden aus der Pflege, gerade denjenigen, die während des Studiums weiter als Pflegende tätig sind, schwer. Auch sich von dem Anspruch des direkten „Nutzens“ der Wissenschaft für „die“ Praxis lösen zu können fällt aus meiner Erfahrung vielen schwer; dies engt dann oft sehr ein.

Was sind Ihrer Meinung nach die größten Fehler, die Lernende, Studierende und auch Wissenschaftlerinnen und Wissenschaftler beim wissenschaftlichen Arbeiten machen?

Der größte Fehler ist, dass sie sich nicht trauen, „Eigenes“ zu produzieren. Viele glauben, in einem wissenschaftlicher Text muss jede Zeile mit einer fremden Quelle „belegt“ sein, und reihen so Zitat an Zitat, indirekt oder direkt, anstatt die Gedanken anderer aufzunehmen, zu verknüpfen und in ein eigenes Gedankengerüst zu verarbeiten (natürlich mit den entsprechenden Verweisen oder auch direkten Zitaten, um Argumente zu untermauern). Dies ist aber auch – zugegebenermaßen – eine schwierige Sache.

Wie sieht Ihre Arbeitswoche aus?

Ich arbeite im Normalfall 50 bis 60 Stunden in der Woche. Dabei fließt ein großer Teil in die Leitung des Forschungsinstituts und in die Studienprogrammleitung. Hierzu zählen auch die Arbeit an Forschungsanträgen, alle Belange wissenschaftlicher Projektleitung und administratives Arbeiten, die mit der Leitung eines Institutes zu tun haben. Einen weiteren Teil nimmt die Begleitung wissenschaftlicher Arbeiten junger KollegInnen in Anspruch.

Meistens arbeite ich am Institut selbst. Nur wenn ich beispielsweise einen Artikel schreibe, einen Vortrag vorbereite oder mich ganz in Ruhe in ein Thema vertiefen möchte, ziehe ich mich an einen ruhigen Ort (z. B. in unser Haus am Land) zurück, um „am Stück“ arbeiten zu können und nicht durch das Alltagsgeschäft „gestört“ zu werden. Wissenschaftliche Denkarbeit geht einfach nicht „nebenher“ und kleinweise. Das Korrigieren von Arbeiten, das Verfassen von Artikeln und das Vorbereiten von Referaten fallen aus Zeitmangel manchmal auch auf das Wochenende.

Im Urlaub versuche ich, wenn es irgendwie möglich ist, nicht zu arbeiten und auch keine E-Mails zu beantworten. Selbst Fachliteratur lese ich dann nicht. Ständige Verfügbarkeit erscheint zwar momentan Statussymbol oder eine „zwingende Notwendigkeit“ zu sein, aber meiner Meinung nach ist dies keine Tugend und auch keine Notwendigkeit für eine (wissenschaftliche) Karriere. Im Gegenteil: Eine gute Balance zwischen Arbeit und Freizeit ist, bei aller Notwendigkeit eines vollen Arbeitseinsatzes und bei allem Respekt davor, das wahre Rezept für ein nachhaltig erfolgreiches Berufsleben, denn da gehört auch die körperliche und geistige Gesundheit dazu und die Fähigkeit zu einem sozialen Leben.

Ich habe keine Kinder und einen sehr verständnisvollen Mann, der meine Arbeit sehr interessant findet und meine Karriere immer aktiv unterstützt hat und unterstützt. Wir trachten aber auch danach, unsere Freizeit einfach nur uns und unseren Hobbies zu widmen.

Welche Rolle spielen Mentoren für den wissenschaftlichen Werdegang?

Ein guter Mentor, eine gute Mentorin ist eine wichtige Stütze beim wissenschaftlichen „Gehen-Lernen“. Er/Sie muss die Eigenschaft haben:

- Sie in die „Geheimnisse“ des Vorgangs einzuweihen
- Ihnen Stützen und Hilfen zu bieten
- Sie an der Hand zu nehmen, aber auch die Hand rechtzeitig loszulassen (loslassen zu wollen)
- Sie anzufeuern, Ihre eigenen Gehversuche zu machen
- Ihnen Hilfe und Unterstützung anzubieten, wenn der Prozess am Anfang auch mal nur zwei Schritte geht und man dann wieder auf seinen „vier Buchstaben“ sitzt.

Ein guter Mentor darf auch keine Angst davor haben, dass der Schützling einmal schneller läuft als er selbst. Mentoren

- erteilen im Normalfall fachlichen Rat
- führen in die *scientific community* ein
- vermitteln hilfreiche Kontakte und auch Aufträge, zum Beispiel Referate oder Lehraufträge, die Sie bekannt machen können, oder wo Sie wiederum Kontakte knüpfen können.

Grundsätzlich: Einen Mentor/Eine Mentorin zu haben ist eine gute Sache, aber keine zwingende Notwendigkeit für eine wissenschaftliche Karriere. Auch eine gute *Peergroup*, beispielsweise DissertationskollegInnen, können sehr hilfreich bei der wissenschaftlichen Karriere sein.

Welchen Stellenwert haben Netzwerke für das wissenschaftliche Arbeiten und den wissenschaftlichen Werdegang?

Netzwerke helfen, in die „Szene" zu kommen, mit anderen WissenschaftlerInnen bekannt zu werden, Ideen und Gedanken auszutauschen. Die Wissenschaftlerin, die von Spinnweben überwuchert jahrelang alleine im stillen Kämmerlein über ihren Gedanken brütet und dann das „Heureka"-Erlebnis hat, gehört ins Reich der Legenden. Auch Zugänge zu Jobs, etwa die Möglichkeit, an Projekten mitzuarbeiten, oder Lehraufträge, Einladungen zu Referaten, bekommt man oft über Netzwerke. Dabei sind die offiziellen und inoffiziellen Netzwerke zu unterscheiden. Offizielle Netzwerke sind Verbände und Vereinigungen, inoffizielle Netzwerke Gruppen von Gleichgesinnten. Beides ist gleichermaßen wichtig.

Ich selbst bin Mitglied in der Gesellschaft für Pflegewissenschaft des Österreichischen Gesundheits- und Krankenpflegeverbandes. Durch meine Tätigkeit an der Universität Wien und durch meine vielfältigen Tätigkeiten an verschiedenen Arbeitsplätzen zuvor konnte ich aber auch andere (nicht organisierte, inoffizielle) Netzwerke aufbauen, die sich natürlich mit den Jahren im Beruf immer weiter vergrößern. In diese versuche ich auch junge KollegInnen einzuführen.

Was sind die wesentlichen Punkte, an die Studierende denken sollten, wenn sie eine wissenschaftliche Karriere planen?

Der wichtigste Punkt ist die Einsicht, dass es eine Illusion ist zu glauben, dass man „Karrieren" wirklich planen kann und vor allem: dass alles dann nach diesem Plan läuft. Das ist oft leider nicht so und eine allzu genaue „Planung" kann dazu führen, dass man sich verkrampft und nicht mehr offen ist für Neues, für Gelegenheiten, die sich bieten, für Wege, die man nicht geplant hat, die aber meist die interessantesten und letztendlich erfolgreichsten sein können.

Trotzdem gibt es ein paar Punkte, die wichtig sind, wenn Sie den Weg der Wissenschaft gehen wollen:

- Eignen Sie sich eine breite Methodenkompetenz als Grundlage an und spezialisieren Sie sich dann in einem Bereich, zum Beispiel Phänomenologie oder Testtheorie.
- Sammeln Sie praktische Erfahrungen, arbeiten Sie beispielsweise als Praktikantin an Forschungsinstituten und bewerben Sie sich als freie Projektmitarbeiterin.
- Machen Sie ein Thema zu dem Ihren, vertiefen Sie sich darin, publizieren Sie oder treten Sie damit in der Öffentlichkeit auf. Nur so werden Sie wahrgenommen. (In der Wissenschaft geht es darum, dass Sie im Zusammenhang mit einem Thema, in dem Sie arbeiten, wahrgenommen werden.)
- Schließen Sie sich Netzwerken an und engagieren Sie sich dort in einem speziellen Bereich.
- Knüpfen Sie Kontakte in der nationalen und internationalen *scientific community*.
- Erliegen Sie der Faszination der Pflege als Wissenschaft (ohne Begeisterung für den Gegenstandsbereich können Sie noch so sorgfältig planen ...).

Welchen wichtigsten Rat geben Sie Lernenden und Studierenden für das wissenschaftliche Arbeiten in der Pflege?

Denken Sie nicht nur daran, dass Sie WissenschaftlerIn werden wollen, sondern entwickeln Sie die Faszination für ein Thema und vertiefen Sie sich in dieses – damit schaffen Sie sich eine essenzielle Voraussetzung für das wissenschaftliche Arbeiten.

10
Dazu gibt es nichts!? Die Grundlagen der Literaturrecherche

Elke Hausner, Michael Simon

Das wissenschaftliche Arbeiten findet nicht im luftleeren Raum statt und lebt von der Auseinandersetzung mit den Ideen und Forschungsergebnissen anderer WissenschaftlerInnen. Diese Auseinandersetzung setzt voraus, dass die entsprechenden Veröffentlichungen bekannt sind. Mit der Literaturrecherche werden die relevanten Veröffentlichungen ausfindig gemacht und damit erst das Lesen, Verstehen und Verarbeiten ermöglicht.

Hat man nicht gut recherchiert, läuft man Gefahr, relevante Aspekte zu übersehen, und das hat unmittelbare Folgen auf die Qualität der Ergebnisse. Für die professionellen wie auch akademischen Berufsfelder in der Pflege hat dies unmittelbare Konsequenzen auf die eigenen Argumentationsmöglichkeiten. Wer nicht auf dem aktuellen Stand ist oder die relevante Literatur nicht kennt, ist argumentativ im Nachteil.

Lernziele

- Sie können die für pflegerische Fragestellungen wichtigsten Recherchequellen identifizieren und beschreiben.
- Sie kennen den Unterschied zwischen einer orientierenden und einer systematischen Literaturrecherche.
- Sie sind in der Lage, die Funktionsweise Bool'sche Operatoren zu beschreiben und anzuwenden.
- Sie können gängige erweiterte Funktionen von Datenbanken beschreiben und anwenden.
- Sie wissen, wie Sie eine dem Zweck und dem Anspruch angemessene Suchstrategie konzipieren.
- Sie können Elemente der systematischen Literaturrecherche benennen und beschreiben.

10.1 Die Literaturrecherche

Die Literaturrecherche erscheint häufig als recht unsystematischer Prozess, der nicht nur, aber auch vom Zufall geleitet wird. In Zeiten der evidenzbasierten Medizin hat sich die Literaturrecherche jedoch immer stärker als ein Teil der Methodik entwickelt, welcher auf einen entsprechenden „Werkzeugkasten“ zurückgreift.

Der hier verwendete Begriff der Literaturrecherche ist durchaus weitgefasst und schließt das flüchtige Stöbern beim Buchhändler oder das Surfen im Internet genauso ein wie die systematische, datenbankgestützte Recherche im Zusammenhang mit systematischen Übersichtsarbeiten.

➔ Die Literaturrecherche umfasst alle Maßnahmen zur Identifizierung relevanter Literatur. Diese Maßnahmen beschränken sich nicht auf ein bestimmtes Medium und reichen von der systematischen Recherche in Datenbanken bis zum Zufallsfund in der Bibliothek oder dem Internet.

Die Qualität der Recherche hängt vor allem davon ab, ob sie für die Fragestellung angemessen ist. Der Umfang der Recherche wird dabei vom Zweck, dem Anspruch und von praktischen Erwägungen bestimmt:

- Der *Zweck* der Recherche kann beispielsweise sein, sich „mal eben" über ein Thema zu informieren oder einen Teil der Forschungsmethodik von systematischen Übersichtsarbeiten darstellen.
- Im Zusammenhang mit Qualifikationsarbeiten spielt der *Anspruch* an die zu erbringende Leistung eine wesentliche Rolle. So reicht für ein Referat im ersten Semester in der Regel einige wenige (aber relevante) Literatur aus. Abschlussarbeiten wie Bachelor-, Master- und vor allem Doktorarbeit haben jedoch den Anspruch, den aktuellen Forschungsstand abzubilden, und erfordern entsprechend gründliche Literaturrecherchen.
- Letztlich wird eine Literaturrecherche jedoch auch von *praktischen und pragmatischen Überlegungen* bestimmt. So erfordern umfangreiche Recherchen mitunter Zugang zu kostenpflichtigen Datenbanken und entsprechenden Zugriff auf die recherchierte Literatur.
- Bevor Sie also darüber nachdenken, wie und wonach Sie recherchieren wollen, sollten Sie zunächst klären, welchem Zweck und welchen Ansprüchen die Recherche genügen soll und welche Möglichkeiten Ihnen zur Verfügung stehen.

Dabei sollten Sie zunächst klären, wonach Sie eigentlich suchen. Nach einem Lehrbuch zum Thema Pflegequalität wird beispielsweise anders recherchiert als nach Studien, die den Zusammenhang von Personalbesetzung und Pflegequalität untersuchen. Ein generelles Rezept, wie man eine Recherche effektiv und effizient erledigen kann, gibt es nicht. Jedoch lassen sich mit ein wenig technischem Verständnis, Neugier und Übung gute Rechercheergebnisse erzielen.

! Umfang und Planung der Literaturrecherche orientieren sich an der Aufgabenstellung!

10.2 Der Recherche-Werkzeugkasten

Wie bereits dargestellt benötigen Recherchierende eine solide Auswahl an Werkzeugen: den Recherche-Werkzeugkasten (**Abb. 10-1**). In Abhängigkeit von den Zielen und dem Umfang der Recherche kommen diese Werkzeuge zum Einsatz.

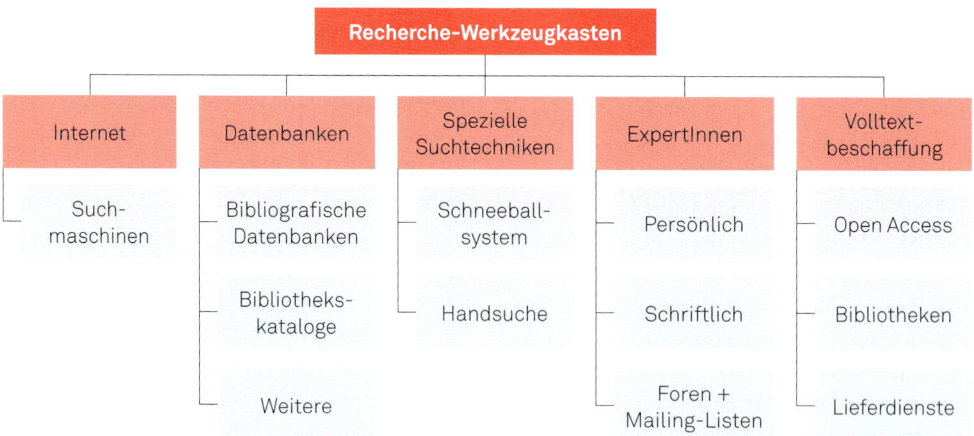

Abbildung 10-1: Recherche-Werkzeugkasten

10.2.1 Das Internet oder die Suche nach der Nadel im Heuhaufen

Das Internet bietet einen unerschöpflichen Fundus an Informationen und ist damit eine wesentliche Quelle für jegliche Art von Recherche. Allerdings führt die Größe des Internets zu einer unübersichtlichen Informationsflut.

Für die Literaturrecherche spielt das Internet in doppeltem Sinne eine besondere Rolle. Über das Internet:

1. wird technisch der Zugang zu speziellen Datenbanken, Bibliothekskatalogen oder Buchhändlern hergestellt und
2. werden Informationen von Organisationen, Privatpersonen und Internetgemeinschaften (Foren, Mailing-Listen etc.) zu allen denkbaren Themen und Fragestellungen gesammelt und bereitgestellt.

Dieser Abschnitt beschäftigt sich kurz mit dem Medium Internet und wie man hier mittels Suchmaschinen recherchieren kann. Die literaturspezifischen Angebote werden im Abschnitt 10.2.2 „Datenbanken: PubMed & Co." behandelt.

Die Internetnutzung ist heute eine Selbstverständlichkeit und von Auszubildenden in den Pflegeberufen wie auch von wissenschaftlichen Mitarbeitenden wird ein routinierter Umgang mit dem Computer und dem Internet erwartet. Es würde den Rahmen dieses Buchkapitels sprengen, in diesen „routinierten Umgang" einzuführen; dennoch sei darauf hingewiesen, dass dieses Know-how erlernt, erarbeitet und immer auf dem neusten Stand gehalten werden muss. Pflegende sind „Wissensarbeitende" und müssen sich hier genauso auf dem Laufenden halten, wie in ihrem klinischen Feld auch. Die Ausbildungszeit, ob in der Alten- oder Krankenpflegeschule oder auch an der Hochschule, bietet gute Möglichkeiten, sich dieses Wissen anzueignen, es anzuwenden und zu vertiefen.

Für die Literaturrecherche im Internet ist es beispielsweise sinnvoll, im Browser Lesezeichen (engl. Bookmarks) zu verwalten, Suchergebnisse geordnet elektronisch abzulegen und zwischen einer pdf-, html- und docx-Datei zu unterscheiden. Wenn Sie mit einer dieser drei Tätigkeiten Schwierigkeiten haben, sollten Sie sich gezielt damit auseinandersetzen. Eigenstudium über die Hilfeseiten der entsprechenden Software oder Computerkurse können hier weiterhelfen.

! Pflegende sind Wissensarbeitende. Das erfordert, dass sie in der Lage sein müssen, routinemäßig im Internet zu recherchieren und den entsprechenden technischen Entwicklungen zu folgen.

Für die Internetrecherche sind Suchmaschinen wie Google®, Bing® oder DuckDuckGo® von wesentlicher Bedeutung. Wenn man nicht die exakte Webadresse für ein bestimmtes Angebot kennt, benötigt man Suchmaschinen, um nach Angeboten für bestimmte Themen zu suchen. Dabei unterscheiden sich die verschiedenen Suchmaschinen vor allem im Ranking der Suchergebnisse:

- Ranking bedeutet die Reihenfolge, in der die Ergebnisse dargestellt werden. Suchmaschinen versuchen die „relevantesten" Ergebnisse als erstes anzuzeigen. Allerdings „versteht" jede Suchmaschine etwas Anderes unter „relevant", und deshalb bekommen Sie durchaus unterschiedliche Ergebnisse.
- Darüber hinaus unterscheiden sich Suchmaschinen auch im Umfang der Datenbestände. So sollte man keinesfalls davon ausgehen, dass Suchmaschinen das gesamte Internet durchsuchen, sondern nur einen kleinen Teil.

! Bevor Sie jetzt Sorge haben, dass Sie im Internet etwas verpassen: In der Regel besteht das Problem nicht darin „etwas" zu einem Thema oder einer Fragestellung zu finden, sondern das „Richtige" und möglichst in einem bearbeitbaren Umfang zu finden.

Aufgabe 10-1: Geben Sie in den drei Suchmaschinen Google®, Bing®, DuckDuckGo® den Begriff „Pflegewissenschaft" ein und vergleichen Sie die ersten zehn Einträge miteinander. Wie viele Treffer werden Ihnen in den jeweiligen Suchmaschinen angezeigt?
(Lösung siehe Anhang)

Abbildung 10-2 zeigt einige Suchergebnisse einer Google-Recherche nach dem Begriff „Nursing Science".

Alle genannten Suchmaschinen funktionieren grundsätzlich nach dem gleichen Prinzip, im Folgenden anhand von Google® beschrieben:

- Ein oder mehrere Begriffe werden in die Suchleiste (**Abb. 10-2**, (1)) eingegeben.
- Die Suchmaschine gibt dann eine Liste von Treffern aus (2).
- Je nachdem, wie die Suchanfrage gestellt wird, werden mehr oder weniger Treffer angezeigt (3).
- Dabei korrigieren aktuelle Suchmaschinen Schreibfehler oder schlagen alternative Suchanfragen vor.
- Die ausgegebenen Treffer zeigen den Titel der Website (4) und
- die URL (Unified Resource Locator) bzw. Internetadresse (5).
- Je nach Browsereinstellung findet sich auf der Ergebnisseite meist auch Werbung, die den Betrieb der Suchmaschine finanziert.
- Erweiterte Suchfunktionen lassen sich bei Google (https://www.google.com/advanced_search) über eine spezielle Seite aufrufen. Diese ist grundsätzlich sehr einfach zu bedienen, dauert jedoch etwas länger, da die entsprechende Seite zunächst angeklickt werden muss. Google wie auch andere Suchmaschinen bieten diese Funktionen auch als Befehle an, die direkt in die Suchleiste eingegeben werden können (**Tabelle 10-1**). Eine umfangreiche Sammlung dieser Textbefehle ist über den Google Guide (Blachman, 2012) verfügbar.

10.2.2 Datenbanken: PubMed & Co.

Während die Recherche im Internet meist unstrukturiert verläuft, ermöglichen Datenbanken ein systematisches Vorgehen und bilden den Kern einer jeder soliden Literaturrecherche.

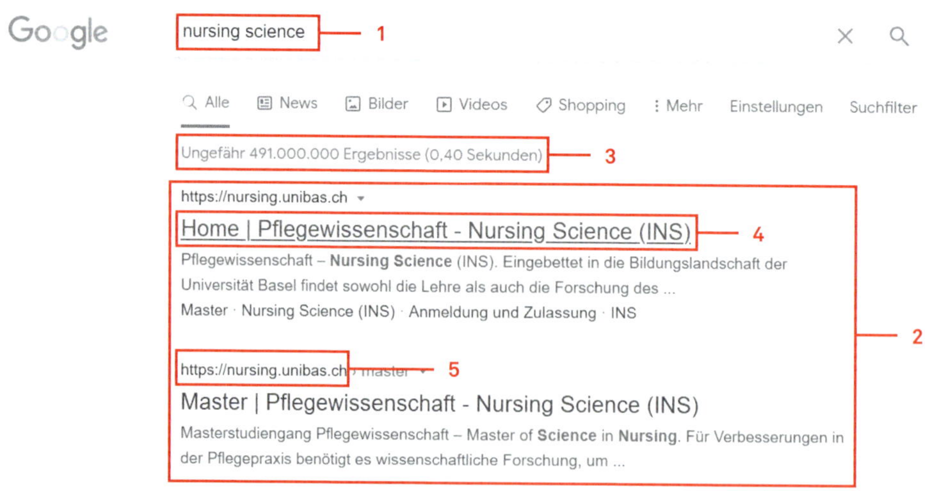

Abbildung 10-2: Suchergebnisse einer Google-Recherche mit dem Begriff „Nursing Science" (Google)

Tabelle 10-1: Nützliche Befehle für die Recherche in Google

Befehl	Beispiel	Ergebnis
site:	site:unibas.ch arbeitsumgebung pflege	Zeigt alle Seiten der Internetdomain unibas.ch, die die Worte „arbeitsumgebung" und „pflege" enthalten.
filetype:	filetype:pdf SHURP Schlussbericht	Zeigt alle **pdf-Dateien**, die den Begriff **SHURP Schlussbericht** enthalten. *Dieser Befehl kann auch für andere Dateitypen (docx, xlsx, etc.) verwendet werden.*
"…"	*"If you can't name it" norma lang*	Sucht Seiten, die den gesamten Satz "If you can't name it" **und die Wörter "Norma" und "Lang"** enthalten.
define:	define: Gesundheit	Zeigt die Definition und weitere Informationen zum Begriff „Gesundheit" an.
cache:	cache:www.gesund heitsinformation.de	Zeigt die letzte von google gespeicherte Version der Internetseite **gesundheitsinformation.de** an

Von zentraler Bedeutung sind dabei bibliografische Datenbanken. Dabei stehen dem Recherchierenden theoretisch mehrere Dutzend bibliografische Datenbanken zur Verfügung. Diese Option ist deshalb eine theoretische, weil der überwiegende Teil dieser Datenbanken kostenpflichtig ist und damit dem Recherchierenden vielleicht nicht immer zur Verfügung steht. Deshalb wird nachfolgend zunächst beschrieben, was eine bibliografische Datenbank ist, eine kurze Übersicht über die für die Pflege wesentlichen Datenbanken gegeben, um dann detaillierter auf das kostenfreie Angebot von PubMed/MEDLINE einzugehen.

➔ Bibliografische Datenbanken sind eine Art elektronischer Karteikasten, der Informationen über Artikel und/oder Bücher bereithält. Jede einzelne Karteikarte enthält wenigstens
- die bibliografischen Angaben, die zur Beschaffung der Literatur notwendig sind (je nach Publikationstyp Autor, Titel, Zeitschriftentitel, Jahr, Jahrgang, Verlag etc.),
- Schlagwörter und/oder
- Kurzzusammenfassungen (Abstracts).

Anders als im Karteikasten können Sie Datenbanken nach verschiedenen Kriterien durchsuchen und sortieren. In der Regel enthalten die bibliografischen Datenbanken jedoch nicht den eigentlichen Text (z.B. Artikel, Buch), wenn es auch mittlerweile Datenbanken gibt, die teilweise Volltexte bereitstellen oder zum Volltext verlinken.

Bibliografische Datenbanken werden in der Regel kommerziell vertrieben und sind ein Milliardenmarkt. So ist es auch nicht weiter verwunderlich, dass es entsprechende Spezialisierungen in diesem Markt gibt. So sollte man grundsätzlich zwischen Datenbankherstellern und Datenbankprovidern unterscheiden.

➔ Datenbankhersteller sind teilweise staatliche und nichtkommerzielle Organisationen (wie die National Library of Medicine oder Cochrane), aber auch kommerzielle Unternehmen (Elsevier, Clarivate™), die ihre Datenbanken entweder selber anbieten oder an Datenbankprovider (z.B. Ovid oder EBSCO) lizenzieren.

Suche nach Fachartikeln

Für eine einfache Recherche ist es sicherlich nicht notwendig, die genauen Hintergründe zu kennen. Im Zusammenhang mit systematischen Übersichtsarbeiten (siehe Abschnitt 10.5 „Entwicklung einer systematischen Literaturrecherche")

ist es jedoch unerlässlich, die Recherche nachvollziehbar zu dokumentieren, sodass dem Forschenden die Unterscheidung zwischen Datenbankhersteller und Provider geläufig sein sollte.

Tabelle 10-2 zeigt eine Übersicht der wichtigsten Datenbanken für medizinische und pflegerische Literatur. Die Auswahl der „richtigen" Datenbank hängt dabei neben den gegebenen Zugangsmöglichkeiten im Wesentlichen von der Fragestellung ab:

- Für jede Literaturrecherche mit pflegerischer Fragestellung mit wissenschaftlichem Anspruch sollte eine Recherche in MEDLINE durchgeführt werden.
- Je nach Fragestellung sollte diese Recherche um Recherchen in weiteren Datenbanken ergänzt werden.

Tabelle 10-2: Wesentliche Datenbanken für den Pflegebereich

Eckdaten	Beschreibung
MEDLINE®/PubMed Hersteller: U.S. National Library of Medicine http://www.nlm.nih.gov/ Provider: PubMed http://www.PubMed.gov/ Zeitraum: ab 1946	PubMed ist eine medizinische Datenbank mit mehr als 32 Mio. Datensätzen. Etwa 90 % der Literatur ist englischsprachig. Umfasst Medizin und Randgebiete. Enthält vor allem Artikel. Ist in einer kostenfreien Version zugänglich. PubMed besteht aus mehreren Segmenten (subsets). Standardmäßig umfasst eine Suche in PubMed alle Segmente: • MEDLINE: Mit mehr als 27 Mio. Datensätzen das bei weitem größte Segment in PubMed. Indexiert mehr als 5200 Journals weltweit. Nur Einträge aus dem MEDLINE Segment sind mit MeSH-Begriffen indexiert und einer Qualitätskontrolle unterzogen. • PubMed – as supplied by publisher: Dieses Segment enthält hauptsächlich aktuelle Referenzen, die über eine elektronische Einreichung von einem Verlag zu PubMed hinzugefügt wurden und bald die nächste Stufe (PubMed – in process), erreichen. • PubMed – in process: In diesem Segment werden MeSH-Begriffe vergeben, sofern das Thema des Artikels im Geltungsbereich von MEDLINE liegt. Es dauert mehrere Monate, bis der Prozess abgeschlossen ist und eine Referenz anschließend in das Segment MEDLINE wechselt. • PubMed: Referenzen in diesem Segment erhalten keine MEDLINE Indexierung (MeSH-Begriffe), da die Artikel beispielsweise in einer nicht MEDLINE indexierten Zeitschriften veröffentlicht sind.
CINAHL® Hersteller und Provider: EBSCO https://www.ebsco.com Zeitraum: ab 1976	CINAHL® (Cumulative Index to Nursing and Allied Health Literature) umfasst mehr als 7,4 Mio. Datensätze aus mehr als 5528 Journals aus dem Bereich Pflege und weiteren Heilberufen. Enthält teilweise Volltexte und Dissertationen. Wird ausschließlich kostenpflichtig über EBSCO vertrieben.
Cochrane Library Hersteller: Cochrane Collaboration https://www.cochrane.org Provider: Wiley https://www.cochrane library.com/ Zeitraum: abhängig von Datenbank	Die Cochrane Library wird von Cochrane gepflegt und besteht aus: 1. Die Cochrane Database of Systematic Reviews (CDSR) umfasst alle systematischen Übersichtsarbeiten von Cochrane (ca. 8500), sowie Cochrane Protokolle (ca. 2400). 2. Das Cochrane Central Register of Controlled Trials (CENTRAL) erfasst kontrollierte Studien der verschiedenen Cochrane Gruppen (ca. 1,7 Mio.). Datenquellen sind neben den großen bibliografischen Datenbanken MEDLINE, Embase und CINAHL auch Einträge aus Studienregistern wie ClinicalTrials.gov. In den Datenbanken lässt sich kostenfrei recherchieren. Der Zugriff auf die Volltexte der Cochrane Reviews ist kostenpflichtig.

- Handelt es sich um eine systematische Übersichtsarbeit, sind die Ansprüche am höchsten, und es sollten wenigstens MEDLINE, die Cochrane-Datenbanken und ggf. CINAHL durchsucht werden.

Neben den oben genannten, für die Recherche im Pflegebereich wesentlichen Datenbanken gibt es eine Vielzahl weiterer Datenbanken, die in Abhängigkeit von der jeweiligen Fragestellung mehr oder weniger relevant sein können (**Tabelle 10-3**).

Tabelle 10-3: Spezial-Datenbanken, die für bestimmte Fragestellungen relevant sein können

Eckdaten	Beschreibung
APA PsycINFO® Hersteller: APA https://www.apa.org Provider: APA, Ovid, ProQuest u.a. Zeitraum: ab 1880	PsycINFO ist die Datenbank der American Psychological Association (APA) und erfasst mehr als 2200 Journals aus dem Bereich der Psychologie mit insgesamt fast 5 Mio. Datensätzen. Kostenpflichtig. Enthält Artikel, Dissertationen und Bücher.
CC MED Hersteller: ZB MED https://www.zbmed.de/ Provider: ZB MED https://www.livivo.de/app/search/search?FS=DB%3DCCMED Zeitraum: ab 2000	Current Contents Medizin (CC MED) erfasst etwa 650 deutschsprachige, medizinische Zeitschriften aus dem Bestand der deutschen Zentralbibliothek für Medizin (ZB MED). Datensätze enthalten nur bibliografische Angaben. Vollständigste Datenbank im Hinblick auf deutschsprachige medizinische Literatur. Die Suche erfolgt über die interdisziplinäre Suchmaschine LIVIVO, die von der ZB MED bereitgestellt wird.
Embase® Hersteller: Elsevier https://www.elsevier.com Provider: Ovid, Embase, u.a. Zeitraum: ab 1947	Embase verfügt über ca. 32 Mio. Datensätze aus mehr als 8500 Zeitschriften. Im Vergleich zu MEDLINE erfasst Embase mehr europäische Publikationen und mehr pharmakologische Literatur. Vor allem Artikel. Kostenpflichtig.
ERIC Hersteller und Provider: Education Resources Information Center (ERIC) https://eric.ed.gov/ Zeitraum: ab 1966	ERIC ist die Datenbank des Education Resources Information Center und beinhaltet mehr als 1,8 Mio. Datensätze aus dem Bereich Bildungsforschung.
GeroLit Hersteller: DZA http://www.dza.de Provider: GBV https://vzlbs2.gbv.de Zeitraum: ab 1974	GeroLit wird vom Deutschen Zentrum für Altersfragen gepflegt und umfasst etwa 180 000 Nachweise wissenschaftlicher und anwendungsorientierter Literatur zum Thema „Alter und Altern". Enthält Artikel, Bücher, Buchkapitel und graue Literatur.
Google Scholar Hersteller und Provider: Google https://www.google.com Zeitraum: unbekannt	Google Scholar ist eine spezielle Suchmaschine für wissenschaftliche Literatur und umfasst Artikel, Abschlussarbeiten, Bücher und Abstracts. Die Rangfolge basiert auf dem Inhalt, dem Autor, in welchem Journal veröffentlicht wurde und der Zitier-Häufigkeit.
International HTA Database Hersteller und Provider: INAHTA https://database.inahta.org Zeitraum: ab 1989	Die International Health Technology Assessment (HTA) Database wird vom International Network of Agencies for Health Technology Assessment (INAHTA) gepflegt und umfasst über 17 000 laufende und abgeschlossene Berichte von Institutionen weltweit.

Suche nach Büchern

Bücher sind zwar in manchen bibliografischen Datenbanken enthalten (z. B. PsychInfo, GeroLit), aber insbesondere in MEDLINE finden sich praktisch keine Bücher. Deshalb ist es erforderlich, nach Büchern separat zu suchen.

Für die Buchsuche bieten sich grundsätzlich drei Wege an, die sich bewährt haben: Bibliothekskataloge, Buchhändler und Verlagsseiten.

Einen Bibliothekskatalog stellen mittlerweile alle öffentlichen Bibliotheken für ihren eigenen Bestand zur Verfügung. Zunächst sollte man den Katalog der Bibliothek durchsuchen, in der man Mitglied ist. Im Idealfall ist das eine Universitätsbibliothek oder die Bibliothek einer Fachhochschule, die einen Pflegestudiengang anbietet. Dann zumindest besteht Hoffnung, das eine oder andere relevante Buch zu finden. Ist diese Situation nicht gegeben, sind die überregionalen Bibliotheksverbünde eine gute Möglichkeit, relevante Bücher zu identifizieren und gegebenenfalls per Fernleihe zu bestellen (siehe Abschnitt 10.2.5 „Volltextbeschaffung: Nichts geht ohne die Bibliothek Ihres Vertrauens“). **Tabelle 10-4** bietet eine Übersicht über Bibliotheksverbünde in Deutschland, Österreich und der Schweiz.

Neben den Bibliotheken bieten lokale wie überregionale Buchhändler Suchmöglichkeiten für ihre Bestände an. Der Vorteil der Recherche bei Buchhändlern ist die größere Aktualität gegenüber Bibliotheken. Bis neue Bücher in Bibliotheken erfasst werden, dauert es eine gewisse Zeit, sodass Buchhändler auch neueste Veröffentlichungen anzeigen, die noch nicht in Bibliotheken vorhanden sind. Allerdings lohnt sich die Recherche bei Buchhändlern in der Regel nur, wenn man bereit ist, die Bücher im Zweifelsfall auch zu bestellen.

Tabelle 10-4: Übersicht über Bibliotheksverbünde in Deutschland, Österreich und der Schweiz

Deutschland	
Bibliotheksverbund	**Internet-Adresse**
Bibliotheksverbund Bayern (BVB)	https://www.bib-bvb.de
Gemeinsamer Bibliotheksverbund (GBV)	https://www.gbv.de
Hochschulbibliothekszentrum NRW (HBZ)	https://www.hbz-nrw.de
Hessisches BibliotheksInformationsSystem (HeBIS)	https://www.hebis.de
Kooperativer Bibliotheksverbund Berlin-Brandenburg (KOBV)	https://www.kobv.de
Südwestdeutscher Bibliotheksverbund (SWB)	https://www.bsz-bw.de/
Verbund der Öffentlichen Bibliotheken Berlins (VÖBB)	https://www.voebb.de
Österreich	
Bibliotheksverbund	**Internet-Adresse**
Österreichischer Bibliothekenverbund (OBVSG)	https://www.obvsg.at/
Schweiz	
Bibliotheksverbund	**Internet-Adresse**
Swiss Library Service Platform (SLSP)	https://swisscovery.slsp.ch
Westschweizer Bibliotheksverbund (RERO)	https://explore.rero.ch
Aargauer Bibliotheksnetz	https://abn-primo.hosted.exlibrisgroup.com
Bibliotheksverbund Graubünden	https://www.opac.gr.ch
St. Galler Bibliotheksnetz	http://aleph.sg.ch
Sistema Bibliotecario Ticinese	https://aleph.sbt.ti.ch
International	
Bibliotheksverbund	**Internet-Adresse**
Karlsruher Virtueller Katalog	https://kvk.bibliothek.kit.edu

Die dritte Option zur Recherche von Büchern führt über die Internetseiten einschlägiger Verlage (**Tabelle 10-5**). Dabei gilt Ähnliches wie für Buchhändler: Auch hier wird man Bücher finden, die noch nicht in Bibliotheken bestellt werden können.

Suche nach Leitlinien

Eine besondere Recherchestrategie erfordert die Suche nach Leitlinien. Sie sind vor allem auf Webseiten von Fachgesellschaften und öffentlichen/gemeinnützigen Organisationen zu finden. Dankenswerterweise gibt es verschiedene Organisationen, die es sich zur Aufgabe gemacht haben, veröffentlichte Leitlinien zu sammeln und zu bündeln. **Tabelle 10-6** bietet einen Überblick über Webseiten zur Recherche von medizinischen Leitlinien. Zudem werden zumindest englischsprachige Leitlinien häufig auch in Zeitschriften veröffentlicht und können deshalb über eine Suche in Datenbanken wie PubMed identifiziert werden.

Suche nach laufenden Studien

Bei klinischen Fragestellungen bedarf es meist auch Kenntnis darüber, ob es laufende Studien zum Thema gibt. Besonders wichtig ist dies, wenn eine eigene Studie geplant wird. Laufende Studien sind in Studienregistern erfasst. Neben den Angaben zum Studiendesign können Sie in den Registern auch Studienergebnisse finden. **Tabelle 10-7** gibt einen Überblick zu zentralen Studienregistern.

10.2.3 Spezielle Suchtechniken: elektronisch und „per Hand“

In den vorherigen Abschnitten wurden vor allem datenbankgestützte Methoden der Literaturrecherche vorgestellt. In Ergänzung dazu

Tabelle 10-5: Wichtige Fachverlage zum Thema Pflege

Verlag	Internet-Adresse
Vincentz Network GmbH	https://www.vincentz.net
Verlag Hogrefe (ehemals Hans Huber Verlag)	https://www.hogrefe.de
Georg Thieme Verlag	https://www.thieme.de
Elsevier/Urban & Fischer	https://www.elsevier.de
Mabuse Verlag	https://www.mabuse-verlag.de
Beltz Juventa	https://www.beltz.de/fachmedien
Springer Verlag	https://www.springer.com/medicine/pflege
Schlütersche Verlagsgesellschaft	https://www.schluetersche.de

Tabelle 10-6: Webseiten zur Recherche von medizinischen Leitlinien

Bezeichnung	Internet-Adresse
Arbeitsgemeinschaft der wissenschaftlichen medizinischen Fachgesellschaften	https://www.awmf.org
National Institute for Health and Care Excellence	https://www.nice.org.uk
Scottish Intercollegiate Guidelines Network	https://www.sign.ac.uk
Trip medical database	https://www.tripdatabase.com
Guidelines International Network	https://www.g-i-n.net (kostenpflichtig)

Tabelle 10-7: Wichtige Studienregister

Studienregister	Internet-Adresse
• ClinicalTrials.gov	https://clinicaltrials.gov
• Deutsches Register Klinischer Studien (DRKS)	https://www.drks.de
• International Clinical Trials Registry Platform (ICTRP) Search Portal	https://apps.who.int/trialsearch

gibt es jedoch auch Verfahren, die eine nützliche und manchmal notwendige Erweiterung der üblichen Recherche per Datenbank darstellen. Diese speziellen Suchtechniken finden meist zu Beginn des Suchprozesses Anwendung, wenn beispielsweise die Fragestellung noch nicht ganz klar ist. Aber auch bei anspruchsvollen Recherchen können diese Suchtechniken einen Mehrwert bieten.

Ein Meer voller Zitate: das Schneeballsystem

Beim sogenannten Schneeballsystem, im Englischen auch „Footnote Chasing" genannt, beginnt die Suche mit einigen wenigen Artikeln oder Büchern, die auf den ersten Blick der eigenen Fragestellung entsprechen. Diese dienen als Ausgangspunkt, um weitere relevante Literatur zu identifizieren.
So lässt sich über die Sichtung der in den Artikeln oder Büchern aufgeführten Literaturverzeichnisse häufig neue interessante Literatur identifizieren. Dieses Vorgehen ist insbesondere dann erfolgversprechend, wenn es sich bei dem ausgewerteten Artikel um eine systematische Übersichtsarbeit handelt. Da systematische Übersichtsarbeiten umfangreiche Recherchen als wesentlichen Teil ihrer Methodik beinhalten, sind hier die Möglichkeiten, relevante Literatur zu identifizieren, besonders groß.
Daneben lässt sich für einen relevanten Artikel prüfen, welche Literatur diesen zitiert hat (genannt „Citation Tracking" oder „Cited by"). Bis vor wenigen Jahren bedurfte es hierfür der Nutzung kostenpflichtiger Datenbanken. Mittlerweile bieten Google Scholar und PubMed ebenfalls solche Auswertungen an (siehe Abschnitt 10.4.7 „Was bei PubMed im Hintergrund abläuft"). Je nachdem auf welche Datenbasis die Datenbanken zugreifen, unterscheiden sich dabei die Ergebnisse.

→ Das Schneeballprinzip bedeutet, dass ausgehend von einem Artikel oder Buch weitere relevante Literatur zum Thema identifiziert wird. Das Vorgehen kann so lange wiederholt werden, bis keine neue interessante Literatur gefunden wird. Bei der Sichtung der Literaturverzeichnisse wird die identifizierte Literatur (logischerweise) immer älter sein als der Ausgangsartikel (deshalb „Rückwärtssuche" genannt). Bei der Auswertung der Zitationen („Citation tracking") wird die identifizierte Literatur immer aktueller sein („Vorwärtssuche").

Auf die gute alte Art: Inhaltsverzeichnisse sichten

Weiterhin lässt sich über die Sichtung von Fachzeitschriften zusätzliche Literatur erschießen. Eine oder mehrere themenrelevante Fachzeitschriften werden hierfür jahrgangsweise „per Hand" durchsucht. Dieses Verfahren, auch als Handsuche bezeichnet, gilt als Goldstandard zur Identifizierung von Literatur zu einem definierten Thema. Allerdings wird auch hier mittlerweile gerne der Computer eingesetzt, da Fachzeitschriften Titel und Abstracts auf ihren Internetseiten zur Verfügung stellen.

Tabelle 10-8: Wichtige deutschsprachige Pflegezeitschriften, die eine Online-Recherche ermöglichen

Zeitschrift	Internet-Adresse
• Die Schwester/Der Pfleger • DBfK aktuell	https://www.bibliomed-pflege.de
Pflegezeitschrift	https://www.springerpflege.de/pflegezeitschrift
Pflege & Gesellschaft	https://www.dg-pflegewissenschaft.de
Pflege	https://www.hogrefe.com/de/zeitschrift/pflege
Pflegewissenschaft	https://www.pflege-wissenschaft.info
Psychiatrische Pflege	https://www.hogrefe.com/de/zeitschrift/psychiatrische-pflege

Eine Auswahl der wichtigsten deutschsprachigen allgemeinen Pflege-Fachzeitschriften, die eine entsprechende „Online"-Handsuche ermöglichen, findet sich in **Tabelle 10-8**. Als Alternative zur Suche auf der jeweiligen Verlagsseite kann auch in Datenbanken gezielt in Zeitschriften gesucht werden. Allerdings setzt das wiederum voraus, dass die jeweilige Zeitschrift in der Datenbank erfasst wird. Gerade bei deutschsprachigen Pflegezeitschriften ist das häufig nicht der Fall.

10.2.4 Einfach fragen, wer sich damit auskennt: Expert/innen

Ein weiteres Verfahren zur Identifizierung von relevanter Literatur ist die Befragung von Expertinnen und Experten. Dabei ist der Begriff „Expertin" durchaus weit gefasst. Die Spanne reicht vom Tischnachbarn im Hörsaal über die Kollegin in der Nachbarabteilung bis zur Koryphäe in Neuseeland. Allerdings sollte man einige Regeln berücksichtigen, bevor man Experten anfragt. Während man sich im direkten Umfeld an den Spielregeln des Hauses orientieren kann, kommen schriftliche Anfragen per E-Mail eigentlich nur im Zusammenhang mit systematischen Übersichtsarbeiten in Frage, wenn beispielsweise gezielt nach Studienergebnissen gesucht wird. National oder international renommierte Experten haben in der Regel wenig Zeit, allgemeine Anfragen wie zum Beispiel „Können Sie mir Literatur zum Thema XYZ nennen?" zu beantworten. Auf keinen Fall sollte die Anfrage dazu dienen, Ihre mangelnden Recherchefähigkeiten zu substituieren.[2]

Ähnlich wie die gezielte Anfrage an einen Experten bieten Internet-Foren oder Mailing-Listen eine weitere Möglichkeit, entsprechende Anfragen zu stellen. Auch hier gilt es, sich an die Spielregeln zu halten. So sollten Sie auch hier zeigen, dass Sie schon etwas in die Fragestellung investiert haben, und auch vorher prüfen, ob dieses Thema nicht schon von jemand anderem angefragt wurde. Darüber hinaus haben stark frequentierte Mailing-Listen häufig ein eigenes Regelwerk (Posting-Guide), welches die „richtige" Nutzung der Mailing-Liste erläutert. Ähnliche Verhaltensregeln für alle möglichen Kommunikationsformen im Internet werden auch unter dem Begriff Netiquette zusammen-

2 Ein Kommentar der Herausgeberin Eva-Maria Panfil: Aus Sicht einer Hochschullehrerin warne ich dringend vor diesen Anfragen und verbiete sie auch den Studierenden. Ich erhalte häufig Mails mit Bitten wie dieser: „Liebe Frau Panfil, ich möchte gerne eine Hausarbeit zum Thema ‚Lebensqualität bei chronischen Wunden' schreiben. Bitte schicken Sie mir doch alle Literatur, die Sie haben, zum Thema Lebensqualität." Das Handwerk und die Kunst der Recherche sollten alle Pflegenden beherrschen und sich darin üben. Experten bitte erst dann fragen, wenn Sie alle Wege, die hier beschrieben sind, ausgeschöpft haben und exklusiv von einem Experten wissen wollen, was es noch gibt, was auf den gängigen Wegen nicht recherchierbar ist.

gefasst (http://de.wikipedia.org/wiki/Netiquette) und können weitere Anhaltspunkte für den richtigen Ton im Netz liefern.

10.2.5 Volltextbeschaffung: Nichts geht ohne die Bibliothek Ihres Vertrauens

Im Anschluss an die Literatur*recherche* erfolgt die *Beschaffung* der entsprechenden Literatur. Die Ergebnisse Ihrer Recherche sollten Sie, wie in **Kapitel 11** dargestellt, in einem Literaturverwaltungsprogramm speichern. Je nach Umfang und Art der identifizierten Literatur kann die Beschaffung eine aufwendige und vor allem kostspielige Aufgabe sein.

Wie Sie die Literaturbeschaffung am günstigsten abwickeln, hängt von den jeweiligen lokalen und finanziellen Möglichkeiten ab. Ausgangspunkt sollte immer die „Bibliothek Ihres Vertrauens" sein. Wenn Sie studieren, ist das in der Regel die Bibliothek Ihrer Universität oder Fachhochschule. Lediglich wenn Sie in einem Ballungsgebiet mit mehreren Hochschulbibliotheken leben, kann es unter Umständen nützlich sein, in mehreren Bibliotheken Mitglied zu sein. Normalerweise ist das ohne Weiteres gegen eine geringe Gebühr möglich. Gleiches gilt für den Fall, dass Sie sich noch in der Grundausbildung oder einer Fachweiterbildung befinden. Ein Mitgliedsausweis wird normalerweise recht großzügig vom Wohnort abhängig gemacht und nicht vom Status als Studierende. Wenn Sie nun Ihre Bibliothek gefunden haben, sollten Sie sich mit den dort üblichen Wegen zur Volltextbeschaffung vertraut machen. Hochschulbibliotheken bieten für diesen Zweck regelmäßig Einführungskurse an.

Der erste Schritt der Volltextbeschaffung ist jedoch die Prüfung, ob der Artikel oder das Buch Open Access veröffentlicht wurde, das heißt, frei verfügbar ist. Dies ist mittlerweile bei mehr als der Hälfte der Zeitschriftenartikel der Fall (https://open-access-monitor.de). Ob ein Artikel unter Open-Access-Bedingungen publiziert wurde, lässt sich über die Verlagsseite oder in PubMed meist schnell herausfinden. Ansonsten gibt es noch Repositorien, in denen Vorversionen eines Artikels (sogenannte Preprints oder Postprints) legal veröffentlicht werden. Über eine kostenfreie Browser Extension lässt sich unkompliziert eine Suche nach diesen Vorversionen durchführen. „Unpaywall" (https://unpaywall.org) oder der „OA Button" (https://openaccessbutton.org) zählen dabei zu den bekanntesten Browser Extensions.

Zudem gibt es auch kommerzielle soziale Netzwerke wie ResearchGate, die Volltexte bereitstellen. Hier ist unbedingt Vorsicht geboten, da es sein kann, dass die Bereitstellung eines Artikels den Nutzungsrechten des Verlages widerspricht. Die Autorinnen verstoßen in diesem Fall gegen die Urheberrechtsvereinbarungen, die sie mit den Verlagen bezüglich ihrer Artikel unterzeichnet haben.

Sollte der Artikel oder das Buch nur kostenpflichtig zur Verfügung stehen, steht als nächster Schritt die Prüfung an, ob das Buch oder der Artikel in der lokalen Bibliothek vorhanden ist. Ist das der Fall, kann ein Artikel eingescannt oder kopiert und ein Buch ausgeliehen werden. Handelt es sich um eine Präsenzbibliothek, ist die Ausleihe nicht möglich, und das Buch muss in der Bibliothek gelesen oder kopiert werden. Leider ist es häufig so, dass sowohl Bücher als auch Artikel nicht in der lokalen Bibliothek vorhanden sind.

Um diesen Mangel auszugleichen, können über den jeweiligen Bibliotheksverbund (vgl. **Tab. 10-4**) Bücher per Fernleihe ausgeliehen werden. Aber auch das verhindert nicht, dass ein sehr aktuelles Buch über die Fernleihe noch nicht zu bekommen ist. Dann bleibt dem Recherchierenden nur der Weg über den Buchhandel.

Für Artikel in Fachzeitschriften funktioniert das System ein wenig anders. Bei der Prüfung des lokalen Bibliotheksbestandes sollte nicht nur geprüft werden, ob die Papierversion der Zeitschrift vorhanden ist, sondern auch, ob sie elektronisch vorgehalten wird. Ein einfacher Weg, dies zu prüfen, ist die elektronische Zeitschriftenbibliothek Regensburg (http://rzblx1.uni-regensburg.de/ezeit/), die die Zeitschriften-Bestände einer Vielzahl von öffentlichen Bibliotheken in Mitteleuropa erfasst. Letztlich besteht auch für Artikel das gleiche Problem wie für Bücher, dass die lokale Bibliothek häufig nicht den Artikel von Interesse vorhält. Neben lokalen oder auf den jeweiligen Bibliotheksverbund bezogenen Bestellmöglichkeiten per Fernleihe (unbedingt in der Bibliothek nachfragen!) bietet der Lieferdienst Subito (https://www.subito-doc.de) die kostenpflichtige Bestellung von Artikeln und Buchkapiteln an. Während es jahrelang möglich war, die Lieferung per PDF-Dateien abzuwickeln, haben sich die Lieferbedingungen für Bibliotheksnutzer in Deutschland in den letzten Jahren deutlich verschlechtert. Je nach Stand der Verhandlungen mit den Verwertungsgesellschaften erfolgt die Lieferung nun per PDF-Datei (mit und ohne Kopierschutz), Post oder Fax zu deutlich höheren Kosten.

10.3 Orientierende versus systematische Literaturrecherche

Noch vor der Entwicklung einer Literaturrecherche steht die Überlegung, welche Art der Recherche eigentlich notwendig ist. Dabei kann man grundsätzlich zwischen der orientierenden und der systematischen Recherche unterscheiden.

→ Die orientierende Recherche steht am Anfang jeder Forschungsarbeit und dient vor allem dazu, die wichtigen Veröffentlichungen zu einem Thema zu identifizieren, sodass eine Orientierung zum Thema zur Verfügung steht.

Eine systematische Recherche hingegen hat den Anspruch, nachvollziehbar und reproduzierbar zu sein, was deutlich höhere Ansprüche an die Entwicklung, Durchführung und Dokumentation der Recherche stellt.

Systematische Recherchen sind integraler Bestandteil von systematischen Übersichtsarbeiten, wie beispielsweise den Cochrane-Reviews oder den Berichten von staatlichen Health-Technology-Assessment-Agenturen (HTA-Agenturen) wie dem IQWiG (Institut für Qualität und Wirtschaftlichkeit im Gesundheitswesen) in Deutschland, der AHRQ (Agency for Health Research and Quality) in den USA oder dem NICE (National Institute for Health and Care Excellence) in Großbritannien.

10.3.1 Orientierende Recherchen

Für orientierende Recherchen lässt sich keine pauschale Empfehlung für die Auswahl der Recherche-Werkzeuge geben.

Für klinische Fragestellungen ist normalerweise der erste Schritt die Suche nach bereits aufbereiteten Informationen zu einem Thema. Hierfür eignen sich besonders gut Leitlinien oder systematische Übersichtsarbeiten. Die Kombination einer Internet-Recherche und einer einfachen Recherche in MEDLINE, der Cochrane-Datenbank CDSR (vgl. **Tab. 10-2**) sowie den Internetseiten für Leitlinien (vgl. **Tab. 10-6**) sind hier erfolgversprechend. Dabei steht nicht Vollständigkeit im Vordergrund, sondern die Identifizierung der wichtigsten Literatur und die Auseinandersetzung mit dem Thema. Diese Einarbeitung ist notwendig, um die Fragestellung und gegebenenfalls weitere Recherchen zu präzisieren. Zudem sollten nicht nur Literaturangaben gesammelt werden, sondern direkt die Volltexte besorgt und mit der inhaltlichen Einarbeitung begonnen werden.

Andere nichtklinische Fragestellungen, zum Beispiel im Zusammenhang mit Ausbildungsthemen, sollten ebenfalls durch eine Recherche in MEDLINE sowie in einer auf die Disziplin bezogenen Datenbank wie ERIC (vgl. **Tab. 10-3**) bearbeitet werden.

10.3.2 Systematische Recherchen

Systematische Recherchen sind für systematische Übersichtsarbeiten das, was für primärempirische Untersuchungen die Stichprobe ist.

Welche Instrumente der Werkzeugkiste zum Einsatz kommen, hängt von der inhaltlichen Ausrichtung Ihrer Recherche wie auch den praktischen Möglichkeiten ab. Die Mindestanforderungen an eine systematische Recherche für systematische Übersichtsarbeiten sind dabei zu beachten.

Die Dokumentation sollte so transparent und nachvollziehbar wie möglich dargestellt werden. Eine Beschreibung der Anforderungen an die Dokumentation der systematischen Recherche bei systematischen Übersichtsarbeiten findet sich im PRISMA-Statement (http://www.prisma-statement.org/).

Etwas pointiert ist noch anzumerken, dass eine einzelne Person keine hochwertige systematische Übersichtsarbeit erstellen kann. Dies widerspricht den festgelegten Qualitätsanforderungen für systematische Übersichtsarbeiten. So sind einzelne Schritte im Erstellungsprozess einer systematischen Übersichtsarbeit entweder von zwei Personen unabhängig voneinander durchzuführen oder es hat eine Qualitätssicherung durch eine zweite Person zu erfolgen. Die Erstellung einer systematischen Übersicht ist also immer auch Teamarbeit.

Vielleicht passt aber eine andere Form der Evidenzsynthese viel besser auf Ihre Fragestellung und Zielsetzung. Je nach Art des Reviews unterscheiden sich die Anforderungen auch bezüglich der systematischen Recherche. Review-Arten, denen Sie in der Praxis häufiger begegnen, finden sich in **Tabelle 10-9** aufgelistet.

Tabelle 10-9: Darstellung verschiedener Review-Arten

	Systematische Übersichtsarbeit	Scoping-Review	Overview of Reviews	Narratives Review
Alternative Bezeichnung	Systematische Übersicht: Systematic-Review Sonderformen: Rapid-Review; Living- systematic-Review; Health Technology Assessment (HTA)	Mapping-Review	Overview of Systematic Reviews, Umbrella-Review; Review-of-Reviews	Traditional-Review, Conventional-Review
Ziel des Reviews	Systematische Suche, Bewertung und Synthese von Forschungsergebnissen	Überblick über vorhandene Evidenz geben, unabhängig ihrer Qualität Vorbereitung einer systematischen Übersichtsarbeit Themenfelder konzeptionell abgrenzen	Zusammenfassung von systematischen Übersichtsarbeiten	Überblick über das Forschungsgebiet Verfolgung der Entwicklung im Laufe der Zeit
Methodik	hohe Anforderungen, verwendet explizite und reproduzierbare Methoden; wie z. B. im Cochrane Handbuch beschrieben	Methodischer Rahmen durch Joana Briggs Institute gesetzt	Methodik noch in Entwicklung	keine festen Standards

10.4 Recherchetechnik am Beispiel von PubMed

Um effektive Suchstrategien für bibliografische Datenbanken erstellen zu können, ist es notwendig, den Aufbau von Datenbanken, die grundlegenden Funktionsweisen von Suchbefehlen wie den Boole'schen Operatoren oder erweiterte Suchfunktionen wie die Phrasensuche zu verstehen.

Durch die Verwendung von Suchbefehlen können komplexe Suchstrategien in Datenbanken entwickelt werden (siehe Abschnitt 10.5 „Entwicklung einer systematischen Literaturrecherche") sowie Suchabonnements für beispielsweise die PubMed-Oberfläche von MEDLINE eingerichtet werden.
PubMed verfügt über ein umfangreiches und teilweise videogestütztes, englischsprachiges Hilfssystem, das zur Einarbeitung in die Suchoberfläche genutzt werden kann (siehe **Abb. 10-6**) (8):

Heute finden sich eine Vielzahl von informativen Videos zur Literatursuche auf YouTube. Häufig sind diese in englischer Sprache (z.B. eine sehr detaillierte Einführung zu PubMed https://www.youtube.com/watch?v=4fac8W7ltZM), aber auch in deutscher Sprache (https://www.youtube.com/watch?v=_Wp0z5TeR7A) verfügbar.

10.4.1 Datenbankstruktur und Recherchesyntax

Auch wenn die Einarbeitung in den Umgang mit bibliografischen Datenbanken zunächst kompliziert und „trocken" anmutet, so gehört der Umgang mit ihnen doch mittlerweile zur Routine von Studierenden, Wissenschaftlerinnen und allen, die auf „Augenhöhe" diskutieren und mitreden möchten. Je erfahrener Sie im Umgang mit Datenbanken werden, umso leichter fällt Ihnen das Arbeiten damit und umso schneller finden Sie die gewünschte Literatur.

Jede Datenbank hat einen definierten Aufbau, der die enthaltene Literatur strukturiert erfasst. Wenn Sie eine für Ihren Zweck angemessene Suchstrategie entwickeln möchten, sollten Sie sich dieses Aufbaus bewusst sein. Auch wenn die hier vorgestellten Datenbanken in ihrer grundsätzlichen Struktur recht ähnlich sind, ist es notwendig, sich mit der spezifischen Struktur (z.B. den Feldern) der jeweiligen Datenbank vertraut zu machen. Genaue Informationen über die verfügbaren Felder sowie die zu verwendende Suchsyntax finden sich in den Hilfeseiten der jeweiligen Datenbank.

Da MEDLINE/PubMed ein kostenfreies und sehr weit verbreitetes Angebot ist, konzentrieren sich die folgenden Ausführungen auf MEDLINE/PubMed und die dort verwendete Suchsyntax. Sollten Ihnen andere Zugangsmöglichkeiten zur Verfügung stehen (z.B. Ovid oder EBSCO), unterscheiden sich zwar der Aufbau der Syntax und die Feldnamen, die grundsätzlichen Prinzipien sind jedoch die gleichen.

Wenn Sie regelmäßig mit bibliografischen Datenbanken arbeiten und in der Lage sein wollen, die Recherchen in systematischen Übersichtsarbeiten nachzuvollziehen, lohnt sich die Einarbeitung in die Syntax der jeweiligen Datenbanken. Wenn Sie hingegen nur sporadisch nach Literatur suchen, können Sie die meisten Befehle auch über die grafische Benutzeroberfläche von PubMed steuern.

Abbildung 10-3 zeigt die etwas gekürzte Struktur eines Medline-Datensatzes. Auch wenn die Struktur von Datenbank zu Datenbank variiert, enthalten sie im Normalfall drei Gruppen von Datenbankfeldern: bibliografische Angaben, Schlagwörter und Freitext-Elemente.

10.4.2 Bibliografische Angaben

Bibliografische Angaben, die zum Auffinden des genannten Artikels notwendig sind, finden sich in den Feldern: VI (Volume, Jahrgang), IP (Issue, Ausgabe), DP (Publication Date, Publikationsdatum), TI (Title, Titel), AU (Author, Autor), TA (Journal, Zeitschrift) und PG (Pages, Seiten).

```
PMID- 18478685
VI  - 21
IP  - 1
DP  - 2008 Feb
TI  - [Validity of the Waterlow scale for pressure ulcer risk assessment in the intensive care unit: a prospective analysis of 698 patients]
PG  - 37-48
AB  - Critically ill patients are at a particular risk for developing pressure ulcers. Yet until now, no sufficiently specific, validated pressure ulcer risk assessment
      instruments exist for critically ill patients. In a prospective study of 698 patients of medical intensive care unit (ICU), we therefore analyzed if the
      Waterlow scale is suitable for pressure ulcer risk assessment in the ICU. Only patients with no pressure ulcer on admission to the ICU were included. The
      Waterlow scale was used to assess pressure ulcer risk on admission to the ICU, and the number of points on the scale were analyzed with regard to pressure
      ulcers development in the course of the ICU stay (121 patients). Our results show that adequate pressure ulcer risk assessment on admission to the ICU is not
      possible with the Waterlow scale. Sensitivity and specificity reached their maximal values of 64.6% and 48.8%, respectively, at a comparably high cut-off of
      30 points on the Waterlow scale (positive and negative likelihood ratio being 1.26 and 0.73, respectively). The area under the curve (AUC) was 0.59 in the
      receiver-operator-characteristic curve. Adding intensive care related parameters to the scale yielded some degree of improvement (AUC 0.69), but the development
      of ICU specific pressure ulcer risk scales still seems to be necessary to allow reliable pressure ulcer risk assessment in the ICU.
AD  - Charite Universitatsmedizin Berlin, Campus Benjamin Franklin, Medizinische Klinik IV Nephrologie und Endokrinologie, Medizinische Intensivstation.
      friederike.compton@charite.de
AU  - Compton F
AU  - Strauss M
AU  - Hortig T
AU  - Frey J
AU  - Hoffmann F
AU  - Zidek W
AU  - Schafer JH
TT  - Validitat der Waterlow-Skala zur Dekubitusrisikoeinschatzung auf der Intensivstation: eine prospektive Untersuchung an 698 Patienten.
TA  - Pflege
MH  - Adolescent
MH  - Adult
MH  - Aged
MH  - Aged, 80 and over
MH  - Female
MH  - Humans
MH  - *Intensive Care Units
MH  - Likelihood Functions
MH  - Male
MH  - Middle Aged
MH  - Nursing Assessment/*statistics & numerical data
MH  - Pressure Ulcer/etiology/*nursing/prevention & control
MH  - Prospective Studies
MH  - ROC Curve
MH  - Risk Assessment
SO  - Pflege. 2008 Feb;21(1):37-48.
```

Abbildung 10-3: Medline-Datensatz

Grundsätzlich folgen Suchbefehle in PubMed dem folgenden Muster: Suchbegriff [Feldname]:

- Um also beispielsweise nach Artikeln der Herausgeberin dieses Buches zu recherchieren, würde der Eingabetext lauten: „Panfil EM" [AU].
- Um eine Handsuche in der Zeitschrift „Pflege" vorzunehmen und sich alle Datensätze der Zeitschrift anzeigen zu lassen, gibt man diesen Befehl ein: „Pflege" [TA].

Tipp! Jeder Datenbankeintrag erhält eine eindeutige Identifizierungsnummer, in PubMed als PubMed Identifier (PMID) bezeichnet. Mit dieser Nummer lassen sich Datenbankeinträge schnell und eindeutig identifizieren. Sie können nach mehreren PMIDs suchen, indem Sie jede Nummer durch ein Leerzeichen getrennt in das Suchfeld eingeben (z.B. 32811329 33470856).

10.4.3 Schlagwörter

Schlagwörter werden in MEDLINE als „MeSH-terms" bezeichnet und im Feld MH verzeichnet.

MeSH steht für die Medical Subject Headings; MeSH ist Teil des MEDLINE-eigenen Schlagwort-Systems, dem MeSH-Tree. Der MeSH-Tree besteht aus mehr als 27 000 MeSH-Begriffen und wird jährlich aktualisiert.

Die Verwendung von MeSH-Begriffen und die hierarchische Struktur des MeSH-Trees ermöglichen die hierarchische Suche nach bestimmten Themen. Über die „MeSH Database" (siehe **Abb. 10-5** (5)), können MeSH-Begriffe und die Struktur des MeSH-Trees recherchiert werden. **Abbildung 10-4** zeigt den MeSH-Tree für den Begriff „Intensive Care Units":

- Gibt man nun den Begriff „Intensive Care Units" [MeSH] in die Eingabezeile von PubMed ein, werden alle Datensätze angezeigt, die diesen Begriff oder einen der untergeordneten Begriffe (z.B. „Burn Units") im Feld MH beinhalten (88 976 Einträge[3]).

3 Alle Trefferangaben beziehen sich auf den Zeitpunkt der Kapitelerstellung im Jahr 2021 und liegen bei Veröffentlichung dieses Buches höher.

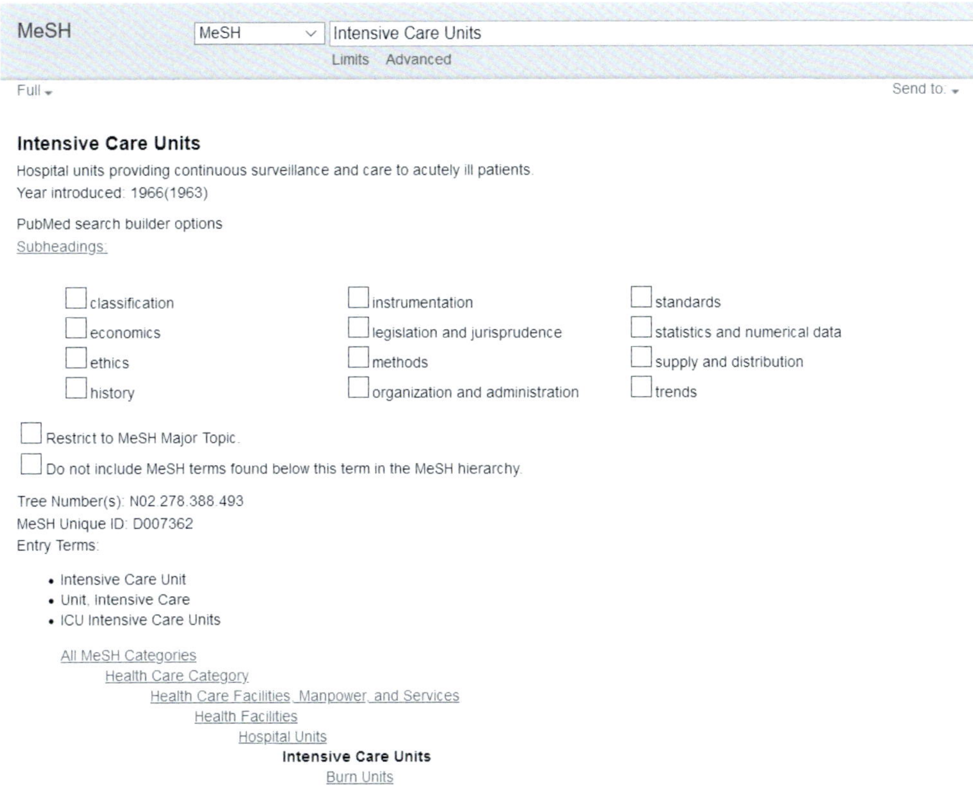

Abbildung 10-4: Screenshot des MeSH-Trees dargestellt in PubMed (National Center for Biotechnology Information)

- Die automatische Übernahme der hierarchisch untergeordneten Begriffe kann mit dem Zusatzbefehl „NoExp" („do not explode") unterdrückt werden: „Intensive Care Units"[MeSH:NoExp].
- Unter „Entry terms" finden sich Synonyme (z. B. „Unit, Intensive Care"), die ebenfalls anstatt des eigentlichen Begriffs eingegeben werden können.
- Je nach Fragestellung kann durch die hierarchische Struktur des MeSH-Trees die Suche weiter spezifiziert (z. B. durch die Verwendung des Begriffs „Burn Units" mit einer deutlich reduzierten Trefferzahl von 2636) oder auch weiter ausgedehnt werden („Hospital Units" mit 116505).
- Zusätzlich zu den MeSH-terms bietet PubMed die Möglichkeit, mit sogenannten Subheadings den jeweiligen Begriff zu spezifizieren. Beispielsweise zeigt die Anfrage „Intensive Care Units/statistics and numerical data"[MeSH] nur die Artikel an, die das Schlagwort „Intensive Care Unit" und empirische Daten zum Thema beinhalten.

Insgesamt gibt es derzeit 79 Subheadings (oder auch „qualifiers"), die im Zusammenhang mit einem MeSH-term vergeben werden können (https://www.nlm.nih.gov/mesh/qualifiers_scopenotes.html).

Eine weitere Möglichkeit, die Suche auf die eigenen Bedürfnisse abzustimmen, besteht in der Beschränkung des MeSH-Begriffs auf „Major Topic Headings" (z. B. „Intensive Care Units"[Majr]). Dadurch werden nur die Artikel angezeigt, die Intensivstationen als Hauptthema behandeln.

Subheadings oder die Beschränkung des MeSH-Begriffs auf „Major Topic Headings“ sollten bei systematischen Recherchen sehr zurückhaltend angewendet werden. Es besteht das Risiko, relevante Datensätze auszuschließen.

10.4.4 Freitext-Elemente

Für die Freitext-Elemente „Titel“ und „Abstract“ werden die Felder „TI“ und „AB“ verwendet. Normalerweise wird in Titel und Abstract gleichermaßen recherchiert, so dass sich beide Felder über [tiab] gleichzeitig durchsuchen lassen. Wortvarianten lassen sich mit einer Trunkierung suchen („nurse*“ identifiziert beispielsweise auch Wörter wie „nurses“ oder „nursery“).

Tabelle 10-10 beschreibt die wichtigsten Feldbezeichnungen und Befehle der PubMed-Syntax. Alle durchsuchbaren Felder finden sich im Benutzerhandbuch (siehe **Abb. 10-6**) (8) unter „Search Field descriptions and tags“ aufgeführt.

10.4.5 Die Boole’schen Operatoren AND, OR, NOT

Die drei Boole’schen Operatoren AND, OR, NOT sind die Verbindungselemente zur Entwicklung von Suchstrategien und werden zur Verbindung von Suchbegriffen verwendet. **Tabelle 10-11** fasst die Wirkungsweise Boole’scher Operatoren zusammen.

Tabelle 10-10: Die wichtigsten Feldbezeichnungen und Befehle der PubMed-Syntax

	Befehl	Beispiel	Erläuterung
Bibliografische Angaben	Name Abgekürzter Vorname [AU]	Panfil EM [AU]	sucht nach allen Artikeln des Autors „Panfil EM“
	Abgekürzter Zeitschriftentitel [TA]	Pflege [TA]	sucht nach allen Artikel der Zeitschrift „Pflege“
	Publikationsjahr [DP]	2008 [DP]	sucht nach allen Artikeln mit dem Erscheinungsjahr 2008
Schlagwörter	MeSH-Begriff [MeSH]	Intensive Care Unit [MeSH]	sucht nach allen Artikeln mit dem MeSH-Begriff „Intensive Care Unit“ und seinen hierarchisch untergeordneten Begriffen
	MeSH-Begriff [noexp:MeSH]	Intensive Care Unit [noexp:MeSH]	sucht nach allen Artikeln mit dem MeSH-Begriff „Intensive Care Unit“ ohne seine hierarchisch untergeordneten Begriffe
	"MeSH-Begriff/ Subheading“ [MeSH]	„Intensive Care Units/statistics and numerical data“ [MeSH]	sucht nach Artikeln mit dem MeSH-Begriff „Intensive Care Unit“, die empirische Daten enthalten
	MeSH-Begriff [Majr]	„Intensive Care Units“ [Majr]	sucht nach Artikeln mit dem MeSH-Begriff „Intensive Care Unit“, die als primäres Thema „Intensive Care Unit“ behandeln
Freitext-Elemente	Freitext [ti]	ICU [ti]	sucht nach allen Artikeln, die im Titel den Begriff ICU enthalten
	Freitext [tiab]	ICU [tiab]	sucht nach allen Artikeln, die im Titel oder Abstract den Begriff ICU enthalten

Tabelle 10-11: Wirkungsweise Boole'sche Operatoren

	Bezeichnung in PubMed	Wirkungsweise	Anzahl der Treffer
UND-Verknüpfung	AND	zeigt nur Treffer, die alle durch „und" verknüpften Begriffe enthalten	↓
ODER-Verknüpfung	OR	zeigt alle Treffer, die einen der genannten Begriffe enthalten	↑
NICHT-Verknüpfung	NOT	zeigt nur Treffer, die einen der genannten Begriffe und nicht einen anderen enthalten	↓

AND

Das zugrundeliegende Prinzip ist simpel und lässt sich am einfachsten anhand eines Beispiels erläutern. Nehmen wir an, die zu recherchierende Fragestellung beschäftigt sich mit Druckgeschwüren auf Intensivstationen. Die beiden entsprechenden Schlagwörter des MeSH-Tree sind „Intensive Care Units" und „Pressure Ulcer". Die Boole'schen Operatoren erlauben uns, beide Konzepte miteinander zu verbinden:

Während „Intensive Care Unit" zirka 90 000 Treffer zeitigt und „Pressure Ulcer" zirka 12 000 Treffer generiert, reduziert sich bei der Verknüpfung mit dem Boole'schen Operator AND die Trefferzahl auf zirka 400 Treffer.

Die AND-Verknüpfung erhöht die Anforderungen an den Datensatz, von der Suchanfrage erfasst zu werden: Beide Schlagwörter „Intensive Care Unit" und „Pressure Ulcer" müssen enthalten sein.

OR

Während die AND-Verknüpfung häufig zur Verbindung von zwei Konzepten (oder auch Blöcken) in der Suchstrategie verwendet wird, dient die OR-Verknüpfung häufig der Erweiterung eines Konzepts. So sollte ein Konzept im Normalfall aus einem Schlagwort und einem Freitext-Element bestehen. Mit diesem Vorgehen soll erreicht werden, dass unzureichend verschlagwortete Datensätze trotzdem von der Suchstrategie erfasst werden. Für das Konzept *Intensivstation* könnte man beispielsweise den MeSH-Begriff „Intensive Care Units" und die Freitext-Elemente „Critical Care Unit" und „ICU" verwenden. Dementsprechend würde eine Suchanfrage mit OR verknüpft werden: „Intensive Care Unit"[MeSH] OR „Critical Care Unit"[tiab] OR „ICU"[tiab]: Die Trefferzahl für das Konzept *Intensivstation* nimmt durch die Freitext-Elemente von zirka 90 000 auf 1 250 000 zu.

NOT

Der dritte Boole'sche Operator ist die NOT-Verknüpfung und schließt bestimmte Datensätze aus. Im Gegensatz zu den anderen beiden Operatoren, die in jeder Suchstrategie eingesetzt werden, sollte bei selbstentwickelten Strategien die NOT-Verknüpfung nur zurückhaltend verwendet werden, da das Risiko, relevante Datensätze auszuschließen, hoch ist. Ausgenommen von dieser Empfehlung sind empirisch entwickelte und überprüfte Suchfilter, da hier die Auswirkungen der NOT-Verknüpfung getestet und für „sicher" befunden wurden.

NOT-Verknüpfungen sollten nur in Ausnahmefällen verwendet werden, da das Risiko, relevante Datensätze auszuschließen, hoch ist.

10.4.6 Erweiterte Suchfunktionen

PubMed enthält zahlreiche erweiterte Suchfunktionen, die hier nur angerissen werden können.

Für komplexe Suchstrategien empfiehlt sich die Verwendung der „Advanced Search" (**Abb. 10-5**). Hier kann mithilfe des „PubMed Search Builder" (1) eine feldbezogene Suche ausgeführt werden, oder direkt die Eingabe der Suchsyntax in die „Query box" (2) erfolgen. Auf der „Advanced Search"-Seite werden auch die letzten Suchanfragen angezeigt. Das ist insbesondere dann nützlich, wenn man mehrzeilige Suchstrategien entwickeln möchte. So werden alle Anfragen mit einer Nummer versehen und lassen sich dann über die Boole'schen Operatoren miteinander verknüpfen (siehe **Tab. 10-12**).

Über einen Klick auf die „Results" (4) der Search History gelangen Sie zur PubMed-Ergebnisanzeige (siehe **Abb. 10-6**). Hier lassen sich über die „NCBI-Filter" (6) Eingrenzungen wie zum Beispiel der Zeitraum, die Sprache,

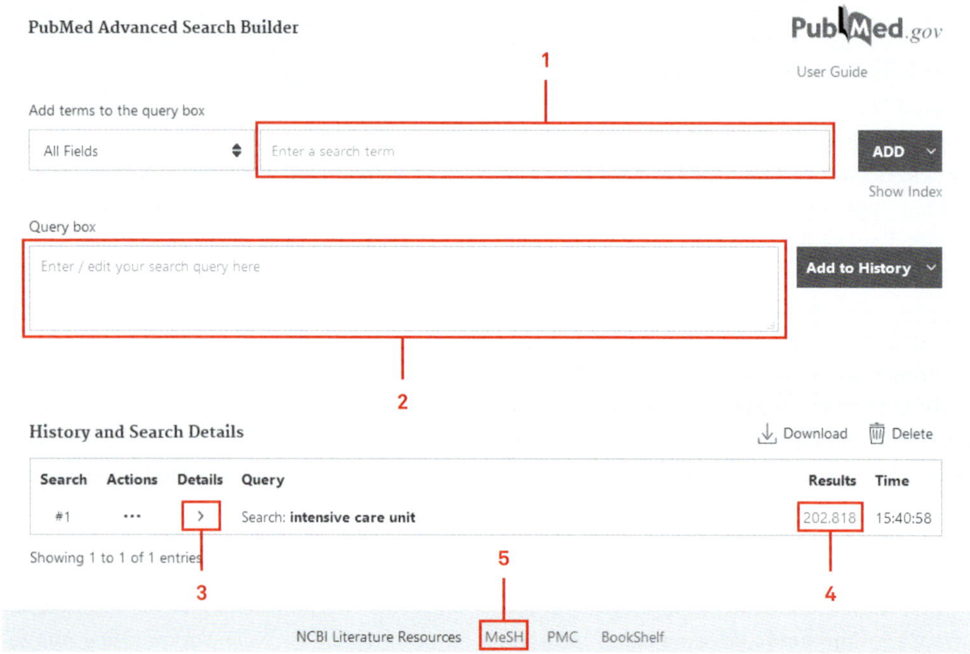

Abbildung 10-5: PubMed Advanced Search (National Center for Biotechnology Information)

Tabelle 10-12: Verknüpfung verschiedener Suchanfragen über die Zeilennummerierung der PubMed-History

Suchschritt	Befehle	Treffer
#4	#1 OR #2 OR #3	125834
#3	„ICU" [tiab]	62480
#2	„Critical Care Unit" [tiab]	1943
#1	„Intensive Care Units" [MeSH]	89027

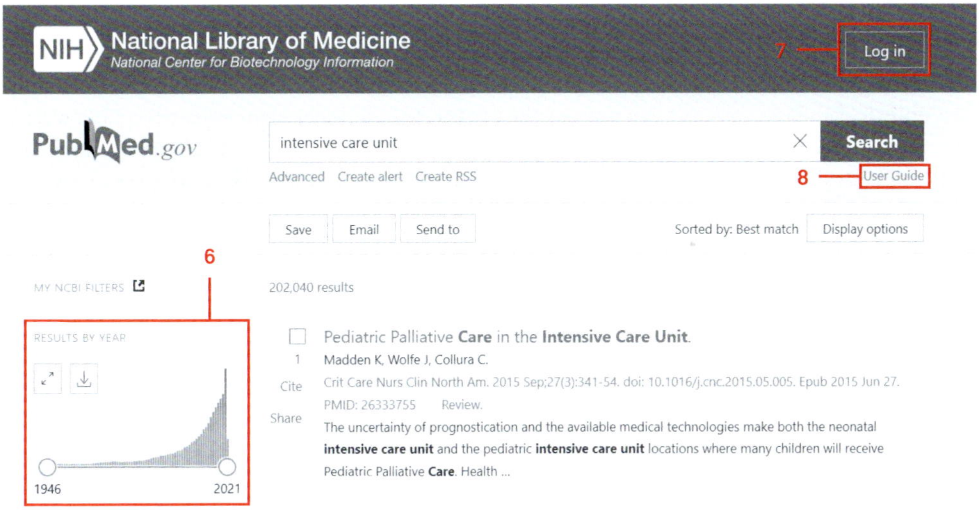

Abbildung 10-6: PubMed Ergebnisanzeige (National Center for Biotechnology Information)

Journal-Untergruppen, Publikationstyp und/oder Altersgruppe vornehmen.

10.4.7 Was bei PubMed im Hintergrund abläuft

PubMed ist sowohl auf Laien als auch auf professionell Suchende ausgerichtet. Um Sie darin zu unterstützen, relevante Ergebnisse auch mit einfachen Suchanfragen möglichst schnell zu finden, verwendet PubMed mehrere Werkzeuge. Dazu gehören:

- „Automatic Term Mapping“: ohne die Angabe von Suchfeldern werden Suchanfragen von PubMed automatisch um MeSH Terms, Publikationstypen etc. ergänzt. Durch Klicken das Ausklappen der „Details“ in der PubMed-History auf der „Advanced Search“-Seite (siehe **Abb. 10-5** (3)) können Sie sich diese Übersetzung anschauen. Deaktivieren lässt sich diese Funktion durch eine feldbezogene Suche (intensive care[ti]), eine Phrasensuche („intensive care“) oder die Trunkierung (nurse*).
- „Best Match“: In PubMed voreingestellte Sortierreihenfolge. Dabei werden die relevantesten Ergebnisse an den Anfang der Liste sortiert. Die Methode berücksichtigt Faktoren wie die Übereinstimmung des Datensatzes mit der Suchanfrage sowie das Alter und die Aufrufzahlen des Datensatzes. Die Sortierung wird zudem mit Machine-Learning optimiert.
- Außerdem ergänzt PubMed jeden Datensatz um weiterführende Literatur. Dies ist besonders hilfreich, wenn eine Suchanfrage keine oder zu wenige relevante Ergebnisse erzielt.
- „Similar articles“: Mit Hilfe eines Algorithmus identifiziert PubMed ähnliche Artikel und listet diese auf der Abstract-Seite des Datenbankeintrages auf. Der Link „See all similar articles“ zeigt die ähnlichen Artikel nach Relevanz sortiert auf. Wie bei „Best Match“ stehen die relevantesten Ergebnisse an oberster Stelle.
- „Cited by“: Verweis zu Einträgen, die den entsprechenden Artikel zitieren (siehe Abschnitt 10.2.3 „Spezielle Suchtechniken: elektronisch und ‚per Hand‘“). „Cited by“ stützt sich auf Verlagsangaben sowie NCBI-Ressourcen (wie PubMed Central). Die Liste ist nicht vollständig, da beispielsweise Buchkapitel und Webseiten nicht indexiert sind.

Aufgabe 10-2: Rufen Sie in PubMed den Datensatz zu Bergstrom 2013 (PMID: 24050454) auf.

a) Nennen Sie die Anzahl der gelisteten „Similar articles"- und „Cited by"-Artikel.
b) Werden weitere klinische Studien (RCT) aufgeführt, die ebenfalls die Häufigkeit der Umlagerung zur Vorbeugung von Druckgeschwüren untersucht haben?
(Lösung siehe Anhang)

10.4.9 Personalisierung

Wissenschaftlerinnen und Wissenschaftler müssen sich hinsichtlich neuester Entwicklungen auf dem Laufenden halten. Für diesen Zweck bieten Zeitschriften und auch Datenbanken automatische E-Mail-Updates an. E-Mail-Updates, auch „e-Alerts" genannt, sind regelmäßig an Ihre E-Mail-Adresse verschickte Benachrichtigungen, ob in einer bestimmten Zeitschrift oder zu einer Suchanfrage neue Publikationen vorliegen.

In PubMed wird das über die Personalisierung per „MyNCBI" gelöst (**Abb. 10-6**) (7): Dafür müssen Sie sich bei MyNCBI registrieren. Wenn Sie sich registriert haben, können Sie wie gewohnt eine Suchanfrage durchführen. Anschließend können Sie in der History die Anfrage in MyNCBI speichern, indem Sie auf die Nummer der Suchanfrage von Interesse klicken.

Der Vorteil von MyNCBI ist, dass Sie die volle Flexibilität einer Datenbank nutzen können. Ob es Ihnen um Updates für eine bestimmte Zeitschrift, einen bestimmten Autor oder ein bestimmtes Thema geht: Alle Suchanfragen, die Sie in PubMed durchführen können, können ebenso per MyNCBI abgespeichert werden.

10.5 Entwicklung einer systematischen Literaturrecherche

Tipp! Für alle, die es mit der gründlichen Literaturrecherche ernst meinen: Cochrane Deutschland bietet seit vielen Jahren Workshops zur systematischen Literaturrecherche an. https://www.cochrane.de/de/workshops-events

Am Anfang jeder systematischen Literaturrecherche steht eine orientierende Recherche, um einen Überblick über die Thematik von Interesse zu erhalten (vgl. Abschnitt 10.3). Wesentliches Ziel dieser Vorarbeit ist neben der Auswahl der Instrumente aus der Werkzeugkiste die Konkretisierung der Fragestellung. Je konkreter die Fragestellung, desto konkreter und letztlich einfacher gestaltet sich die Literaturrecherche. Je unkonkreter die Fragestellung, desto weniger ist sie für eine systematische Recherche geeignet. In diesem Zusammenhang wird gerne auf das sogenannte PICO-Schema verwiesen, welches eine Fragestellung in die Bestandteile

- **P**atient (P)
- **I**ntervention (I)
- **C**omparator (C, Vergleichsintervention) und
- **O**utcome (O)

zerlegt. Im klinischen Kontext hat diese Herangehensweise große Vorzüge, für weniger klinisch orientierte Fragen lassen sich die inhaltlichen Dimensionen des PICO-Schemas jedoch häufig nicht so einfach anwenden. Dennoch entspricht die Zerlegung einer Fragestellung in separate Blöcke dem grundsätzlichen Vorgehen beim Entwickeln komplexer Suchstrategien in Datenbanken.

Der Begriff *Block* bezeichnet dabei einen Abschnitt der Suchstrategie, der ein Konzept erfassen soll. Die in **Tabelle 10-12** beschriebene Suchanfrage für das Konzept „Intensivstation" kann man beispielsweise als Block bezeichnen. Die größte Herausforderung besteht darin, nicht zu viele Konzepte einzuführen. Suchbegriffe zu Outcomes werden in der Regel nicht in einer Suchstrategie abgebildet, da sie in den Abstracts von Fachartikeln nur unzureichend berichtet werden.

Je nach Fragestellung kann eine Strategie zwischen ein und vier Blöcken haben. Allerdings sollten Sie sich gerade am Anfang auf klar strukturierte Strategien mit zwei oder drei Blöcken konzentrieren.

Bevor jedoch mit der Definition der verschiedenen Blöcke begonnen werden kann, muss zunächst ein Rechercheplan entwickelt werden:

- Dies erfordert zunächst, die *Fragestellung* der Literaturrecherche genau zu beschreiben und zu definieren.
- Im Kontext systematischer Übersichtsarbeiten ist insbesondere die Frage zu klären, welche *Studientypen* die zuverlässigste Antwort auf die Ausgangsfragestellung liefern. Wenn Sie in der Lage sind, die für Ihre Fragestellung relevanten Studientypen zu definieren, können Sie durch Methodenfilter die Suchergebnisse Ihrer Recherche in den Datenbanken nochmals einschränken. Einen guten Überblick zu methodischen oder inhaltlichen Studienfiltern finden sich bei ISSG Search Filters Resource (siehe Internetquellen).
- Neben fachlichen und inhaltlichen Fragen (siehe PICO) interessieren auch Fragen eher struktureller Art. Beispielsweise, ob die Recherche zeitlich eingegrenzt werden soll. Die Frage nach dem *Zeitraum* unterliegt gleichermaßen inhaltlichen wie auch pragmatischen Überlegungen. Interessieren Sie sich für eine Therapie, die erst seit fünf Jahren zur Verfügung steht, ist es kaum sinnvoll, die Literatur der letzten 25 Jahre zu durchsuchen. Häufig werden Zeitrahmen gesetzt, um den Umfang der zu sichtenden Literatur möglichst zu beschränken. Dieses Vorgehen ist mit besonderer Vorsicht zu betrachten und sollte nur nach eingehender Prüfung von weiteren Konkretisierungsmöglichkeiten der Ausgangsfragestellung in Erwägung gezogen werden.
- Neben der zeitlichen Einschränkung werden häufig auch die *Publikationssprachen* oder die Herkunft der Publikationen zur Reduzierung der Trefferzahlen verwendet. Dabei handelt es sich meist um pragmatische Überlegungen, da Übersetzungen von Fachartikeln ein kostspieliges und zeitraubendes Unterfangen sind.

➔ Ein Suchfilter ist eine empirisch getestete Suchstrategie, die besonders sensitiv oder besonders präzise Datensätze für ein bestimmtes Thema oder einen bestimmten Studientyp identifizieren kann. „Sensitiv“ bedeutet in diesem Zusammenhang, dass der Suchfilter möglichst alle relevanten Artikel findet. Allerdings bedeutet dies auch, dass viele Artikel vom Filter erfasst werden, die nicht relevant sind. Ein möglichst präziser Suchfilter versucht hingegen, die Anzahl der irrelevanten Treffer möglichst gering zu halten. Aber auch dieses Vorgehen hat einen Nachteil, da die Anzahl der übersehenen und relevanten Artikel mit zunehmender Präzision steigt.

Wenn Sie die exakte Fragestellung, den Zeitraum und die Publikationssprache geklärt haben, kann nun die genaue Planung Ihrer Suchstrategie in den Datenbanken erfolgen.

Bei der Entwicklung einer Suchstrategie ist eine Kombination aus Schlagwörtern und Freitextbegriffen erforderlich. **Tabelle 10-13** zeigt den typischen Aufbau einer Suchstrategie mit zwei Blöcken. Um eine breite Palette von Schlagwörtern und Freitextbegriffen abzubilden, werden hierfür Quellen wie die MeSH-Datenbank oder vorab identifizierte Artikel gesichtet. Objektivere Ansätze zur Entwicklung und Testung von Suchstrategien verwenden textanalytische Verfahren (siehe weiterführende Literatur). Dabei werden für relevante Artikel, die bereits bekannt sind, systematisch die Worthäufigkeiten ausgewertet. Eine Liste aktueller textanalytischer Anwendungen findet sich in der Systematic-Review-Toolbox (http://systematicreviewtools.com), die bekannteste Anwendung ist der PubReMiner (https://hgserver2.amc.nl/cgi-bin/miner/miner2.cgi).

Die Dokumentation der systematischen Recherche ist ein wesentliches Element der Methodik einer systematischen Übersichtsarbeit. Dazu gehört einerseits das Flussdiagram (siehe PRISMA-Statement, http://www.prisma-statement.org/) sowie eine genaue Darstellung der durch-

Tabelle 10-13: Schematischer Aufbau einer Suchstrategie in PubMed

Suchschritt	Befehl	Strategie
#9	#4 AND #8	Ergebnis
#8	#5 OR #6 OR #7	Block 2
#7	"Freitext"[tiab]	
#6	"Freitext"[tiab]	
#5	"Schlagwort"[MeSH]	
#4	#1 OR #2 OR #3	Block 1
#3	"Freitext"[tiab]	
#2	"Schlagwort"[MeSH]	
#1	"Schlagwort"[MeSH]	

History and Search Details — Download — Delete

Search	Actions	Details	Query	Results	Time
#8	···	>	Search: **#4 AND #5 AND #6 AND #7**	1,627	12:03:32
#7	···	>	Search: **outcomes[tiab]**	1,062,166	12:03:13
#6	···	>	Search: **"Nursing Staff, Hospital"[MeSH] OR staffing[tiab]**	58,668	12:03:06
#5	···	>	Search: **nurse[tiab] OR nurses[tiab]**	273,885	12:01:43
#4	···	>	Search: **#1 OR #2 OR #3**	1,540,480	12:01:33
#3	···	>	Search: **hospitals[tiab]**	258,331	12:01:24
#2	···	>	Search: **"Hospital Units"[MeSH]**	116,637	12:01:16
#1	···	>	Search: **"Outcome and Process Assessment, Health Care"[MeSH]**	1,207,557	12:01:12

Abbildung 10-7: Darstellung der Ergebnisse einer systematischen Recherche in PubMed (National Center for Biotechnology Information)

geführten Suchen. Bei der Dokumentation der Suchstrategien hat sich eine Darstellung „Zeile-für-Zeile" bewährt. **Abbildung 10-7** zeigt eine solche Darstellung von PubMed, die man über die „Advanced"-Seite erhalten kann. In veröffentlichten Artikeln wird häufig ein Fließtext für die Beschreibung der Suchstrategie verwendet, ein solcher Text kann leicht aus der Darstellung „Zeile-für-Zeile" abgeleitet werden.

Außerdem sollten Sie daran denken, dass alle Datenbanken eine „eigene" Strategie erfordern. In jedem Fall sollten Sie also Ihren Rechercheplan mit Kollegen, Ihrer Dozentin oder Betreuerin und idealerweise mit einer Bibliothekarin besprechen.

Der systematischen Recherche folgt als nächster Schritt die Studienselektion. Es stehen Ihnen hierfür unterschiedliche Anwendungen im Internet zur Verfügung. Mithilfe dieser kann die Studienselektion von mehreren Personen unabhängig voneinander durchgeführt und das Ergebnis dokumentiert werden. Etabliert haben sich Covidence (https://www.covidence.org/) und Rayyan (https://www.rayyan.ai).

Aufgabe 10-3: Nehmen wir an, Sie interessieren sich für den Zusammenhang von Dekubitus und Pflegepersonalausstattung auf Intensivstationen:

- Wie würden Sie eine entsprechende Recherche in PubMed aufbauen?
- Wie viele Blöcke würden Sie verwenden?

Formulieren Sie eine Recherchestrategie, die in jedem Block die entsprechenden Freitext- und Schlagwort-Elemente enthält.
(Lösung siehe Anhang)

10.6 Literatur

Blachman, N. (2012, 26.02.). *Google Guide: Search Operators*. Zugriff am 10. März 2021 unter http://www.googleguide.com/advanced_operators_reference.html

Internetquellen

Google. (2021). Zugriff am 27. März 2021 unter https://www.google.com/

National Center for Biotechnology Information. (2021). *MeSH Database*. Zugriff am 27. April 2021 unter https://www.ncbi.nlm.nih.gov/mesh/

National Center for Biotechnology Information. (2021). *PubMed*. Zugriff am 27. April 2021 unter https://PubMed.ncbi.nlm.nih.gov/

Weiterführende Internetquellen

Blümle, A., Gechter, D., Nothacker, M.J., Schaefer, C., Motschall, E., Boeker, M., Lang, B., Kopp, I.B. & Meerpohl, J.J. (2020, 14. Dezember). *Manual systematische Recherche für Evidenzsynthesen und Leitlinien*. Zugriff am 23. März 2021 unter https://freidok.uni-freiburg.de/data/174468

EUnetHTA JA3WP6B2-2 Authoring Team. (2019, Dezember). *Process of information retrieval for systematic reviews and health technology assessments on clinical effectiveness; version 1.2*. Zugriff am 23. März 2021 unter https://eunethta.eu/process-of-information-retrieval-for-systematic-reviews-and-health-technology-assessments-on-clinical-effectiveness/

InterTASC Information Specialists' Sub-Group. (2021, 10. März). *ISSG Search Filters Resource*. Zugriff am 10. April 2021 unter https://sites.google.com/a/york.ac.uk/issg-search-filters-resource/home

Lefebvre, C., Glanville, J., Briscoe, S., Littlewood, A., Marshall, C., Metzendorf, M.I., Noel-Storr, A., Rader, T., Shokraneh, F., Thomas, J. & Wieland, L.S. (2021). Chapter 4: Searching for and selecting studies. In J.P.T. Higgins, J. Thomas, J. Chandler, M. Cumpston, T. Li, M.J. Page & V.A. Welch (Eds.), *Cochrane handbook for systematic reviews of interventions: version 6.2. Cochrane*. Available from https://training.cochrane.org/handbook

Martin-Luther-Universität Halle-Wittenberg. (2021). *RefHunter: Manual zur Literaturrecherche in Fachdatenbanken*. Zugriff am 10. April 2021 unter https://refhunter.eu/

Weiterführende Literatur

(für Leserinnen, die mehr lesen wollen)

Hausner, E., Guddat, C., Hermanns, T., Lampert, U. & Waffenschmidt, S. (2015). Development of search strategies for systematic reviews: validation showed the noninferiority of the objective approach. *Journal of Clinical Epidemiology, 68*(2), 191–199. https://doi.org/10.1016/j.jclinepi.2014.09.016

Hausner, E., Waffenschmidt, S., Kaiser, T. & Simon, M. (2012). Routine development of objectively derived search strategies. *Systematic Reviews, 1*, 19. https://doi.org/10.1186/2046-4053-1-19

Simon, M., Hausner, E., Klaus, S.F. & Dunton, N.E. (2010). Identifying nurse staffing research in Medline: development and testing of empirically derived search strategies with the PubMed interface. *BMC Medical Research Methodology, 10*, 76. https://doi.org/10.1186/1471-2288-10-76

11 Wo habe ich dies gelesen? Übersicht schaffen, ohne in Informationen zu ertrinken

Peter Meurer

Vor nicht langer Zeit spielte sich das wissenschaftliche Arbeiten in überschaubaren Räumen ab: in Labors, Büros und Bibliotheken. Im Büro reichten eine Schreibmaschine und eventuell noch ein Karteikasten, um die Informationen zu verarbeiten. Doch seit die Schreibmaschine vom Computer verdrängt wurde und sich die Tür zum vierten Raum, dem Internet, geöffnet hat, ist es mit der Übersichtlichkeit vorbei. Ein Programm zur Literaturverwaltung stellt sie wieder her.

Lernziele

Nach der Durcharbeitung dieses Kapitels können Sie:

- die Arbeitssituation für die Recherche und die Verwaltung wissenschaftlicher Informationen beschreiben
- die Kernaufgaben einer Literaturverwaltung benennen
- eine individuelle Checkliste für die Auswahl einer Literaturverwaltungssoftware erstellen.

11.1 Wer braucht (k)eine Literaturverwaltung?

Wir werden von einer Flut von Fachinformationen überrollt. Weltweit werden täglich etwa 6000 medizinische Artikel veröffentlicht (Mertens, 2001). Wissenschaftliche Informationen erscheinen aber nicht mehr ausschließlich in redaktionell betreuten Zeitschriften und Büchern, die von Fachleuten in Katalogen erfasst und damit für die wissenschaftliche Gemeinschaft leicht zugänglich gemacht werden. Zusätzlich haben sich weitere Publikationskanäle geöffnet, die an vielen Stellen und in vielen verschiedenen Formen Informationen verbreiten: Forscherinnen und Forscher diskutieren in Mailing-Listen, Arbeitsgruppen berichten in Weblogs, Institute veröffentlichen Forschungsberichte auf ihren Homepages.

Auch das Auffinden der Informationen hat sich verändert. Mussten Sie früher in der Bibliothek noch Zettelkästen durchwühlen oder Fernleihbestellungen mit mehrfachen Durchschlägen in Auftrag geben (was die meisten von Ihnen gar nicht mehr kennen), suchen Sie heute von daheim aus und rund um die Uhr nicht nur im Katalog Ihrer heimischen Bibliothek, sondern wahlweise parallel in hunderten Bibliothekskatalogen Deutschlands, Europas oder der Welt.

Und schließlich hat sich das physische Sammeln der Informationen geändert. Seit die meisten Artikel digital zur Verfügung gestellt werden, sind die Tage dicker Aktenordner mit Kopien aus Büchern und Zeitschriften gezählt. Die Ordner sind vom Bücherschrank auf die Festplatte umgezogen.

All diese Umbrüche dürfen nicht darüber hinwegtäuschen, dass sich eines nicht geändert hat: der hohe Anspruch an eine wissenschaftliche Arbeit. Das betrifft nicht nur den Inhalt, sondern auch die Form, in der Sie den Inhalt präsentieren. Alle Inhalte müssen nachprüfbar sein, d.h. Sie müssen nachweisen und belegen, wie Sie zu Ihren Ergebnissen gekommen sind. Sie müssen die Quellen, auf die sich Ihre Argumentation stützt, benennen und eine deutliche Grenze zwischen Ihren Gedanken und denen anderer ziehen. Dabei hilft eine Software zur Literaturverwaltung.

! Die Literaturverwaltung hat zwei Kernfunktionen:

1. die überbordende Menge an Informationen zu kanalisieren und nutzbar zu machen – kurz: Inhalte bereitzustellen – und
2. die formalen Ansprüche an Quellen- und Literaturnachweise in einer wissenschaftlichen Arbeit zu erfüllen – kurz: Formalien zu beachten.

Darüber hinaus gibt es noch weitere nützliche Aufgaben, die eine solche Software erfüllen kann. Bevor Ihnen aber am Buffet der Möglichkeiten das Wasser im Mund zusammenläuft, lassen Sie uns der Frage nachgehen, in welchen Situationen sich eine Literaturverwaltung lohnt.

Wenn Sie sich ein neues Auto anschaffen, werden Sie vermutlich beim Autohändler nicht sofort den meistgekauften Wagen ordern oder beim Schnäppchen im Schaufenster zuschlagen. Stattdessen werden Sie vorab einige Grundsatzfragen klären: Wofür brauche ich den Wagen (Freund, Familie oder Fracht transportieren)? Wo muss er sich bewähren (im Gebirge oder der Stadt)? Wie viel darf er kosten (in der Anschaffung und im Unterhalt)?

Setzen wir noch einmal bei den beiden Kernfunktionen einer Literaturverwaltung an: Inhalte bereitzustellen und Formalien zu beachten. Sofern Sie für Ihre Arbeit nur wenig Literatur verarbeiten müssen, können Sie vielleicht auf den Einsatz einer Literaturverwaltung verzichten. Ein einfacher Test: Können Sie die Autoren aufzählen, deren Werke Sie zitieren? Dann brauchen Sie sicher keine Literaturverwaltung. Auch wenn Sie einige Werke mehr zitieren, sagen wir 20 bis 30, könnten Sie das noch mit überschaubarem Aufwand in Ihrem Textverarbeitungsprogramm machen.

Wenn Sie nur ein- oder zweimal eine wissenschaftliche Arbeit schreiben müssen und diese sich auch nur auf wenige fremde Quellen stützt, ist eine Literaturverwaltung vermutlich für Sie überdimensioniert. Sie müssten sich erst eine Zeitlang mit dem neuen Werkzeug vertraut machen, bevor Sie es produktiv nutzen können und sich die Einarbeitungszeit auszahlt.

Anders gestaltet sich die Lage, wenn Sie eine umfangreiche Arbeit verfassen möchten. Das kann schon bei einer Bachelor-Arbeit beginnen. Je anspruchsvoller und umfangreicher die Arbeit wird, desto eher lohnt sich der Einsatz einer Literaturverwaltung. Bei einer Dissertation führt mit hoher Wahrscheinlichkeit kein Weg an ihr vorbei.

Wenn Sie Wissenschaftlerin bzw. Wissenschaftler sind und häufig in unterschiedlichen Fachzeitschriften publizieren, profitieren Sie ebenfalls von einer Literaturverwaltung. Mit deren Hilfe greifen Sie immer wieder auf Ihren ständig wachsenden Quellenfundus zurück und die Formfragen machen Ihnen auch weniger Mühe, weil die Literaturverwaltung Ihre Literaturverzeichnisse den Vorgaben der jeweiligen Fachzeitschrift automatisch anpasst.

Ein Aspekt geht häufig unter, wenn über Literaturverwaltung geredet wird, nämlich das persönliche Wissensmanagement. Wenn Sie am Anfang Ihres Studiums stehen, sollten Sie erwägen, schon vom Studienstart weg eine Literaturverwaltung einzusetzen. Sie würden diese die meiste Zeit als Wissensspeicher nutzen, in dem Sie alles eingeben, was Ihnen in die Hände gerät. Das werden Lehrbücher und Artikel sein, die in Studienordnungen empfohlen werden, und natürlich alles, was Sie selbst im Laufe des Studiums gefunden und gelesen haben. Das hört sich nach viel Arbeit an, ist es aber nicht. Es ist gut investierte Zeit, die sich doppelt und dreifach auszahlt, wenn Sie in die heiße Phase einer Abschlussarbeit kommen.

11.2 Was macht man mit einer Literaturverwaltung?

Wir haben bisher nur von zwei Kernfunktionen einer Literaturverwaltung gesprochen. Wenn wir auf das immense Produktangebot schauen (ich habe über 100 Literaturverwaltungen gezählt), wird deutlich, dass es darüber hinaus sehr unterschiedliche Ansprüche gibt, die Studierende und wissenschaftlich Arbeitende an eine Literaturverwaltung stellen, und dass keine Software alleine alle Wünsche gleichzeitig erfüllen kann oder will.

11.2.1 Literatur ordnen

Von der Ordnungsfunktion einer Literaturverwaltung war bereits die Rede. Mithilfe der Software wollen Sie alle relevanten Daten eines Buchs, eines Aufsatzes, einer Webseite erfassen. Relevant heißt, dass es sich um Informationen handelt, die die späteren Leserinnen und Leser brauchen, um die von Ihnen zitierte Quellen wiederzufinden, auf denen Ihre Aussagen beruhen.

Nun ist es ein Unterschied, ob Sie einen Zeitschriftenaufsatz, das Buch eines Autors oder den Beitrag eines Autors aus einem Sammelwerk in Ihrer Arbeit zitieren möchten. Eine Internetseite wird mit anderen Daten beschrieben als ein Gesetzestext, ein Report anders als eine Hochschulschrift. Eine ordentliche Darstellung im Literaturverzeichnis setzt eine ordentliche Erfassung der Daten voraus.

Aus diesem Grund bieten alle Literaturverwaltungsprogramme unterschiedliche Masken für die verschiedenen Dokumententypen an. Für Ihre tägliche Arbeit ist es wichtig, dass die von Ihnen verwendeten Medien mit der Software erfasst werden können. Das ist bei den wichtigsten Medien sicherlich der Fall:

- Monografie (Buch eines Autors oder Autorenteams)
- Sammelwerk (Buch einer Herausgeberin mit mehreren namentlich gekennzeichneten Beiträgen, so wie dieses Buch hier)
- Beitrag in einem Sammelwerk
- Zeitschriftenaufsatz
- Zeitungsartikel und
- Internetdokument –

hierfür werden Sie immer eine Eingabemaske finden, die Ihnen genau die Felder anbietet, in denen Sie die relevanten Daten eingeben können.

11.2.2 Literatur beschreiben und sortieren

Eine gute Literaturverwaltung beschränkt sich aber nicht nur darauf, Sie die „nackten“ bibliografischen Daten sammeln zu lassen. In der Regel bekommen Sie zusätzlich Möglichkeiten, die Literatur zu beschreiben oder sogar zu sortieren.

Eine bekannte und effektive Form der Beschreibung kennen Sie aus Ihrem Bibliothekskatalog: die Schlagwörter (vgl. **Kap. 10**). In den großen Bibliotheksbeständen ist eine Verschlagwortung zwingend notwendig. Ob Sie selbst auch mit Schlagwörtern arbeiten möchten, sollten Sie von der Menge der verwalteten Literatur abhängig machen. Nach meiner Einschätzung lohnt sich das, wenn Sie einige hundert Einträge in Ihrem Literaturverwaltungsprogramm zusammen haben – und das geht viel schneller, als Sie vielleicht jetzt meinen.

Viele Literaturverwaltungsprogramme bieten neben der Unterstützung bei der Verschlagwortung auch Felder für weitere inhaltliche Beschreibungen an. Sehr hilfreich ist hier ein Abstract-Feld, das die kurze Zusammenfassung eines Artikels oder Buchs aufnehmen kann. Glücklicherweise müssen Sie heute nur noch in Ausnahmefällen solche Abstracts selber schreiben (siehe **Kap. 13**). Diese Informationen liefern Ihnen in der Regel die Fachdatenbanken, mittlerweile aber auch immer mehr Bibliothekskataloge frei Haus.

Nützlich ist darüber hinaus, wenn Sie mehrere inhaltlich zusammengehörige Werke zu einer Gruppe zusammenfassen können. Sobald Sie in die Schreibphase Ihrer Arbeit einsteigen, werden Sie froh sein, dass Sie das weite Feld Ihrer Informationen in übersichtliche Parzellen aufgeteilt haben – so lässt es sich leichter beackern.

Bei einer umfangreichen Arbeit erweist sich eine weitere Funktion einer Literaturverwaltung als vorteilhaft: die Verwaltung der Standortinformationen. Bei Büchern werden Sie die Signatur des jeweiligen Buchs in Ihrer Bibliothek eintragen, bei digitalen Kopien (meist im PDF-Format) werden Sie eine Verknüpfung zwischen dem Werk in Ihrer Literaturverwaltung und der PDF-Datei auf Ihrem Computer oder im Internet herstellen. Bei der Erfassung des Werks ist das ein Klick, der Ihnen später bei der Bearbeitung viel Sucherei erspart.

11.2.3 Literatur finden

Haben Sie jetzt schon Lust bekommen, Ihre Literatur mit der Unterstützung einer Software besser zu organisieren? Oder quälen Sie noch Zweifel, ob die manuelle Erfassung der Bücher und Zeitschriften nicht doch sehr aufwändig ist?

Bei Büchern kann die Erfassung sehr schnell gehen. Seit Mitte der 1970er-Jahre erscheinen nämlich alle Bücher mit einer eindeutigen Identifikationsnummer, der International Standard Book Number (ISBN). Bei Taschenbüchern finden Sie die Nummer auf dem Buchrücken, bei gebundenen Büchern häufig auf einer der ersten Innenseiten. Es gibt Literaturverwaltungsprogramme, bei der Sie nur die ISBN eingeben müssen und schon lädt die Software die Titelangaben aus einem Bibliothekskatalog herunter.

Etwas mehr Arbeit machen Aufsätze aus Zeitschriften oder Büchern, wenn sie noch nicht mit einer DOI-Adresse oder PubMed-ID gekennzeichnet sind. Die DOI-Adresse (Digital Object Identifier) dient eigentlich „nur" dazu, einen Artikel im Internet immer wiederzufinden, auch wenn sich der ursprüngliche Speicherplatz ändert. Die PubMed-ID ist eine Nummer, die einen Artikel in der gigantischen PubMed-Datenbank eindeutig identifiziert. Einige Literaturverwaltungen sind in der Lage, anhand der DOI-Adresse oder der PubMed-ID die vollständigen Titelangaben aus dem Internet herunterzuladen. Das erspart Ihnen viel Tipparbeit und hilft, Erfassungsfehler zu vermeiden. Falls ein Aufsatz über keine Identifikationsnummer verfügt, bleibt Ihnen die Handarbeit nicht erspart. Da aber die meisten Programme mit Vorschlagslisten arbeiten, geht auch diese Arbeit schnell von der Hand: Ein Autor oder eine Zeitschrift, die Sie einmal aufgenommen haben, wird Ihnen beim nächsten Artikel aus einer Liste zur schnellen Übernahme vorgeschlagen.

Einige Literaturverwaltungsprogramme bieten Ihnen die Möglichkeit, direkt Recherchen in Bibliothekskatalogen oder Fachdatenbanken durchzuführen und die gefundenen Treffer für Ihre Arbeit zu übernehmen. Damit öffnen sich für Sie die Tore zu den Wissensschatzkammern dieser Welt. Anstatt sich von Webseite zu Webseite zu hangeln, können Sie mit Ihrer Literaturverwaltung direkt in den großen (und zum Teil auch kleinen Spezial-) Bibliotheken dieser Welt recherchieren. Verbundkataloge wie der GVK (Gemeinsamer Verbundkatalog) in Deutschland, ÖVK (Österreichischer Bibliothekenverbund) in Österreich oder Swisscovery (Netzwerk von Bibliotheken und Informationsstellen in der Schweiz) in der Schweiz ermöglichen die Suche über mehrere Bibliothekskataloge hinweg.

Und was ist mit den Aufsätzen? Diese finden Sie üblicherweise nicht über Bibliothekskataloge, sondern in Fachdatenbanken. Zu den größten und bekanntesten Fachbibliografien gehört PubMed (vgl. **Kap. 10**). Diese Datenbank enthält Nachweise zu über 30 Millionen medizinischen Fachartikeln; allein zum Thema „decubitus therapy" finden Sie über 16 000 Treffer (im Februar 2021). Wenn Sie sich die eine oder andere Literaturverwaltungssoftware anschauen, prüfen Sie, ob eine Recherche in PubMed möglich ist. Sie werden auf PubMed nicht verzichten wollen.

So wertvoll und bedeutend PubMed ist, es ist bei weitem nicht die einzige Fachdatenbank, die Sie bei Ihrer wissenschaftlichen Arbeit unterstützt. Bei Recherchen zu spezifisch pflegerischen Fragen ist CINAHL® erste Wahl, bei psychologischen Themen werden Sie Psyndex nutzen, bei pädagogischen Themen führt kein Weg an der FIS Bildung vorbei. Und das sind nur vier von vielen hundert Fachdatenbanken.

In drei Punkten übertrumpft eine gute Fachdatenbank den Katalog Ihrer Bibliothek: Zum Ersten finden Sie in einer Fachdatenbank ausschließlich Literatur zu einem Fachbereich. Für Ihre Recherchen bedeutet das, dass Sie weniger „Ballast" in Form irrelevanter Treffer erhalten – denken Sie nur an mehrdeutige Begriffe wie Schock, Kreislauf oder Depression. Zum Zweiten finden Sie mit Hilfe einer Fachdatenbank auch Aufsätze aus Büchern oder Zeitschriften, was mit einem klassischen Bibliothekskatalog noch nicht möglich ist. Und zum Dritten erhalten Sie neben den reinen Titeldaten meist auch eine kurze Zusammenfassung (Abstract) des jeweiligen Beitrags. Machen Sie einmal einen Test mit einer Fachdatenbank und überfliegen Sie nach einer Recherche einige der Abstracts. Mit wenig Aufwand erhalten Sie so einen ersten Überblick über Ihr Thema. Dagegen vertrödeln Sie mit einer Google-Recherche nur Ihre wertvolle Zeit.

Die Informationsspezialisten Ihrer Hochschulbibliothek beraten Sie gerne, welche Fachdatenbank Sie für welche Fragestellung zu Rate ziehen sollten. Sie werden vermutlich zu dem Ergebnis kommen, dass es maximal ein Dutzend Fachdatenbanken sind, die für Sie relevant sind. Für die Auswahl Ihrer Literaturverwaltungssoftware hat das eine direkte Konsequenz: Können Sie mit der Software diese Datenbanken direkt durchsuchen? Oder können Sie Trefferlisten, die Sie durch eine Recherche erhalten, in Ihr Literaturverwaltungsprogramm importieren?

11.2.4 Trefferlisten importieren

Sie haben bisher gesehen, wie Sie Literatur erfassen können, nämlich einmal durch das Eintippen der bereits vorliegenden Literatur und einmal durch die gezielte Suche in Fachdatenbanken. Aber frei nach dem Motto „unverhofft kommt oft" stolpern Sie im Internet immer mal wieder über interessante Artikel. Wie können Sie diese Artikel möglichst einfach Ihrer stetig wachsenden Literatursammlung hinzufügen?

Die großen Fachzeitschriften, wie z. B. Nursing Outlook, sind auf diese Situation vorbereitet. Sie bieten eine Möglichkeit, die bibliografischen Daten eines Artikels in einer Form zu exportieren, die von vielen Literaturverwaltungsprogrammen für den direkten Import genutzt werden kann. Die entsprechenden Befehle auf Seiten der Datenbank heißen: „Cite", „Export", „Export Citation" oder „Download Citation". Und so funktioniert es:

- Zuerst wählen Sie den oder die Artikel aus, die Sie interessieren.
- Dann wählen Sie den entsprechenden Exportbefehl. Sie werden noch gefragt, in welchem Format die Daten exportiert werden sollen. Wählen Sie hier eines der folgenden Formate: BibTex, Citavi, Endnote oder RIS.
- Ihr Internetbrowser lädt nun eine Textdatei herunter und exportiert diese in Ihre Literaturverwaltung.

11.2.5 Inhalte bearbeiten

Sie haben gesehen, dass das Recherchieren und Erfassen von Literatur durch entsprechenden Software-Einsatz vereinfacht und beschleunigt werden kann. Die einzige Gefahr, die Ihnen hierbei droht, ist „rezidivierendes Sammelfieber". Seien Sie unbesorgt: Das gehört zu den Krankheiten mit hohem Sekundärgewinn.

Als Ergebnis Ihrer Recherche-Arbeit wissen Sie, welche Literatur für Sie – vermutlich – relevant ist. Der nächste Schritt ist nun wesentlich mühsamer: Sie müssen die Originaltexte beschaffen. Viele Zeitschriftenaufsätze können Sie heute schon digital in Form von PDF-Dateien aus dem Internet herunterladen (sofern Ihre Hochschule dies finanziert, denn häufig handelt es sich um kostenpflichtige Fachzeitschriften). In den anderen Fällen leihen Sie Bücher aus Ihrer Bibliothek aus oder bitten Ihre Bibliothek, ein gewünschtes Buch per Fernleihe zu beschaffen. Zeitschriften oder Nachschlagewerke können Sie meist nicht entleihen, sodass Sie in diesen Fällen Fotokopien oder Scans anfertigen müssen.

Sie sehen daran, dass die Planung der Literaturbeschaffung und deren Durchführung ein gewisses Maß an Organisation erfordert. Bei kleineren Hausarbeiten werden Sie diese Aufgabe leicht bewältigen. Je anspruchsvoller aber Ihre Qualifikationsarbeit ist, desto aufwändiger gestaltet sich dieser Arbeitsschritt. Wer hier nicht konzentriert dabei ist, verliert schnell die Übersicht.

Eine Literaturverwaltungssoftware kann Sie hierbei unterstützen. Das reicht von der Aufgabenplanung (entleihen, kopieren, zurückbringen etc.) über die Verfügbarkeitsprüfung (gibt es dieses Buch in meiner Bibliothek?) bis hin zur Verwaltung der elektronischen oder gedruckten Kopien, die Sie im Laufe der Zeit sammeln.

Als nächster Schritt steht nun die eigentliche Arbeit mit der Literatur an. Wenn Sie es gründlich machen wollen, bietet sich als Aufwärmübung an, das Buch oder den Fachartikel formal vollständig zu erfassen. Sie prüfen also zuerst, ob die Daten des jeweiligen Werks korrekt sind. Vielleicht haben Sie die Angaben zu dem Buch aus dem Literaturverzeichnis eines anderen Buchs abgeschrieben. Das ist im Prinzip eine gute Methode, um relevante Literatur zusammenzutragen. Aber gerade hier schleichen sich immer wieder Fehler ein, denn nicht jeder Autor nimmt es mit den Literaturangaben so genau wie Sie.

Vergleichen Sie also die Titeldaten in Ihrer Literaturverwaltung mit dem Originalwerk und nehmen Sie gegebenenfalls die nötigen Korrekturen vor. Am besten notieren Sie sich, dass Sie die Angaben erfolgreich geprüft haben. Wenn Sie später Ihre Arbeit veröffentlichen, können Sie für die Richtigkeit Ihrer Literaturangaben die Hand ins Feuer legen.

Nach der formalen folgt die inhaltliche Erfassung. Auch hier können Sie sich zuerst auf Zehenspitzen dem Werk nähern. Vielleicht möchten Sie das Buch oder den Aufsatz mit ein paar Schlagwörtern versehen? Das lohnt sich insbesondere dann, wenn Sie länger an einer Publikation arbeiten und mehrere hundert Literaturquellen dabei zusammenkommen.

Sinnvoll ist es auch, die gefundenen Quellen in Themenbereichen zu gruppieren. Die Themenbereiche könnten der späteren Gliederung Ihrer Arbeit entsprechen. Sie würden so dafür sorgen, dass die Literatur, die Sie pro Kapitel bearbeiten möchten, übersichtlich strukturiert ist.

Viele Fachaufsätze beginnen heute mit einer Zusammenfassung. Falls Sie dieses Abstract noch nicht in Ihre Literaturverwaltung aufgenommen haben, wäre das jetzt ein guter Zeitpunkt. Wenn Sie nach ein paar Monaten nochmals schnell auffrischen wollen, wovon der Beitrag handelt (und Sie die Kopien nicht in Griffnähe haben), werden Sie sich selbst für dieses weitsichtige Handeln auf die Schulter klopfen.

An dieser Stelle beginnt nun die eigentliche Auseinandersetzung mit dem Text, also das intensive Lesen. Welche Informationen sind neu und wertvoll für Sie? Welche Informationen sind verbürgt? Ist die Theorie begründet und die Schlussfolgerung richtig? Was ist von den Empfehlungen zu halten? Für diesen Dialog mit einem Autor über sein geschriebenes Werk gibt es verschiedene Methoden, die sich seit langer Zeit bewährt haben. In **Kapitel 4** erfahren Sie mehr zu diesem Thema.

Wie kann Ihnen eine Literaturverwaltung bei dieser intellektuellen Auseinandersetzung mit einem Fachtext helfen? Ein im wörtlichen Sinn vielseitiger Text ist nicht vom ersten bis zum letzten Wort nützlich für Sie. Vielmehr werden Sie die relevanten Textstellen entnehmen wollen, allein schon deshalb, weil Sie die Materialmenge reduzieren möchten. Den Prozess, bei dem Sie aus einem umfangreichen Werk Inhalte entnehmen, nennen wir Exzerpieren. Sie können oder sollten das exakt und Wort für Wort machen, wenn es sich um Textpassagen handelt, die Sie später unverändert als Zitate in Ihre Publikation aufnehmen möchten. In allen anderen Fällen können Sie die Textstelle mit Ihren eigenen Worten wiedergeben. Aber auch hier ist wichtig, dass Sie vermerken, von welchen Seiten Sie die Informationen entnommen haben.

! Die wissenschaftliche Redlichkeit verlangt, dass Sie deutlich zwischen Mein und Dein trennen. Wenn Sie Ideen Dritter wiedergeben, ohne die Quelle zu nennen, machen Sie sich schuldig, ein Plagiat erzeugt zu haben. Ein Plagiat kann dazu führen, dass Ihre Arbeit zurückgewiesen wird – dabei spielt es keine Rolle, ob Sie vorsätzlich oder nachlässig gehandelt haben. Man kann es nicht deutlich genug sagen: Rauchen gefährdet Ihre Gesundheit, ein Plagiat Ihre Karriere.

11.2.6 Ihre Arbeit veröffentlichen

Durch die fortlaufende Arbeit mit der Literatur erwerben Sie eine zunehmende thematische Sicherheit: Sie kennen Start- und Zielpunkt Ihrer Reise (wie lautet die Fragestellung, wie die Antwort?) und haben die Etappen Ihrer Reise abgesteckt (Gliederung Ihrer Arbeit). Als Reiseproviant dienen Ihnen die Zitate der bearbeiteten Texte und natürlich und zuvorderst Ihre eigenen Gedanken. Beginnen wir also mit der eigentlichen Publikation, das ist Ihre Bachelor-, Master-, Doktorarbeit oder Ihr Beitrag in einer Fachzeitschrift.

Einige Literaturverwaltungen unterstützen Sie dabei, Nachweise auf die zitierte Literatur in Ihr Dokument einzufügen, das Sie mit einem Textverarbeitungsprogramm erstellen (Word, Writer, Google Docs, LaTeX-Editor).

Die Literaturnachweise erfolgen entweder im Text als Kurznachweis oder in den Fußnoten als Kurz- oder Vollnachweis. Wenn mit Kurznachweisen gearbeitet wird, erscheint am Ende der Arbeit das Verzeichnis der zitierten Literatur. Die Aufgabe der Literaturverwaltung ist es, anhand der zitierten Literatur das Verzeichnis für Sie automatisch zu erstellen.

„Ein Literaturverzeichnis ist die vollständige Zusammenstellung aller in einer wissenschaftlichen Arbeit verarbeiteten literarischen Sekundärmaterialien, welche in irgendeiner Form nachweislich (d.h. im Text, einer Fußnote, dem Vorwort, dem Anhang oder an einer sonstigen Stelle) in der Arbeit berücksichtigt und zitiert worden sind; darüber hinaus darf keine weitere Literatur Eingang in das Literaturverzeichnis finden." (Theisen & Theisen, 2013)

Sie wissen also, „was in das Literaturverzeichnis reinkommt", aber wir wissen noch nicht, wie das Literaturverzeichnis aussehen muss. Hier kommen die sogenannten Zitationsstile zum Zug.

z. B. Drei große Zitationsstile

1. Chicago (oder Turabian) – verbreitet bei geistes- und sozialwissenschaftlichen Publikationen
2. MLA – verbreitet bei sprachwissenschaftlichen Publikationen
3. APA (deutsche Übersetzung: DGPs) – verbreitet bei sozialwissenschaftlichen Publikationen; dieses Buch hier nutzt z.T. den APA-Stil in der Version 7.

Einzelne Fächer haben sich darüber hinaus auf spezielle Stile verständigt (Lipson, 2006, S. 5). In **Kapitel 15** erfahren Sie mehr dazu.

Und dabei spielt eine Literaturverwaltung ihre Stärken aus. Sie können nämlich zwischen verschiedenen Zitationsstilen wählen. Der Zitationsstil legt fest, ob die Quelle in Form eines Kurznachweises im Text oder als Kurz- oder Vollnachweis in der Fußnote erscheint. Der Stil definiert auch die Form des Nachweises: Referenznummer (24) oder [24], Kürzel [Mue09] oder Autor-Jahr-Stil (Müller, 2009, S. 14–15). Richtig differenziert wird es beim Vollnachweis:

- Sollen die Autorennamen in der Fußnote in der Form Vorname Nachname oder nur die Nachnamen genannt werden?
- Soll im Literaturverzeichnis nur der erste Autor mit „Nachname, Vorname" und alle wei-

teren in der Form „Vorname Nachname" erscheinen?
- Sollen die Autorennamen mit Komma, Semikolon oder Querstrich getrennt werden?
- Soll der Titel eines Buchs in Anführungszeichen, der eines Zeitschriftenaufsatzes aber ohne Anführungszeichen erscheinen?
- Soll die Jahreszahl einer Publikation in Klammern stehen, vor oder hinter dem Verlag, oder ist der Verlag gar nicht zu nennen?

Das war nur eine kleine Auswahl möglicher Darstellungsvarianten, die durch einen Zitationsstil definiert sind. Wenn Sie eine größere Menge Literatur zitieren und sich mit diesen Fragen nicht beschäftigen möchten, sollten Sie spätestens jetzt erwägen, eine Literaturverwaltung zu Hilfe zu nehmen. Nützlich ist sie aber nur dann, wenn sie auch den Stil anbietet, den Sie benötigen, oder Ihnen die Möglichkeit bietet, selbst einen Stil zu definieren oder einen vorhandenen anzupassen.

Nun stellt sich die Frage, welchen Stil Sie benötigen. Wenn Sie eine Qualifikationsarbeit schreiben, finden Sie die Anforderungen für die Gestaltung der Zitate und des Literaturverzeichnisses meist in den Prüfungsordnungen. Im ungünstigsten Fall besteht Ihre Dozentin oder Ihr Dozent darauf, dass das Literaturverzeichnis in „ihrem" bzw. „seinem" Stil zu erstellen sei. Das ist bitter, denn entweder müssen Sie das Literaturverzeichnis aufwendig von Hand formatieren oder in der gewählten Literaturverwaltung einen eigenen Stil definieren. Beides kostet Zeit, die Sie besser für inhaltliche Arbeiten hätten verwenden können. Im besten Fall verlangt man von Ihnen, einen der bekannten Stile zu verwenden. Sehr verbreitet ist der APA-Stil, der von der American Psychological Association in mehreren Publikationen beschrieben wird. Wenn Sie eine deutschsprachige Veröffentlichung planen, sollten Sie die deutsche Adaption des Stils nehmen, die von der Deutschen Gesellschaft für Psychologie vorgenommen wurde.

Welchen Stil auch immer Sie wählen, eine Literaturverwaltung wird Ihnen ersparen, sich mit allen Regeln und Raffinessen des Stils auseinandersetzen zu müssen. Sie wählen lediglich den Stil aus, die Software wendet diesen auf die Kurznachweise im Text und die Vollnachweise im Literaturverzeichnis an. Damit sind dann die formalen Ansprüche an die Darstellung der zitierten Literatur erfüllt.

11.3 Ein Literaturverwaltungssystem aussuchen

Das Angebot an Literaturverwaltungsprogrammen ist sehr breit – zu breit, um es hier vollständig darzustellen. Stattdessen finden Sie in **Tabelle 11-1** eine erste Auswahl an Programmen, die im deutschsprachigen Raum verbreitet sind.

Die Programme haben jeweils eine bestimmte Zielgruppe bzw. einen Einsatzzweck vor Augen. Ein ausführlicher Funktionsvergleich wäre kurz nach Erscheinen dieses Buch schon wieder veraltet, da die genannten Programme immer weiterentwickelt werden.

Eine Entscheidung für ein Programm hängt immer von verschiedenen Kriterien ab. Die wichtigsten Kriterien sind in **Tabelle 11-2** dargestellt.

11.4 Zusammenfassung

Eine Literaturverwaltung ist ein nützliches Werkzeug für all diejenigen, die eine größere Menge wissenschaftlicher Informationen verarbeiten möchten. Wie bei jeder Software bedarf es einer gewissen Einarbeitungszeit, die Sie aber normalerweise im Verlauf der Arbeit schnell wieder einsparen: Eine Literaturverwaltung hilft Ihnen, Zeit zu gewinnen, weil Sie schneller Recherchen in Fachdatenbanken durchführen und die Ergebnisse in Ihren Wissensbestand aufnehmen können. Zeit sparen

Tabelle 11-1: Auswahl von Literaturverwaltungsprogrammen

Programm	Beschreibung
EndNote, Mendeley	für methodisch erfahrene Wissenschaftler, die viel in unterschiedlichen Medien publizieren
Zotero	für Studierende und Wissenschaftler, die vorzugsweise im Web recherchieren
JabRef	für methodisch erfahrene Wissenschaftler, die LaTeX als Arbeitsmittel nutzen
Citavi	für Studierende und Wissenschaftler, die Unterstützung für den gesamten Arbeitsprozess suchen
Refworks	für Wissenschaftler, die von verschiedenen Orten aus Zugriff auf ihre (im Web gespeicherten) Daten benötigen

Tabelle 11-2: Checkliste für die Auswahl einer Literaturverwaltungssoftware

Kriterium	Frage
Betriebssystem	Gibt es die Software für mein Betriebssystem (Windows, Mac, Linux? Muss ich einen bestimmten Internet Browser nutzen?)
Sprache	(Falls Sie in Englisch nicht sattelfest sind) Liegt das Programm in Deutsch vor?
Datenbanken	Sind die für mich wichtigen Fachbibliografien und Bibliothekskataloge direkt durchsuchbar oder kann ich durch die passenden Importformate die Daten übernehmen?
Zitate, Kommentare	Kann ich auch wörtliche Zitate aus den Texten und Kommentare oder eigene Ideen zum Thema speichern?
Textverarbeitung	Wird meine Standard-Textverarbeitung unterstützt?
Zitationsstil	Ist der von mir benötigte Zitationsstil verfügbar, kann ich ihn selbst definieren oder anfordern?
Testversion	Gibt es die Möglichkeit, das Programm kostenlos zu testen? Enthält die Testversion alle Funktionen der Vollversion?
Export	Kann ich meine Daten in einem Format exportieren, das ich für den Import in eine andere Literaturverwaltung nutzen kann?
Sicherheit	Ist es für meine Arbeit wichtig, dass ich alle Daten immer exklusiv für mich lokal speichern kann?
Aufwand	Steht der Einarbeitungsaufwand in einem positiven Verhältnis zur gesparten Zeit?
Support	Gibt es ein Handbuch, ein Tutorial, ein Anwenderforum? Gibt es einen persönlichen Support? In welcher Sprache kann ich mit dem Support kommunizieren?
Kosten	Wie hoch ist der Preis?

Sie außerdem durch die Funktion, per Knopfdruck ein korrekt erstelltes Literaturverzeichnis erzeugen zu können. Zeit und Nerven schonen Sie zu guter Letzt durch die Ordnung, die eine Literaturverwaltung in Ihre Informationsbestände bringt.

Mit dem Einsatz einer Literaturverwaltung werden Sie feststellen, dass sich Ihr Umgang mit Fachtexten ändert. Dagmar Knorr berichtet in ihrem Buch „Informationsmanagement für wissenschaftliche Textproduktionen" (Knorr, 1998, S. 87–88) von einem Wissenschaftler, der sich zwang, „jeden Fachtext, der auf seinem Schreibtisch landet, vor der Ablage wenigstens überfliegend zu lesen, eine begriffliche Kategorisierung vorzunehmen und einen kurzen Kommentar zum Text zu schreiben. Dieses Verfahren empfindet er einerseits als sehr aufwendig, andererseits schätzt er die Disziplinierung und den Sachverhalt, Inhalte von Fachtexten verfügbar zu halten. Als Konsequenz beobachtet er an sich eine völlige Veränderung des Leseverhaltens. Er läse jetzt sehr viel gezielter und schneller."

11.5 Literatur

Knorr, D. (1998). *Informationsmanagement für wissenschaftliche Textproduktionen*. Narr.

Lipson, C. (2018). *Cite right: A quick guide to citation styles – MLA, APA, Chicago, the sciences, professions, and more* (3. Aufl.). The University of Chicago Press.

Mertens, S. (2001). Medizinische Publikationen: Viel heiße Luft. *Deutsches Ärzteblatt*, *98*(46), 3021–3022. Verfügbar unter https://www.aerzteblatt.de/pdf.asp?id=29461

Theisen, M.R. & Theisen, M. (2013). *Wissenschaftliches Arbeiten: Erfolgreich bei Bachelor- und Masterarbeit* (16. Aufl.). Vahlen.

Interview mit Gabriele Meyer:

Kritisch sein und Fragen stellen

Prof. Dr. Gabriele Meyer

Leiterin des Instituts für Gesundheits- und Pflegewissenschaft, Medizinische Fakultät, Martin-Luther-Universität Halle-Wittenberg, Prodekanin für Genderfragen

Werdegang

Ausbildung zur Krankenschwester im Städtischen Krankenhaus Lüneburg; Praxis als Krankenschwester; Studium für das Lehramt an der Oberstufe/Berufliche Schulen, Fachwissenschaft Gesundheit und Germanistik, Universität Hamburg; Erstes Staatsexamen; während des gesamten Studiums Teilzeittätigkeit als Krankenschwester; nach dem Studium wissenschaftliche Mitarbeiterin an der Universität Hamburg, Fachwissenschaft Gesundheit; Promotion zum Dr. phil.; Juniorprofessur für Theoretische Grundlagen und Klinische Pflegeforschung an der Universität Bremen; Professur für Klinische Pflegeforschung an der Universität Witten/Herdecke; seit März 2013 Professur für Gesundheits- und Pflegewissenschaft an der Martin-Luther-Universität Halle-Wittenberg

Warum sind Sie Wissenschaftlerin geworden?

Das ist keine einfach zu beantwortende Frage. Es war nicht geplant oder vorhersehbar, dass mich mein Weg in die Wissenschaft führt.

Mein Studium verlief vier Jahre lang eher unspektakulär. Das Germanistikstudium war spannend. Ich habe fünf literaturwissenschaftliche und linguistische Hauptseminare besucht, anstatt der zwei geforderten Pflichtseminare, so etwa zur Sprache im Nationalsozialismus, Geschichten über Nixen, Nymphen, Wasserfrauen oder die Darstellung des Todes in der Literatur. Auch die Pädagogik hat mich sehr angesprochen. Hier wurde einiges gefordert. Herausforderungen haben mich schon immer angestachelt.

Das Gesundheitsstudium hingegen war öde: Anatomie, Krankheitslehre, Arzneimittelkunde, Chemie, Physik usw. Das Wissen wurde faktisch vermittelt, die Blätter mit den Aufzeichnungen der Vorlesungen anschließend nur noch gelocht und abgeheftet. Referate über Aufbau und Funktion von Pankreas oder Lunge wurden auf Grundlage von Fachbüchern gehalten. Über dieses Stadium konnten wir lange Zeit nicht hinauskommen. So gab es wenig intellektuelle Anregungen, schon gar keine kritisch-reflexiven Inhalte. Während der ganzen Jahre habe ich im Fach Gesundheit nicht eine einzige Studie gelesen.

Am Ende meines Studiums kam eine neue Professorin für die Fachwissenschaft Gesundheit, Ingrid Mühlhauser. Aus Neugier habe ich ihr erstes Seminar besucht. Dort wurden auf einmal Themen diskutiert, die ich bis dato nicht gedacht oder auch nicht hinterfragt hatte:

- Können Ärzt*innen und Pflegekräfte richtig Blutdruck messen?

- Warum sind Screening-Tests oft ungenau und bestimmen eine Krankheit oder ein Risiko manchmal genauso schlecht wie der Wurf einer Münze?
- Warum führen hoch dosierte sogenannte Rauchervitamine zu einem erhöhten Risiko für Lungenkrebs, wo sie doch genau zu dessen Prävention angepriesen worden waren?

Völlig neue Wissensdimensionen eröffneten sich, und mir wurde schnell klar, dass ich all die Jahre nach kritischer Reflexion von vermeintlich gesichertem Gesundheits- und Pflegewissen geradezu gedürstet habe.

Zusammen mit einer Kommilitonin sollte ich eine Studie aus dem englischsprachigen Journal „Lancet" zur Genauigkeit des Prostatakrebs-Screenings vorstellen. Bei der Vorbereitung stießen wir beide auf erhebliche Wissenslücken. Unser englisches Textverständnis war völlig unzulänglich. Darüber hinaus hatten wir noch nie etwas von den Testeigenschaften Sensitivität und Spezifität gehört, geschweige denn gewusst, dass ein Ergebnis eines Tests keine Gewissheit erbringt. Wir behalfen uns mit einem Schwerpunktheft zu „Prostatakrebs-Screening" aus der Reihe „Spektrum der Wissenschaft". Ohne wirklich verstanden zu haben, worum es ging, absolvierten wir eher dürftig unser Referat. Stolz berichteten wir, dass wir uns unsere Kenntnisse aus „Spektrum der Wissenschaft" angeeignet hätten, und standen unter dem Eindruck: „Wissenschaftlicher geht es ja schließlich nicht." Die Seminarleitung kommentierte: „Sie sollen doch aber Originalarbeiten lesen." Originalarbeiten? Was ist denn das? Aber: Ich hatte verstanden, dass mir grundsätzlich das Handwerkzeug fehlte, mir zu einer wissenschaftlichen Fragestellung die aktuelle, unabhängige und aussagekräftige Literatur zu verschaffen, diese zu lesen und mit kritischem Sachverstand auf ihre Aussagekraft zu überprüfen.

Dieses Seminar und dieses Referat waren ein starker Initialreiz für mich, wissenschaftlich arbeiten zu wollen. Es folgten noch mehrere Seminare bei der neuen Professorin. Aus der Retrospektive habe ich es nahezu als befreiend empfunden, endlich Fragen stellen zu können und zu lernen, die Fragen selbstständig zu beantworten. Aber ich habe auch gelernt, die Wissenschaft zu entzaubern, das heißt zu verstehen, dass auch wissenschaftliche Studien anfällig für Verzerrungen und Manipulationen sind, dass die Ergebnisse häufig instrumentalisiert werden und dass es immer nur eine Annäherung an die Wirklichkeit gibt und nichts so einfach ist, wie es zunächst erscheint.

Glücklicherweise gab es für mich nach Beendigung meines Studiums eine Stelle als wissenschaftliche Mitarbeiterin in der Arbeitsgruppe Mühlhausers. Die Stelle war in einer großen, vom Bundesministerium geförderten, randomisierten kontrollierten Studie verortet. Unglaublich, was ich hier in kürzester Zeit lernen konnte.

Macht wissenschaftliches Arbeiten Spaß?

Auf jeden Fall macht wissenschaftliches Arbeiten Spaß! Es ist zugleich aber auch sehr mühsam. Eine eigene Studie durchzuführen, also externe Evidenz zu generieren, nimmt oftmals mehrere Jahre in Anspruch. Die Studie, in der ich meine erste Stelle als wissenschaftliche Mitarbeiterin hatte, war 1998 bewilligt worden, und erst im Jahr 2005 wurde die letzte Originalarbeit publiziert. Die Förderung war natürlich viel früher ausgelaufen. Das macht deutlich: Wissenschaftliches Arbeiten erfordert einen langen Atem.

Das wissenschaftliche Arbeiten im kleinen Stil, also zum Beispiel die systematische und strukturierte Auswertung und Darstellung von Forschungsliteratur, kann ebenfalls sehr aufwendig und Kräfte zehrend sein.

Sorgfalt, Ausdauer und ungebrochene Neugier sind die Eigenschaften, die ein/e Wissenschaftler*in benötigt. Besonders Spaß macht mir, entgegen stromlinienförmigen Meinungen zu denken. Selbstverständlich sind Ergebnisse, die etablierte Anschauungen infrage stellen, auch provokativ und führen unter Umständen zu Ab- und Ausgrenzung. So haben wir zum Beispiel vor vielen Jahren auf Basis der internationalen Literatur die bis dahin kaum kritisierten Expertenstandards des Deutschen Netzwerks für Qualitätsentwicklung in der Pflege (DNQP) einer methodisch-kritischen Beurteilung unterzogen. Das hat uns viel Ungemach eingebracht, aber auch einen Diskurs in Gang gesetzt. Das in der Folge vorgelegte Methodenpapier des DNQP ging auf nahezu alle von uns thematisierten Kritikpunkte ein, auch wenn unsere Aufsätze selbst darin nicht zitiert wurden.

Ich denke, dass ein guter Leitspruch zu einem kritischen Grundverständnis der Aphorismus Albert Einsteins ist: „Wenn du ein wirklicher Wissenschaftler werden willst, denke wenigstens eine halbe Stunde am Tag das Gegenteil von dem, was deine Kollegen denken." Das Gegenteil dann auch zu sagen, zu vertreten und auch Kritik dafür einstecken zu können, das muss erlernt werden.

Wie lesen Sie?

Eine größere Anzahl von Artikeln habe ich immer in einem Ordner mit Namen „Lesen" auf meinem Laptop gespeichert. Es könnte ja sein, dass irgendwo Zeit zur Lektüre ist. Ich lese am Arbeitsplatz, wenn es die Zeit erlaubt, zu Hause und in der Bahn.

Das „British Medical Journal" besuche ich regelmäßig online, interessante Artikel speichere ich ab. Die monatlichen Ausgaben des „arznei-telegramms" durchstreife ich ebenfalls. Weniger strukturiert, jedoch mit Interesse, prüfe ich, ob im „International Journal of Nursing Studies" und im „Journal of Clinical Nursing" interessante Artikel zu finden sind. Zu deutschsprachigen pflegerischen Zeitschriften habe ich Zugang in unserem Institut. Ich kann nicht behaupten, dass ich sie regelmäßig lese, jedoch oft durchblättere und dann bei dem einen oder anderen Aufsatz hängen bleibe. Vor allem aber lese ich immer irgendein Manuskript, das für den Begutachtungsprozess eingereicht wurde. Ich bin nicht nur Mitherausgeberin der Pflege – Die wissenschaftliche Zeitschrift für Pflegeberufe, sondern auch Schriftleitung der Zeitschrift für Evidenz, Fortbildung und Qualität im Gesundheitswesen (ZEFQ). Da bleibt es nicht aus, sich kontinuierlich mit Studien auseinanderzusetzen. Aus Interesse nehme ich auch öfter Gutachten für andere Zeitschriften an, wenn das Thema mich anspricht. Durch Mitgliedschaft erhalte ich regelmäßig die „Forschung und Lehre" des Deutschen Hochschullehrerverbandes. Jede Ausgabe blättere ich zumindest durch, lese jedoch oft nur kursorisch und selektiv. Daneben kommen alle möglichen anderen Heftchen zu mir, unzählige Zeitschriften der Krankenkassen und sonstiger Akteure im Gesundheitswesen. Dies ist durch meine Mitgliedschaft im Sachverständigenrat zur Begutachtung der Entwicklung im Gesundheitswesen bedingt.

Ich lese immer mit einem Stift in der Hand, zumeist mit zweien (einem Textmarker und einem Kugelschreiber). Wichtige Textstellen mache ich farblich kenntlich und markiere sie zusätzlich mit einem Ausrufungszeichen am Rand, begleitet von kurzen Kommentaren.

Wie schreiben Sie?

Für eine Wissenschaftlerin ist das Schreiben selbstredend eine zentrale Aufgabe. Bevor eine Originalarbeit über eine Studie als Publikation eingereicht werden kann, vergehen manchmal Jahre, das habe ich bereits erwähnt. Empirie ist mühsam. Eine gute Originalarbeit in englischer Sprache zu verfassen, kostet große Kraftanstrengung. Eine schlüssige Tabelle zu erstellen, kann ein oder zwei Tage Beschäftigung bedeuten.

Bei Originalarbeiten sind in der Regel immer mehrere Autor*innen beteiligt. Die/der federführende Autor*in macht einen ersten Entwurf und zirkuliert den Aufsatz. Das Procedere wiederholt sich, bis der Aufsatz perfekt erscheint. Dann geht er ins externe Begutachtungsverfahren der avisierten Zeitschrift.

Wenn er nicht abgelehnt wird, sind zumeist noch mehr oder weniger umfangreiche Überarbeitungen notwendig.

Leicht gehen demgegenüber Buchbeiträge von der Hand. Sie werden selten extern begutachtet. Buchbeiträge über wissenschaftliche Ergebnisse sind im Vergleich zu Zeitschriftenartikeln wenig qualitätsgesichert.

Schreiben macht Spaß, wenn die erste Blockade überwunden ist. Oftmals notiere ich mir erst einmal Stichworte und Assoziationen, die ich in einem zweiten Schritt zu einer Argumentationskette entwickele. Ich versuche, gleich „schöne" Sätze zu schreiben. Im Spiel mit dem ästhetischen Wortlaut spinne ich meine Gedanken weiter. Es gibt sicher andere Herangehensweisen, wie erst einmal in Stakkato und unter Vernachlässigung von Grammatik und Stil einen Text mit lockerer Feder (oder Taste) „herunter zu schreiben". Das liegt mir nicht, ich benötige die Zeit, an einzelnen Worten zu feilen, und schon ergibt sich die Brücke zum nächsten Gedankengang.

Zum Schreiben benötige ich Ruhe. Steht ein wichtiger Aufsatz an, kann es sein, dass ich ein paar Tage zu Hause sitzen muss. Ich schreibe auch oft am Wochenende.

Zu Beginn meiner wissenschaftlichen Tätigkeit hatte ich oft Schreibblockaden und habe den Einstig in das Manuskript nicht gefunden. Ein Gespräch mit meiner Vorgesetzten, freie Assoziation mit den Kollegen und die Sichtung ähnlicher, bereits publizierter Aufsätze waren dann immer hilfreich.

Wie halten Sie sich bezüglich Ihres Schwerpunktes auf dem aktuellen Stand der Forschung und der Diskussion?

Durch meine Mitgliedschaft und Vorstandsarbeit in einschlägigen Fachgesellschaften, meine Rolle als Herausgeberin von Fachzeitschriften und die Tätigkeit im Sachverständigenrat Gesundheit habe ich es eher mit einer Flut von Informationen zu tun, die ich sortieren und einordnen muss. Berufspolitische Entwicklungen in der Pflege erörtere ich gerne im Gespräch mit vertrauten Kolleg*innen. Ich folge den Pressemitteilungen und News einiger Fachverbände und Gesellschaften. Auch mit Informationen zu aktueller Pflegeforschung und zu meinem geriatrischen Schwerpunkt bin ich eher überflutet. In den letzten Jahren gehe ich kaum noch auf Kongresse, es sei denn ich präsentiere selbst. Methodische Seminare und Veranstaltungen bereiten mir am meisten Freude. Manchmal fühle ich mich – ob meiner vielfältigen Verpflichtungen und der wenigen Zeitressourcen – ein wenig „abgehängt" und nicht in der Lage, mich echt in neue methodische Entwicklungen hineinknien zu können. Durch die Betreuung von Promovenden, die sich in einem breiten Spektrum von Methoden vertiefen, höre und lerne ich jedoch Vieles und kann im Gegenzug meine Erfahrung und Expertise teilen.

Wie wichtig ist die englische Sprache für das wissenschaftliche Arbeiten?

Natürlich ist es das Ziel unseres wissenschaftlichen Teams, die Arbeiten in englischsprachigen Journalen mit externem Begutachtungsverfahren und hohem Verbreitungsgrad zu publizieren.

Von Kolleg*innen höre ich gelegentlich, dass sie einen englischsprachigen Aufsatz zunächst in deutscher Sprache abfassen und dann entweder selbst übersetzen oder übersetzen lassen. Davon möchte ich ausdrücklich abraten. Das Schreiben auf Englisch muss nicht schwerer sein als das in deutscher Sprache. Ich habe das Verfassen von englischsprachigen Texten durch hartnäckige und regelmäßige Lektüre englischsprachiger Aufsätze gelernt. Außerdem habe ich mir Formulierungen, die mir gefielen, unterstrichen und exzerpiert. Selbstverständlich darf beim Verfassen einer eigenen Arbeit kein Plagiat herauskommen, indem Passagen eines bereits publizierten Artikels einfach abgeschrieben werden. Aber nichts ist schlimmer als zu meinen, man könne freigeistig auf Englisch „dichten". Daher ist es hilfreich, gängige Formulierungen und Satzkonstruktionen aus gut geschriebenen Aufsätzen englischer Muttersprachler akribisch zu studieren.

In der Lehre arbeite ich zumeist mit englischsprachigen Artikeln, da die relevanten Ergebnisse klinischer Pflegeforschung und innovative methodische Abhandlungen mehrheitlich auf Englisch publiziert sind. Studierende haben zunächst oftmals Schwierigkeiten mit englischsprachiger Literatur. Meine Erfahrung ist, dass das Textverständnis bereits nach wenigen Artikeln enorm besser wird. Es muss ja auch nicht alles in der häuslichen Lektüre verstanden werden, wenn im Unterricht die Gelegenheit besteht, den Text zu besprechen.

Mir selbst ist es nicht leichtgefallen, mit der englischen Sprache in Schrift und Wort ungezwungener umzugehen. Meine Hemmung zu sprechen habe ich nach einer dreiwöchigen Summer School in Dublin verloren. Und erst recht, als ich später die wissenschaftliche Koordination eines europäischen Projektes übernommen habe. Dann waren die letzten Sprachbarrieren überwunden. Es ging halt nicht anders.

Mein persönliches Fazit: Mit Ehrgeiz und viel Übung kann das wissenschaftliche Englisch ausreichend und binnen nicht allzu langer Zeit beherrscht werden.

Wo sehen Sie aus Ihrer Erfahrung mit Lernenden und Studierenden die größten Hürden für das wissenschaftliche Arbeiten?

Aus meiner langjährigen Erfahrung in der Lehre kann ich eigentlich keine verallgemeinerbaren Aussagen treffen.

Manche Studierende haben ein konfliktträchtiges Verhältnis zu Pingeligkeit, Akribie und Ausdauer. Diese Eigenschaften werden vielleicht zunächst nicht als notwendige Voraussetzung des wissenschaftlichen Arbeitens verstanden. Ein Literaturverzeichnis mit stringenter Ordnung und einheitlichem Zitationsstil muss nicht nur als Marotte des Dozierenden, sondern als Sorgfaltspflicht des Schreibenden gegenüber den Lesenden verstanden werden. Systematik ist häufig ein Problem. So erhalte ich gelegentlich Literaturarbeiten, in denen nicht mit der notwendigen Transparenz die Literatursuche und -auswahl berichtet wird. Eher selten klagen Studierende inzwischen über englische Texte.

Manchmal denke ich über die Haltung nach, die eine Hürde zum wissenschaftlichen Arbeiten sein könnte. Wissenschaftliches Arbeiten impliziert aus meiner Sicht, eine fast demütige Haltung einzunehmen, nämlich die Demut vor der Erkenntnis, dass die Mehrheit des Wissens der Fachdisziplin eben noch nicht rezipiert wurde. Gelegentlich sind mir in der Vergangenheit Studierende begegnet, die nach ersten Erfolgen in ihrem Studium eher selbstzufrieden und fast ein wenig hochmütig erschienen und meinten, sie können in absehbarer Zeit leicht die Pflegepraxis und -wissenschaft mit ihren Talenten „umkrempeln“. Hier fehlte offensichtlich die Demut. Ich bin überzeugt davon, dass ausgeprägte Zufriedenheit mit sich selbst den kritischen, reflektierten und kreativen Wissenschaftler verhindern.

Was sind Ihrer Meinung nach die größten Fehler, die Lernende, Studierende und auch Wissenschaftlerinnen und Wissenschaftler beim wissenschaftlichen Arbeiten machen?

Einer der größten Fehler ist sicher, keine konsequente Schlussfolgerung zu ziehen aus den Ergebnissen, die erarbeitet wurden. Stattdessen wird sich allzu oft gedreht und gewendet, eingeräumt, dass noch weitere Arbeiten abzuwarten bleiben usw. Oft ist jedoch ein Zustand maximaler Eindeutigkeit erreicht, zum Beispiel wenn der 50. Survey zum immer gleichen Thema das immer gleiche Ergebnis erbringt. Dann ist es Zeit zu sagen, dass bitte jetzt Schluss sein muss mit diesen vielen Surveys, die „nur“ Zustände beschreiben, und dass den Ergebnissen jetzt endlich mal Taten zu folgen haben. Die Eindeutigkeit vermisse ich sehr oft in wissenschaftlichen Aufsätzen. Studierenden ist natürlich der geringste Vorwurf zu machen. Gestandene Wissenschaftler*innen sollten eindeutig sein und auch kompromisslos. Andererseits erlebe ich bei Studierenden häufig, dass ihre Literaturarbeit zwar den Regeln der Kunst folgt und die Ergebnisse auch kritisch abwägend präsentiert werden, die Schlussfolgerungen jedoch überstrapaziert werden. Diese Kunst zu erkennen, wann eine Schlussfolgerung gestützt ist, muss systematisch geschult werden.

Wie sieht Ihre Arbeitswoche aus?

Ich arbeite zirka 60 Stunden die Woche. Ich arbeite auch zu Hause, dort gerade besonders effektiv und mit dem meisten Spaß. Auch am Wochenende habe ich zumeist einige Arbeiten zu erledigen. Meine E-Mails lese ich auch im Urlaub, da ich ansonsten fürchte, nach einem zweiwöchigen Urlaub von Tausenden von Mails vollkommen schachmatt gesetzt zu werden. Die Zeit für Familie und Freunde ist selbstredend begrenzt, daher aber umso wertvoller.

Welche Rolle spielen Mentoren für den wissenschaftlichen Werdegang?

Das gute Mentoring ist sicher unendlich wertvoll für die Anbahnung und konkrete Planung einer wissenschaftlichen Karriere. Ich selbst hatte das Glück, an der Universität Hamburg mit meiner Vorgesetzten eine sehr gute Mentorin gehabt zu haben. Bestenfalls ist es ja die Arbeitsgruppenleitung oder Professor*in, die/der das Mentoring übernimmt.

Studierende sollten bereits im Studium an wissenschaftlichen Projekten partizipieren können, im Rahmen von forschungsbezogenen Seminaren oder einer Tätigkeit als studentische Hilfskraft im Rahmen einer Studie. Dann ergibt sich zumeist automatisch eine Mentorenschaft. Eher seltener durch die/den Professor*in, sondern durch eine/einen wissenschaftliche/n Mitarbeiter*in.

Sollte die Hochschule die Möglichkeit zur Wahl einer/s Mentorin/Mentors bieten, würde ich empfehlen, die inhaltlichen Interessen in den Vordergrund zu stellen und eine/einen Mentor*in zu wählen, die/der spannende Themen mit hochwertigen Methoden bearbeitet.

Welchen Stellenwert haben Netzwerke für das wissenschaftliche Arbeiten und den wissenschaftlichen Werdegang?

Ich habe mehrere Bezugsgruppen, mit denen ich kontinuierlich zusammenarbeite. Diese Netzwerke haben sich zumeist zufällig gebildet. Aus der Mitgliedschaft in formelleren Netzwerken wie dem „EbM-Netzwerk" können ebenfalls produktive Arbeitsgemeinschaften erwachsen.

Um informelle Netzwerke zu gründen, lohnt es sich, aktiv auf andere Wissenschaftler*innen zuzugehen und kleine erste gemeinsame Projekte vorzuschlagen. Die Teilnahme an einer Summer School wie beispielsweise der „European Academy of Nursing Science" (EANS) kann entscheidend zur Netzwerkbildung auf europäischer Ebene beitragen. Ich selbst bin Fellow der EANS und derzeit EANS-Präsidentin. Über die Jahre habe ich in Europa so viele interessante und zuverlässige Kontakte geknüpft, die nicht nur beruflich tragen, sondern auch in private Freundschaften mündeten.

Was sind die wesentlichen Punkte, an die Studierende denken sollten, wenn sie eine wissenschaftliche Karriere planen?

Ich würde empfehlen, frühzeitig europäische Kontakte zu knüpfen, zum Beispiel durch ein Auslandssemester oder die Teilnahme an einer Summer School. Gute englische Sprachkompetenz ist selbstredend die Voraussetzung dazu.

Wie oben bereits erwähnt, empfehle ich Studierenden, sich frühzeitig um Einbindung in Forschungsprojekte zu bemühen. Grundsätzlich rate ich, sich ganz ernsthaft um die Aneignung hervorragender Methodenkompetenz zu bemühen.

Welchen wichtigsten Rat geben Sie Lernenden und Studierenden für das wissenschaftliche Arbeiten in der Pflege?

Ich gebe den Rat, sich in Geduld, Beharrlichkeit und Ausdauer zu üben und niemals die klinische Relevanz des Untersuchungsgegenstandes beziehungsweise des Forschungsergebnisses zu vernachlässigen. Pflege ist eine klinische Disziplin. Das Ziel der Pflegepraxis ebenso wie der Pflegeforschung ist die bestmögliche Versorgung von Personen, die pflegerischer Unterstützung bedürfen. Klinisch relevantes Denken, also die Frage nach dem zu erwartenden Nutzen, dem fehlenden Nutzen und dem möglichen Schaden von Interventionen, Prävention und Diagnostik, sollte somit selbstverständlich sein.

12 Wer soll das alles lesen? I: Lesbar und verständlich schreiben

Klaus Reinhardt

Heißt wissenschaftlich schreiben unverstehbar schreiben? Dieses Kapitel schlägt einen wissenschaftlichen Stil vor, der die Leser*innen nicht unnötig quält. Es kann als eine systematische Anleitung dienen, wenn Sie inhaltlich schon zufrieden sind mit dem, was Sie geschrieben haben, es aber lesbarer und verständlicher machen wollen.

Lernziele

Nach der Durcharbeitung dieses Kapitels sollen Sie:

- verstehen, warum Stilentscheidungen von Leseerwartungen abhängen
- den Vorrang einer klaren Form und eines durchsichtigen Aufbaus einsehen
- Prioritäten setzen können, welche Textteile wirklich gelesen werden und stilistische Feinarbeit rechtfertigen
- einen Text systematisch verständlicher machen, indem Sie den Satzbau dem Gedanken anpassen, schwer verständliche Formen vermeiden und lebendige Verben verwenden
- Bilder bewusst einsetzen, um einen Text anschaulicher zu machen, dabei aber die Grenzen wissenschaftlicher Seriosität einhalten.

12.1 Der Wurm muss dem Fisch schmecken, nicht dem Angler

Sie wollen wissen, wie guter wissenschaftlicher Stil geht? Ich freue mich ja immer, wenn vielen Menschen ein **guter Stil** am Herzen liegt. Zwar sind auf eBay Sätze zu lesen wie: „Diesen Gerät wird so versteigert wie auf dem Bilder zu sehen ist. [...] ist im Top zustand, Komplette zubehör satz inbegriffen“ (Zimmer, 2005, S. 75, 81). Aber viele andere ereifern sich, als ginge es um den Untergang des Abendlands, ob es nun „behende“ oder „behände“, „Kuß“ oder „Kuss“ heißen müsse; und Bücher, die sich über anderer Leute Stilfehler lustig machen, erzielen Höchstauflagen (z. B. Sick, 2015, 2016).

Der Streit um den guten Stil dient hauptsächlich der sozialen Unterscheidung, der Distinktion zwischen Mittel- und Unterschicht, zwischen Gebildeten und Bildungsverlierer*innen. Das kann uns eigentlich egal sein, wenn es uns um Wissensvermittlung geht und wir nicht primär daran interessiert sind, uns über andere zu erheben. Trotzdem klammern wir uns an die Normen, die Rechtschreib-, Zeichensetzungs-, Zitationsregeln, als wären sie mehr als fehl- und wandelbares Menschenwerk, als müsste es irgendwo da draußen den einzig richtigen Stil geben. Das gilt in besonderem Maße für diejenigen, denen die Unterscheidung zwischen der Sache selbst und ihrer beschreibenden Modellierung am meisten bewusst sein sollte: den Wissenschaftler*innen – und schon das Sternchen in diesem Wort kann einen Ärger hervorrufen, der einer wichtigeren Sache wert wäre.[4]

Die Einzigen – ja, man schreibt das jetzt groß, fragen Sie mich nicht, warum man es je klein geschrieben hat –, die der ganzen Aufregung gelassen zusehen, sind die, die sich mit Sprache am besten auskennen, die Linguist*innen. Sie unterscheiden zwischen verschiedenen „Codes", die prinzipiell gleichwertig sind, weil ihre Funktion nicht die Verbreitung der einen richtigen Sprache ist – sondern die **Verständigung unter Menschen** (eine gute Übersicht über diese Theorie und ihre Kritik bietet das Buch von Zimmer, 2005). Was ankommt, ist richtig. So lautet denn die oberste Regel, die ich einmal hochtrabend den „kategorischen Imperativ des Schreibens" genannt habe:

! Schreiben Sie so, wie Ihre Leser lesen wollen (Reinhardt, 2019, S. 124).

Wenn Sie also für E-Bay schreiben, warum dann nicht in dem oben zitierten Stil? (Vielleicht wird der Käufer im Wahn seiner intellektuellen Überlegenheit einen überhöhten Preis zahlen.)

Wenn Sie dagegen für wissenschaftliche Publikationen schreiben, schreiben Sie nicht so, wie Sie es für „gut" oder auch nur für „richtig" halten, sondern so, wie Leser*innen es in pflegewissenschaftlicher Literatur erwarten. Besorgen Sie sich die jeweiligen „Anweisungen für Autor*innen", und lesen Sie in der Zeitschrift so lange herum, bis Sie ein Gefühl für den dort üblichen Jargon bekommen. Es gibt nicht den einen richtigen wissenschaftlichen Stil; richtig ist, was ankommt. Texte, auch wissenschaftliche, dienen dazu, ein Anliegen zu verkaufen. Dazu müssen sie verstehbar und interessant sein.

! Wenn jemand einen Satz von Ihnen kritisiert, dann berufen Sie sich nicht auf Ihre Individualität oder ein diffuses Stilgefühl. Die Leserin hat immer recht.

12.2 Uns fehlt ein funktionierender Jargon

In vielerlei Hinsicht ist also der „gute Stil" zweitrangig gegenüber dem eingespielten Jargon, der bei den Leser*innen seinen Zweck erfüllt. Warum schreibe ich trotzdem ein Kapitel über guten Stil? Weil diese Regel sich auf die deutsche Wissenschaftssprache insgesamt und speziell auf die Sprache der Pflegewissenschaft nicht ohne Weiteres anwenden lässt.

Die deutsche Wissenschaftssprache krankt daran, dass sie in der Entwicklung eines **professionellen Jargons**, wie sie sich im Englischen vollzogen hat, zurückgeblieben ist. Einst war Deutsch die Sprache der Eigenwilligen. Kant und Hegel, Schopenhauer und Nietzsche, Heidegger und Adorno bogen sich die Wissenschaftssprache ihrer Zeit für ihre höchst speziellen Zwecke zurecht. Dagegen einigten sich im Englischen unter der Herrschaft des Pragmatismus fast alle Schulen und Disziplinen auf ein universelles Wissenschafts-Kauderwelsch. Heute werden auf einer Konferenz irgendwo auf der Welt eine koreanische Atomphysikerin, ein britischer Genetiker und eine indische So-

4 Ich folge in diesem Kapitel meiner Lieblingsregel, regellos zwischen Maskulinum und Femininum zu wechseln; denn nichts verdeutlicht die Inkonsequenz des generischen Maskulinums („Frau Dr. Müller als Autor", s. **Kap. 14**) besser als Ihre Irritation, ungeachtet des Geschlechts als „Autorin" angesprochen zu werden. Aber anders als in früheren Auflagen benutze ich im Plural das Sternchen, das Offenheit für sämtliche Formen geschlechtlicher Identität signalisiert. Nicht, weil ich damit rechne, dass besonders viele nichtbinäre oder Trans-Menschen dies lesen werden. Sondern weil ich bei einem Thema wie Wissenschaft dem Geschlecht gar keine Bedeutung einräumen möchte (Sie sehen das vielleicht anders). Dann widerstrebt mir aber eine deutsche Sprachregel, die mich ständig nötigt, Personen ein Geschlecht oder auch zwei zuzuschreiben. Man stelle sich vor, ich müsste in jedem dritten Satz betonen, dass ich sowohl Blau- als auch Braunäugige meine, und die Grünäugigen kämen sprachlich gar nicht vor. Das ist der Punkt dieses ganzen Kapitels: Achten wir die sprachlichen Konventionen. Aber wenn sie uns am adäquaten Ausdruck dessen hindern, was wir denken, dann wird es Zeit, kreativ neue Konventionen zu finden.

ziologin mehr oder weniger denselben Jargon sprechen – nicht sonderlich literarisches Englisch, aber (bis auf die Fachwörter natürlich) für alle anderen vollkommen verständlich:

- **z. B.** One of our crucial concerns was a better understanding of …
- We conducted a systematic review to determine the most effective approach to the further investigation of …
- There have been some interesting issues that could have a significant impact on …

Im Deutschen blieb, wer nicht den großen eigenwilligen Sprachschöpfern nacheifern wollte, auf außerwissenschaftliche Quellen des Jargons angewiesen. Leider gibt es eine solche Quelle, die in dieser Reichhaltigkeit wohl keine andere Sprache kennt: die deutsche **Amtssprache**. Wenn wir „korrekt" schreiben wollen – nicht so wie im Alltag, sondern der Ernsthaftigkeit unseres wissenschaftlichen Anliegens angemessen –, dann glauben wir, wir müssten amtlich werden. Und so übersetzen wir denn die obigen Sätze:

- **z. B.** Bezüglich der zu setzenden Ziele erschien das Vorhaben der Verbesserung des Verständnisses von … als vorrangig.
- Im Hinblick auf die Ermittlung der jeweiligen Nützlichkeit unterschiedlicher Forschungsansätze zu … erfolgte eine systematische Überblicksuntersuchung.
- Es liegen gewisse Forschungsergebnisse vor, deren mögliche Auswirkungen auf … als nicht unbeträchtlich eingeschätzt werden können.

Hier kann nun nicht mehr das Prinzip gelten: „Halte Dich an den Stil, den alle schreiben, er wird schon funktionieren." Denn diese Sätze funktionieren eben nicht. Sie wirken nicht, wie im Englischen, als Schmiermittel zwischen den Fachbegriffen und inhaltlichen Aussagen, sondern aus ihnen rieselt so viel sprachlicher Streusand heraus, dass jedes Bemühen um Verständnis zum Stillstand kommt. Verständlichkeit aber, nicht formale Korrektheit oder literarische Schönheit, muss das oberste Kriterium wissenschaftlicher Kommunikation sein. Wissenschaft dient dazu, Licht ins Dunkel zu bringen; ihr Ethos ist Aufklärung, auch die Aufklärung der Leser*innen wissenschaftlicher Publikationen. Also müssen wir (wenn wir nicht gleich auf Englisch schreiben wollen) einen funktionierenden, für alle verständlichen deutschen Wissenschaftsjargon erst noch finden. Die Amtssprache kann es nicht sein.

Für die **Pflegewissenschaft** kommt hinzu, dass sie noch gar nicht die Zeit hatte, einen eigenen Jargon auszubilden, und daher rechts und links darauf schielt, wie es denn die Nachbarwissenschaften machen. Am meisten durch Amtssprache überwuchert sind leider die psychosozialen Fächer, mit denen uns viel verbindet. Aber uns unterscheidet die Leidenschaft fürs Konkrete, die Hinwendung zum einzelnen pflegebedürftigen Menschen; also müssen wir wirklichkeitsnäher schreiben. Auf der anderen Seite steht die naturwissenschaftliche Medizin, die, wo sie spricht, nicht weniger amtlich daherkommt, die aber am liebsten ganz ohne Sprache auskäme und sich nur noch in Zahlen, Formeln und Abkürzungen verständigte. Mit solchem Reduktionismus würden wir vielleicht bei Mediziner*innen an Ansehen gewinnen, aber unsere eigenen Anliegen aus den Augen verlieren.

Da wir nun einmal unseren Jargon selbst erfinden müssen, können wir es auch gleich richtig machen. Das heißt, wir schreiben „gut" nicht für ein abstraktes Ideal von gutem oder auch nur korrektem Stil, aber für unsere Leser*innen. Oder für uns als Leserin – denn Sie selbst können durchaus sagen, ob ein Text **verstehbar** ist.

! Schreiben Sie nicht so, wie irgendjemand anderes schreibt, sondern so, wie Ihr Anliegen am besten verständlich wird.

Der einfachste Test dafür ist natürlich, einen entstehenden Text mit möglichst vielen Mitgliedern der Zielgruppe zu diskutieren. Wenn Sie die nicht finden, müssen Sie die vertrauten eigenen Worte sich wieder fremd machen, und dazu helfen zwei simple Tricks: erstens früh schreiben, liegen lassen, vergessen, dann wieder hervorkramen und sich wundern, wie klar Sie manches beschrieben haben, wie verquast anderes daherkommt. Zweitens das laute Lesen, durch das Ihnen Ihre eigenen Worte aus dem Raum entgegentreten, als wären es fremde, die Sie erst noch begreifen müssten.

! Beenden Sie niemals die Arbeit an einem Textstück, ohne es sich laut vorgelesen zu haben, um zu prüfen, ob Sie es selbst noch verstehen. Geben Sie niemals einen Text ab, ohne dass ihn jemand gegengelesen und verstanden hat.

12.3 Die Form geht vor

Wenn die Aufgabe wissenschaftlicher Texte in ihrer Verständlichkeit besteht, nicht in Korrektheit oder Schönheit, dann ist der oberflächliche Gesamteindruck wichtiger als der einzelne Satz. Denn müssen wir einen wissenschaftlichen Text wirklich lesen, um ihn zu verstehen? Beobachten Sie sich selbst, wie Sie Literatur „verarbeiten". Vermutlich haben Sie auch dieses Buch erst einmal durchgeblättert: Sie haben also den Umfang des Ganzen und der einzelnen Kapitel wahrgenommen und den Leseaufwand abgeschätzt – und anscheinend entschieden, dass sich dieser Aufwand für Sie lohnt –, Sie haben vielleicht einige Überschriften gelesen, die Merksätze mit einem Blick gestreift und hier und da Absätze angelesen. Je erfahrener ein Leser ist und je mehr er das Lesen eines Textes als professionelle Aufgabe sieht, desto weniger wird er von vorne nach hinten lesen.

Wissenschaftliches Schreiben ist **nicht narrativ**, es erzählt keine Geschichten von hinten nach vorne, sondern fasst ein Geschehen analytisch zusammen. Es ist weniger wichtig, was Ihre Interviewpartner*innen im Einzelnen gesagt haben, als dass es drei Typen von Antworten gab, die sich wie folgt unterscheiden: ... Im Unterschied zu einem Krimi muss es möglich sein, dass sich auch die Leserin in Ihrem Text zurechtfindet, die nicht bereit ist, jeden Abschnitt zu lesen, die Einzelschilderungen überspringt. Die „Geschichte" entsteht dann in ihrem Kopf; Sie müssen sie nicht in epischer Breite erzählen, sondern die Eckpunkte setzen, aus denen sich die Leser*innen selbst eine Geschichte zusammensetzen können.

Was zuerst wirkt, ist die **Gliederung**. Auch da wirkt nicht primär die inhaltliche Formulierung dieser oder jener Überschrift, sondern der Gesamteindruck, die Form, die sich beim Blättern erschließt. Egal, ob Sie eine Hausarbeit (siehe **Kap. 18**), einen Zeitschriftenaufsatz (**Kap. 20, 21**), einen Vortrag (**Kap. 16, 22**) oder einen Buchbeitrag schreiben, erkundigen Sie sich als allererstes, welche Textmenge von Ihnen erwartet wird und wie stark sie untergliedert sein soll. Wenn es ein etabliertes Muster der formalen Gliederung gibt, dann halten Sie sich daran. Bestehen Sie auf einer genauen Vorgabe der Zeichenzahl, und brechen Sie das bis zur untersten Überschriftenebene herunter. Und dann halten Sie diesen formalen Rhythmus eisern durch.

! Natürlich müssen nicht alle Kapitel genau gleich lang sein. Als Faustregel gilt aber: Das längste Kapitel darf nicht mehr als doppelt so lang sein wie das kürzeste.

Dasselbe gilt für alle Strukturmerkmale, sofern Sie darüber entscheiden können (also z. B. nicht in der festgelegten Form der wissenschaftlichen Originalarbeit, siehe **Kap. 21**): Wenn ein Kapitel nur drei Unterüberschriften hat, dann dürfen andere maximal sechs haben. Wenn in einem Kapitel acht Abbildungen vorkommen, dann sollte jedes andere Kapitel mindestens vier aufweisen. Sonst müssen Sie umgliedern und die übervollen Kapitel aufteilen. Und selbstverständlich erwartet man, dass nach einer Überschrift 5.1.1 auch eine 5.1.2 kommt. Der

Zweck einer Gliederung ist nicht, irgendeine Logik abzubilden, die Sie bei der Planung ursprünglich im Kopf hatten, sondern den Text rasch und zielsicher erschließbar zu machen, und dazu muss die Gliederung glatt und gleichmäßig daherkommen.

Weil wir mehr blättern als lesen, werden **Überschriften** wesentlich häufiger gelesen als der Rest des Textes. Auch wer nur die Überschriften liest (die Mehrzahl der Leser*innen), sollte verstehen können, worauf das Ganze hinausläuft. Das ist dann möglich, wenn die Gliederung eine Geschichte erzählt. Das kann der übliche Ablauf der empirischen Studie sein, von der Fragestellung über die Methodik bis zu den Ergebnissen und Schlussfolgerungen (vgl. **Kap. 21**); das kann aber auch jede andere Abfolge sein, die unmittelbar einleuchtet: ein zeitliches Nacheinander, eine Auseinandersetzung mit Pro, Contra und Synthese, ein Aufblenden vom einfachen Phänomen zu immer komplexeren Hintergründen usw.

! Schreiben Sie alle Überschriften Ihres Textes untereinander und überprüfen Sie, ob sich daraus eine auf den ersten Blick nachvollziehbare Geschichte ergibt.

Ebenso schnell wie den ordentlichen Aufbau beurteilen wir andere formale Eigenschaften des Textes, bevor wir ihn überhaupt lesen. In der Wissenschaft zählt dazu vor allem der Umgang mit **Literatur**. Wenn ein wissenschaftlicher Aufsatz nur fünf Literaturangaben aufführt, von denen zwei dubiose Internetquellen sind und die anderen drei unterschiedlich gestaltet – mit und ohne ausgeschriebenen Vornamen, die Jahreszahl mal in Klammern nach den Namen, mal ganz hinten, Punkte und Kommas unterschiedlich verwendet –, dann ist er schon durchgefallen, ohne dass ich ein Wort gelesen habe.

Bei Zeitschriftenaufsätzen und Buchbeiträgen liefern Ihnen Redaktion und Herausgeber*innen exakte Vorschriften. Bei selbstständigen Werken suchen Sie sich irgendein etabliertes Format aus, halten sich aber hundertprozentig daran (siehe **Kap. 11**, 15).

Nehmen Sie sich in der Schlussredaktion Zeit, einmal nur alle Literaturangaben durchzugehen, pingeligst ihre Form zu überprüfen und sie mit dem Literaturverzeichnis abzugleichen. In Lehrwerken ist eine Liste von Leseempfehlungen als „Weiterführende Literatur" nützlich. In wissenschaftlichen Aufsätzen dagegen ist es üblich, nur diejenige Literatur aufzuführen, die Sie zitiert haben. Leider führt das oft dazu, dass Autor*innen Zitierschlachten veranstalten, um zu zeigen, was sie alles gelesen haben.

Stilistisch ist nichts dagegen einzuwenden, wenn Sie überall sehr viel belegen – wobei ich mit „belegen" meine, sich auf fremde Werke insgesamt zu beziehen und deren Aussagen mit Ihren eigenen Worten wiederzugeben. Wörtliche Zitate dagegen bringen Unruhe in den Text, weil plötzlich eine fremde Stimme zur Sprache kommt.

! Wörtlich zitieren Sie nur dann, wenn die Formulierung so genial ist, dass Ihnen beim besten Willen keine bessere einfallen würde.

Auch sonst halten Sie sich in wissenschaftlichen Texten mit allem zurück, was Unruhe erzeugen könnte. Da fast immer jemand anders mit Ihrer Word-Datei weiterarbeiten muss, formatieren Sie so wenig wie nur möglich. In der **Abgabeform** sieht das Manuskript aus, als käme es aus der Schreibmaschine, ohne Leerzeilen, Blocksatz, Einrückungen oder Tabulatorschritte. Um das Lesen zu erleichtern, können Sie den Standardabsatz mit anderthalbfachem Zeilenabstand versehen; aber dann tun Sie das bitte in der Formatvorlage „Standard". Formatvorlagen sind auch nützlich, um die Überschriftenhierarchie zu kennzeichnen. Aber wenn Sie sich damit nicht auskennen, dann schreiben Sie lieber ((Ü3)) davor, als dass Sie mit Leerzeilen, fett und irgendeiner neuen Schriftart experimentieren. Ebenso fummeln Sie nicht Abbildungen oder Tabellen in den Text hinein, sondern hängen sie an und erwähnen sie in geeigneter Form.

Ansonsten gibt es immer die „Anweisungen für Autor*innen“. Halten Sie sich genau daran, aber tun Sie nichts, was Sie nicht verstehen und was Ihnen und den nächsten Bearbeiter*innen unnötige Arbeit machen könnte.

12.4 Leser*innen durch Aha und Oho führen

Als Leser*innen wollen wir einen aufgeräumten Text, der sich schon beim Herumblättern erschließt. Wie sich am Beispiel der Literaturangaben zeigt, wollen wir aber noch mehr: Wir wollen, dass die Autorin ihre wissenschaftliche Seriosität und umfassende Vertrautheit mit dem Thema dokumentiert. Dafür nehmen wir in Kauf, dass uns Hintergrundmaterial geliefert wird, das wir vielleicht doch nicht verstehen, aber auch nicht lesen wollen. In Originalarbeiten überspringen wir regelmäßig den Methodenteil; aber wehe, er würde fehlen. Auch in einem grundsätzlich um Verständlichkeit bemühten Buch akzeptieren wir, dass manche Teile nicht wirklich zum Lesen da sind, sondern zum Nachweis der Gelehrsamkeit des Autors.

Deshalb kommen wissenschaftliche Texte in der Regel als Kompromiss zweier Stilarten daher. Da ist einmal das, was ich **Aha-Stil** nenne: kurze Hauptsätze in einer alltagsnahen Sprache, die aus vertrauten und emotional bedeutungsvollen Wörtern besteht. Inhaltlich geht es um praktische Fragen, die unmittelbare Konsequenzen für die Leser*innen haben, und um Empfehlungen, die nicht an jeder Stelle begründet werden; und ein gewisses Maß an Subjektivität, ein „Ich“, sowie die direkte Leseransprache sind erlaubt.

Populäre Stillehren (z.B. Schneider, 1994) propagieren diesen Stil als das Ideal. Für wissenschaftliche Texte gilt das nur eingeschränkt. Prinzipiell wäre es möglich – muss es möglich sein –, jede empirische Studie und jede Fußnotendebatte in Aha-Stil zu erklären; aber würden Sie das wirklich tun, würde Ihr Text jedes vernünftige Format sprengen, und die Leserin käme sich vor, als säße sie wieder vor der Sendung mit der Maus.

Es ist also völlig legitim, neben dem Stilregister geringer Komplexität, dem Aha-Stil, noch ein Stilregister hoher Komplexität einzusetzen, einen **Oho-Stil**. Oho-Texte bestehen aus langen Sätzen, die komplexe Abhängigkeiten in vielfach gestaffelten Nebensätzen darstellen. Sie drücken den fachspezifischen Inhalt in einer entsprechend fachlichen Sprache mit vielen Fremdwörtern aus. Sie liefern mehr Belege als Behauptungen, und sie verzichten weitgehend auf das Schmiermittel einer subjektiven Bewertung.

Oho-Stil können Sie ohnehin. Wer in der deutschsprachigen Wissenschaftstradition aufgewachsen ist, der versteht gut, den Eindruck zu vermeiden, etwas sei einfach. Der norwegische Friedensforscher Johan Galtung (1983), der viel in der Welt herumgekommen ist, charakterisiert die verschiedenen Wissenschaftsstile unter anderem anhand des ersten Diskussionsbeitrages nach einem Vortrag. Während amerikanische Wissenschaftler*innen zuallererst Gemeinsamkeiten betonen und sich bemühen, in dem Vorgetragenen einen Anknüpfungspunkt zu finden, wird eine deutsche Diskussionsrednerin ihren Kommentar gerne mit dem Satz beginnen: „Sie haben zu erwähnen vergessen ...“.

- Galtung, J. (1983). Struktur, Kultur und intellektueller Stil. Ein vergleichender Essay über sachsonische, teutonische, gallische und nipponische Wissenschaft. *Leviathan, 11*, 303–338.

Was ist denn nun richtig: Oho oder Aha? Ein Jegliches zu seiner Zeit. Die Lösung liegt im richtigen Rhythmus. Denken Sie daran, wie Sie einen Vortrag aufbauen (vgl. **Kap. 16**, 22, 23). Am Anfang erklären Sie in einfachen Worten, wovon die Rede sein wird, und Sie achten darauf, dass Sie durch Anspielungen auf gemeinsames Vorwissen, durch Gestus und Blicke die Aufmerksamkeit möglichst aller Ihrer Zuhörer*innen gewinnen. Wenn deren Konzentration nach zwanzig Minuten ohnehin erlahmt, kommunizieren Sie mehr mit Ihren PowerPoint-Folien und werfen mit Grafiken und Tabellen in einem Tempo um sich, bei dem niemand mehr die Details aufnehmen kann. Das ist der Oho-Teil des Vortrags, der Sie als Wissenschaftler legitimiert. Aber wehe der Vortragenden, die es nicht schafft, ihre Zuhörer*innen wieder aus dem wissenschaftlichen Dämmerschlaf zu erwecken. Für die letzten zehn Minuten müssen alle wieder anwesend sein, damit Sie die Folgerungen übermitteln können, die Ihnen am Herzen liegen.

Ebenso wird jeder wissenschaftliche Text von einer grundlegenden Frage, deren Entwicklung und Differenzierung und schließlich der allmählichen Entwicklung einer Antwort überspannt. Frage und Antwort, Anfang und Schluss, müssen sich „aha" formulieren lassen. Das heißt nicht, dass der ganze Mittelteil in der Rohfassung stehenbleiben kann. Das Prinzip „Anfang und Schluss aha, Mitte oho" gilt auch für die einzelnen Kapitel oder Teile. Sogar innerhalb eines Absatzes können Sie die Aufmerksamkeit der Leser*innen lenken, indem Sie den Anfang und Schluss einfacher und die Mitte komplexer formulieren.

! Im ersten Satz eines Abschnitts muss der Grundgedanke stehen, im letzten Satz das Ergebnis. Der Rest ist Material für die wenigen, die mehr als Überschrift und ersten und letzten Satz lesen.

Führen Sie die Leser*innen. Lesen Sie einmal nur die ersten und letzten Sätze eines Abschnitts: Passen sie zusammen? Lässt sich der Schluss auf den Anfang rückbeziehen? Oft genügen kleinste Änderungen: etwa denselben Fachbegriff, den Sie am Anfang eingeführt haben und den Sie zwischendrin abwechslungshalber durch Synonyme ersetzt haben, nun noch einmal explizit in der Zusammenfassung zu verwenden. Fügen Sie Strukturierungssignale ein: „erstens, zweitens, drittens" – „zum einen, zum anderen" – „dafür sprechen drei Gründe: ..." – „in den letzten beiden Abschnitten war von ... die Rede; jetzt dagegen ...". Wenn Sie in einem Absatz drei argumentative Kehren finden („aber ... hingegen ... andererseits"), dann machen Sie daraus drei Abschnitte, sodass der ganze Aufbau der Argumentation sichtbar wird (siehe **Kap. 8**). Markieren Sie den Beginn von Oho-Teilen: „genauer gesagt" – „empirische Untersuchungen hierzu". Oder den Punkt, wo es wieder aha wird: „also" – „daraus ergibt sich" – „für unser Thema bedeutet das".

! Egal, wie kompliziert Sie sonst schreiben – beginnen und beenden Sie jeden längeren Textteil, jedes Kapitel und den Text insgesamt mit einem kurzen, einfachen, verständlichen Hauptsatz.

12.5 Durchsichtige Sätze bauen

Wir nähern uns langsam dem, was man üblicherweise unter Stilkritik versteht. Ich gehe weiterhin, dem Blick der Leser*innen folgend, vom Großen und Ganzen zum Detail vor. Wenn Sie überarbeiten, was Sie geschrieben haben, machen Sie es ebenso: Erst betrachten Sie die äußere Form des Textes; dann klären Sie, ob man die generelle Argumentationslinie nachvollziehen kann (vgl. **Kap. 8**); erst dann beschäftigen Sie sich mit Stilfragen im engeren Sinn.

Die nächstkleinere Einheit ist der Satz. Verständlichkeit ist ganz wesentlich eine Frage des **Satzbaus.** Satzbau und Satzstellung bereiten im Deutschen oft besondere Probleme, weil der Möglichkeiten so unendlich viele sind. Im Unterschied zum Englischen verwenden wir die Standardform des einfachen Hauptsatzes mit Subjekt – Prädikat – Objekt eher selten, nicht einmal in gesprochener Sprache.

z. B. Den oben erwähnten „kategorischen Imperativ“ könnte man auf sehr verschiedene Weise formulieren:

- autoritativ: Schreibe so, wie deine Leser*innen lesen wollen.
- poetisch: Wie der Leser zu lesen begehrt, so schreibe die Autorin.
- hemdsärmelig: Schreib, wie's den Leuten gefällt.
- umständlich: In Stilfragen gilt grundsätzlich, dass man sich an dem orientieren sollte, was jemand, der das Geschriebene lesen will, erwartet.
- hochwissenschaftlich: Die Leseerwartung der Rezipient*innen bestimme die Stilintention des Autors.

Einen einfachen Hauptsatz mit „normaler“ Satzstellung bietet nur die letzte Variante, und sie ist keineswegs die verständlichste.

Hauptsätze, Hauptsätze, Hauptsätze – das ist eine begründete Mahnung für Wissenschaftler*innen, die zu Nebensatzgebirgen neigen, aber es kann nicht das Ziel sein. Sonst ergäbe sich ein **Asthmastil**, der ziemlich langweilig zu lesen wäre:

z. B. Das ist furchtbar. Vor allem für die Familie. Wirklich. Das ist so. Dieser Satz kein Verb. Macht aber nichts. Hauptsache kurz.

Der natürliche Satzbau im Deutschen ist eine abwechslungsreiche Mischung von kurzen und langen Sätzen, von reinen Hauptsätzen und Hauptsätzen mit angehängtem Nebensatz. Das Ziel ist ganz einfach, Sätze exakt so zu bauen, dass die Komplexität des Gedankens und die Komplexität des Satzbaus übereinstimmen. Was im Hauptsatz steht, wird automatisch als wichtig eingestuft, während wir den einen oder anderen Nebensatz schon einmal überspringen. Die Regel heißt demnach, in der Formulierung von Ludwig Reiners (1951, S. 85f.): „Hauptsachen in Hauptsätze, Nebensachen in Nebensätze.“

! Jeder wichtige Gedanke verdient einen eigenen Satz, während Nebenumstände, Begründungen, Einschränkungen usw. als Nebensätze angehängt werden.

Dagegen gibt es Satzformen, die dem Verständnis grundsätzlich widerstreben. Dazu gehört der **Räusper-Hauptsatz**: „Es ist bekannt, dass ...“ – „Ich möchte noch darauf hinweisen, dass ...“ – „Amerikanische Forscher haben herausgefunden, dass ...“. Noch ist nichts gesagt, aber der Hauptsatz ist unwiederbringlich vorbei. Die Aussage ist in den Nebensatz abgedrängt, manchmal sogar in einen Nebensatz zweiter oder dritter Ordnung. Das liest sich dann etwa so:

z. B. Seit den 1950er-Jahren wurden zahlreiche Untersuchungen angestellt, die eine Korrelation von Tabakkonsum und Bronchialkarzinom (RR = 20) oder Herzinfarkt (RR = 3) feststellten, wodurch die Aussage, dass Rauchen tödlich ist, belegt wurde.

In dieser Form sagt der Satz hauptsächlich, dass Forschung stattfand, nicht dass Menschen starben – was die Leser*innen vielleicht mehr interessieren würde. Noch einmal in der Reihenfolge des Interesses:

z. B. Rauchen ist tödlich; so ist bei Raucher*innen das Risiko eines Bronchialkarzinoms etwa um das Zwanzigfache und das eines Herzinfarkts um das Dreifache erhöht, wie seit den 1950er-Jahren in zahlreichen Untersuchungen belegt wurde.

Das komplementäre Verständnisproblem zum Räusper-Hauptsatz ist das **Nebensatzgebirge**, bei dem uns ein Nebensatz nach dem anderen auf den Hauptsatz warten lässt, der dann meist recht schlicht ausfällt:

z. B. Wenn man bedenkt, dass es gar nicht einfach ist, eindeutig herauszufinden, ob das, was man untersucht, valide ist und dass daher jede Aussage, die man aufstellt, möglicherweise nur auf einen eingeschränkten Bereich zutrifft, wird man vorsichtig.

Leser*innen erwarten ziemlich zu Beginn eines Satzes zumindest ein Teilverständnis. Der grammatische Dreh- und Angelpunkt dafür ist das Prädikat (das gebeugte Verb) des Hauptsatzes. Englische Sätze wirken deshalb so einfach, weil die Grammatik zwingt, das Prädikat früh im Satz zu bringen. Das Deutsche hingegen eignet sich wunderbar für das Spiel „Verben verstecken". Stellen Sie sich manche Ihrer Sätze ins Englische übersetzt vor: Wie viel muss ein armer Simultandolmetscher in seinem Kopf jonglieren, bis er endlich Subjekt und Prädikat des Hauptsatzes beisammenhat und loslegen kann?

Alles, was wir beim Lesen geistig zwischenspeichern müssen, macht unruhig. Damit sind wir beim Paradestück deutscher Unverständlichkeit, dem eingeschobenen Nebensatz oder **Schachtelsatz**. Hier ein Beispiel von Kurt Tucholsky (1950, S. 35):

z. B. Sprich, wie Du schreibst. Und ich weiß, wie Du schreibst. Sprich mit langen, langen Sätzen – solchen, bei denen Du, der Du Dich zu Hause, wo Du ja die Ruhe, deren Du so sehr benötigst, Deiner Kinder ungeachtet, hast, vorbereitest, genau weißt, wie das Ende ist, die Nebensätze schön ineinandergeschachtelt, so dass der Hörer, ungeduldig auf seinem Sitz hin und her träumend, sich in einem Kolleg wähnend, in dem er früher so gern geschlummert hat, auf das Ende solcher Periode wartet ... nun, ich habe Dir eben ein Beispiel gegeben.

Was für eine Sprache, in der derartige Ungetüme immer noch grammatisch richtig sind! Häufig sind sie es aber im wahren Leben denn doch nicht. Ein untrügliches Zeichen dafür, dass der Autorin der Satzbau entglitten ist, sind kleine Kongruenzfehler: Der Satz beginnt im Plural, endet aber im Singular, oder statt eines Dativs steht plötzlich ein Akkusativ da: „mit sorgfältiger Planung, Engagement, Zeitaufwand und gelegentlich auch fremde Hilfe". Wenn Sie in Ihrem Text über solche Fehler stolpern: Korrigieren Sie sie nicht bloß. Nehmen Sie stattdessen den ganzen Satz auseinander, und reduzieren Sie ihn auf ein Maß, das Sie selbst wieder überblicken.

Auch **Kommafehler** sind der oberflächliche Ausdruck von Unsicherheiten im Satzbau (**Tab. 12-1**). Die neue Rechtschreibung hat hier einige Verwirrung angerichtet, obwohl die alten Regeln gar nicht außer Kraft gesetzt wurden; inzwischen sind professionelle Schreibende wieder zu der alten Kommasetzung bei beigeordneten Hauptsätzen und Infinitivsätzen zurückgekehrt. Wenn Sie ein Problem mit den Kommaregeln haben, dann wahrscheinlich deshalb, weil Sie nicht grammatisch denken: Eine korrekte Zeichensetzung würde Ihnen bewusst machen, wie viele Nebensätze Sie verwenden. Schachtelsätze werden aber nicht verständlicher, wenn die Hälfte der Kommas fehlt. Wenn Sie es leid sind, alle paar Wörter ein Komma setzen zu müssen, dann denken Sie noch einmal grundlegend über den Satzbau nach.

Natürlich könnten Leser*innen (anders als Zuhörer*innen) einen umständlichen Satzbau durch mehrmaliges Hin- und Herspringen rekonstruieren. Sie tun's bloß nicht. Was sich beim flüchtigen Lesen nicht erschließt, wird als unverständlich eingestuft und übergangen.

! Der Satz gibt die notwendigen Schleifen und Wendungen des Gedankens wieder – nicht weniger, aber auch nicht mehr.

12.6 Verben mit Leben füllen

Sätze, deren Aufbau dem Gedanken entspricht, können nicht ganz unverständlich sein. Trotzdem bleibt man vielleicht noch an dem einen oder anderen Wort hängen, und vieles könnte interessanter ausgedrückt sein. Primäres Ziel ist, die Leser*innen nicht verständnislos zurückzulassen. Aber wenn das erreicht ist, können Sie daran gehen, sie nicht zu langweilen. Damit sie sich interessieren, müssen sie sich beim Lesen etwas vorstellen können, was über den abstrakten Gedanken hinausgeht. Neben

Tabelle 12-1: Ultrakurz-Grammatik und Kommaregeln

Die Grundstruktur eines Satzes

Subjekt *Die Frau* **Attribut** (Adjektiv, Genitiv) *junge* *des Lehrers* **Relativsatz** *, die erst vor kurzem ...*	**Prädikat** *erklärt* **Objekt** *dem Nachbarn* **Adverbiale** (Adverb, Präpositionalkonstruktion) *langsam* *mit Geduld* **Konjunktionalsatz** *, warum sie nicht ...*

Mit diesen wenigen Elementen lässt sich eine unendliche Menge von Satzformen aufbauen, da jedem Substantiv ein Attribut oder ein Relativsatz zugeordnet werden kann, jedem Verb ein Adverbiale oder Konjunktionalsatz, jeder Nebensatz alle anderen Elemente enthalten kann etc.

Die Kommaregeln

1. **Hauptsätze werden voneinander und von Nebensätzen durch Kommas abgetrennt.** Die meisten Schreibenden machen zwar ein Komma vor Konjunktional-, manchmal auch vor Relativsätzen, übersehen aber die Stelle, wo der Nebensatz zu Ende ist und der Hauptsatz wieder aufgenommen wird: *Der Hund, der bellt und die Katze* ... jagt? Nein: ..., *die miaut*. Ach so, die Katze gehörte schon wieder zum Hauptsatz! Dann muss nach *bellt* ein zweites Komma stehen.
   1.1. **Was ist ein Nebensatz?** Alles, was mit einem nachgestellten Prädikat (wie jetzt:) endet. Auf nachgestellte Prädikate folgt also fast immer ein Komma; nur dann nicht, wenn sich mit *und* gleich ein weiterer Nebensatz anschließt.
   1.2. **Beigeordnete Hauptsätze:** Dass *und* zwei Hauptsätze verbindet, lässt sich schnell daran erkennen, dass es durch Punkt und neuen Satzanfang ersetzbar ist, und genau dann (oder „. Genau dann") kommt vor *und* ein Komma. Eine der dümmsten Regelungen der neuen Rechtschreibung erlaubt das Weglassen dieses Kommas. Tun Sie's nicht. Sie lassen sonst die Leser*innen auf dem falschen Fuß in den nächsten Gedanken stolpern (!), und Sie selbst überblicken den eigenen Satzbau nicht mehr.
   1.3. **Partizip- und Infinitivsätze:** Ebenso rate ich Ihnen, auch wenn's anders erlaubt ist, dringend, längere Partizipgruppen, *wie hier vorgeführt*, oder Infinitivgruppen als Nebensätze *anzusehen*. O.k., das war jetzt kein schöner Satz, und Umschreiben wäre meistens die beste Lösung, aber Sie sehen, wie hilfreich das Komma nach „dringend" war. Lesefreundlich ist die Regel (!), derartige Konstruktionen grundsätzlich mit Komma *abzutrennen*, wenn sie länger als zwei Wörter sind. Dann muss das Komma aber an beide Enden der Infinitivkonstruktion: *wer Ohren hat zu hören und Augen zu sehen* (unübersichtlich, aber nicht falsch) oder: *wer Ohren hat, zu hören, und Augen, zu sehen*, aber keinesfalls: *wer Ohren hat, zu hören und Augen* – es sei denn: ... überflüssig zu machen.
4. **Präpositionalkonstruktionen werden nicht durch Kommas abgetrennt.** Und seien sie noch so lang. Die beliebte Frage, ob vor *als* ein Komma komme, ist sinnlos; denn es gibt die Konjunktion (*er sah, als ich kam, sofort* – achten Sie auf das nachgestellte Prädikat *kam*), das Vergleichswort (*sie ist klüger als er – ohne Komma*) und die Präposition (*als dein dich liebender und dir in allen Widrigkeiten des Lebens und trotz der Unbesonnenheiten der Jugend treu zur Seite stehender Patenonkel muss ich dir bei allem gebotenen Verständnis sagen* – kein Grund, irgendwo ein Komma zu setzen).
5. **Zwischen Aufzählungsgliedern steht ein Komma, nicht jedoch vor dem letzten, wenn es mit und bzw. oder angehängt ist:** *A, B, C und D*. Also steht auch kein Komma vor usw. oder etc. Bei zwei Attributen zu einem Substantiv muss man entscheiden, ob sie aufgezählt nebeneinanderstehen (*ein blaues, gepunktetes, recht hübsches Kleid*) oder ob das erste einen Gesamtkomplex aus zweitem Attribut plus Substantiv näher bestimmt (*sehr geehrte gnädige_Frau, ein richtiger armer_Hund*).
6. **Sie können theoretisch beliebige Satzteile durch zwei (!) Kommas als Einschübe kennzeichnen.** Dann stehen die Kommas stellvertretend für Gedankenstriche; warum also benutzen Sie die nicht gleich? Besser noch wäre es, Sie würden sich gar nicht durch Einschübe selbst ins Wort fallen.

der Verstehbarkeit ist Anschaulichkeit ein sinnvolles Ziel, auch für wissenschaftliche Texte.

Um deutlich zu machen, woran es oft hakt, wiederhole ich die Sätze, die ich am Anfang dieses Kapitels als typische Beispiele langweiliger deutscher Wissenschaftssprache aufgeführt habe, und fülle sie mit ein bisschen pflegewissenschaftlichem Inhalt:

- **z. B.** Bezüglich der zu setzenden Ziele erschien das Vorhaben der Verbesserung des Verständnisses von Interaktionsprozessen zwischen Pflegenden und Angehörigen als vorrangig.
- Im Hinblick auf die Ermittlung der jeweiligen Nützlichkeit unterschiedlicher Forschungsansätze zu Coping-Strategien erfolgte eine systematische Überblicksuntersuchung.
- Es liegen gewisse Forschungsergebnisse vor, deren mögliche Auswirkungen auf das Assessment von Flüssigkeitsdefiziten als nicht unbeträchtlich eingeschätzt werden können.

Sie werden feststellen, dass der wissenschaftliche Inhalt gar nicht das Problem ist. „Interaktionsprozesse", „Coping-Strategien" und „Assessment von Flüssigkeitsdefiziten" – ich glaube, darunter können wir uns etwas vorstellen. Störend ist das amtssprachliche Drumherum. Eine besonders fatale Rolle spielen dabei die langweiligen **Verben** „erscheinen", „erfolgen" und „vorliegen".

Das zentrale Verb, das Prädikat, gibt einem Satz seinen Bewegungsimpuls. Die Amtssprache dagegen versucht Bewegung zu vermeiden und deshalb eigentlich ohne Verben auszukommen. Da das grammatisch nicht geht, greift man zu toten, inhaltslosen Verben wie „erfolgen".

z. B. Tote Verben sind deshalb so beliebt, weil sie kein richtiges handelndes Subjekt, sondern nur das Scheinsubjekt „es" verlangen:

- es erfolgt
- es kommt zu
- es liegt vor
- es handelt sich um
- es ist angebracht
- es besteht.

Das ist immer dann praktisch, wenn man zu feige oder zu faul ist, eine handelnde Person auszumachen – aber genau so liest es sich auch.

Durch inhaltslose Verben werden alle Bedeutungen den Nomen (anderes Wort für Substantiv) aufgebürdet, deshalb nennt man diese Art zu schreiben **Nominalstil**. Er ist leider auch in der Wissenschaft weit verbreitet:

z. B. Aufgrund der Bedeutung dieser Ergebnisse erfolgte die Entscheidung zur Durchführung weiterer Studien.

Dass ein Satz mehr Substantive enthält, als ihm guttut, sieht man zuverlässig an Papierpräpositionen wie „aufgrund", „hinsichtlich" oder „bezüglich", die niemand je in den Mund nehmen würde und die auch weniger logischen Zwecken dienen als dazu, die Substantivketten irgendwie zu bändigen. In **Verbalstil**, also mit richtigen, bedeutungstragenden Vollverben, hieße dieselbe Aussage etwa:

z. B. Was wir herausfanden, erschien uns so wichtig, dass wir uns entschlossen, weiter zu forschen.

Welch ein Unterschied! Das Beispiel zeigt aber auch, dass man nicht für jeden Zweck und jede Zielgruppe möglichst verbal formulieren würde. Ich möchte, anders als die meisten Stillehren, Ihnen den Verbalstil nicht aufdrängen – genauso wenig wie oben den Hauptsatz. Nominalstil ist der Hauptgrund, warum Texte langweilig klingen, aber er ist darum nicht falsch. Ein allzu drastischer Verbalstil kann flapsig oder anbiedernd wirken. Sie sollen nur wissen, was Sie tun, und sich bewusst zwischen nominal und verbal entscheiden. Ich glaube allerdings, dass Sie gar nicht langweilig schreiben wollen, sondern nur denken, Sie müssten sich an schlechten Vorbildern in übertriebenem Nominalstil orientieren.

Ein besserer Grund, nicht völlig verbal zu schreiben, sind die **Fachbegriffe**, die nun einmal hauptsächlich Substantive sind. Fachwörter sind gar nicht der Grund, wenn man einen wissenschaftlichen Text nicht versteht. Ein aus dem Englischen oder Lateinischen übernommenes Fachwort wie „Caring“ oder „Mobilitätsdefizit“ können Sie beim ersten Auftreten erklären, und ab da ist es für die Leser*innen leichter zu verstehen als eine komplizierte deutsche Umschreibung (oder eine schiefe Übersetzung wie „Fürsorge“ oder „Bewegungsarmut“). Sogar deutsche Wortmonstren wie die „entwicklungsbedingten Selbstpflegeerfordernisse“ nimmt man als Wortmarken problemlos hin, wenn sie einmal eingeführt wurden.

Aber nicht alle Substantive sind Fachbegriffe. Deshalb schlage ich für einen guten wissenschaftlichen Stil einen Kompromiss vor:

! Lassen Sie die Fachbegriffe als Substantive stehen; aber machen Sie aus dem nominalen Drumherum, vor allem den Substantivierungen („die Entscheidung“, „das Entscheiden“), normale Verben.

In dem Beispielsatz mag man „Ergebnisse“ und „Studien“ als Fachbegriffe ansehen, „Bedeutung“ und „Durchführung“ sind aber nur substantivierte Alltagsverben. Demnach wäre ein Kompromiss zwischen Nominal- und Verbalstil:

z. B. Die Ergebnisse erschienen uns wichtig genug, um weitere Studien zu rechtfertigen.

Bleiben Sie an dem Wort „uns“ hängen? Hartnäckig hält sich die Meinung, „man“ dürfe in wissenschaftlichen Texten kein **Ich** verwenden. Stört es Sie denn als Leser? Stören Sie nicht eher Vermeidungsfloskeln wie „die Forscherin“ oder „es wurde untersucht“? In Hinsicht auf die Lesbarkeit stellt sich dem Autor des vorliegenden Kapitels, wenn aufgrund des Weglassens der ersten Person eine radikale Entsubjektivierung jeglicher Aussage eintritt, das Ergebnis als suboptimal dar – also, wenn dabei solche Sätze herauskommen, dann schreibe ich doch lieber „Ich“.

„Es stellt sich nun die Frage ...“ ist ein Etikettenschwindel, denn nur die Autorin hat entschieden, dass dieser Frage unter der Vielzahl anderer Möglichkeiten ihr Erkenntnisinteresse gilt. Also könnte sie sich auch hinstellen, die Leser*innen an die Hand nehmen und durch den Text führen: „Ich stelle nun dar ...“. In dieser ordnenden und entscheidenden Funktion tut ein Autor*innen-Ich jedem wissenschaftlichen Text gut.

! Störend wird das „Ich“ nur dann, wenn es als bloße Meinung auftritt. Wenn sich Ihre Meinung begründen lässt, können Sie sie als Position des Textes hinschreiben; wenn nicht, hat sie in dem Buch nichts zu suchen. Also nicht „Ich bin der Meinung, dass ...“, sondern „Es ist so, weil ...“.

Auch das **Passiv** vermeidet das Subjekt und wirkt feige oder faul, wenn wir im Grunde wissen, wer die handelnden Personen sind, oder es zu gerne wissen möchten. „Auf Station A wurde 2005 die Bezugspflege eingeführt“ – ja interessiert es denn niemanden, ob das die Pflegedirektion verordnet, die Stationsleitung beschlossen oder die Mehrheit des Personals gewünscht hat?

! Wollen Sie über Menschen schreiben und nicht nur über Strukturen? Dann lassen Sie diese Subjekte durch ein richtiges Verb im Aktiv etwas tun.

12.7 Anschauliche Bilder pflegen

Ein reales Subjekt durch ein richtiges Verb aktiv etwas tun zu lassen, erfordert Fantasie; und genau darum geht es eigentlich. Ein anschaulicher und deshalb interessanter Text unterscheidet sich von einem langweiligen dadurch, dass er bei den Leser*innen Fantasien freisetzt. Dazu nutzt er sprachliche **Bilder**, Metaphern. Wir verstehen besser, was wir uns auch bildlich vorstellen können.

Auch hier ist der erste Schritt, sich von langweilig gewordenen Konventionen zu lösen. Vielfach benutzen wir abgedroschene Metaphern wie *Ebene*, *Aspekt* oder *Bereich* gar nicht mehr im Bewusstsein, dass sie Bilder sind. Wenn Sie Ihr Thema in hierarchischen, abgegrenzten Schichten, Niveaus oder Stockwerken abhandeln, dann können Sie ruhig auch „Ebenen" dazu sagen; aber dann sprechen Sie auch von der ersten, zweiten usw. Ebene. Wenn eine Sache von rechts ganz anders aussieht als von links, von vorne, hinten oder oben, dann allerdings sind das wirklich verschiedene „Aspekte".

! Bilder müssen ausgenutzt werden, um Interesse zu wecken.

Sicher kann man eine Metapher auch zu Tode reiten; aber wichtiger wäre es, dass Sie Ihr Anliegen erst einmal in den Sattel heben, damit es auf einem kräftigen Bild vorantraben kann. Jetzt habe ich das Bild dreimal in unterschiedlicher Weise verwendet, und damit ist es dann auch gut.

Der Langeweile ist nicht abzuhelfen, indem man mehr Adjektive verwendet. Wenn Verben die Spannkräfte des Satzes sind, Substantive die Tragpfeiler, dann sind Adjektive der Stuck. Viele Adjektive tragen zum Gesamteindruck unscharfer, nicht wirklich gemeinter Bildlichkeit bei. Da sind erstens die weißen Schimmel, bei denen das Adjektiv nichts zur Bedeutung des Substantivs hinzufügt, wie „feste Überzeugung" (kann man weich überzeugt sein?), „gezielte Maßnahme", „erfahrener Experte" oder „drohende Gefahr".

z. B. Mich irritiert beim Zugfahren immer die Bitte, die „örtlichen Lautsprecherdurchsagen am Bahnsteig" zu beachten; besteht denn die Gefahr, ich könnte stattdessen die regionalen, nationalen oder internationalen Lautsprecherdurchsagen beachten?

Zweitens gibt es die Klischees, abgedroschene Adjektiv-Substantiv-Paare, die sich eine Zeitlang von ihrer Überbeanspruchung erholen sollten: „herbe Enttäuschung", „volles Verständnis", „bitterer Ernst", „schwerer Verlust".

In der Wissenschaftssprache kommt noch eine dritte Sorte von Adjektiv-Substantiv-Automatismen hinzu, die Sie mit der Phrasendreschmaschine des Übersetzerkollegiums Straelen (http://www.vskm.org/literatur/phrasen.html) erzeugen können: „funktionale Kommunikationsflexibilität", „konstruktive Innovationsrelevanz", „ambivalente Beziehungsstruktur" – Phrasen, die laut tönen und wenig bis nichts sagen.

Besonders in adverbialer Stellung sind Adjektive, Adverbien und Partizipien von Übel, weil sie die Wortart überwuchern, die wir hegen und pflegen sollten: die Verben. Krimiautor*innen wissen, dass sie niemals schreiben dürfen: „er sagte drohend" – was er sagt, muss uns eine Gänsehaut einjagen. Und auch wir sollten uns abgewöhnen zu schreiben, etwas sei „nachdrücklich" vertreten, „eindeutig" nachgewiesen oder „überzeugend" belegt – zeigen ist allemal besser als behaupten.

Gedankenlose Bilder wegzulassen ist in wissenschaftlichen Texten schon die halbe Miete. Seltener kommen jene verrutschten und **widersprüchlichen Metaphern** vor, die die absolute Spitze des Sumpfes ablenkender Bildlichkeit bilden (ja, Sie lachen! Berti Vogts hat tatsächlich einmal gesagt: „Die Breite an der Spitze ist dichter geworden."). Ihnen wird nicht unterlaufen zu schreiben:

z. B. Der Zahn der Zeit, der schon manche Träne getrocknet hat, wird auch über diese Wunde Gras wachsen lassen.

Wenn man genau hinsieht, entdeckt man aber in den eigenen Texten unauffälligere Varianten dieses Fehlers, weil wir immer wieder Bilder hinschreiben, die wir nicht mehr als Bilder sehen. Etwas Unerwünschtes kann nicht „Mangelware sein", eine „Lawine lostreten" kann ich nur, wenn daraus etwas Katastrophales entsteht. Und wer wüsste besser als Pflegende, dass „sorgen" nur liebevoll gemeint sein kann; also schreiben Sie auch nicht: „Die Entlassungen sorgten für Unmut unter dem Personal."

Viele missratene Bilder sind **Anglizismen**, gedankenlose Übernahmen von Formulierungen, die nur im Englischen „Sinn machen" (auf Deutsch hieß das früher: einen Sinn ergeben), etwa „Administration" für Regierung, „realisieren" für begreifen oder „in 23 Patient*innen wurde gefunden ...".

z. B. Wenn Sie Krankenhausserien schauen, finden Sie immer wieder lustige Fehlübersetzungen. Da wird ein neuer Patient mit der „Ambulanz" gebracht (ambulance heißt Krankenwagen), als „Bluttests" werden „Sodium und Potassium" (Natrium und Kalium) bestimmt, und als „kritische Intervention" wird „Epinephrin" verabreicht – statt Adrenalin. Alles nicht furchtbar wichtig, aber angesichts der Summen, die die Sender für die Rechte ausgeben, wundert es mich schon. Wäre es so schwer, jemanden zu beschäftigen, die schon einmal ein deutsches Krankenhaus von innen gesehen hat?

Häufig gibt es im Deutschen zwei gute Übersetzungen für ein englisches Wort, wie Gehirn und Geist für „mind", Beleg und Beweis für „evidence" oder Vorstellung und Begriff für „concept"; dann muss man sich an jeder Stelle neu entscheiden, anstatt Kunstwörter wie „mental", „Evidenz" oder „Konzept" zu erfinden, unter denen sich niemand etwas vorstellen kann. Wenn Sie jemals einen Text übersetzen wollen, denken Sie bitte daran, dass wir nicht Wörter oder Sätze übertragen, sondern Ideen. Weil sich die Bedeutungsbereiche von Wörtern in verschiedenen Sprachen nie ganz decken, gibt es nicht die „richtige" Übersetzung eines einzelnen Wortes. Eine gelungene Übersetzung ist ein gut geschriebener Text, der bei deutschsprachigen Leser*innen möglichst ähnliche Gedanken und Vorstellungen hervorruft wie das Original bei englischsprachigen – in aller Regel mit ganz anderen sprachlichen Mitteln.

Wenn Sie alle unsinnigen Bilder vermeiden, bleiben die **starken Bilder** übrig, die Sie wirklich wollen. Sie gilt es zu pflegen und auszubauen. Trauen Sie sich; Sie werden schon merken, wenn es penetrant wird. Selbstbewusste, konsequente Bilder machen nicht nur beim Lesen mehr Spaß als reine Gedanken, sie bleiben auch besser haften.

Meistens lässt sich Ihr Anliegen mit wenigen, aber wichtigen Metaphern darstellen. Suchen Sie dafür die anschaulichsten Wörter aus, die Sie nur finden können. Besetzen Sie diese Wörter – oder, mit einem schönen Bild, weil es ihre Funktion wiedergibt, Lesern etwas zum Anfassen zu bieten: „Begriffe". Meistens kommen die wichtigen Begriffe schon oft genug im Text vor, aber zur Leserführung gehört, sie bewusst und strategisch einzusetzen.

! In den ersten und letzten Sätzen aller Kapitel, den Einleitungen und Zusammenfassungen und besonders in den Überschriften sollte jeweils ein Zentralbegriff auftauchen.

12.8 Nicht zu alltäglich schreiben

Ich habe bisher als Anwalt Ihrer künftigen Leser*innen Wert darauf gelegt, dass Sie uns ernster nehmen als Konventionen. Schreiben Sie so, dass wir es verstehen und uns etwas darunter vorstellen können, nicht so, wie „man" angeblich schreiben muss.

Trotzdem gibt es ein paar wissenschaftliche Konventionen, die sinnvoll und nützlich sind. Ich habe schon erwähnt, dass Sie auf jeden Fall etablierte Fachbegriffe beibehalten sollten, anstatt das Rad neu zu erfinden, auch wenn Neuprägungen stilistisch noch so schön sein mögen. Ebenso störend ist die **Synonymitis**, die zwanghafte Suche nach verschiedenen Wörtern für die gleiche Sache. Wenn es für eine Sache einen definierten Fachbegriff gibt, dann bleiben Sie dabei. Die Übersetzung in Alltagssprache macht Fachwissen oft bloß unverständlicher. Wenn Sie dreimal „Malignes Melanom" geschrieben haben, und jetzt ist plötzlich von „Hautkrebs" die Rede, dann ist das vielleicht eine stilistisch gewollte Abwechslung, es wird aber nicht klar, ob immer noch genau dasselbe gemeint ist.

! Im Zweifelsfall geht präzises Verständnis vor Anschaulichkeit.

Eine wichtige Grenze hat die Anschaulichkeit in **Emotionen**, die einem wissenschaftlichen Text nicht angemessen sind. Sie können eine neue Forschungsrichtung „spannend" finden, aber nicht „wahnsinnig spannend". Mag sein, dass die neue Krankenhausfinanzierung dazu führt, dass einige Einrichtungen schließen müssen, aber sie werden nicht „kaputtgespart"; und auch wenn es stilistisch schön wäre, dazu ein aktiv handelndes Subjekt zu finden, können Sie nicht „die Politik" verantwortlich machen. Viele populistische und ideologische Sätze sind wunderbar anschaulich, aber das macht sie nicht weniger unbrauchbar für wissenschaftliche Texte, die nicht einfache Pseudoklarheit, sondern wirkliches Verständnis anstreben.

z. B. Würden Sie schreiben: „Demente beanspruchen ihre Pflegerinnen so sehr, dass ein normales Familienleben unmöglich wird."? Vermutlich nicht. Ein Mensch ist nicht mit seiner Krankheit identisch, deshalb schreiben wir „Menschen mit Demenz" (siehe Kap. 14). In „beanspruchen" schwingt die Unterstellung mit, dass da jemand nicht ein objektives Bedürfnis hat, sondern gierig etwas haben will. Die weibliche Formulierung „Pflegerinnen" bildet zwar den statistischen Normalfall ab, zementiert ihn aber zugleich. Und wer wagt zu entscheiden, was ein „normales Familienleben" ist?

Dann schmuggeln Sie solche ideologischen Behauptungen aber auch nicht ein, indem Sie sie zusätzlich noch unverständlich formulieren: „Der permanente Stress aufgrund des von den Versorgungs- und Interaktionsansprüchen Dementer ausgehenden erhöhten Belastungsniveaus konterkariert bei familialen Betreuerinnen Bemühungen um die Aufrechterhaltung normaler intrafamiliärer Beziehungsstrukturen." Alle problematischen Ausdrücke sind noch drin, aber hätten Sie gemerkt, was für unwissenschaftliches Zeug ich da von mir gebe, wenn ich Ihnen diesen Satz als ersten präsentiert hätte?

Dabei ließe sich das Problem auch ideologiefrei und verständlich ausdrücken, etwa so: „Wer einen Menschen mit einer Demenz zuhause betreut, muss die Beziehungen zu allen anderen Familienmitgliedern neu regeln, was häufig zu Konflikten führt."

Ein simples Indiz für Emotionen, die die Leser*innen wissenschaftlicher Texte stören, sind Ausrufungszeichen. „Hier werden die Rechte der Patient*innen mit Füßen getreten!" Ja, ja, schon gut, ginge es auch etwas weniger aufgeregt? Übrigens sind alle anderen Satzzeichen nützlich: Nicht nur Punkt und Komma, auch Strichpunkt, Gedankenstrich, Doppelpunkt und Fragezeichen lockern einen Text auf und helfen dem Verständnis.

Wissenschaftlicher Stil ist **nicht Alltagssprache**. Aber dieser Unterschied bildet sich ganz von allein heraus, wenn Sie nachdenken, bevor Sie schreiben. Versuchen Sie differenziert zu denken, weichen Sie verführerischen Pseudowahrheiten aus, und bescheiden Sie sich mit dem, was Sie aus Ihrer Fachkenntnis heraus gesichert sagen können. Und diese vorsichtigen, begrenzten und vorläufigen Erkenntnisse drücken Sie dann so aus, dass die Leser*innen sie verstehen und sich etwas darunter vorstellen können. Unverständlichkeit ist kein Ersatz für wissenschaftliches Denken. Das Ziel kann nicht sein, schlichte Gedanken möglichst dunkel zu formulieren, sondern so komplex und kritisch

wie möglich zu denken – und das dann so einfach, verständlich und anschaulich wie möglich zu schreiben.

Hier sind noch einmal die drei „unmöglichen", von Amtssprache überwucherten Beispielsätze:

- Bezüglich der zu setzenden Ziele erschien das Vorhaben der Verbesserung des Verständnisses von Interaktionsprozessen zwischen Pflegenden und Angehörigen als vorrangig.
- Im Hinblick auf die Ermittlung der jeweiligen Nützlichkeit unterschiedlicher Forschungsansätze zu Coping-Strategien erfolgte eine systematische Überblicksuntersuchung.
- Es liegen gewisse Forschungsergebnisse vor, deren mögliche Auswirkungen auf das Assessment von Flüssigkeitsdefiziten als nicht unbeträchtlich eingeschätzt werden können.

Schreiben Sie sie so um, dass man sie verstehen kann. Lösen Sie sich von den Formulierungen, aber versuchen Sie möglichst viel vom Inhalt zu retten. Wählen Sie einen Satzbau, der die Zahl und Logik der Gedanken wiedergibt. Suchen Sie nach den treffendsten und lebendigsten Verben, und lassen Sie nur Fachbegriffe als Substantive bestehen. Versuchen Sie Ihr Anliegen anschaulich zu vertreten, ohne übertrieben emotional zu werden. Das Ziel ist nicht literarische Qualität, sondern ein brauchbarer Wissenschaftsjargon, der für die deutschsprachige Pflegewissenschaft stilbildend werden könnte. (Lösung siehe Anhang)

12.9 Literatur

Galtung, J. (1983). Struktur, Kultur und intellektueller Stil: Ein vergleichender Essay über sachsonische, teutonische, gallische und nipponische Wissenschaft. *Leviathan, 11*, 303–338.

Reiners, L. (1951). *Stilfibel: Der sichere Weg zum guten Deutsch*. München: Beck.

Reinhardt, K. (2019). *Vom Wissen zum Buch: Fach- und Sachbücher schreiben* (3. Aufl.). Bern: Huber. https://doi.org/10.1024/85964-000

Schneider, W. (1994). *Deutsch fürs Leben: Was die Schule zu lehren vergaß*. Reinbek: Rowohlt.

Sick, B. (2015). *Der Dativ ist dem Genitiv sein Tod: Folge 1–3*. Köln: Anaconda.

Sick, B. (2016). *Der Dativ ist dem Genitiv sein Tod: Folge 4–6*. Köln: Kiepenheuer & Witsch.

Tucholsky, K. (1950). Ratschläge für einen schlechten Redner. In K. Tucholsky, *Na und –? Eine neue Auswahl*. Reinbek: Rowohlt.

Zimmer, D.E. (2005). *Sprache in Zeiten ihrer Unverbesserlichkeit*. Hamburg: Hoffmann und Campe.

Weiterführende Literatur

Reinhardt, K. (Hrsg.). (2006). *Schreiben: Ein Handbuch für Pflege- und Gesundheitsberufe* (2. Aufl.). Bern: Huber.

13 Wer soll das alles lesen? II: In der Kürze liegt die Würze

Doris Ruhmann, Eva-Maria Panfil

Erinnern Sie sich noch an Ihren Deutschunterricht, insbesondere seine Aufsatzthemen? Eine Variante davon war das Schreiben einer Inhaltsangabe: Eine zuvor gehörte oder gelesene Geschichte musste auf ihre wesentlichen Bestandteile reduziert und mit eigenen Worten nacherzählt werden. Vielleicht ist Ihnen von daher auch noch der Eindruck in Erinnerung, es doch gar nicht präziser formulieren zu können, als dies die Autorin des Originals bereits getan hat.

In diesem Kapitel geht es um zwei besondere Formen von Inhaltsangaben, nämlich das Exzerpt, die Zusammenfassung von fremden Texten sowie das Abstract, die Kurzvorstellung eines selbst verfassten Artikels.

Lernziele

Nach der Lektüre sollten Sie in der Lage sein:

- Funktionen von Exzerpt und Abstract zu beschreiben sowie verschiedene weitere Formen von Zusammenfassungen davon abzugrenzen
- Mithilfe von Anleitungen vorgestellte Abstracts und Exzerpte zu beurteilen und Korrekturvorschläge anzubringen
- die Technik des Exzerpierens zu beschreiben und Aspekte davon konkret in die eigene Lerntechnik umzusetzen
- die Techniken des Abstract-Schreibens umzusetzen.

13.1 Zusammenfassungen

Allen Arten von Zusammenfassungen ist gemeinsam, dass sie für wissenschaftliches Arbeiten sehr wichtig sind, aber nur selten gezielt trainiert werden. Man scheint davon auszugehen, dass die Fertigkeiten dazu ausreichend in der Schule erlernt wurden. Zudem hat die Möglichkeit, alles zu fotokopieren, die unbequeme, aber lerntechnisch höchst sinnvolle Arbeit des Zusammenfassens scheinbar überflüssig gemacht.

Zur Erinnerung: Zusammenfassungen aller Art, ob schriftlich oder mündlich, dienen dazu, Inhalte eigenständig zu formulieren, zu verdichten und auf das Wesentliche zu reduzieren. Sie sind notwendig, um

- einen Text zu verstehen (**Kap. 4**)
- Vorträge zu entwickeln (**Kap. 16**, **Kap. 22**)
- Präsentationen zu erstellen (**Kap. 22**, **Kap. 23**)
- sich für einen Kongress (**Kap. 22**) zu bewerben.

Daher gilt grundsätzlich:

- Zusammenfassungen so kurz wie möglich,
- prägnant (d.h. verdichtete Formulierungen) und präzise (d.h. exakte Begriffe)
- in verständlicher, nachvollziehbarer Sprache,
- logisch strukturiert,
- vollständig mit allen zentralen Aspekten und
- genau, d.h. die Inhalte des Originals korrekt wiedergebend,

zu erstellen.

Eine spezielle Form der Zusammenfassung sind das Exzerpt und das (oder der) Abstract. Beide Varianten der Zusammenfassung basieren auf Texten. Allerdings unterscheiden sich beide. Das Abstract wurde vom Autor oder der Autorin selber verfasst, richtet sich an ein Publikum und gibt einen kurzen, orientierenden Überblick über den nachfolgenden Artikel. Das Exzerpt wird für den persönlichen Gebrauch angefertigt. Die Übersicht (**Tab. 13-1**) zeigt Ihnen weitere Unterschiede und Gemeinsamkeiten von komprimierenden Texten.

13.2 Für sich selbst schreiben: Exzerpt

Abgeleitet vom lateinischen Begriff bedeutet exzerpieren das Herauspflücken, Herausziehen von bestimmten Aspekten – meist zu einer Fragestellung – aus einem Text (z. B. Buch, Kapitel, Artikel). Exzerpte sind auch in Form von Mitschriften bei Vorträgen und Vorlesungen möglich. Diese Variante wird hier jedoch nicht besprochen (vgl. **Kap. 9**). Ein Exzerpt hat folgende Funktionen:

- Zusammenfassung eines Quellentextes
- Übersetzung des Gelesenen in eigene Formulierungen und damit Überprüfung des eigenen Textverständnisses
- Herausfiltern von Informationen zu bestimmten Fragestellungen, die bearbeitet werden sollen
- Aufbereitung zur Erinnerung, z. B. für Prüfungen oder größere Literaturarbeiten
- Transfer und Verknüpfung zu anderen Wissensbeständen
- Verknüpfung mit eigenen Gedanken, Ideen, Fragen und dem Text.

Wie Sie in den Kapiteln 4 und 5 über das Lesen schon gelesen haben, ist die Erarbeitung von Texten für das Textverständnis immens wichtig. Zur Erstellung eines Exzerptes nutzen Sie die dort beschriebenen Lesetechniken.

Tipp! Wollen Sie sich eigenständig auf Basis von Literatur neues Wissen erarbeiten, ist ein Exzerpt die beste Methode dazu.

! Auch wenn ein Exzerpt aus der Mode gekommen zu sein scheint, gewöhnen Sie es sich bitte an, für jeden wichtigen Text ein Exzerpt zu erstellen. Sie werden erstaunt sein:

- wie gut Sie nun die Texte verstehen
- wie viel Sie für Ihr eigenes wissenschaftliches Arbeiten lernen können
- wie sich bei Ihnen ein Gefühl für wissenschaftlich gut aufbereitete Texte entwickelt
- wie sich bei Ihnen ein Gefühl für sinnvolle Gliederungen entwickelt
- wie viel Sie dann auch wiedergeben können.

Es gilt leider aber auch: Die Erstellung eines Exzerptes von einem schlecht aufgebauten Text ist eine schiere Qual. Bleiben Sie trotzdem dran – es lohnt sich!

13.2.1 Vorgehen

Wichtig für die Ausarbeitung eines Exzerpts ist ein konsequentes systematisches Vorgehen. Der Vorteil einer solchen Bearbeitung ist, dass Literatur damit wiederverwertbar aufbereitet wird. Auch umfangreiche Texte können so „handlich" gemacht werden.

Voraussetzung für die Erstellung eines Exzerpts ist, dass Sie den Quellentext verstanden und durchdrungen haben. Der Haken dabei ist: Habe ich es so verstanden, wie man es verstanden haben soll? Worin besteht das Zentrale? Um sich darin sicher zu werden, braucht es Übung, Austausch mit anderen und Rückmeldungen.

Die Anregungen zur Lesetechnik (**Kap. 4** und **5**), zum Zuhören (**Kap. 6**) und zum Fragenstellen (**Kap. 7**) sind eine gute Voraussetzung, um Texte und Gehörtes zu komprimieren. Zusätzlich hilfreich ist, sich Strukturen zu suchen, die für Sie vielseitig anwendbar sind:

- z. B. Definitionen, Abgrenzungen, Varianten
- oder Kategorien als Ordnungssystem zu bilden, um so verschiedene Inhalte in Texten vergleichbar zu machen.

Tabelle 13-1: Komprimierende Texte *(Fortsetzung nächste Seite)*

	Abstract[1]	Exzerpt[2]	Fazit/Resümee	Klappentext	Mitschrift	Protokoll	Rezension	Summary
Definition	wertfreie, prägnante, präzise Darstellung eines Originaltextes	Extraktion wichtiger Aspekte eines Textes und Ergänzung eigener Gedanken	bewertende Beschreibung von Ergebnissen und Schlussfolgerungen eines zuvor dargestellten Textes	kurze, grobe Information zum Inhalt des vorliegenden Buches	schriftliche Konservierung von mündlich vorgetragenem Wissen; persönliche Notizen während eines Vortrags	Zusammenfassung einer Sitzung; Verschriftlichung mündlicher Kommunikation	Buchbesprechung und Kritik, meist von Neuerscheinungen	meist Synonym von Abstract; auch als abschließende Zusammenfassung möglich
Funktion	Vorstellung und Überblick des Originaltextes (meist Artikel oder Kapitel)	Einordnung, Archivierung und Präparierung zur Weiterverarbeitung gelesener Texte	Abrundung/Abschluss eines Textes	Information über den Inhalt; Entscheidungshilfe für den Erwerb	Bestandteil des eigenen Lernens; Repetitionsgrundlage	Dokumentation	Information	Information, Vertiefung
Elemente	• Hintergrund • Fragestellung	• zentrale Aussagen des Textes • Zitate	• Kurzform der zentralen Aussagen	• Informationen zum Inhalt			• grobe Zusammenfassung des Inhalts	
	• Methode, Lösungsansatz • Ergebnisse • Fazit	• Literaturhinweise • eigene Gedanken • Verknüpfungen	• Ergebnisse • Ziel erreicht? • Schlussfolgerungen? • Ausblick • Schlusssatz	• Angaben zum Autor			• inhaltliche und strukturelle Bewertung • persönliche Meinung des Rezensenten • Metaperspektive	

Tabelle 13-1: *Fortsetzung*

	Abstract[1]	Exzerpt[2]	Fazit/Resümee	Klappentext	Mitschrift	Protokoll	Rezension	Summary
Ort der Veröffentlichung	Vorspann des Originals; Vorschau bei Kongressen	eigene Unterlagen; Karteikartensystem, PC	am Ende eines Kapitels oder Textes	Buchrückseite oder zweite Innenseite	persönliche Unterlagen	abteilungs- oder bereichsspezifischen Vorgaben entsprechend	Zeitschriften	zu Beginn oder am Ende eines Textes
Besonderheit	auch mehrsprachig	kann auch direkt aus dem Original übernommen sein (wörtliches E.) und nicht nur frei formuliert (freies E.)		keine vollständige Zusammenfassung des Inhalts, um die Spannung und das Interesse zu erhalten; zusätzlich Hinweise zum Autor	Voraussetzung ist eine systematische Notiztechnik sowie deren disziplinierte Anwendung. Besondere Schwierigkeiten sind der Wechsel zwischen Zuhören/Verstehen und Notieren sowie der Zeitdruck; Vorwissen zentral	Verschiedene Varianten z. B. Gedächtnis- Verlaufs- oder Ergebnisprotokoll; Autor, Teilnehmer, Zeit und Ort sind Inhalt; muss von allen genehmigt werden	auch bei Filmen und Theaterstücken	mehrsprachig mögl. Begriff wird auch für Filmbeschreibungen verwendet
Länge	150 bis 250 Wörter	nicht mehr als ein A4 Blatt besser A5 oder Karteikarte	ohne Vorgabe	ohne Vorgabe	ohne Vorgabe	ohne Vorgabe	ohne Vorgabe	ohne Vorgabe

1 Beispiel: http://www.uni-regensburg.de/Fakultaeten/phil_Fak_III/Geschichte/Suedosteuropa/documents/Abstract.pdf

2 Beispiel:https://www.uni-due.de/imperia/md/content/schreibwerkstatt/tipp-3-exzerpieren_und_bibliographieren.pdf

Sobald Sie die Muster erkannt haben und eine Verbindung zu bestehendem Wissen herstellen können, werden Sie sich im Verstehen sicherer fühlen.

Kurzfristiger Nachteil ist der Aufwand, den diese Art der Dokumentation mit sich bringt. Langfristig reduziert sie aber den Stress der Erarbeitung von Wissen erheblich!

Tipp! Stellen Sie sich im Verlauf des Zusammenfassens immer wieder die Frage: „Was fehlt, wenn ich xy weglasse?" und prüfen Sie kritisch den Mehrwert von Aussagen und Informationen.

13.2.2 Was soll exzerpiert werden?

Grundsätzlich soll alles exzerpiert werden, was von Interesse ist und einem erneuten Abrufen unkompliziert zur Verfügung stehen soll. Außerdem eignen sich all jene Inhalte, mit denen Sie sich intensiv auseinandersetzen wollen oder müssen.

Tipp! In manchen Texten sind nur wenige Aspekte von Bedeutung, in anderen fast der ganze Text.

13.2.3 Handschrift oder PC?

In der Literatur finden sich unterschiedliche Formen zur Gestaltung eines Exzerpts (Franck & Stary, 2011; Kruse, 2007, 2014). Die erste Frage nach der Form ist, ob sie handschriftlich oder elektronisch verfasst werden soll. Handschriftlich erstellte Varianten wie Karteikarten (DIN A5 oder A6) oder ein Exzerptheft haben den Vorteil, dass sie handlich, leicht anzufertigen und gut sortierbar sind. Zudem ist eine kreative Gestaltung (Zeichnungen, Farben) handschriftlich einfacher möglich. Der Nachteil ist, dass Korrekturen und Ergänzungen schwierig sind und keine elektronische Verwendung möglich ist. Zudem können sie schlecht ergänzt oder gekürzt werden.

Auf dem PC erstellte Exzerpte scheinen daher die beste Erstellungsform zu sein, wenn man von den Nachteilen des technischen Hilfsmittels und der nur virtuellen Form des Exzerpts absieht. Bestimmte Begriffe oder Zitate können gesucht werden, Korrekturen und Ergänzungen sind ebenso problemlos möglich wie die direkte Verknüpfung zu anderen Texten oder dem Internet.

Datenbanken bieten ebenfalls eine Sortierung und Aufbereitung von Texten (**Kap. 11**). Trotz des hohen Vorbereitungsaufwands ist die Nutzung lohnenswert, da sich Zitate gut verwalten lassen und automatisch ein Literaturverzeichnis erstellt wird.

13.2.4 Aufbau eines Exzerptes

Wichtig ist, sich diszipliniert an eine Struktur zu halten, denn nur so wird die Nutzung von Texten effizient. Außerdem werden Sie schon nach wenigen Exzerpten Ihr Leseverhalten ändern und bereits in der Struktur Ihrer späteren Zusammenfassung lesen. Ebenso bedeutsam ist eine gute Vorbereitung, d.h. genaue Lektüre des Textes (vgl. **Kap. 4** und **5**). Hilfreich ist auch, ein Mindmap vom Text anzufertigen und damit einen Rohentwurf des Exzerptes zu erstellen.

Für den Aufbau empfehlen sich folgende Komponenten:

- Kopfteil: Bibliografische Angaben, ggf. auch Informationen zur Herkunft des Buches (z.B. Signatur der Bibliothek, in der es ausgeliehen wurde)
- Hauptteil: auszugsweise inhaltliche Zusammenfassung des Textes, Zitate, Forschungsmethoden und/oder -ergebnisse
- Schlussteil: eigene Kommentare, Verweise.

Einige Autoren empfehlen im Kopfteil das Exzerpierdatum anzugeben, um das Auffinden zu erleichtern. Denkbar ist auch die Auflistung von Schlüsselbegriffen. Langer, Schulz von Thun und Tausch (2015) empfehlen, einen Text nach den Aspekten:

- Einfachheit
- Gliederung/Ordnung

- Kürze/Prägnanz und
- anregende Zusätze

zu analysieren. Eine solche Beurteilung vorzunehmen dient nicht nur der Einschätzung des Schwierigkeitsgrades eines Textes, sondern trainiert zugleich die eigene Formulierungstechnik. Für den Hauptteil sollten Sie Ihren eigenen Aufbau und Stil finden:

- Liegt es Ihnen mehr, mit Aufzählungen von Stichworten zu arbeiten?
- Sind kurze Fließtexte oder Abstracts mit Markierungen hilfreich?

Formulieren Sie in jedem Fall eigenständig. Notieren Sie auch, ob Sie einen Text ganz oder nur in Auszügen gelesen haben.

Alle Angaben zum Text sollten mit Seitenzahlen versehen sein, damit Sie diese später leichter finden. Enthält der Text Passagen, die Sie für so bedeutsam halten, dass Sie diese direkt übernehmen wollen, zitieren Sie korrekt. Zitate sollten allerdings sparsam verwendet werden und nur dann, wenn sie einen echten Mehrwert bieten (vgl. **Kap. 12.3** und 15.3).

Tipp! Achten Sie bei einem Exzerpt darauf, den Text in eigenen Worten wiederzugeben, also zu paraphrasieren (siehe **Kap. 15.3**). So ist die Gefahr gebannt, beim Erstellen einer wissenschaftlichen Arbeit auf Basis des Exzerptes sich versehentlich des Plagiats schuldig zu machen. Ein „Versehen" gibt es nämlich nicht bei Plagiatsvorwürfen.

Oft erscheint es einfacher, ganze Sätze originalgetreu zu übernehmen. Vor allem, wenn diese scheinbar „so genial" formuliert sind. Legen Sie dann den Text zur Seite und versuchen Sie, ihn in eigenen Worten wiederzugeben. Falls Sie dies nicht können, haben Sie möglicherweise den Text nicht richtig verstanden.

Manchmal hilft es auch, zwischen der Lektüre des Textes und dem Schreiben des Exzerptes einige Stunden vergehen zu lassen. Damit schaffen Sie etwas Distanz zu den Originalformulierungen.

Der Schlussteil dient Ihren eigenen Gedanken und kann ebenfalls frei gestaltet werden:

- Welche Anmerkungen sind Ihnen beim Lesen eingefallen?
- Welche Verwendungszwecke fielen Ihnen ein?
- Was ist offengeblieben?
- Welche Kritik bringen Sie an?
- Gibt es Querverweise zu anderen Exzerpten, Unterlagen oder dem Internet?

All dies findet hier Platz.

13.2.5 Was sollte man vermeiden?

Auf vier Dinge sollte man verzichten, auch wenn sie bequem wären:

1. Kopiereifer: Elektronisch vorliegende Texte nicht direkt einfügen, sondern eigenständig formulieren.
2. Wortwörtliche Übersetzung fremdsprachiger Texte, z. B. auch aus dem Internet, denn dann bleibt das Textverständnis vage.
3. Unvollständige bibliografische Angaben, denn dies könnte später Sucherei verursachen.
4. Ungenaue Zitate: Sie sind wie zu viel Salz im Essen – alles ist verdorben, und Sie müssen noch einmal neu beginnen.

Tabelle 13-2 ist ein Beispiel für ein Exzerpt

Tipp! Eine „Erste-Hilfe-Maßnahme", wenn es Ihnen schwer fällt zusammenzufassen, ist der Drei-Minuten-Aufsatz. Dabei zwingen Sie sich, während drei Minuten ununterbrochen etwas zum Ursprungstext zu schreiben. Sie notieren dabei auch, was Sie nicht oder nicht mehr wissen oder Gedanken, die Ihnen sonst durch den Kopf gehen. Der Schreibfluss regt das Denken an, daher ist es wichtig, im Schreiben zu bleiben. Stoppen Sie die Zeit und beenden Sie das Schreiben exakt nach der vorgegebenen Zeit. Es ist erstaunlich, wie viele Inhalte dabei schon zusammenkommen. Und Sie haben eine Ausgangsbasis für das Exzerpt geschaffen.

Tabelle 13-2: Beispiel für ein Exzerpt

Miller, W. & Rollnick, S. (2004). *Motivierende Gesprächsführung.* Freiburg: Lambertus.
Bibliotheksnummer: 15.13//026
Exzerpiert am 12.8.2009
Schlüsselbegriffe: Verhaltensänderung, Klientenorientierung, Motivation
Textanalyse: leicht verständlich, grenzwertig übersichtlich, da sehr viele Gliederungspunkte, die nicht nummeriert werden.

Hauptthese des Buches:
Verhaltensänderungen lassen sich konstruktiv unterstützen, auch wenn die Personen ambivalent in dem Wunsch nach Veränderung sind oder Widerstand zeigen.
- in den 80er-Jahren von den Autoren entwickelt
- Anleitung zur Unterstützung von Menschen, die ein bestimmtes Verhalten verändern wollen
- evidenzbasierte Kommunikationsform v. a. im Suchtbereich (Studien aus den USA und GB)
- starke Ähnlichkeit mit Klientenzentrierung von Rogers, ABER: direktiver
- wichtige Aspekte: 4 Grundprinzipien (1. Empathie ausdrücken, 2. Diskrepanzen entwickeln, 3. Widerstand umlenken, 4. Selbstwirksamkeit fördern), Bedeutung von Ambivalenz, Verhalten des Therapeuten, Phasen der Veränderung
- Fallbeispiele und originale Gespräche
- sinnvolle Raster zu: Change talk (S. 113 f. und 124 ff.); Erscheinungsformen von Widerstand (S. 73); Arten der Bevormundung durch den Therapeuten (S. 77); verschiedene Fallen (S. 91 ff.); Aktives Zuhören (S. 102 ff.); Selbstwirksamkeit (S. 64)

Wichtiges Zitat:
„… mit Widerstand geschmeidig umgehen, Widerstand nicht direkt angehen, sondern im Gespräch mit ihm fließen." (S. 64)

Einsatz:
Workshop Patientenedukation; evtl. ressourcenorientiertes Gespräch

Kommentar:
- etwas technisch durch die vielen Raster, dadurch Widerspruch zur Behauptung, keine Technik, sondern Kommunikationsform zu sein
- An den vielen Anleitungen wird deutlich, dass Expertise sich nicht allein durch leitfadengestütztes Handeln erreichen lässt (Oevermann!).
- Aspekt der Selbstreflexion des Therapeuten zu wenig thematisiert
- Kapitel zur Ethik enthält keine Bezüge zur Ethik, sondern ist nur eine Beschreibung professionellen bzw. unprofessionellen Verhaltens.

Weitere Anmerkungen:
Gute Kurzvorstellung unter
- http://de.wikipedia.org/wiki/Motivierende_Gespr%C3%A4chsf%C3%BChrung

Versuchen Sie nun, aus dem bisher gelesenen Kapitel ein Exzerpt anzufertigen. Und vergessen Sie dabei nicht, so „knapp wie möglich, aber zugleich ausführlich und präzise" (Esselborn-Krummbiegel, 2014, 2017) zu bleiben.

Bischoff, E. *Leitfaden für das Schreiben einer wissenschaftlichen Arbeit*. Verfügbar unter http://www.arbeitschreiben.de/kap8a.htm
- Lehrstuhl für Politikwissenschaft Friedens- und Konfliktforschung Universität Augsburg. *Anleitung zum Verfassen von Exzerpten*. Verfügbar unter https://moam.info/anleitung-exzerpt-universitt-augsburg_5a3749e91723dd7fd6921916.html
- Gebel, S. (n.d.). *Das Exzerpt.* Verfügbar unter https://www.sofatutor.at/deutsch/videos/das-exzerpt
- Bachmann, H. (2021). *Ein Exzerpt schreiben – Tipps & Vorlage.* Verfügbar unter https://www.scribbr.de/studium/exzerpt/
- Schreiben.net. (2021). *Exzerpt schreiben: 5 Tipps, Anleitung und Beispiel zum*

Exzerpieren. Verfügbar unter https://www.schreiben.net/artikel/exzerpt-exzerpieren-5881/

Der letzte Tipp enthält eine Sammlung wertvoller Anleitungen und Tests zur Prüfung und Verbesserung des eigenen Lesens und Schreibens.

13.3 Für sich Werbung machen: Abstract

! Das (oder der[5]) Abstract, teilweise wird synonym der Begriff „Summary" verwendet, ist die unbewertete, interpretationsfreie und präzise Inhaltsangabe eines Fachaufsatzes oder einer Arbeit.

Abstracts werden vom Autor oder der Autorin selber erstellt und fassen die nachfolgende Arbeit kurz zusammen. Ein Abstract zeigt, ob eine Autorin ihren Text selber verstanden hat und in Distanz zu ihrem Werk gehen kann. Dafür braucht man Übung. Daher: An präzisen Abstracts zeigt sich wissenschaftliche Kompetenz.

13.3.1 Zweck eines Abstracts

Ein Abstract dient vor allem zwei Zwecken:

1. Zusammenfassung
   Ein Abstract kann einem Fachaufsatz, einem Projektantrag (dort oft als „Management Summary" bezeichnet) oder Bericht vorangestellt sein. Er dient den Lesenden dazu, sich schnell mit den wichtigsten Inhalten vertraut zu machen. Viele Datenbanken (vgl. **Kap. 10** und 11) enthalten neben Titel und Schlüsselbegriffen das Abstract des Aufsatzes. Auf Basis der Einschätzung des Abstracts wird der Volltext, oft kostenpflichtig, bestellt. Nichts ist ärgerlicher, als wenn ein Abstract mehr verspricht, als der Volltext hält. Oder anders herum: als wenn ein Abstract so aussagelos ist, dass man gar keine Vorstellungen vom Haupttext hat. Das Abstract ist deswegen auch immer eine Werbung für das Lesen des Volltextes (siehe **Kap. 20**, **Kap. 21**).
2. Bewerbung
   Um auf wissenschaftlichen Kongressen einen Vortrag (siehe **Kap. 22**) halten oder ein Poster (siehe **Kap. 23**) präsentieren zu dürfen, müssen sich Wissenschaffende mit einem Abstract bewerben. Dieses soll eine Zusammenfassung der zu präsentierenden wissenschaftlichen Arbeit enthalten. Das wissenschaftliche Komitee prüft die Abstracts und lädt ein oder lehnt ab.

13.3.2 Umfang eines Abstracts

Die Länge eines Abstracts ist unterschiedlich und wird in der Regel vorgegeben. Rechnen Sie mit einem Umfang von 150 bis 500 Wörter. Einige Quellen erweitern den Umfang auf 10 % des Ursprungtextes. Dies führt bei größeren Arbeiten zu einem seitenlangen Beschrieb und gewährleistet damit die Funktion dieser Zusammenfassung, eine schnelle Orientierung zu geben, nicht mehr. Bei Abschlussarbeiten ist es empfehlenswert, nicht mehr als eine DIN-A4-Seite zu schreiben.

Die Inhalte eines Abstracts sind abhängig von dem vollständigen Text und auch dem Organ, bei dem man einen Text einreichen möchte. Zeitschriften, Kongresse und auch Förderer haben oft Vorlagen, an die man sich halten muss.

Eine mögliche Struktur ist:

- Problematik: Was war der Anlass für die Auseinandersetzung mit diesem Thema? Welche Bedeutung hat es? Welches sind die zentralen Argumente?
- Fragestellung: Welche Fragestellung liegt dem Text oder der vorgestellten Forschung zugrunde?

5 Abstract, das u. der; -s, -s (lat.-engl.): kurze Inhaltsangabe eines Artikels oder Buches. (Duden, 2009, S. 175; Duden, 2014)

- Methodik: Welche theoretischen Ansätze werden zur Beantwortung verwendet? Welche Forschungsansätze kommen zum Einsatz? Welche Quellen wurden verwendet?
- Ergebnisse: Wie lautet die Antwort auf die Fragestellung? Was wurde konkret gefunden oder herausgefunden?
- Schlussfolgerungen: Was ist zur Umsetzung nötig? Welche Aspekte müssen vertieft werden?

Informieren Sie sich also immer bei dem Adressaten des Textes, wie das Abstract aussehen sollte.

! Bei wissenschaftlichen Kongressen gibt es einen sogenannten „Call for Abstracts", d. h. eine Aufforderung an die Wissenschaftlerinnen und Wissenschaftler, sich mit ihren wissenschaftlichen Arbeiten für diesen Kongress zu bewerben.

Für das Abstract gibt es bestimmte Vorgaben. Diese umfassen notwendige Gliederungsschritte, Umfang des Textes (Zeichen oder Wörter), Schrifttyp oder gar Schriftart. Die Einreichung des Abstracts erfolgt in der Regel per Internet mit einer bestimmten Software. Achtung: Bitte unbedingt die vorgegebenen Zeichenzahlen einhalten. Ein Maximum von 300 Wörtern sind 300 und nicht 320, 310 oder 301 Wörter.

Das Gleiche gilt für wissenschaftliche Fachzeitschriften. Auch diese haben Vorgaben, wie ein Abstract auszusehen hat.

z. B. Beispiel für Vorgaben eines Abstracts für den 7. Dreiländerkongress Pflege in der Psychiatrie vom 28./29. Oktober 2010: Das Abstract beinhaltet:

- Präsentationstitel
- Name und Vorname der Autoren, Arbeitsorte, akademische Titel oder andere Be rufsbezeichnungen sowie Institutionen (Name der präsentierenden Person unterstreichen)
- Der Abstract umfasst höchstens 500 Wörter und wird vom wissenschaftlichen Beirat in anonymisierter Form beurteilt.
- Der Aufbau der Abstracts umfasst:
- bei Forschungsprojekten: Titel, Fragestellung, Methode und Material, Ergebnisse, Diskussion, Schlussfolgerung
- bei Praxisprojekten: Hintergrund, Problemstellung, Ziele, Vorgehen, Ergebnisse/Erfahrungen, Diskussion, Schlussfolgerung.

z. B. Beispiel für Vorgaben eines Abstracts für den 4th European Nursing Congress, entitled „Older Persons", 4–7 October 2010, Rotterdam:
The proposal should include the following information:

- Title of the symposium (max. 100 characters)
- Title of the abstract
- Abstract body (max. 500 words)
- Introduction
- Methods and material
- Results
- Conclusion

z. B. Beispiel für Vorgaben eines Abstracts für die 11. EbM-Jahrestagung, 25.–27.02. 2010, Salzburg

- Abstract Text maximal 2500 Zeichen inklusive Leerzeichen, exklusive Titel und Autoren
- Gliederung des Abstracts in 4 Teile: Hintergrund, Material/Methoden, Ergebnisse, Schlussfolgerung/Implikation

z. B. Beispiel für die Vorgaben für Zusammenfassungen der wissenschaftlichen Zeitschrift Pflege:

- Dem Text ist ein Schnellleseüberblick (350–400 Zeichen ohne Gliederungsüberschriften) zu folgenden Fragen voranzustellen: Was ist schon bekannt? Was ist neu? Welche Konsequenzen haben die Ergebnisse für die Pflegepraxis?

- Ebenso ist eine Zusammenfassung von max. 1500–1600 Zeichen inkl. Leerzeichen im Fließtext, d. h. ohne Unterteilungen und Gliederungsüberschriften, zu verfassen.

13.3.3 Entwicklung eines Abstracts

Ein Abstract entsteht in verschiedenen Schritten:
- Identifikation der wesentlichen Gliederungspunkte
- Identifikation der wesentlichen Argumente innerhalb der Gliederungsabschnitte
- sprachliche Überarbeitung im Sinne der sprachlichen Kürzung.

Ein Abstract soll einen Ein- und Überblick geben und inhaltlich eigenständig sein. Daher sind Beispiele, unnötige Angaben von Details und umfassende Erläuterungen hier genauso fehl am Platz wie Definitionen. Auch ist es keine Einleitung, sondern ein Gesamtüberblick. Konzentration aufs Wesentliche bedeutet auch, Wiederholungen zu vermeiden. So kann z. B. direkt mit der Fragestellung des Textes begonnen werden, ohne noch einmal seinen Titel aufzuführen.

Formulierungstechnisch sollten unbedingt Kürzungen vorgenommen werden:
- Streichen Sie Füllwörter:
  - Beispiele: Es ist festzustellen, dass Herzinsuffizienz eine der häufigsten Krankheiten ist – Herzinsuffizienz ist einer der häufigsten Krankheiten.
- Ersetzen Sie lange Wörter mit kurzen Synonymen:
  - Beispiele: auf diese Weise – so; dies macht deutlich – dies zeigt.
- Verzichten Sie auf Schachtelsätze.
- Vermeiden Sie kunstvoll zusammengesetzte Substantive, die einen Text unnötig schwerfällig machen.
- Fassen Sie sich kurz: nicht mehr als 25–30 Wörter pro Satz.

Dabei ist darauf zu achten, dass der Sinn nicht reduziert wird. Selbst flüchtiges Lesen sollte einen Eindruck vom Inhalt ermöglichen.

Raschke, F. (2021). *Entdecken Sie Ihre Lieblings-Füllwörter.* Verfügbar unter https://www.business-schreibkurse.de/fuellwoerter/ (Beispiele)
- Klein, S. (2016). *Füllwörter erkennen und vermeiden.* Verfügbar unter https://blog.content.de/2016/02/26/fuellwoerter-erkennen-und-vermeiden/?cookie-state-change=1617608231678 (Beispiele)

! Das Erstellen eines Abstracts ist eine hohe Kunst und bedarf einiger Übung. Auch wenn das Abstract kurz ist – die Erstellung dauert nicht selten zwei bis vier Stunden.

Nun ein kleines Training zur Einschätzung von Abstracts. Beurteilen Sie das nachfolgende Abstract anhand dieser Kriterien:
- Anzahl Wörter > 350?
- vollständige Darstellung des Quelltextes mit allen Elementen: Problematik, Fragestellung, Methodik, Ergebnisse, Schlussfolgerungen?
- kurze Sätze, klare Sprache, keine Redundanzen?
- keine ausführlichen Details zu Ergebnissen?
- in sich abgeschlossen?
- wertfrei?

Beispiel (Schaffroth & Panfil, Rohentwurf 2008):

Titel: Krankheitsverlaufskurven bei Menschen mit Ulcus cruris venosum

Menschen mit Ulcus cruris venosum haben meist einen langen Leidensweg hinter sich. Die Betroffenen leiden oft seit Jahrzehnten an einer chronisch venösen Insuffizienz und hatten dadurch schon mehrere Ulcera und Rezidive. Um diese Patienten besser mit ihrer chronischen Erkrankung begleiten zu können, Rezidive zu vermindern und die Lebensqualität der

Patienten zu steigern, ist es wichtig, die Versorgungsbrüche von Seiten der Professionellen zu vermindern und die Selbstpflegetätigkeiten der Betroffenen zu optimieren. Diese Versorgungsbrüche und mangelnden Selbstpflegetätigkeiten können durch das Konzept der Krankheitsverlaufskurven hervorgehoben werden. Durch die Krankheitsverlaufskurven zeigt sich die Dynamik des bisherigen Krankheitsverlaufs. Es sind Steig- und Fallkurven zu erkennen, aus denen die Versorgungsbrüche, die mangelnde Selbstpflegetätigkeiten und die jeweilige Abhängigkeit/Unabhängigkeit der Betroffenen abgelesen werden können.

Um die Dynamik des Krankheitsverlaufs und die damit einhergehenden Faktoren zu erfahren, stellt sich die Forschungsfrage: Wie sehen Krankheitsverlaufskurven bei Menschen mit Ulcus cruris venosum aus?

Die Forschungsfrage wurde mittels eines qualitativen Designs beantwortet. Dafür wurde die qualitative Inhaltsanalyse gewählt, da diese eine systematische Analyse sprachlichen Materials ermöglicht. Die Probanden wurden aus einem ambulanten Pflegedienst rekrutiert und mussten bestimmten Ein- und Ausschlusskriterien entsprechen. Als Methode zur Datenerfassung wurden ein narratives Interview sowie drei Fragebögen angewandt. Insgesamt wurden vier Probanden dreimal befragt.

Die Analyse erfolgte über die Zusammenfassung der qualitativen Inhaltsanalyse. Anschließend wurde der Krankheitsverlauf in verschiedene Verlaufskurvendimensionen nach Schütze und Riemann aufgeteilt. Die Studie wurde von der Ethik-Kommission des Instituts für Pflegewissenschaften (EKIP) positiv begutachtet.

Die Ergebnisse werden je Proband vorgestellt. Dabei wird zuerst der Krankheitsverlauf beschrieben und dieser mit den Zitaten aus den Interviews belegt. Daraufhin folgen eine zusammenfassende Tabelle des Krankheitsverlaufs und die jeweilige Krankheitsverlaufskurve. In allen vier Krankheitsverlaufskurven sind keine größeren Verschlechterungstendenzen zu erkennen. Sie sind unterschiedlich und individuell. Die Fall-kurven sind durch Versorgungsbrüche oder mangelnde Selbstpflege verursacht worden, dadurch sinkt die Lebensqualität der Betroffenen.

Krankheitsverlaufskurven haben alle ihre eigene Dynamik, wobei keine größeren Verschlechterungen zu erkennen sind. Es wird bewusst, wie sehr die Selbstpflegetätigkeiten der Betroffenen, deren Lebensqualität und auch die Versorgungsbrüche die Dynamik der Krankheitsverlaufskurven beeinflussen. Es ist die Aufgabe der Pflegepraxis und der Pflegeforschung, die Selbstpflegetätigkeiten der Betroffenen durch Aufklärung zu verbessern und die Versorgungsbrüche zu minimieren.

(Hinweis: Dies ist die erste von neun Versionen. Die letztendlich fertige und abgegebene Version können Sie im Anhang „Lösungen" lesen.)

13.4 Literatur

Duden. (2009). *Die deutsche Rechtschreibung* (25., völlig neu bearbeitete und erweiterte Aufl.). Mannheim: Dudenverlag.

Duden. (2014). *Die deutsche Rechtschreibung* (26., völlig neu bearbeitete und erweiterte Aufl.). Mannheim: Dudenverlag.

Esselborn-Krumbiegel, H. (2014). *Von der Idee zum Text: Eine Anleitung zum wissenschaftlichen Schreiben* (4. Aufl.). Paderborn: Schönigh.

Esselborn-Krumbiegel, H. (2017). *Richtig wissenschaftlich schreiben: Wissenschaftssprache in Regeln und Übungen* (5. Aufl.). Paderborn: UTB.

Franck, N. & Stary, J. (2011). *Die Technik wissenschaftlichen Arbeitens* (16., überarbeitete Aufl.). Paderborn: Schönigh.

Kruse, O. (2007). *Keine Angst vor dem leeren Blatt: ohne Schreibblockaden durchs Studium* (12., völlig neu bearbeitete Auflage). Frankfurt: Campus-Verlag.

Kruse, O. (2014). *Lesen und Schreiben* (2., überarb. Aufl.). Konstanz: UVK.

Langer, I., Schulz von Thun, F. & Tausch, R. (2015). *Sich verständlich ausdrücken* (10. Aufl.). München: E. Reinhardt.

Weiterführende Literatur

Frank, A., Haacke, S. & Lahm, S. (2007). *Schlüsselkompetenzen: Schreiben in Studium und Beruf.* Stuttgart: Metzler.

Metzger, C. (2013). *Lern- und Arbeitsstrategien: Ein Fachbuch für Studierende an Universitäten und Fachhochschulen* (11., überarb. Aufl.). Berlin: Cornn.

Interview mit Berta Schrems:

Eine gute Frage ist der halbe Weg!

Mag. Dr. Berta Schrems, M. A., Priv. Doz.

Werdegang

Freiberuflich tätig in der Forschung, Lehre und Beratung in der Pflege. Der Forschungsschwerpunkt liegt in der Pflegediagnostik und der Fallarbeit, der Beratungsschwerpunkt im Qualitätsmanagement, die Lehre umfasst beide Themen sowie Wissenschaftstheorie, insbesondere Forschungsethik. Privatdozentin der Universität Wien, Lektorin an diversen Fachhochschulen sowie in verschiedenen Fort- und Weiterbildungseinrichtungen der Pflege; Mitglied des Gesundheits- und Krankenpflegebeirats des Österreichischen Bundesministeriums für Gesundheit, Allgemeines Diplom in der Gesundheits- und Krankenpflege; Berufserfahrung in der postoperativen und der Intensivpflege; Studium der Soziologie, postgraduale Ausbildung am Institut für Höhere Studien und Promotion an der Universität Wien zum Thema „Zeitorganisation in der Krankenpflege"; Habilitation (Venia Legendi) Pflegewissenschaft an der Universität Wien; Studium der Philosophie (M. A.), Fernuniversität Hagen; Tätigkeit in einer Dachorganisation für ambulante Pflege- und Sozialdienste in den Bereichen Organisations- und Personalentwicklung und Qualitätsmanagement; Professorin an der Fachhochschule Frankfurt am Main im Fachbereich Pflege mit Schwerpunkt Pflegemanagement (1999–2001).

Warum sind Sie Wissenschaftlerin geworden?

Weil ich neugierig bin und immer alles genau wissen will. Wobei ich vorausschicken möchte, dass ich nur einmal eine sehr bewusste Entscheidung für die Wissenschaft getroffen habe, das war die Entscheidung für ein postgraduales Studium in Soziologie. Ich hatte nach der Diplomarbeit das Gefühl, dass mir diese Art von Arbeit liegt und viel Spaß macht, dass mir dazu aber noch jede Menge Handwerkszeug fehlt. Im Nachhinein war dies auch eine sehr gute Entscheidung, denn sie hat mich mit dem Thema meiner Dissertation „Zeitorganisation in der Pflege" zurück zur Pflege geführt. Seither beschäftigt mich die Pflege intensiver als je zuvor, wenngleich auch auf einer anderen Ebene und nicht ausschließlich wissenschaftlich.

Ich folgte nach meinem Doktorat nicht einer klassischen Wissenschaftskarriere, sondern war in der Lehre, in der Begleitung und Evaluation von Projekten und in der Beratung tätig. Daraus resultieren für mich mehrere Formen des wissenschaftlichen Tätigseins:

- Ich bediene mich der Wissenschaft. Der Ruf nach fundierten Konzepten, Modellen und Instrumenten wird immer lauter, nicht nur in der Lehre, auch in der Praxis.
- Ich fördere die Wissenschaft, indem ich den Nachwuchs, das heißt MasterstudentInnen und DoktorandInnen betreue und sie in die Wissenschaft einführe.

- Ich betreibe Wissenschaft. Immer, wenn ich einige Zeit mit praktischen Fragen verbringe, macht sich das Bedürfnis breit, bestimmten Themen auf den Grund zu gehen oder neues Wissen zu kreieren. Mit meinen Arbeiten zur Pflegediagnostik und Forschungsethik würde ich mich in das Feld der theoretisch fundierten Pflegemethodik und -forschung einordnen. Ich schaffe mir Zeit für kreative Pausen, gehe auf die Suche nach den Hintergründen und forme diese auf Basis von Erkenntnissen verschiedener Disziplinen aus dem Blickwinkel der Pflege zu einem neuen Bild.

Macht wissenschaftliches Arbeiten Spaß?

Ja, sehr viel, vor allem der kreative Prozess der Wissensgenerierung (aber natürlich auch nicht immer). Es gibt verschiedene Phasen:

- Meistens beginnt es mit einer Idee, die sich im Übrigen selten wie ein Blitz einstellt, sondern meistens mit Fragen, die immer wieder kommen. Es sind dies Fragen aus der Praxis, von Studierenden oder Fragen, die sich aus einer Anfrage für einen Vortrag oder eine Lehrveranstaltung ergeben. Am kreativsten bin ich jedoch dann, wenn ich die Antworten zu einem bestimmten Thema aus der eigenen Disziplin oder den Umgang damit als unbefriedigend erlebe. Der Beginn ist dann immer sehr spannend, was gibt es dazu, wer hat schon was geschrieben und was fehlt noch ...?
- Dann kommt oft eine Phase der Ernüchterung, wenn sich beispielweise im ersten Hinsehen herausstellt, dass das Thema viel komplexer als gedacht ist, oder dass schon alles gesagt oder geschrieben wurde, oder dass sich kaum noch jemand damit beschäftigt hat. In allen Fällen gilt es, diesem ersten Eindruck zu widerstehen und die Frage zu stellen, ob aus den vorhandenen Informationen eine neue Frage herausgearbeitet und entsprechend fundiert bearbeitet werden kann. Ist dies der Fall, ...
- ... dann kommt der kreativste Teil wissenschaftlichen Arbeitens, das Eintauchen in die Literatur. Was für empirisch orientierte WissenschaftlerInnen die Daten sind, das ist für mich die Literatur. Da kribbelt es richtig in den Fingern. Das Schönste ist, wenn ich, aus Mangel an eigenen pflegerischen Erkenntnissen, aus anderen Disziplinen Erkenntnisse für die Pflege fruchtbar machen kann. Als junge Wissenschaft haben wir viel Fundament, auf das wir aufbauen können. Die Pflege muss das Rad nicht neu erfinden, jedoch die Verwendung des Rades für ihre Zwecke definieren, und davon gibt es viele Möglichkeiten.

Wie lesen Sie?

Also, ich lese immer und überall, dabei halte ich nur an einem Prinzip fest, keine Fachliteratur im Urlaub und abends vor dem Schlafengehen. Das sind die Zeiten für Krimis, Romane und schöngeistige Literatur.

Fachliteratur lese ich an meinem Schreibtisch. Wichtig sind ein Stift, Post-its®, da ich nicht in meine Bücher schreibe, und ein allgemeines Notizbuch oder -zettel. Ich lese sehr gerne auf Reisen, da ich zwischen den Landen pendle, habe ich dazu auch ausreichend Möglichkeiten. Manchmal stapelt sich der Lesestoff so sehr, dass ich mindestens einmal um die Welt reisen müsste, um ihn abzubauen. So lese ich auch in der Straßenbahn, im Kaffeehaus und in Warteräumen. Es macht mich unruhig, wenn ich keinen Lesestoff in der Tasche habe.

Ich kaufe wahnsinnig gerne Bücher ein und habe einen recht guten Fundus an Fachbüchern, die ich als Nachschlagwerke benutze.

Fachbücher lese ich nur dann zur Gänze, wenn ein Thema für mich völlig neu ist, und auch philosophische Literatur, die oft schwer zugänglich ist. Wenn ich auf der Suche nach Teilaspekten eines Themas bin, dann lese ich immer nur die Abschnitte oder einzelnen Kapitel aus den entsprechenden Büchern.

Ich habe nur eine Fachzeitschrift abonniert. Als ehemalige Mitherausgeberin der *Pflege* lese ich diese regelmäßig.

Da ich durch meine Lektorentätigkeiten Zugang zu Online-Datenbanken habe, kann ich auf internationale Zeitschriften zugreifen, die ich je nach Bedarf aufrufe und online lese. Artikel, die ich für meine Arbeit, für ein Seminar oder für die Betreuung von Master- oder Doktorarbeiten benötige, lese ich oft direkt am Computerschirm.

Dann lese ich natürlich auch noch Artikeln in verschiedenen „Publikations-Reifestadien" der DoktoratsstudentInnen sowie Master-Thesen und Exposés dazu. Da diese einige Konzentration erfordern, stehen sie meistens am Beginn eines Arbeitstages, oder ich verbringe die Wochenenden damit.

Wie schreiben Sie?

Schreiben bedeutet für mich, einen Gedanken bis zum Punkt denken zu müssen. Das diszipliniert.

Ich schreibe dann, wenn ich etwas selbst nicht weiß oder genauer wissen will. Andere schreiben Bücher, um ihr Wissen weiterzugeben, ich, um etwas Neues zu erfahren, um eigenes Wissen zu generieren. Dies erfordert Zeit, von der Idee bis zum fertigen Buchmanuskript vergehen da schon mal zwei bis drei Jahre.

Ich beginne zwar sehr früh mit dem Schreiben, brauche jedoch viel Zeit für die Komposition eines Textes, für das Schmieden von Sätzen oder für die Logik der Argumentation. Wenn jemand einen Beitrag in drei Wochen will, muss ich oft absagen, da meine Gedanken eine lange Reifezeit benötigen. Die ersten Gedanken sind zwar rasch hingeschrieben, denn ich schreibe auch gleich mal drauflos, unsystematisch in den Computer oder in das Notizbuch. Dann suche ich Literatur, übernehme Inhalte aus anderen Artikeln, verschiebe sie, mache eine Überschriftenstruktur, verändere diese, erkenne, dass ich noch lesen muss, schreibe wieder einen Satz, lese weiter usw. Dieser Prozess weist schon manchmal eine negative Produktivität auf, so dass ich am Abend weniger klug bin und weniger Text als am Morgen habe. Oft ist das Ergebnis eines Arbeitstages nur ein neuer Satz, aber der Kopf und der Speicher des Computers sind voll, das braucht dann eine gewisse Zeit, bis wieder Ordnung herrscht. Das geschieht oft ganz unvermutet, da kann es schon vorkommen, dass ich beim Einkaufen Notizen auf dem Einkaufszettel machen muss, um einen wichtigen Gedanken festzuhalten. Manchmal habe ich ganze Stapel an Notizzetteln, die ich dann langsam abarbeite. Das ist eine sehr unruhige Zeit, da bin ich auch oft nicht sehr umgänglich. Diese Unordnungen klären sich am besten beim Schreiben, weil ich dann eben bis zum Punkt denken muss. Irgendwann kommt dann das Bedürfnis, ein Ziel zu formulieren: Was will ich eigentlich und kann ich das? Wen könnte es interessieren? Wer sind meine LeserInnen? Dann löst sich der Knoten, und oft fließt es dann so richtig. Bei kleineren Artikeln beginne ich jeden Tag von vorne und feile am Geschriebenen.

Eine wichtige Erfahrung ist, dass ich nur schreiben kann, wenn ich wirklich neugierig bin, wenn mich das Thema interessiert und fesselt, und wenn ich genügend Stoff habe. Das ist wie bei einem guten Vortrag: Wenn man nichts zu sagen hat, hilft auch kein Rhetorikkurs. Wichtig ist auch, nichts, was schon mal geschrieben wurde, zu löschen, die Quellen immer gleich anzuführen und ein Literaturverzeichnis zu erstellen. Es ist mühsam, wenn man das im Nachhinein rekonstruieren muss.

Wie halten Sie sich bezüglich Ihres Schwerpunktes auf dem aktuellen Stand der Forschung und der Diskussion?

Zum einen habe ich bei Zeitschriften, die vorrangig meine Schwerpunkte publizieren, einen Journal Alert eingestellt. Damit werde ich automatisch per E-Mail benachrichtigt, sobald eine neue Ausgabe verfügbar ist. Ich screene dann die Neuerscheinungen und speichere, was mir interessant und wichtig erscheint. Oft finde ich auch zufällig bei der Suche nach einem anderen Thema Neues für die eigenen Themen, manchmal auch auf der Wissenschaftsseite der Tageszeitung. Eine weitere Möglichkeit sind Neuauflagen von meinen Fachbüchern. Da diese selten in großen Auflagen gedruckt werden, erfolgt in regelmäßigen Abständen eine Aktualisierung, diese beinhaltet ebenfalls die umfassende Recherche nach neuen Erkenntnissen. Und zu guter Letzt erhalte ich aktuelle Erkenntnisse, noch bevor sie veröffentlicht sind, im Rahmen von Peer-Review-Prozessen bei unterschiedlichen Zeitschriften.

Wie wichtig ist die englische Sprache für das wissenschaftliche Arbeiten?

Sehr wichtig: Englisch ist die Wissenschaftssprache, das ist auch in der Pflege so, ohne Englisch ist man sozusagen von der Welt der Wissenschaft abgeschnitten.

Meine Fachliteratur ist zu 95 % englischsprachig, dies gilt auch in meinen Seminaren an der Universität. Ich sehe Englisch, ähnlich wie Lesen und Schreiben, als eine allgemeine Anforderung an sich universitär bildende Menschen. Wichtig ist es auch, Englisch zu schreiben. Hier gilt dasselbe wie beim Schreiben allgemein, es zwingt, bis zum Punkt zu denken.

Ein Tipp: Wenn ich an meinem Schreibtisch Fachliteratur lese, dann arbeite ich mit *online dictionaries*, weil ich so schneller bin, alle Alternativen auf einen Blick sehe und auch die Aussprache gleich hören kann. Dabei sollte nicht die erstbeste Übersetzung gewählt werden, sondern die dem Sinn nach am besten passende.

Ich halte es für außerordentlich wichtig, dass Erkenntnisse der Pflegeforschung aus dem deutschsprachigen Raum in internationalen Zeitschriften auf Englisch publiziert werden. Es ist dies eine Anforderung, ein Qualifikationserfordernis sozusagen, um in der Wissenschaft einen Platz einnehmen zu können. Doch ich fürchte, diese Zeitschriften werden in der Praxis kaum gelesen, zumal der Zugang oft nicht gegeben ist. Daher halte ich es für ebenso wichtig, dass diese Erkenntnisse auch den Pflegepersonen im eigenen Land zur Verfügung stehen. Dabei stellt sich aber nicht nur die Frage der Fremdsprache Englisch, sondern auch die der Fremdsprache Wissenschaft. Mit anderen Worten: Es bedarf auch der Übersetzung von der Wissenschaftssprache in eine für die Praxis verständliche Sprache, nur so kann das Wissen in die Praxis eindringen. Dass dies ein hoher Aufwand ist, der den Wissenschaftlerinnen und Wissenschaftlern keinen Zusatznutzen bringt, macht die Sache nicht einfacher. Hier gilt es, nach neuen Lösungen zu suchen.

Da ich keine gute und fundierte Englischausbildung genossen habe, habe ich vor vielen Jahren begonnen, spannende Krimis auf Englisch zu lesen. Ich wollte einfach wissen, wer der Täter ist, das brachte mich dazu, das Buch zu Ende zu lesen. Da musste ich dann schon auch nachschlagen, um den Sinn oder das Motiv zu verstehen. Mittlerweile lese ich viel und auch andere Literatur und finde es einfach schön, so manches Buch im Original lesen zu können. Aber das hat auch damit zu tun, dass ich die Hälfte meiner Zeit in einem nicht deutschsprachigen Land lebe und eine allgemeine Fremdsprache wie Englisch, vor allem in den ersten Jahren, von großer Bedeutung war.

Wo sehen Sie aus Ihrer Erfahrung mit Lernenden und Studierenden die größten Hürden für das wissenschaftliche Arbeiten?

Wissenschaft ist harte Arbeit und erfordert viel Zeit. Es ist eine Fehleinschätzung zu glauben, dass sie neben einem Fulltime-Job zu bewältigen ist. Das ist eine der größten Hürden, die ich sehe. Ich finde auch, dass studierende Pflegepersonen oft zu nahe an der Praxis sind, dass sie sich nicht von den Alltagsproblemen lösen können, und die Grenzen, die ihnen im Alltag gesteckt sind, mit in die Wissenschaft bringen. Dies ist hinderlich, vor allem in der Phase der

Heranbildung eines wissenschaftlichen Grundverständnisses, das Offenheit verlangt.

Dann sehe ich auch Probleme im Umgang mit Literatur. Zum einen, weil es nicht überall einen uneingeschränkten Zugang gibt, zum andern, weil die Einschätzung und Bewertung der Qualität der Literatur und die Art des Lesens oft wenig zielgerichtet sind:

- Ohne Frage muss immer alles gelesen werden, doch das kann niemand leisten.
- Die Fülle der Fachliteratur kann nur mit einer konkreten Frage effizient bewältigt werden.
- Ohne diese Frage bereitet dann auch eine fundierte Begründung, das logische Schlussfolgern, die Interpretation von Daten Probleme. Naja, und noch das leidige Thema der richtigen Zitation und Quellenarbeit!

Was sind Ihrer Meinung nach die größten Fehler, die Lernende, Studierende und auch Wissenschaftlerinnen und Wissenschaftler beim wissenschaftlichen Arbeiten machen?

Die Fragen nicht in einen größeren Zusammenhang zu stellen bzw. die Antworten nicht in einem größeren Zusammenhang zu interpretieren.

Dann vielleicht noch eine übermäßige Konzentration auf die Methoden und auf empirische Daten bei gleichzeitiger Vernachlässigung der Frage, welche Bedeutung die Ergebnisse haben.

Wie sieht Ihre Arbeitswoche aus?

Mein Stundenpensum ist ganz unterschiedlich, als Freiberuflerin teile ich meine Arbeit selbst ein. Da ich in den Niederlanden lebe und hauptsächlich in Österreich arbeite, bin ich meistens eine Woche bis zehn Tage im Monat sehr intensiv tätig, mit Lehre, Projekten und Masterstudierenden und DoktorandInnen an diversen Einrichtungen und Arbeitsplätzen. Da komme ich schon manchmal auf zehn Stunden am Tag. Dann folgen aber Phasen der Nach- und Vorbereitung zu Hause. In diesen Phasen beginnen meine Arbeitstage um 09.00 Uhr und enden um 20.00 Uhr, mit Pausen. Aber wenn zum Beispiel am Freitag großer Markt ist, dann gehe ich einfach am Vormittag einkaufen.

Ich habe keine Fünftage- oder Vierzigstundenwoche, aber auch keine Familie, die dies einfordern würde. Da ich mit einem Wissenschaftler zusammenlebe und Wissenschaft doch auch zur Selbstausbeutung verführt, ist an den Wochenenden oft Arbeit angesagt, wie Prüfungen oder Seminararbeiten korrigieren, Masterarbeiten lesen und dergleichen mehr.

Wenn ich am Schreiben eines Artikels bin, dann liebe ich graue Sonntage, wenn ich keine E-Mails lesen muss und den ganzen Tag bei einem Thema bleiben kann, mir Zeit bleibt, in das eine oder andere Buch tiefer einzudringen.

Manchmal verbinde ich Arbeit und Genuss in Form eines Arbeitsurlaubs, etwa wenn der Winter schon zu lange dauert, dann packe ich das Notebook oder ein Fachbuch ein und begebe mich an einen netten Ort, an dem dann auch Zeit zum Flanieren und Genießen bleibt. Im richtigen Urlaub arbeite ich nie, da habe ich das Mobiltelefon nur für Notfälle mit, ich checke auch keine Mails, lese keine Zeitungen und sehe auch nicht fern.

Welche Rolle spielen Mentoren für den wissenschaftlichen Werdegang?

Ich selbst bin eine Autodidaktin, das verlange ich nicht von anderen. Dennoch ist das Wissenschaftsgeschäft eher ein einsames, da Erfolge sehr individuell erreicht werden. Um junge Menschen darauf vorzubereiten, ist es wichtig, eine Begleitung anzubieten, Feedback zu geben und vor allem ehrlich zu sein. Ich beobachte in der Pflege oft eine falsch verstandene Loyalität, eine für die Disziplin ungesunde Zurückhaltung mit Kritik, doch das hilft niemandem weiter. Für die Mentorenschaft muss dies am Beginn klar sein. Ohne Feedback bleibt immer eine Unsicherheit, die zögerlich macht, die Kreativität hemmt oder eben das Gegenteil bewirkt. Auch ein Zuviel davon ist nicht immer von Vorteil.

Eine ehrliche und gezielte Unterstützung, das sollte bei der Auswahl eines Mentors/einer Mentorin vereinbart werden. Ich vereinbare zum Beispiel mit Studierenden, deren Arbeiten ich betreue, dass ich das Exposé zur Masterarbeit oder Dissertation bis zum letzten Punkt und Strich korrigiere und beurteile, in der Maximalversion sozusagen, damit sie wissen, woran sie sind, und nicht am Ende einer Arbeit die großen Enttäuschungen kommen. Ist das Exposé fundiert, dann können die Studierenden auch selbstständig weiter daran arbeiten. Dabei stehe ich für Fragen immer zur Verfügung. Ich halte aber wenig davon, die Studierenden an der Hand zu nehmen und zu schützen, dazu ist der reale Wissenschaftsbetrieb viel zu hart.

Ich beobachte auch, dass es immer mehr üblich wird, dass Betreuer von Abschlussarbeiten automatisch MitautorInnen von Publikationen werden. Da werden so manche KollegInnen auf hunderten von Fachgebieten ExpertInnen. Ich halte dies nur für zulässig, wenn an einem gemeinsamen Projekt gearbeitet wurde. Die Voraussetzungen für eine Mitautorschaft sollten ebenfalls bei der Wahl eines Mentors/einer Mentorin besprochen werden.

Welchen Stellenwert haben Netzwerke für das wissenschaftliche Arbeiten und den wissenschaftlichen Werdegang?

Netzwerke haben einen sehr hohen Stellenwert, da die Zusammenarbeit mit anderen Menschen, Instituten und Einrichtungen nicht nur den eigenen Horizont erweitert, sondern immer häufiger Voraussetzung für Forschungsgelder ist. Durch meinen beruflichen Werdegang bin ich mehr oder weniger oft in Deutschland, in der Schweiz und in Österreich tätig. Überall lerne und erfahre ich viel und kann mich dadurch wesentlich freier bewegen. Es vermehren sich die Möglichkeiten des Handelns und relativieren sich so manche vermeintlichen Stärken oder Schwächen. Es sind dies sehr lose Netzwerke, auf die ich immer wieder zurückgreifen kann.

Aber auch Kongresse oder die Arbeit in Fachgesellschaften sind ein Beispiel dafür. Doch Networking ist auch mit Arbeit verbunden, die nicht extra bezahlt wird. Ich sehe dies jedoch auch als Aufgabe an der Gesellschaft, immerhin werden die Löhne von Wissenschaftlerinnen und Wissenschaftlern ja größtenteils aus Steuergeldern bezahlt.

Was sind die wesentlichen Punkte, an die Studierende denken sollten, wenn sie eine wissenschaftliche Karriere planen?

- Auslandsaufenthalt und örtliche Flexibilität
- von Beginn an auch auf Englisch zu publizieren
- die disziplinären Grenzen nicht zu eng zu stecken, es wagen, sie zu überschreiten, sei es nun bei der Verwendung von Erkenntnissen oder der Zusammenarbeit in Projekten
- Sie sollten aber vor allem den Weg ins Feld nicht scheuen, hinhören und nicht aufhören, offen zu sein, lernen zu wollen und das Gelernte weiterzugeben.

Welchen wichtigsten Rat geben Sie Lernenden und Studierenden für das wissenschaftliche Arbeiten in der Pflege?

Eine gute Frage ist der halbe Weg!

14 Wertschätzende Ansprache: Es geht um Menschen

Ursula Graf

Mit einer respektvollen Sprache drücken wir unsere Wertschätzung gegenüber anderen Menschen aus. Oft sind wir uns nicht bewusst, wo Diskriminierungen liegen und wie wir ihnen begegnen können. Dieser Beitrag will Sie dazu anregen, reflektiert und bewusst mit der Sprache umzugehen, Wörter und Aussagen auf ihren diskriminierenden Gehalt zu prüfen und eine wertschätzende Sprache zu pflegen.

Lernziele

Nach der Lektüre dieses Kapitels wissen Sie:

- warum Sie Frauen und Männer in der Sprache berücksichtigen sollten
- wie Sie geschlechtergerecht formulieren können
- wie eine respektvolle Sprache im Pflegebereich aussehen kann.

14.1 Sprache spiegelt Denkhaltungen

Wer kennt sie nicht, leichtfertig dahingesprochene Worte oder absichtlich platzierte Botschaften, mit denen Beleidigungen, Belustigungen, klischeehafte Vorstellungen oder Vorurteile bedient werden? Nicht selten beziehen sich gedankenlose oder abwertende Äußerungen auf das Geschlecht. Betroffen sind aber auch Menschen, die sich durch ihre Herkunft, Hautfarbe, Sprache, religiöse Überzeugung, sexuelle Orientierung oder Behinderung von dem unterscheiden, was die Mehrheit als gesellschaftliche Norm bewertet.

„Sprachliche Diskriminierung kann explizit sein, wie etwa in Schimpfwörtern, sexistischen Witzen, rassistischen oder antisemitischen Bemerkungen oder abwertenden Äußerungen. Sprachliche Diskriminierung kann aber auch implizit passieren, indem Personengruppen systematisch nicht erwähnt werden, oder indem von ihnen nicht als Personen, sondern von ‚Objekten' gesprochen wird." (Bundesministerium für Bildung, Wissenschaft und Kultur, 2008, S. 7). Wie wir sprechen, welche Begriffe wir verwenden und in welchem Zusammenhang wir sie gebrauchen, beeinflusst unsere Wahrnehmung, unsere Vorstellungen und unsere Sichtweise der Welt.

! Die Sprache bildet nicht einfach nur die Wirklichkeit ab, sie schafft auch neue Realitäten. Umgekehrt beeinflusst unsere Sprache auch unsere Denkgewohnheiten.

Dieser Beitrag will Sie dazu ermutigen, eine Sprachkultur zu entwickeln, die abwertende und verdinglichende Zuschreibungen vermeidet und Menschen sprachlich gleichbehandelt.

z. B. „Männer werden immer richtig eingeordnet, Frauen fast nie, denn in unserer Sprache gilt die Regel: 99 Sängerinnen und 1 Sänger sind zusammen 100 Sänger. [...] [Die] 99 Frauen [sind] nicht mehr auffindbar, verschwunden in der Männerschublade. Die Metapher bewirkt, dass in unseren Köpfen nur Manns-Bilder auftauchen, wenn von ‚Arbeitern', ‚Dichtern', ‚Studenten', ‚Rentnern' oder ‚Ärzten' die Rede ist, auch wenn jene ‚Rentner' und ‚Ärzte' in Wirklichkeit überwiegend Ärztinnen und Rentnerinnen waren." (Luise Pusch, 1990, zit. nach Braun, 2000, S. 24)

Seit der Emanzipationsbewegung der 1970er-Jahre haben sich die Geschlechterverhältnisse und die gesellschaftliche Rolle der Frau grundlegend verändert. Die Bundesverfassung der Schweiz von 1981 und Gesetze zur Gleichstellung der Geschlechter in Europa und der Schweiz in den 1990er-Jahren haben Frauen und Männer rechtlich gleichgestellt. Auf diesem politischen Hintergrund entwickelte sich eine gesellschaftliche Diskussion darüber, wie sich das neue Selbstverständnis der Frauen und die veränderten Geschlechterbeziehungen in unserem Sprachgebrauch abbilden sollen. In fachwissenschaftlichen Kreisen entstand die Konzeption einer geschlechtergerechten Sprache, die den Anspruch formulierte, Frauen und Männer sprachlich gleichermaßen sichtbar zu machen. Was als wissenschaftlicher Diskurs unter Sprachwissenschaftlerinnen begann (Pusch, 1984; Trömel-Plötz, 1981), führte zu vielfältigen sprachpolitischen Maßnahmen, die in zahlreichen Leitfäden und Richtlinien zur sprachlichen Gleichstellung und zu geschlechtergerechten Formulierungen ihren Niederschlag gefunden haben (Klann-Delius, 2005).

Auch politische Initiativen auf europäischer Ebene zur Bekämpfung von Diskriminierungen aufgrund der Rasse, der ethnischen Herkunft, der Religion oder Weltanschauung, einer Behinderung, des Alters oder der sexuellen Orientierung markieren einen Bewusstseinswandel in der Gesellschaft. Heute besteht ein breiter Konsens über den gesellschaftlichen Anspruch, die Verschiedenheit sozialer Gruppierungen als integrativen Bestandteil der Gesellschaft anzusehen. Ausgelöst wurde diese Entwicklung von den betroffenen Personenkreisen selbst. Sie emanzipierten sich allmählich von traditionellen Bewertungen und Zuweisungen durch die Gesellschaft und entwickelten ein neues Selbstbewusstsein. So haben behinderte Menschen in den letzten Jahren zu einem neuen Selbstverständnis gefunden, das weg von der Fremdbestimmung hin zu mehr Selbstbestimmung geht. Diese neue Haltung drückt sich auch in einer Summe neuer Begriffe aus, die das Positive in den Vordergrund rücken.

Respektvolles Sprechen bedeutet, veraltete Phrasen und abwertende Ausdrücke zu erkennen und durch ein verändertes Sprachverhalten unsere Wertschätzung gegenüber den Betroffenen auszudrücken.

14.2 Frauen in der Sprache sichtbar machen

z. B. „Der Arzt entscheidet über die Dosierung des Medikaments. Er verfügt über ausführliche Fachinformationen und erteilt Ihnen gerne weitere Auskünfte" (Arzneimittelinformation).

Wer sich bei einer solchen Formulierung die erwähnte Person als Mann vorstellt, darf sich in guter Gesellschaft wissen. Die meisten Menschen nehmen maskuline Sprachformen (z. B. der Arzt, er) nicht geschlechtsneutral wahr. Wissenschaftliche Studien zur englischen Sprache belegen, dass wir männliche Personenbezeichnungen in unserer Vorstellung auch mehrheitlich mit dem Bild eines Mannes verbinden (Gottburgsen, 2000; Klann-Delius, 2005). Die Wirkungen eines solchen Sprachgebrauchs beschreiben Forscherinnen so: Frauen fühlen sich weniger angesprochen, sie halten die Inhalte für weniger relevant und können sich deshalb auch schlechter an sie erinnern (Braun, 2000).

Texte mit durchgängig männlichen Personenbezeichnungen für beide Geschlechter (generisches Maskulinum) führen zu Unklarheiten im Verständnis. So kann sich unser Textbeispiel nur auf Männer oder auf beide Geschlechter beziehen. Frauen müssen also immer abschätzen, ob sie mit gemeint sind oder nicht. Solche Texte verlangen von Frauen immer eine zusätzliche Dechiffrierarbeit. Sie leisten zudem unzutreffenden Vorstellungen Vorschub. Wenn immer nur von Ärzten die Rede ist, begünstigt dies die Vorstellung, nur Männer übten diesen Beruf aus. Tatsache ist jedoch, dass in Deutschland und in der Schweiz über die Hälfte aller Medizinstudierenden Frauen sind. Sind Frauen in der Sprache unsichtbar, so erzeugt sie eine Dominanz des Männlichen. Dies führt dazu, dass in unserem Denken die weibliche Referenz zu wenig vertreten ist.

Ein Blick in die Rechtsgeschichte zeigt, dass Frauen auch in Texten mit rein männlichen Formulierungen nicht immer mit gemeint waren. Nicht selten wurden ihnen die politischen Rechte und der Zugang zu beruflichen Qualifikationen mit der Begründung verweigert, sie seien im Gesetzestext nicht genannt, und deshalb gelte für sie das Wahlrecht nicht (Braun, 2000). Geschlechtergerechte Formulierungen sorgen hier für Eindeutigkeit und machen deutlich, welche Aussagen auch für Frauen gelten. Sie tragen also letztendlich dazu bei, überholte Sprachmuster zu überwinden und Frauen und Männer in ihren historischen und sozialen Kontexten angemessen sichtbar zu machen. In längerfristiger Perspektive bewirken sie eine Veränderung der gesellschaftlichen Werte und Haltungen. Denn was zur Sprachnorm wird, bestimmen wir durch unseren Umgang mit der Sprache und unser sprachliches Verhalten mit.

Ist ein Text geschlechtergerecht formuliert, beziehen wir Frauen stärker in unser Denken mit ein, wie Untersuchungen zum deutschen Sprachgebrauch bestätigen. Werden beide Geschlechter ausdrücklich genannt, so führt dies zu einer deutlich besseren Wahrnehmung der Frauen.

z. B. Bei einer Befragung von Studierenden zu ihren Meinungen und Vorlieben wurden Fragebögen in drei verschiedenen Sprachversionen getestet. Der erste Fragebogen war durchgängig maskulin formuliert („Wer ist Ihr liebster Romanheld?"), der zweite geschlechtsneutral („Wer ist Ihre liebste Romanfigur?") und der dritte nannte beide Geschlechter („Wer ist Ihre liebste Romanheldin, Ihr liebster Romanheld?"). Das Ergebnis: Alle Befragten, egal ob männlich oder weiblich, nannten signifikant mehr weibliche Personen, wenn im Fragebogen beide Geschlechter oder die Neutralform verwendet wurden, als bei der durchgängig maskulinen Variante (Klann-Delius, 2005, S. 53).

Zwar spielen auch noch andere Faktoren eine Rolle (z. B. das Geschlecht der Lesenden oder die persönliche Einstellung), doch vergrößern geschlechtergerechte Formulierungen die Chance, dass Frauen in unseren Gedanken und Vorstellungen mehr Präsenz erhalten. Die gesellschaftspolitische Dimension dieser sprachreformerischen Bemühungen liegt auf der Hand: Berücksichtigen wir Frauen in unserer Sprache, so werden sie auch eher mit bestimmten beruflichen oder gesellschaftlichen Funktionen wie z. B. einer Ärztin, Wissenschaftlerin oder Politikerin in Verbindung gebracht. Die Sprache leistet also einen wichtigen Beitrag, damit Frauen sich mit verschiedenen Rollen identifizieren und auch als Vorbilder wahrgenommen werden können.

Braun, F. (2000). *Mehr Frauen in die Sprache.* Leitfaden zur geschlechtergerechten Formulierung. Ministerium für Justiz, Frauen, Jugend und Familie des Landes Schleswig-Holstein (Hrsg.) Kiel. Verfügbar unter https://www.vielefacetten.at/fileadmin/vielefacetten.at/uploads/docs/Braun_MfJFJF_Schleswig-Holstein_2000_Mehr_Frauen_in_die_Sprache.pdf

Unter den zahlreichen Leitfäden zur geschlechtergerechten Sprache umfasst dieser von der theoretischen Erläuterung bis zur praktischen Anwendung alles Wichtige, was das Thema zu bieten hat.

14.3 Tipps für geschlechtergerechte Formulierungen

Geschlechtergerecht zu formulieren bedeutet, Frauen und Männer in der Sprache gleichermaßen zu repräsentieren. Dabei gibt es keine maßgeschneiderten Lösungen. Je nach Zusammenhang müssen Sie immer wieder neu überlegen, welche Formulierung angemessen und passend ist. Grundsätzlich gibt es zwei Vorgehensweisen:

1. Bei der Feminisierung verwenden Sie Sprachformen, die Frauen ausdrücklich nennen (z.B. *Patientinnen und Patienten, Wissenschaftler/-innen*).
2. Bei der Neutralisierung hingegen wird das Geschlecht durch neutrale Sprachformen unsichtbar gemacht (z.B. *die Studierenden, die Mitarbeitenden*).

Der ausschließliche Gebrauch von neutralisierenden Sprachformen ist jedoch nicht geeignet, Frauen sichtbar zu machen. Oft ist eine Kombination verschiedener Möglichkeiten sinnvoll, um den Text lesbar zu machen und ihn nicht mit übermäßigen Häufungen von Personenbezeichnungen zu befrachten.

Hier die wichtigsten Regeln auf einen Blick:

Nennen Sie beide Geschlechter

- Paarformen machen am besten beide Geschlechter sichtbar:
  Pflegerinnen und Pfleger, Besucherinnen und Besucher.
- In informellen Texten können Sie auch Kurzformen verwenden:
  Pfleger/-innen, Besucher/-innen.
- Die Personen sollten symmetrisch bezeichnet, d.h. Frauen und Männern sollte die gleiche Bedeutung beigemessen werden:
  Herr Dr. Müller und Frau Dr. Maier.

Vereinfachen Sie mit Pluralformen

- Variieren Sie mit neutralen Pluralformen, indem Sie Substantivierungen verwenden:
- die Pflegenden, die Kranken, die Angehörigen, die Forschenden.
- Hinweis: Geschlechtsneutralität ist nur im Plural gegeben, im Singular ist das Geschlecht erkennbar:
  die Pflegerin bzw. der Pfleger, die Patientin bzw. der Patient.

Verwenden Sie neutrale Formen (Personen, Institutionen, Kollektive)

- Personenbezeichnungen lassen sich teilweise mit Personengruppen zusammenfassen: *z.B. die Pflegepersonen, die Pflegekräfte.*
- Stilistische Varianten können Institutions- oder Kollektivbezeichnungen sein: *Forscherinnen und Forscher* können je nach Kontext mit *Forschungsteam, Forschungsabteilung* oder *Forschungsinstitut* bezeichnet werden.
- Andere Beispiele sind: Studierende, Teilnehmende, Referierende, Vertretung, Kundschaft.

Nutzen Sie die persönliche Anrede

- Sie können Ihren Text lesbarer gestalten und langatmige Wiederholungen vermeiden, indem Sie Ihr Publikum direkt ansprechen.
  Statt: *Die Vertreterin oder der Vertreter der Selbsthilfegruppe hat Zugang zum medizinischen Informationssystem, wenn sie oder er über eine Vollmacht verfügt.* Alternativ: *Als Vertreterin oder Vertreter der Selbsthilfegruppe haben Sie Zugang zum medizinischen Informationssystem, wenn Sie über eine Vollmacht verfügen.*
- Hinweis: In wissenschaftlichen Texten ist die persönliche Anrede nicht konform, eine löbliche Ausnahme bildet das vorliegende Buch.

Formulieren Sie kreativ um

- Manchmal ist es hilfreich, traditionell formulierte Sätze nicht einfach schematisch in feminin-maskuline Bezeichnungspaare umzusetzen, sondern sich von dem vorgegebenen Satzbau zu lösen und den Inhalt sinngemäß umzuformulieren.

- Statt: *Behandlungen beim Zahnarzt oder bei der Zahnärztin sind nicht versichert*. Alternativ (umschreibendes Adjektiv): *Zahnärztliche Behandlungen sind nicht versichert*.
- Statt: *Die Teilnehmerinnen und Teilnehmer der Veranstaltung sind berechtigt, das Abendessen später einzunehmen*. Alternativ (handlungsbezeichnendes Substantiv): *Die Teilnahme an der Veranstaltung berechtigt dazu, das Abendessen später einzunehmen*.
- Statt: *Der Operierte bzw. die Operierte hat Folgendes zu beachten ...* . Alternativ (Infinitivform): *Folgende Hinweise sind zu beachten ...*
- Statt: *Der Patient bzw. die Patientin erhält die Kosten vollumfänglich von der Krankenversicherung zurückerstattet*. Alternativ (Passivform): *Die Kosten werden vollumfänglich von der Krankenversicherung zurückerstattet*.
- Statt: *Der Essenszuschuss gebührt allen Antragstellerinnen und Antragstellern, die auch Heimbeihilfe beziehen*. Alternativ (mit Satzumstellung und Pronomen): *Wer Heimbeihilfe bezieht, hat auch Anrecht auf einen Essenszuschuss*.
- Hinweis: Der allzu häufige Gebrauch von Passiv- und Infinitivformen ist aus stilistischen Gründen nicht zu empfehlen, da sie wichtige Sachverhalte verschleiern und die verantwortlichen Personen oder Gremien nicht benennen (vgl. dazu auch **Kap. 12**).
- Statt: *Raucherinnen und Raucher haben eine kürzere Lebenserwartung*. Alternativ (mit Pronomen): *Wer raucht, hat eine kürzere Lebenswartung*.

Vermeiden Sie die männliche Form in zusammengesetzten Wörtern

Oft nehmen wir die männliche Form in Wörtern wie „Mannschaft" oder „anwenderbezogen" gar nicht mehr wahr. Die damit angesprochenen Gruppen sind jedoch immer männlichen Geschlechts. Es empfiehlt sich, wenn immer möglich neutrale Begriffe oder Umschreibungen zu verwenden.

Geschlechtsneutral zu formulieren erfordert ein wenig Sprachgefühl, Kreativität und die Bereitschaft, sich von hergebrachten Sprachgewohnheiten zu lösen. Wenn Sie Ihren Text erst in der männlichen Form verfassen und ihn später mit weiblichen Formen ergänzen, wirkt dies oft schwerfällig. Deshalb sollten Sie bereits bei der Konzeption von Texten, Berichten und Präsentationen beide Geschlechter gedanklich mit einbeziehen. Beachten Sie dabei, dass sowohl die Textsorte wie auch der Inhalt und der Zweck des Textes einen Einfluss auf die stilistische Gestaltung und die Wahl der Personenbezeichnungen haben.

Versuchen Sie sich nun in der praktischen Anwendung und formulieren Sie den folgenden Text geschlechtergerecht und möglichst variantenreich um:
„Mit der Wahrheit halten es Forscher oft nicht so genau. Ergebnisse werden gefälscht, was nicht passt, wird weggelassen – und so manche Untersuchung ist frei erfunden [...]. Daniele Fanelli [...] analysierte 18 internationale Studien, in denen Forscher nach eigenem Fehlverhalten oder dem von Kollegen befragt wurden. [...] Als schwerste Vergehen fand Fanelli: freies Erfinden, Fälschung oder Veränderung von Daten, um die Ergebnisse besser aussehen zu lassen. Zwei Prozent der befragten Wissenschaftler gaben zu, das bereits mindestens einmal selbst getan zu haben [...]. Bei Kollegen hat immerhin jeder Siebte solches Verhalten beobachtet. [...] Jeder Dritte hat laut eigenen Aussagen schon widersprüchliche Daten verheimlicht oder wichtige Details einfach nicht berücksichtigt. [...] Namen von Kollegen fallen zu dieser Praxis sogar drei von vier Wissenschaftlern ein." (Welt Online, 2009).
(Lösung siehe Anhang)

14.4 Geschlechtervielfalt sichtbar machen

Nicht alle Menschen identifizieren sich mit den Geschlechtskategorien Mann oder Frau. Es gibt Geschlechtsidentitäten, die mit Zwischengeschlechtlichkeit und Transidentität zu tun haben. In den letzten Jahren haben sich zwei Formen etabliert, mit denen diese Geschlechtervielfalt deutlich gemacht wird. Der Gender Gap (Geschlechter-Zwischenraum) wird durch einen Unterstrich kenntlich gemacht (Lehrer_innen) und dient als Platzhalter für alle Geschlechtsidentitäten jenseits des binären Mann-Frau-Schemas. Das Gender-Sternchen (Lehrer*innen) stammt aus der Informatik und steht für alle erdenklichen Formen geschlechtsbezogener Positionierungen. Überlegen Sie, welche Menschen angesprochen werden sollen und verwenden Sie in einem Text durchgängig jeweils das eine oder das andere Zeichen.

14.5 Dimensionen wertschätzenden Sprechens

In den 1980er-Jahren entwickelte sich in amerikanischen Universitäten unter dem Begriff „political correctness“ eine Bewegung zur Durchsetzung liberaler Vorstellungen, welche die ethnische, sexuelle und kulturelle Unterschiedlichkeit gesellschaftlicher Gruppierungen stärker würdigen wollte. Die entstandenen Sprachkodizes („speech codes“) sollten dazu beitragen, Diskriminierungen am Arbeitsplatz abzubauen und eine nichtdiskriminierende Sprache zu entwickeln. Die Kritik an überkommenen Vorstellungen, sprachlichen Stereotypen und gesellschaftlichen Tabus enthielt zugleich das Plädoyer für die Entwicklung einer Sprachkultur, die sich demokratischen Werten verpflichtet fühlt. Neue Begriffe sollten andere Denkweisen und Verhältnisse bezeichnen, die für erstrebenswert angesehen wurden.

Überlegen Sie, warum viele Betroffene in der Bezeichnung „Behinderte/r“ oder „behindertengerecht“ eine Abwertung sehen und sich dagegen wehren.
(Lösung siehe Anhang)

Am Thema „Behinderung“ und anhand von Beispielen aus dem Pflegebereich lässt sich ein politisch korrekter Sprachgebrauch gut aufzeigen. Das neue Selbstverständnis behinderter Menschen hat in den letzten Jahrzehnten eine sozialpolitische Diskussion darüber in Gang gesetzt, wie „Behinderung“ aufgefasst und definiert werden kann, ohne diskriminierend oder stigmatisierend zu wirken. Die 1976 publizierte Klassifizierung der Weltgesundheitsorganisation (WHO) teilte „Behinderung“ in „Impairment“ (Schädigung), „Disability“ (Beeinträchtigung) und „Handicap“ (Behinderung) ein. Diese rein medizinische Kategorisierung kritisierten Behindertenorganisationen, weil sie von dem veralteten Gegensatz von „gesund“ und „krank“ ausging. Das daraus entstandene Modell der „International Classification of Functioning, Disability and Health“ erlaubte es, anhand einer Beschreibung von Funktionen und Fähigkeiten, den individuellen Gesundheitszustand einzelner Personen zu beurteilen. Damit wird eine andere Sichtweise eingenommen, die keine Defekte oder Defizite beschreibt, sondern von dem Ansatz ausgeht, wie Menschen mit ihrem Gesundheitszustand leben und zurechtkommen.

Ein Blick in dieses Kapitel unserer Gesellschaftsgeschichte lässt sehr schnell deutlich werden, warum viele Betroffene Bezeichnungen wie „Behinderte/r“ als unpassend und diskriminierend ablehnen. In ihrer Wahrnehmung reduzieren solche verallgemeinernden Ausdrücke den Menschen ausschließlich auf seine körperliche Eigenart. Die Person in ihrer Individualität, mit ihrer persönlichen Geschichte und ihren Lebensumständen gerät dabei aus dem Blickfeld. „Ich bin in erster Linie Mensch und erst viel später behindert“ (Integration Österreich & Firlinger, 2003). Diese Aussage macht deutlich, worin die Kritik an der undifferenzierten Wortwahl besteht. Eine wertschätzende Anrede orientiert sich daran, Ausdrücke und Sprachbilder zu verwenden, die von den betroffenen Menschen als nichtdiskriminierend empfunden und von ihnen selbst gebraucht werden. Aus der Optik der Betroffenen sind umschreibende Bezeichnungen wie „Menschen mit Behinderungen" oder „behinderter Mensch" passender. Dem Begriff „behindertengerecht" wird das Wort „barrierefrei" vorgezogen, da es weniger ausgrenzend ist und die positive Aussage einer uneingeschränkten Teilhabe aller Menschen am sozialen Leben enthält.

Haben wir uns einmal für die Nebenklänge der Wörter sensibilisiert, so lässt sich die Reihe der Begriffe leicht fortsetzen, die eine besondere Sensibilität erfordern: Wir sprechen von „Diabetikern" anstatt von „Menschen mit Diabetes", von „Fallpauschalen" im Bereich der Gesundheitskosten für Menschen und von einem „Pflegefall", wenn es in Wahrheit um eine „pflegebedürftige Person" geht. Fälle werden kriminalistisch gelöst, verwaltet oder abgelegt. Wenn wir Menschen zu bloßen „Fällen" herabwürdigen, nehmen wir ihnen ihre Persönlichkeit und ihre Individualität. In den Bereich der verdinglichenden Sprache gehört auch die Bezeichnung „Patientengut" für die gesamte Klientel der Patientinnen und Patienten. Auch wenn Bewohnerinnen und Bewohner von Alters- oder Pflegeheimen als „Insassen" bezeichnet werden, behandeln wir sie sprachlich, als wären sie Sträflinge in einem Gefängnis.

Mit großer Hartnäckigkeit halten sich auch falsche Begrifflichkeiten in unserem Sprachrepertoire. Die Bezeichnung „taubstumm" müsste korrekterweise „gehörlos" heißen. Denn gehörlose Menschen können sehr wohl sprechen und verstehen sich als Angehörige einer Sprachminderheit. Auch Ausdrücke aus dem „Wörterbuch des Unmenschen" (Sternberger et al., 1986) wirken bis heute in unsere Sprache hinein. Wenn von „Ausmerzen" die Rede ist oder die Wendung „bis zur Vergasung" fällt, ist Aufmerksamkeit geboten. Diese Ausdrücke sind durch den Nationalsozialismus historisch belastet und nicht mehr ohne Gedanken an den Genozid der jüdischen Bevölkerung verwendbar.

Wenn Sie sich über den abwertenden Charakter von Ausdrücken und implizite Zuschreibungen im Klaren sind, können Sie durch einen bewussten Umgang mit der Sprache im beruflichen Kontext ein deutliches Zeichen der Wertschätzung gegenüber Ihren Mitmenschen setzen und damit zu einer respektvollen Sprachkultur beitragen.

- Integration Österreich & Firlinger, B. (Hrsg.). (2003). *Buch der Begriffe. Sprache, Behinderung, Integration.* Wien: Bundesministerium für soziale Sicherheit, Generationen und Konsumentenschutz, Integration Österreich. Verfügbar unter http://bidok.uibk.ac.at/library/firlinger-begriffe.html?use_altcss=true
  Dieses Wörterbuch bearbeitet Fragen zu Behinderung und Integration und kann als Anleitung zu einem nichtdiskriminierenden Sprachgebrauch gelesen werden.
- Bundesministerium für Wirtschaft und Arbeit. (Hrsg.). (2008). *Leitfaden für einen nicht-diskriminierenden Sprachgebrauch. In Bezug auf junge und alte Menschen, Menschen mit Behinderungen, Frauen/Männer, Schwule/Lesben/Transgender, Migrant/innen und Menschen mit einer anderen religiösen Zugehörigkeit.* Wien. Verfügbar unter https://www.gewaltinfo.at/uploads/pdf/leitfaden_nicht_diskr_sprachgebrauch.pdf
  Dieser Leitfaden bringt viele Beispiele sprachlicher Diskriminierung nach verschiedenen Kategorien gegliedert.
- Klann-Delius, G. (2005). *Sprache und Geschlecht: Eine Einführung.* Stuttgart: Metzler.
  Hier finden Sie den aktuellen Stand der Forschung zur Erklärung und Bewertung von Geschlechterdifferenzen in der Sprache gut lesbar zusammengefasst.

14.5 Literatur

Gottburgsen, A. (2000). *Stereotype Muster des sprachlichen Doing Gender: Eine empirische Untersuchung.* Wiesbaden: Westdeutscher Verlag.

Integration Österreich & Firlinger, B. (Hrsg.). (2003). *Buch der Begriffe: Sprache, Behinderung, Integration.* Wien: Bundesministerium für soziale Sicherheit, Generationen und Konsumentenschutz, Integration Österreich. Verfügbar unter http://bidok.uibk.ac.at/library/firlinger-begriffe.html?use_altcss=true

Klann-Delius, G. (2005). *Sprache und Geschlecht: Eine Einführung.* Stuttgart: Metzler. https://doi.org/10.1007/978-3-476-05072-4

Sternberger, D., Storz, G. & Süsskind, W. E. (1986). *Aus dem Wörterbuch des Unmenschen* (3. Aufl.). Frankfurt a. M./Berlin: Ullstein.

Internetquellen

Amt der Tiroler Landesregierung & Abteilung Gesellschaft und Arbeit – Bereich Frauen und Gleichstellung. (Hrsg.). (2017[5]). *Leitfaden zum geschlechtergerechten Formulieren* (5. Aufl.). Innsbruck: Amt der Tiroler Landesregierung. Zugriff am 14. April 2021 unter https://www.tirol.gv.at/gesellschaft-soziales/frauen/themen/geschlechtergerechtes-formulieren/downloads/Leitfaden_Geschlechterger_Formulieren_Nov_06.pdf

Arbeitskreis für Gleichbehandlungsfragen der Universität Klagenfurt. (Hrsg.). (2000). *Sprache in Bewegung, Bewegung durch Sprache, kurz & bündig: Vorschläge zum geschlechtergerechten Formulieren.* Klagenfurt. Zugriff am 14. April 2021 unter https://www.uibk.ac.at/leopoldine/sprachleitfaden/16_kurzundbuendig_akgleich-klagenfurt_2000.pdf

Braun, F. (2000). *Mehr Frauen in die Sprache. Leitfaden zur geschlechtergerechten Formulierung.* (Ministerium für Justiz, Frauen, Jugend und Familie des Landes Schleswig-Holstein, Hrsg.). Kiel: MfJFJF. Zugriff am 14. April 2021 unter https://www.vielefacetten.at/fileadmin/vielefacetten.at/uploads/docs/Braun_MfJFJF_Schleswig-Holstein_2000_Mehr_Frauen_in_die_Sprache.pdf

Bundesministerium für Bildung, Wissenschaft und Kultur. (Hrsg.). (2018). *Geschlechtergerechte Sprache. Wien.* Zugriff am 14. April 2021 unter https://www.bmbwf.gv.at/Themen/schule/schulrecht/rs/1997-2017/2002_22.html

Doleschal, U. (2002). Das generische Maskulinum im Deutschen. Ein historischer Spaziergang durch die deutsche Grammatikschreibung von der Renaissance bis zur Postmoderne. *Linguistik online, 11*(2). https://doi.org/10.13092/lo.11.915

Eidgenössische Technische Hochschule Zürich. (2002). *Die 12 Sprachregeln.* Zugriff am 14. April 2021 unter https://ethz.ch/services/de/anstellung-und-arbeit/arbeitsumfeld/chancengleichheit/beratung-und-information/sprachliche-gleichbehandlung.html

Hellinger, M. (2000). *Feministische Sprachpolitik und politische Korrektheit – der Diskurs der Verzerrung.* Zugriff am 14. April 2021 unter https://www.journalistinnen.de/wp-content/uploads/2017/01/2003_gender_hellinger.pdf

Hochschule Luzern. (2018). *Sprache und Bild. Ein Leitfaden zur Gleichbehandlung aller Geschlechter. Für Mitarbeitende und Studierende auf dem Hochschulplatz Luzern.* Zugriff am 21. April 2021 unter https://www.hslu.ch/de-ch/hochschule-luzern/ueber-uns/portraet/diversity/projekte/sprachleitfaden/#:~:text=%C2%ABSprache%20%26%20Bild%20%C2%BB%20ist%20ein%20Dozierende%2C%20auf%20dem%20Hochschulplatz%20Luzern

Schweizerische Bundeskanzlei. (Hrsg.). (2009). *Geschlechtergerechte Sprache. Leitfaden zum geschlechtergerechten Formulieren im Deutschen* (2. Aufl.). Bern: Bundeskanzlei.

Universität Bern. Abteilung für die Gleichstellung von Frauen und Männern. (2017). *Geschlechtergerechte Sprache.* Zugriff am 17. April 2021 unter https://www.gendercampus.ch/public/user_upload/GendergerechteSprache_Auflage2.pdf

Welt.de. (2009). *Besonders medizinische Studien sind schlampig.* Verfügbar unter https://www.welt.de/wissenschaft/article3882927/Besonders-medizinische-Studien-sind-schlampig.html

Wikipedia.org. (n. d.). *Behinderung.* Zugriff am 14. April 2021 unter http://de.wikipedia.org/wiki/Behinderung

Wikipedia.org. (n. d.). *Geschlechtergerechte Sprache.* Zugriff am 14. April 2021 unter http://de.wikipedia.org/wiki/Geschlechtergerechte_Sprache

Wikipedia.org. (n. d.). *Politische Korrektheit.* Zugriff am 17. April 2021 unter https://de.wikipedia.org/wiki/Politische_Korrektheit#:~:text=Politische%20Korrektheit%2C%20h%C3%A4ufig%20Political%20Correctness,%C3%B6ffentlichen%20Meinung%20eine%20Rolle%20spielt

Weiterführende Literatur

Hornscheidt, A. (2013). Sprache/Semiotik. „Das habe ich doch nur so gesagt ...“ oder alles nur Worte? In C. von Braun & I. Stephan (Hrsg.), *Gender@Wissen: Ein Handbuch der Gender-Theorien* (3. Aufl., S. 343–364). Köln: Böhlau.

Merz, V. (2001). *Salto, Rolle und Spagat: Basiswissen zum geschlechterbewussten Handeln in Alltag, Wissenschaft und Gesellschaft*. Zürich: Pestalozzianum.

Oppermann, K. & Weber, E. (2008). *Frauensprache – Männersprache: Die unterschiedlichen Kommunikationsstile von Männern und Frauen*. Heidelberg: Redline Wirtschaft.

Pusch, L.F. (1990). *Alle Menschen werden Schwestern*. Frankfurt: Suhrkamp.

Pusch, L.F. (1984). *Das Deutsche als Männersprache: Aufsätze und Glossen zur feministischen Linguistik*. Frankfurt a.M.: Suhrkamp.

Trömel-Plötz, S. (1981). *Frauensprache: Sprache der Veränderung*. Frankfurt : Fischer.

15 Gute Manieren I: Bibliografieren und zitieren

Marie-Claire Baumann und Maria Nänny

Anführungs- und Schlusszeichen, Klammerbemerkungen, Fußnoten, Internetlinks, Seitenangaben, Verzeichnisse und Verweise auf weitere Literatur – dazwischen der eigentliche Text, das, was man wirklich erfahren möchte. Wissenschaftliche Texte präsentieren sich meist in dieser Mischung, ein durchgängiges Lesen ist oft nicht möglich. Die Augen schweifen hin und her, überspringen Textstellen, die Finger blättern, gehen den Verweisen nach. Und auch wenn die Inhalte spannend sind, Hypothesen und neue Gedanken darlegen, sozusagen die eigene Studien- und Forschungswelt ein klein wenig neu erfinden, gleicht das Lesen oft einem Hindernislauf. Finden Sie das nicht auch?

Das liegt daran, dass wissenschaftliche Texte eben immer ein Mix sind aus fremdem und eigenem Gedankengut, so quasi ein „Wissenscocktail" aus bekannten und neuen Zutaten. Und da die fremden Zutaten klar deklariert sein müssen, enthalten wissenschaftliche Texte immer eine Menge Sonderformatierungen, Quellenangaben und Verweise.

Wie mixt man jetzt aber diesen „Wissenscocktail"? Und welche Zutaten braucht es genau? Wie viel von was? Was ist die richtige, anregende Mischung? Diesen Fragen wird in diesem Kapitel nachgegangen. Sie erfahren:

- was die Rolle von Zitaten in wissenschaftlichen Texten ist
- welche Zitierformen und Zitierregeln es gibt
- was Zitierstandards sind und wie sie angewendet werden im Text selber, aber auch in Literaturverzeichnissen.

Lernziele

Nach der Bearbeitung des Kapitels können Sie:

- erklären, wozu Sie eigene Gedanken mit fremden verknüpfen
- beschreiben, welche Zitatformen es gibt und wie Sie Zitate darstellen können
- Quellenangaben für die verwendeten Fremdtexte machen und sie anschließend in einem Literatur- oder Quellenverzeichnis zusammenführen.

15.1 Zitieren – was ist das?

Zitieren kommt vom lateinischen Verb „citare" und bedeutet so viel wie „aufrufen, herbeirufen". Das kennen wir heute noch, jemanden zitieren, allerdings mit einem etwas unguten Beigeschmack. Aufgeführt ist auch die erweiterte oder übertragene Bedeutung „rege machen, anregen". In Zusammenhang mit Zitaten in wissenschaftlichen Texten könnten wir also sagen, Sie rufen fremde Autorinnen und Autoren herbei und wollen sich von ihnen anregen lassen, hören oder lesen, was sie zu einem bestimmten Thema zu sagen haben. Sofort stellt sich bei mir ein Bild ein, eine Diskussionsrunde etwa, die rege debattiert, so im Sinne der griechischen

Philosophen. Nun geht es hier aber nicht ums Reden, sondern um das Schreiben. Trotzdem können wir von einem Austausch, von einer Diskussion sprechen, wenngleich im schriftlichen Sinne.

Wir bibliografieren also, um andere Autorinnen und Autoren „herbeizurufen". Und wenn wir sie herbeigerufen haben, lesen wir ihre Texte und suchen Textstellen aus, die uns eine Diskussion ermöglichen, die uns dabei unterstützen, die eigene Argumentation in irgendeiner Form zu bekräftigen. Erscheinen diese Textstellen dann in unserer Arbeit, haben wir zitiert, haben wir den Austausch gepflegt oder den „Cocktail" gemixt, anregend hoffentlich.

Tun Sie das, erfüllen Sie eine wesentliche Forderung wissenschaftlichen Denkens und Arbeitens. Schriftliche Arbeiten, ganz gleich welcher Form, sollen immer an das anknüpfen, was andere zum Thema schon herausgefunden haben. Denn wissenschaftliche Texte zu verfassen heißt nichts anderes, als den aktuellen Stand des Wissens und der Diskussion Ihrer Wissenschaft aufzugreifen und sich selber darin zu verorten. In der Verknüpfung des Fremden mit dem Eigenen entsteht dann etwas Neues, ein neuer Beitrag. So nehmen Sie aktiv an der Wissenschaftskommunikation teil. Wissenschaft wird damit zum dialogischen Prinzip.

15.2 Die Rolle der Fremdtexte

Wichtig zu wissen ist, dass es beim Zitieren nicht darum geht zu zeigen, wie viel und was Sie zum Thema alles gelesen haben, sondern darum, ausgesuchte Textstellen zu verwenden. Die fremden Veröffentlichungen sollen Sie nutzen, um selbstständig ein Thema unter einer bestimmten Fragestellung zu bearbeiten und Ihre Argumente an den fremden Texten zu reiben. Dabei ist es nicht gesagt, dass Sie immer einig sein müssen mit den Meinungen anderer. Es ist sogar ein Beleg für Ihre Objektivität, wenn Sie gerade konträre Meinungen zu Wort kommen lassen. Zitate können durchaus auch dazu dienen, sich gegen etwas abzugrenzen, eine Meinung gar zu bezweifeln oder zu widerlegen. Es liegt dann an Ihrer Kunst des Argumentierens (vgl. **Kap. 8**), diese möglichst überzeugend zu widerlegen.

! In einer wissenschaftlichen Arbeit erscheinen Zitate niemals um ihrer selbst willen, sondern dienen als Material, das interpretiert wird, oder als Belege einer Forschungsmeinung. Dementsprechend müssen sie gedeutet und in die eigene Argumentation eingebaut werden. (Esselborn-Krumbiegel, 2002, S. 87)

Zusammengefasst heißt das, Zitate werden verwendet, um:

- deutlich zu machen, was andere schon zum Thema gesagt haben
- deutlich zu machen, in welcher Beziehung die eigenen Annahmen und Überlegungen zu den Arbeiten anderer stehen
- die eigene Argumentation zu stützen und zu entwickeln
- sich gegen andere Meinungen abzugrenzen oder sie zu widerlegen
- um Aufmerksamkeit und Spannung zu erzeugen
- um den Lesenden den Zugang zu weiteren Quellen zu ermöglichen.

! Behalten Sie dabei immer im Auge: Die eigenen Gedanken bestimmen den roten Faden Ihrer Arbeit, nicht die Zitate!

15.3 Zitierformen: Wörtlich und sinngemäß

Um Fremdtext in Ihren Arbeiten wiederzugeben, haben Sie grundsätzlich zwei Möglichkeiten: das wörtliche Zitat und das sinngemäße Zitat. Um es vorwegzunehmen: Das wörtliche Zitat soll äußerst sparsam verwendet werden. So wie Klaus Reinhardt es in **Kapitel 12** empfiehlt: „Wörtlich zitieren Sie nur dann, wenn die

Formulierung so genial ist, dass Ihnen beim besten Willen keine bessere einfallen würde". Ansonsten verwenden Sie das sinngemäße Zitat und müssen sich dabei der Herausforderung der Paraphrasierung stellen. Aber dazu später.

15.3.1 Das wörtliche Zitat

Wörtlich zu zitieren heißt, eine **Textstelle** eins zu eins, also **wörtlich** abzuschreiben. Sie können dabei eine ganze Textpassage, einen einzelnen Satz, einen Teil eines Satzes oder auch nur bestimmte Begriffe übernehmen.

Alles, was wörtlich abgeschrieben wird, ist daran erkennbar, dass es zwischen Anführungs- und Schlusszeichen gesetzt oder vom Fließtext abgesetzt wird. Letzteres ist dann angemessen, wenn die Textstelle, die Sie übernehmen möchten, länger ist als rund 40 Wörter.

Wörtliche Zitate sollte man jedoch sehr sparsam verwenden und nur wirklich wesentliche und wirklich aussagekräftige Passagen anführen. Wörtliche Zitate dienen dazu, die Bedeutung oder die Echtheit einer Information herauszustreichen. Sie sollen keine Banalitäten oder allgemeines Wissen transportieren. Wägen Sie daher gut ab, wenn Sie zitieren.

Machen wir Beispiele dazu. Die folgenden Textstellen sind übernommen aus dem Buch „Ethik im Pflegealltag" von Marion Grossklaus-Seidel, erschienen 2002 bei Kohlhammer, Stuttgart.

z. B. *Wörtliches Zitat in Text integriert:*
Grossklaus-Seidel (2002) schreibt im Eingangskapitel (S. 10) über die aktuellen Herausforderungen des Pflegeberufs. Sie meint: „Pflegende werden ständig durch Anforderungen, die Alltag und Beruf an sie herantragen, zu Reaktionen herausgefordert." Sie fordert daher, dass „reflektierte Menschenbilder und Werthaltungen" dem pflegerischen Handeln zugrunde liegen müssen.

Sie haben hier zum einen ein Beispiel für die Übernahme eines ganzen Satzes aus dem Originaltext. Im letzten Satz sind dann nur wichtige Schlüsselbegriffe aus dem Text von Grossklaus-Seidel übernommen und als wörtliche Zitate gekennzeichnet. Dazwischen ist mein eigener Text als Überleitung erkennbar.

z. B. *Wörtliches Zitat – länger als 40 Wörter*
Grossklaus-Seidel (2002) schreibt im Eingangskapitel (S. 10) über die aktuellen Herausforderungen des Pflegeberufs. Sie meint:
Pflegende werden ständig durch Anforderungen, die Alltag und Beruf an sie herantragen, zu Reaktionen herausgefordert. Oft meinen sie, die dabei auftretenden Probleme mit der entsprechenden Sachkompetenz praktisch lösen zu können. Dabei wird verkannt, dass Situationen hinter vordergründiger Fachlichkeit auch eine sittliche Dimension besitzen. Warum ist es bedenklich, wenn Krankenpflegehelferin Frau O. der alten Frau M. einen „Klaps" versetzt?

Hier wird das abgesetzte und anders formatierte wörtliche Zitat ohne Anführungs- und Schlusszeichen eingefügt. Der Verzicht auf die Anführungs- und Schlusszeichen ist nicht zwingend. Sie werden durchaus auch längere wörtliche Zitate abgesetzt und mit Anführungs- und Schlusszeichen finden. Achten Sie in der Literatur darauf.

15.3.2 Das sinngemäße Zitat

Die häufigere Form des Zitierens ist die indirekte oder **sinngemäße Wiedergabe** eines Textes. Sinngemäße Zitate lehnen sich am Originaltext an, erscheinen aber nicht wörtlich. Dabei unterscheidet man zwischen:

- **paraphrasieren**, d.h. den Text mit eigenen Worten umschreiben, wobei der neue Text etwa gleich lang ist wie der alte, und
- **zusammenfassen**, d.h. Informationen auf das Wesentlichste reduzieren, den Kerngedanken eines Textes herausschälen. Die Zusammenfassung wird dann deutlich kürzer sein als der ursprüngliche Text.

Je nach Länge können sinngemäße Zitate in indirekter Rede, und damit im Konjunktiv I, oder im Indikativ abgefasst sein. Der Konjunktiv empfiehlt sich weniger für zusammengefassten Fremdtext, eher für die kurze paraphrasierte Form, da er über längere Strecken nicht sehr lesefreundlich ist. Beim sinngemäßen Zitat verzichten Sie ganz auf die Anführungs- und Schlusszeichen. Auch dazu einige Beispiele:

z. B. *Sinngemäßes Zitat – paraphrasiert*
Grossklaus-Seidel schreibt im Eingangskapitel über die aktuellen Herausforderungen des Pflegeberufs. Sie meint, es gebe im Pflegeberuf Anforderungen aus Alltag und Beruf, die die Pflegenden ständig zu Reaktionen herausfordern würden. Es sei daher wichtig, so die Autorin, dass dem pflegerischen Handeln „reflektierte Menschenbilder und Werthaltungen" zugrunde liegen würden (2002, S. 10).

Bei diesem Beispiel können Sie den Konjunktiv der indirekten Rede erkennen. Sie sehen aber auch, dass das sinngemäße Zitat im zweiten Teil wiederum die wörtlich aufgeführten Kernbegriffe enthält. Auch das ist möglich, wörtliche und sinngemäße Formen zu mischen.

z. B. *Sinngemäßes Zitat – zusammengefasst*
Nehmen wir dazu ebenfalls das längere wörtliche Zitat von oben als Beispiel. Zusammengefasst könnte der Text so lauten:

Grossklaus-Seidel schreibt im Eingangskapitel (S. 10) über die aktuellen Herausforderungen des Pflegeberufs. Dabei warnt sie Pflegende davor, Probleme nur mit Sachkompetenz lösen zu wollen. Hinter Situationen aus dem Pflegealltag ortet sie nämlich auch eine sittliche Dimension (2002).

Der zusammengefasste Text ist kürzer als die Originalpassage und enthält nur die Kernaussage, die für die weitere Argumentation wichtig sein wird.

Schauen Sie sich zum Schluss dieses Absatzes noch zwei formale Auffälligkeiten in unseren Beispielen an.

Die Zitate, ob wörtlich oder sinngemäß, sind meist eingeleitet mit einem sogenannten **Signalsatz**. In unseren Beispielen sind es Formulierungen wie:
Die Autorin schreibt ...
sie meint, dass ...
..., so Grossklaus-Seidel.

Solche einleitenden Formulierungen gibt es in mannigfacher Ausführung. Sie enthalten immer ein Verb des Sagens oder Meinens. Zum einen sind diese Sätze wichtige Ankerpunkte im Text, um den Lesenden zu zeigen, dass jetzt ein Stück Fremdtext folgen wird. Zum anderen können Sie mit diesen Verben auch Ihre Haltung ausdrücken. Erinnern Sie sich? Zitate dienen eben nicht nur dazu, die eigene Meinung zu bekräftigen, sondern auch dazu, sich gegen etwas abzugrenzen. Prüfen Sie also, welche Verben Sie verwenden. Es ist nicht das Gleiche, ob Sie einem Autor, einer Autorin zuschreiben, dass er oder sie etwas erwähnt, feststellt, behauptet oder kritisiert. Signalsätze geben dem Text also eine formale Struktur, sie helfen aber auch, die eigene Argumentation transparent zu machen.

Natürlich ist es auch möglich, einleitende Sätze zu Zitaten neutraler zu formulieren oder ganz auf Signalsätze zu verzichten. Diese Formen wählen Sie, wenn Sie der zitierten Information oder Aussage mehr Gewicht geben möchten als dem Autor oder der Autorin. Beispiele dazu finden Sie in Abschnitt 15.4 zu den Zitierstandards.

Sicher ist Ihnen auch aufgefallen, dass in den Beispielen jeweils die Seitenzahl aus dem Original und das Erscheinungsjahr des Buches von Grossklaus-Seidel aufgeführt sind.

Damit ergibt sich der Bogen zum Haupttitel dieses Kapitels: die guten Manieren. Beim wissenschaftlichen Arbeiten gehört es nämlich zu den guten Manieren – und eigentlich ist es mehr als nur Knigge, es ist absolut zwingend –, dass Sie dokumentieren, wen und was Sie zitieren.

Die Quellen müssen klar erkennbar sein, die Lesenden müssen vollumfänglich nachvollziehen können, aus welcher Publikation Sie den zitierten Text übernommen haben. Versäumen Sie das, begehen Sie ein Plagiat, d.h. einen Diebstahl von geistigem Eigentum.

➔ Plagiat, geistiger Diebstahl, also vollständige oder teilweise Übernahme eines fremden literarischen, musikalischen oder bildnerischen Werkes in unveränderter oder nur unwesentlich geänderter Fassung unter Vorgabe eigener Urheberschaft. Das Plagiat kann den Tatbestand der Verletzung eines Urheberrechts erfüllen und somit Unterlassungs- und Schadensersatzansprüche auslösen; es kann sich jedoch auch lediglich als bloße Unterlassung der Herkunftsangabe beim Zitieren eines fremden Werkes im Rahmen der freien Benutzung darstellen, also als Verstoß gegen das Gebot zur Quellenangabe bzw. als Verstoß gegen die Grundsätze wissenschaftlicher oder künstlerischer Redlichkeit. (Staude, 2002)

Ob Sie studieren oder in einem Forschungsumfeld tätig sind, Sie sind dieser Redlichkeit absolut verpflichtet! Quellenangaben aus einem wissenschaftlichen Text, also die genauen Angaben, woher die zitierten Textstellen stammen, erscheinen nicht nur im Fließtext. Sie sind noch einmal aufzuführen im sogenannten Literatur- oder Quellenverzeichnis, das sich meist am Schluss von wissenschaftlichen Arbeiten befindet. Auch dafür sind bestimmte Vorgaben einzuhalten (siehe Abschnitt 15.6).

15.4 Zitierstandards

Zitierstandards stellen eine Ordnung in den Texten her. Sie gewährleisten, dass einheitliche Zitierweisen eingehalten werden. Gerade bei Zeitschriften wäre es sehr leseunfreundlich, würde jede Autorin und jeder Autor so zitieren, wie sie oder er es gerne möchte. Egal, was Sie studieren, wichtig zu wissen ist, es gibt keine richtige oder falsche, keine bessere oder schlechtere Variante des Zitierens. Unumgänglich ist aber, in der Anwendung konsequent zu bleiben. Wenn Sie wissenschaftlich schreiben wollen, kommen Sie leider nicht darum herum, einen bestimmten Zitierstandard anzuwenden. Dieser wird Ihnen von Ihrer Hochschule, Ihren Dozierenden oder den Zeitschriften, in denen Sie publizieren wollen, vorgegeben.

Leider gibt es mehr als 1000 Zitier-Stile (Rossig & Prätsch, 2008), sie alle aufzuführen, würde den Rahmen dieses Kapitels sprengen. Deswegen sollen hier nur die gängigsten Stile aufgeführt werden.

Die erste große Unterscheidung, die Sie beim Bibliografieren feststellen werden, ist die Verortung der Quellenangaben. Dies wird je nach Wissenschaft unterschiedlich gehandhabt:

In den Sozialwissenschaften (in gewissen Publikationen nennt sich dieses System auch **Oxford-System**) finden sich die **Quellenverweise in Fußnoten**.

In den Naturwissenschaften hat sich das **Harvard-System** etabliert. Es wird auch **Autor-Jahr-System** oder **amerikanisches System** genannt. Nach diesem System befinden sich die Quellenverweise im Text.

In Anlehnung an das Harvard-System haben sich verschiedene weitere Systeme entwickelt:

- die Standards der **APA** (American Psychological Association) und
- die Standards der **MLA** (Modern Language Association).

Wenn Sie Pflegewissenschaften studieren, wird Ihnen in medizinischen Zeitschriften ein weiteres System begegnen, das auf den ersten Blick verblüffend einfach in der Umsetzung scheint. Es ist das Vancouver-System. Bei diesem Zitierstil erscheinen Quellenangaben im Text als einfache Ziffer, die in runde oder eckige Klammern gesetzt oder wie bei Fußnoten-Verweisen im Text hochgestellt ist. Alle diese drei Formate sind möglich, in einem Text soll einfach die einmal gewählte Variante durchgehalten werden. Die Ziffer ist der

Hinweis darauf, wo im Literaturverzeichnis die entsprechenden ausführlichen bibliografischen Angaben zu finden sind. Denn dort wird nicht wie bspw. bei APA alphabetisch nach den Nachnamen der Autorschaft geordnet, sondern nach der logischen Ziffernreihenfolge.

Der Vancouver-Style wurde 1978 von mehreren Herausgebern medizinischer Zeitschriften entwickelt und im Jahr darauf veröffentlicht. Ab diesem Zeitpunkt wurde der Stil weltweit verpflichtend für Verfasserinnen und Verfasser von medizinischen Fachartikeln. Die Richtlinien zur Gestaltung von Manuskripten, sie umfassen 19 Seiten, wurden im Dezember 2019 zum letzten Mal angepasst. Sie sind abrufbar über http://www.icmje.org/icmje-recommendations.pdf . Autorschaft ist das International Committee of Medical Journal Editors ICMJE (2019).

Beispiele zum Vancouver-Style sowie Vor- und Nachteile dieses Bibliografier-Verfahrens folgen später in diesem Kapitel.

Ausführlichere Angaben zu unterschiedlichen Standards finden Sie in den folgenden Publikationen:

- Karmasin, M. & Ribing, R. (2009). *Die Gestaltung wissenschaftlicher Arbeiten* (4., aktualisierte Aufl.). Facultas.
- Niederhauser, J. (2006). *Duden: Die schriftliche Arbeit – kurz gefasst* (4., neu bearbeitete und aktualisierte Aufl.). Dudenverlag.
- Rossig, W.E. & Prätsch, J. (2008). *Wissenschaftliche Arbeiten: Leitfaden für Haus- und Seminararbeiten, Bachelor- und Masterthesis, Diplom- und Magisterarbeiten, Dissertationen* (7., erweiterte Aufl.). Berlin Druck.

15.5 Quellenangaben richtig dargestellt

Die Ausführungen dieses Kapitels beziehen sich auf Quellenverweise im Text nach APA, also auf das Autor-Jahr-System, da sich diese Zitierweise in den Pflegewissenschaften etabliert hat. Wir zeigen Ihnen hier einige Beispiele zu APA, aber wie bereits erwähnt auch zum Ziffernsystem Vancouver.

Bei APA brauchen Sie für Quellenangaben im Text immer **drei Parameter**:

1. den Nachnamen des Autors oder der Autorin,
2. einen Erscheinungszeitpunkt der verwendeten Publikation und
3. die Seitenzahl(en).

Weiter zu beachten ist die vorgeschriebene **Zeichenverwendung (Satzzeichen, Klammern, Sonderzeichen)**. Alle diese Angaben erscheinen an passender Stelle im Satz, aber in der Regel vor dem Komma oder Schlusspunkt des Satzes. Sind mehrere Quellen in eine Textpassage eingeflossen, z.B. bei sinngemäßen Zitaten, so kann man alle Quellen in eine Klammer an den Schluss dieses Textabschnitts setzen. Die Quellenangabe erscheint dann nach dem Schlusspunkt des letzten Satzes.

Hier erkennen Sie schon, dass APA mehr Aufwand für die bibliografischen Angaben bedeutet, die Angaben aber auch deutlich transparenter sind als bei Vancouver.

Denn bei Vancouver ist bspw. die Angabe von Seitenzahlen bei der Quellenangabe im Text nicht vorgesehen. Bei längeren Artikeln aus Zeitschriften oder Sammelwerken ist die zitierte Stelle für Lesende daher schwieriger aufzufinden.

Wird eine Quelle nachträglich in das Manuskript eingefügt, so muss bei Vancouver die gesamte Nummerierung angepasst werden. Bei diesem Stil ist also die Verwendung einer Bibliografier-Software sehr empfohlen. Die Software nummeriert automatisch immer korrekt.

Aufpassen muss man auch, wenn man Textpassagen verschiebt, die Zitate enthalten. Damit kann die durchgehende Nummerierung ebenfalls durcheinandergeraten.

Eine gute Zusammenfassung zu den Besonderheiten des Vancouver-Styles findet sich auf der Website https://www.contexta.de/zitieren-vancouver-stil/. Anwendungsbeispiele und weitere Informationen bietet das „Deutsche Ärzteblatt“ über den Link https://www.aerzteblatt.de/down.asp?id=19948 oder die „National Library of Medicine“ über den Link https://www.nlm.nih.gov/bsd/uniform_requirements.html.

15.5.1 Die aktuellste Version des APA-Styles

Mit der hier vorliegenden Auflage dieses Buches möchte ich Sie auch kurz auf die 7. Version des APA-Styles hinweisen. Das APA-Manual dazu wurde im Oktober 2019 veröffentlicht. Seit Sommer 2020 geben verschiedene Bildungsinstitutionen vor, dass nach der 7. Auflage von APA zu bibliografieren ist. Es lohnt sich daher, wenn Sie für sich abklären, nach welcher Version Sie die Quellen für Ihre wissenschaftliche Arbeit erfassen müssen.

In der Folge sind die wichtigsten Änderungen im Vergleich zur 6. Version kurz aufgeführt. Änderungen gibt es bei den Quellenangaben im Text, aber auch für das Literaturverzeichnis.

Quellenangaben im Text

Zitieren Sie aus einer Quelle mit mehr als drei Autoren oder Autorinnen, so darf bereits bei der ersten Verwendung mit et al. abgekürzt werden.
Früher:
(Frank, A., Haacke, S. & Lahm, S., 2013)
Neu:
(Frank et al., 2013)

Literaturverzeichnis

Neu muss kein Verlagsort mehr genannt werden, wenn Sie aus Büchern zitieren.
Früher:
Franck, A., Haacke, S. & Lahm, S. (2013). *Schlüsselkompetenzen: Schreiben in Studium und Beruf.* Stuttgart: Metzler.
Neu:
Franck, A., Haacke, S. & Lahm, S. (2013). *Schlüsselkompetenzen: Schreiben in Studium und Beruf.* Metzler.

Für Artikel aus Online-Zeitschriften wird in der Regel ein DOI-Code angegeben. DOI bedeutet Digital Object Identifier. Dieser wird neu formatiert wie ein URL (Uniform Resource Locator).
Früher:
doi.org/10.1016/j.ejon.2013.04.006
Neu:
https://doi.org/10.1016/j.ejon.2013.04.006

Bei Internetquellen mussten Sie bisher den URL mit „Abgerufen von“ einleiten. Diese Angabe entfällt mit der neuesten Version.
Früher:
Bundesamt für Gesundheit. (n.d.). *Nationale Leitlinie Palliative Care 2010.* Abgerufen von https://www.bag.admin.ch/bag/de/home/strategie-und-politik/nationale-gesundheitsstrategien/strategie-palliative-care/grundlagen-zur-strategie-palliative-care.html
Neu:
Bundesamt für Gesundheit. (n.d.). *Nationale Leitlinie Palliative Care 2010.* https://www.bag.admin.ch/bag/de/home/strategie-und-politik/nationale-gesundheitsstrategien/strategie-palliative-care/grundlagen-zur-strategie-palliative-care.html

Wenn Sie aus Studien zitieren, so wissen Sie, dass manchmal sehr viele Autoren oder Autorinnen an der Studie mitgearbeitet haben. Bisher galt, dass bei mehr als sieben Autoren oder Autorinnen die ersten sechs Namen sowie der letzte Name genannt werden mussten. Neu müssen, falls nötig, bis zu zwanzig Namen aufgeführt werden. Das kann dann so aussehen:
Müller, T., Neuer, M., Robben, A., Reus, M., Götze, M., Alaba, D., Meier, L., Bohnert, A., Baier, L. Hummels, M., Remus, M., Jahrling, J., Kilian, S., Maurer, K., Trögeler, N., Kunz, H., Fink, L., Schubert, N., Schmitt, T. & Blume, C. (2020). *Leitfaden zum wissenschaftlichen Schreiben.* https://www.medizin.rwth-aachen.de
Neu gibt es im APA-Manual auch Hinweise, wie mit folgenden Quellen umgegangen werden soll: Podcasts, Beiträgen aus sozialen Medien oder Youtube.

Mehr zu APA und zur 7. Auflage finden Sie über
Link: http://www.apastyle.org

15.5.2 Beispiele zum APA-Style

Hier ein paar Beispiele zu Quellenangaben nach APA. Im ersten Beispiel ist der Autor, die Autorin im Zentrum der Aussage. Daher erscheint der Name im Signalsatz. Beim zweiten Beispiel ist die Information im Vordergrund, d.h., es fehlt der Signalsatz.

Wörtliches Zitat

z. B. Niederhauser (2006) schreibt über wörtliche Zitate: „Direkte wörtliche Übernahmen aus Quellen und Fachliteratur müssen als Zitate gekennzeichnet werden, sei es durch Anführungsstriche oder indem sie auf andere Weise typografisch abgehoben werden“ (S. 36).

Alternativ dazu fügen Sie alle Informationen am Schluss des Zitates in die Klammer ein, wenn Sie keinen einleitenden Satz schreiben oder die Urheberschaft im einleitenden Satz nicht erwähnen.

z. B. „Direkte wörtliche Übernahmen aus Quellen und Fachliteratur müssen als Zitate gekennzeichnet werden, sei es durch Anführungsstriche oder indem sie auf andere Weise typografisch abgehoben werden“ (Niederhauser, 2006, S. 36).

Sinngemäßes Zitat

Auch hier erkennen Sie, dass beim ersten Beispiel die Erwähnung des Autors wichtig ist. Im zweiten Beispiel hingegen steht wiederum die zitierte Stelle im Vordergrund.

z. B. Fleck (1980) rechtfertigt seine Wahl einer medizin-wissenschaftlichen Tatsache dadurch, dass sie in mancher Hinsicht viel hergebe und noch nicht abgenützt sei. In der Schlussfolgerung erwähnen die Autoren der Studie, es sei notwendig einen Behandlungs-Algorithmus für diese Patientengruppe zu entwickeln (S. 2).

z. B. Das Fehlen von Dystrophin führt zum Abbau der Muskeln (Kessler, 2009);
Das Risiko des Auftretens von Hemmkörpern ist multifaktoriell bedingt (S. 4).

Eine Bemerkung noch zur Seitenzahl in der Klammer. Sie ist beim sinngemäßen Zitat laut APA fakultativ, bei kürzeren Paraphrasen aber erwünscht (Metzger, 2013). Bei längeren Zusammenfassungen ist die Angabe der Seitenzahlen aber nicht immer zweckmäßig, vor allem dann nicht, wenn Sie keine aufeinanderfolgende Seitenangabe machen können.

15.5.3 Beispiele zum Vancouver-Style

Wie bereits beschrieben, wird dieser Style in medizinischen Fachzeitschriften verwendet. Einleitende Sätze, also Signalsätze finden sich in solchen Publikationen weniger und Zitate sind eher sinngemäß denn wörtlich. Die folgenden Beispiele unterscheiden sich daher deutlich von den Zitaten nach APA und für die Angabe der Quelle gibt es nur einen Ort, nämlich jenen am Ende des Zitates. Die Beispiele sind der Übersichtsarbeit „Therapiemöglichkeiten der Hämophilie“ entnommen, publiziert 2019 von den Autoren Wolfgang Miesbach, Joachim Schwäble, Markus M. Müller und Erhard Seifried (Miesbach et al., 2019).

z. B. Während bei der unbehandelten schweren Hämophilie bis zu 60 Blutungen pro Jahr auftreten können, ist das bei der milden Hämophilie oft weniger als eine Blutung (1).

z. B. Das Risiko des Auftretens von Hemmkörpern ist multifaktoriell bedingt (2).

z. B. Bei circa 80 % der Patienten führt eine sogenannte Immuntoleranztherapie mit regelmäßigen, hoch dosierten und über einen längeren Zeitraum verabreichten Infusionen des Gerinnungsfaktors zu einer Elimination des Hemmkörpers (3).

z. B. Die Bedeutung der Wahl des Faktorkonzentrats plasmatischen oder rekombinanten Ursprungs wird hierbei kontrovers diskutiert (4, 5).

Beim letzten Beispiel erkennen Sie, dass durchaus auch zwei Ziffern in der Klammer stehen können, wenn aus zwei Quellen zusammengefasst zitiert wird. Gut möglich ist auch, dass beim nächsten Zitat wieder auf die Quelle (1) zurückgegriffen wird, bevor die Quelle (6) im Text Erwähnung findet.

15.6 Das Literaturverzeichnis

Abschließend jetzt noch ein Blick auf Literatur- oder Quellenverzeichnisse. Die Benennungen sind vielfältig und uneinheitlich. Wir beschränken uns hier auf die Benennung „Literaturverzeichnis“. Im Literaturverzeichnis werden sämtliche Quellen, die Sie in einer Arbeit verwendet und im Text ausgewiesen haben, zusammengeführt und als Vollbeleg dargestellt. Dies bedeutet, dass Sie Quellen, die Sie im Text weder wörtlich noch sinngemäß zitiert haben, nicht im Literaturverzeichnis ausweisen dürfen.

15.6.1 Printmedien zitieren

Sie brauchen für Printmedien in der Regel die folgenden Parameter:

- Bei Zeitschriftenartikeln: Vornamen und Namen aller Autoren, Erscheinungsjahr, Titel, Name der Zeitschrift, Jahrgang der Zeitschrift (vgl. **Kap. 2.3.2**), Heftnummer und Seitenzahlen
- Bei Büchern: Vornamen und Namen aller Autoren, Erscheinungsjahr, Titel, Auflage, Verlag (vgl. **Kap. 2.3.2**)
- Bei Buchkapiteln: Vornamen und Namen aller Autoren, Erscheinungsjahr, Titel des Kapitels, Seitenangaben, Name(n) des Herausgebers oder der Herausgeberin (oder Autorinnen/Autoren), Titel des Buches, Auflage, Verlag.

Wie Sie die Angaben dann in der richtigen Reihenfolge zitieren wollen, richtet sich nach dem jeweiligen Zitierstil.

Tipp! Nicht immer sind in allen Printmedien sofort die erforderlichen Angaben zu finden. Dann müssen Sie diese suchen oder durch andere Angaben ersetzen:

- Der Jahrgang einer Zeitschrift, ein *Muss* in der Quellenangabe, findet sich normalerweise auf der Titelseite. Er wird entweder als „Jahrgang“ oder als „Volume“ bezeichnet. In weniger wissenschaftlichen Zeitschriften oder Zeitungen ist der Jahrgang manchmal im Impressum erwähnt.
- Bei journalistischen Beiträgen in Fachzeitschriften fehlt manchmal eine Autorenangabe. Ersetzen Sie diese dann durch N.N. (nomen nescio = „den Namen weiß ich nicht“; Duden 2009, S. 779).
- Fehlende Jahreszahlen werden durch o. J. (ohne Jahr) angegeben.
- Fehlende Jahrgangszahlen werden durch o. Jg. (ohne Jahrgang) ersetzt.
- Fehlende Ortsangaben bei Büchern werden durch o.O. (ohne Ort) beschrieben.

Tipp! Bei wissenschaftlichen Artikeln finden Sie wichtige bibliografische Angaben auf der Titelseite des Aufsatzes und manchmal auch auf jeder Artikelseite. Aber Achtung: Die einzelnen Artikelseiten enthalten nicht immer alle Angaben, z. B. Vornamen aller Autorinnen und Autoren, um diese in Ihr Literaturverwaltungsprogramm eins zu eins zu übernehmen. Hier müssen Sie nachrecherchieren.

Einige Publikationen, z.B. Cochrane-Reviews oder Leitlinien, enthalten zu Beginn oder am Ende der Arbeit den Hinweis, wie diese zitiert werden sollte. Auch hier gilt: Die für

Sie gültige tatsächliche Zitierweise richtet sich immer nach den Vorgaben der Institution, an der Sie studieren.

Das Literaturverzeichnis gehört an den Schluss Ihrer Arbeit, aber vor einen eventuellen Anhang. Mit einem Literaturverzeichnis ermöglichen Sie Ihren Leserinnen und Lesern, relativ schnell auf die von Ihnen verwendete Literatur zuzugreifen. Es soll daher präzise und vollständig sein. Für das Erstellen verwenden Sie ebenfalls einen Standard. Es ist in der Regel derselbe wie für die Quellenangaben im Text. Machen Sie sich also auch hier kundig.

Tipp! Am einfachsten ist es, wenn Sie ein Literaturverwaltungsprogramm (vgl. **Kap. 11**) nutzen, das Ihre Quellenangaben automatisch in den gewünschten Zitierstil umwandelt. Derartige Programme gibt es auch in kostenfreien Versionen.

Tipp! Eine Webseite zum Zitieren in den Pflegewissenschaften

- http://www.pflegeportal.ch/pflegeportal/Wissenschaftliches_Arbeiten_zitieren_und_zitiert_werden.php

15.6.2 Aus dem Internet zitieren

Auch Internetquellen sind, wo immer möglich, nach den Grundregeln für gedruckte Quellen zu behandeln. Ein wichtiger Unterschied: Meist haben Sie bei elektronischen Quellen keinen Verlag und keinen Erscheinungsort. An deren Stelle geben Sie dafür den vollständigen URL an.

Für Beiträge in Fachzeitschriften oder in Datenbanken wird heute fast durchgängig der sogenannte DOI-Code (digitaler Objekt-Identifikator) angegeben. Der DOI-Code ist ein alphanummerischer Code, der den gefundenen Artikel identifiziert und mit dem Artikel im Internet verlinkt ist. Dieser Code erleichtert das Navigieren im Internet bei einer Recherche wesentlich (**Kap. 15.5.1**).

Was Sie bei Internetmaterial nicht unterschätzen dürfen, ist seine Flüchtigkeit. Informationen, die Sie am 15. August 2016 dort gefunden und zitiert haben, können schon am 16. August 2016 nicht mehr auf dieser Seite zu finden sein. Sie können also nicht gewährleisten, dass Ihre Leserinnen und Leser später noch darauf zurückgreifen können. Es empfiehlt sich daher, solche Dokumente lokal zu archivieren oder im Anhang Ihrer Publikation mitzuliefern.

! Nicht alle im Internet zu findende Quellen sind auch echte Internetquellen. Beispielsweise finden Sie, wenn Sie den Zugang zu bestimmten Zeitschriften haben, deren Artikel im Internet. Damit sind dies aber keine Internetquellen, sondern müssen als Zeitschriftenquellen zitiert werden.

15.6.3 Beispiel für ein Literaturverzeichnis

Betrachten Sie nun ein Beispiel eines Literaturverzeichnisses, das nach dem Vancouver-Style gestaltet worden ist. Sie haben hier – in der Reihenfolge ihres Erscheinens – Beispiele für die folgenden Publikationsarten:

- einen Beitrag in einem Sammelband mit Herausgeberschaft
- eine Monografie
- einen Beitrag in einer Zeitschrift
- einen Beitrag einer Organisation.

Natürlich ist die Aufzählung nicht abschließend. Aber Sie vermag Ihnen sicher einen Eindruck davon zu vermitteln, wie mithilfe solcher Standards Literatur differenziert und doch systematisch erfasst werden kann.

- **z. B.** (1) Beirer A. Pflegedokumentation I: Zweck und Grundlagen. In Reinhardt K, Hrsg. *Schreiben. Ein Handbuch für Pflege- und Gesundheitsberufe* (2. Auflage). Bern: Huber; 2006: 103–122.

- (2) Grossklaus-Seidel M. *Ethik im Pflegealltag. Wie Pflegende ihr Handeln reflektieren und begründen können.* Stuttgart: Kohlhammer; 2002.
- (3) Hillman M. More daylight, better health: why we shouldn't be putting the clocks back this weekend. BMJ. 2010 Oct 27; 341: c5964.
- (4) Bundesamt für Gesundheit. Faktenblatt Aktive Mobilität: Meinung der Bevölkerung zu strukturellen Massnahmen [Internet]. Oktober 2019 [zitiert am 04.04.2020]. URL: https://www.bag.admin.ch/bag/de/home/das-bag/publikationen/forschungsberichte/forschungsberichte-ernaehrung-bewegung.html
- (5) usw.

Ganz am Ende dieses Kapitels finden Sie ein weiteres Literaturverzeichnis. Es ist jenes, das alle Publikationen auflistet, die diesem Kapitel zugrunde liegen. Vergleichen Sie doch bitte jetzt die beiden Verzeichnisse. Gibt es Unterschiede? Wenn ja, welche? Woran kann es liegen?

Natürlich werden Sie Unterschiede feststellen. Das Literaturverzeichnis zu diesem Kapitel wurde nach dem APA-Standard gestaltet. Ganz schön verschieden, finden Sie nicht auch? Und wenn Sie jetzt noch weitere Publikationen oder Zeitschriften zur Hand nehmen, werden Sie feststellen, dass die Einträge wieder anders gestaltet sind. Nebst den anfänglich aufgeführten Parametern für die inhaltliche Gestaltung von Literaturverzeichnissen gilt es also auch noch auf Weiteres zu achten: auf Satzzeichen, Abstände, Klammern und Formatierungsmerkmale wie Kursiv- oder Fettschrift.

Am Anfang eines Studiums ist man mit Styles oder Standards meist schlicht überfordert. Wer soll sich das alles schon merken können?! Und wieso müssen Sie das überhaupt befolgen? Wir können Ihre Zweifel verstehen und nur sagen: Es ist beinharte Arbeit, die konsequent und akribisch umzusetzen ist. Kein Student, keine Studentin kommt darum herum. Mit der Zeit werden Sie aber Übung bekommen und auswendig wissen, wie die einzelnen Beiträge zu gestalten sind.

Und denken Sie daran, Sie folgen damit nur dem Gebot der Wissenschaftlichkeit. Indem Sie die guten Manieren pflegen, werden Sie Teil dieses faszinierenden Wissenspools und können immer mehr zu seiner Weiterentwicklung beitragen. Und wer weiß? Eines Tages werden Sie vielleicht selber zitiert, herbeigerufen, um teilzunehmen an einer Diskussion, am Dialog.

15.7 Literatur

Duden. (2009). *Die deutsche Rechtschreibung* (25., völlig neu bearbeitete und erweiterte Aufl.). Dudenverlag.

Esselborn-Krumbiegel, H. (2002). *Von der Idee zum Text: Eine Anleitung zum wissenschaftlichen Schreiben*. Schöningh.

Karmasin, M. & Ribing, R. (2009). *Die Gestaltung wissenschaftlicher Arbeiten* (4., aktualisierte Aufl.). Facultas.

Metzger, C. (2013). *Lern- und Arbeitsstrategien: Ein Fachbuch für Studierende an Universitäten und Fachhochschulen* (11. Aufl.). Sauerländer.

Niederhauser, J. (2006) *Duden: Die schriftliche Arbeit – kurz gefasst* (4., neu bearbeitete und aktualisierte Aufl.). Dudenverlag.

Rossig, W.E. & Prätsch, J. (2008). *Wissenschaftliche Arbeiten: Leitfaden für Haus- und Seminararbeiten, Bachelor- und Masterthesis, Diplom- und Magisterarbeiten, Dissertationen* (7., erweiterte Aufl.). Berlin Druck.

Staude, B. (2002). *Der Brockhaus, Recht: das Recht verstehen, seine Rechte kennen*. Brockhaus.

Die Beispiele stammen aus:

Fleck, L. (1980). *Entstehung und Entwicklung einer wissenschaftlichen Tatsache. Einführung in die Lehre vom Denkstil und Denkkollektiv*. Suhrkamp.

Frank, A., Haacke, S. & Lahm, S. (2013). *Schlüsselkompetenzen: Schreiben in Studium und Beruf*. Metzler.

Grossklaus-Seidel, M. (2002). *Ethik im Pflegealltag: Wie Pflegende ihr Handeln reflektieren und begründen können*. Kohlhammer.

Kessler, H. (2009). *Starke Leben: Wie Muskelkranke ihren Alltag bewältigen*. Rüffer & Rub.

Miesbach, W., Schwäble, J., Müller, M. M. & Seifried, E. (2019). Therapiemöglichkeiten der Hämophilie. *Deutsches Ärzteblatt, 116*(47), 791–798.

Weiterführende Literatur

Bünting, K.-D., Bitterlich, A. & Pospiech, U. (2000). *Schreiben im Studium: mit Erfolg. Ein Leitfaden.* Cornelsen Scriptor.

Interview mit René Schwendimann:

Leidenschaft, Besonnenheit und Ausdauer

Prof. Dr. sc. cur. René Schwendimann

Leiter Abteilung Patientensicherheit, Universitätsspital Basel. Verheiratet, drei erwachsene Kinder.

Werdegang

Ausbildung zum Psychiatriepfleger (1979) und Weiterbildung zum Oberpfleger (1993) mit langjähriger Berufstätigkeit in verschiedenen klinischen Bereichen (Pflegeheim, Spital) und Positionen (als Pflegefachmann, Stations- und Klinikleiter und Qualitätsmanager); Studium der Pflegewissenschaft (Maastricht und Aarau, 1999) und Promotion in Pflegewissenschaft (Basel, 2006), akademische Laufbahn mit Leitung Lehrbereich Institut für Pflegewissenschaft (2007–2015) und Habilitation (2014) und Titularprofessur (2021) in Patientensicherheit (Basel).

Warum sind Sie Wissenschaftler geworden?

Im Lauf meiner Berufstätigkeit als (leitender) Pflegefachmann beschäftigte ich mich immer wieder mit den Fragen: „Ist das, was wir als Pflegende für und mit den Patienten tun, richtig, wichtig und wirksam?" Es ging (und geht mir immer noch) darum, wie wir als Berufspersonen Pflegesituationen einschätzen, Patienten einbeziehen, Entscheidungen treffen und uns (inter-)professionell absprechen und vorgehen. Wie gestalten wir zum Beispiel die Ernährung von geistig und/oder körperlich dauerhaft oder vorübergehend behinderten Menschen im Spital oder Pflegeheim?

Der „wissenschaftliche" Weg, also aufgrund bestimmter Voraussetzungen oder Annahmen auf eine überlegte, systematische Art und Weise Situationen oder Phänomene in meiner Berufswelt zu beurteilen und anzugehen, Antworten oder Erklärungen zu finden, die der Pflege nutzen können, erwies sich als der richtige Pfad für meine berufliche und persönliche Entwicklung. Von 1996 bis 1999 bot sich mir dann die Gelegenheit, dies in Form des Studiums zum „Master of Nursing Science" zu tun.

Macht wissenschaftliches Arbeiten Spaß?

Wissenschaftliches Arbeiten macht eindeutig auch Spaß. Es besteht meiner Erfahrung nach aus 80 % Sorgfalt, Fleiß und Ausdauer und aus 20 % Aha-Erlebnissen und Freude über das Geschaffte, mit Erkenntnissen und oft weiterführenden und anregenden Gedanken und neuen Ideen. Wissenschaftliches Arbeiten besteht aus Gedankenspielen und disziplinierter Frage- und Denkarbeit. Der Prozess von einer für die klinische Praxis relevanten Fragestellung (z. B. warum werden Schmerztherapien bei Patienten durch Pflegende oft schmerzhaft ungenügend umgesetzt?) hin zur Formulierung der passenden Untersuchungsfrage und der Wahl geeigneter Untersuchungsmethoden ist intensive Arbeit, geprägt von Zwiegesprächen und kritischen

Diskussionen mit den Kolleginnen und Kollegen. Dabei sind in der Wissenschaft, wie in vielen anderen Berufsfeldern auch, Motivation und Phantasie, hartes Arbeiten und Frustrationstoleranz erforderlich. Wenn dann für ein Forschungsprojekt die nötigen Mittel endlich eingeworben sind und die Studie erfolgreich durchgeführt ist, die gewonnenen Erkenntnisse an Kongressen vorgestellt und in Fachzeitschriften publiziert sind, dann erfahre ich nebst Freude und Genugtuung immer auch Gefühle der Leere und Erschöpfung. Und, es geht weiter. Also, wissenschaftliches Arbeiten macht mir Spaß, aber nicht nur!

Wie lesen Sie?

Lesen gehört zu meiner Arbeit als Wissenschaftler und Abteilungsleiter. Um auf meinem Fachgebiet der Patientensicherheit mehr oder weniger auf dem Laufenden zu bleiben lese ich regelmäßig, d.h. mehrmals wöchentlich einschlägige Studienberichte (meist nur die Abstracts) und weitere Abhandlungen im Kontext der Gesundheitsversorgung und Pflege sowie spontan Themen, die mich interessieren. Dazu gehört auch das Lesen einer Tageszeitung (Print), meist am Abend, nach der Arbeit.

Wie schreiben Sie?

Fürs Schreiben (in Deutsch und Englisch) muss ich mir die Zeit einplanen, vor allem wenn es längere Texte sind. Je nach Zweck und Art der Schriftstücke sind hierfür Stunden oder Tage nötig. Dazu gehören das Verfassen von Forschungsplänen und Konzepten, Aufsätze und Projektberichten sowie Korrespondenzen für unterschiedliche Gremien und Adressaten. Bewährt hat sich bei mir, zu einer Projektidee oder Sache zuerst einmal einen „One-Pager" zu verfassen, um das Wichtigste so zu formulieren, dass auch für „Außenstehende" verständlich ist, um was es geht. Im Weiteren gehört zum „Schreiben" auch das Kommentieren und Bearbeiten von Texten und Manuskripten von Kolleginnen, Studierenden oder anderen Autoren. Schreiben ist oft ein Gemeinschaftswerk, etwa wenn Artikel über ein Forschungsprojekt geschrieben werden, an dem mehrere Autoren beteiligt sind.

Schreiben ist eine Praxis. Dabei ist es ist wichtig zu wissen, für wen man schreibt: Wer sind die Adressaten und in welchem Medium erscheint der Text? Ich empfehle, sei es zu Beginn des Studiums oder in der klinischen Praxis, rasch mit dem Schreiben von kurzen Texten zu beginnen. Dabei gehört es natürlich dazu, sich seine Texte von erfahrenen Kolleginnen oder Außenstehenden gegenlesen, kommentieren und korrigieren lassen. Wenn ein Studierender zum Beispiel seine gute Abschlussarbeit in einer Fachzeitschrift veröffentlichen möchte, ist es zwingend nötig, das Manuskript vorgängig in Zusammenarbeit mit den Mentoren, „schreiberfahrenen" Dozenten oder Co-Autoren sorgfältig abzufassen. Dieser Prozess nimmt in der Regel mehrere Runden in Anspruch, und erst danach sollte das Manuskript bei einer Redaktion zur Begutachtung eingereicht werden.

Es gilt also: Schreiben, lesen, überarbeiten, gegenlesen und kommentieren lassen, wieder überarbeiten, verfeinern, kürzen, präzisieren, verdeutlichen und wieder gegenlesen, kommentieren und korrigieren lassen usw., bis das Manuskript steht. Bei Fachzeitschriften, die mit Peer-Review-Verfahren arbeiten, kommt es, falls ein Artikel nicht sofort zurückgewiesen wird, oft zu zwei bis drei Durchgängen, bis ein Manuskript zur Veröffentlichung akzeptiert und als Artikel publiziert ist.

Wie halten Sie sich bezüglich Ihres Schwerpunktes auf dem aktuellen Stand der Forschung und der Diskussion?

Als Abteilungsleiter Patientensicherheit eines Universitätsspitals, Dozent und Forscher muss ich den Diskurs „Patientensicherheit" mit den wichtigsten Erkenntnissen und Kontroversen kennen. Via Internet habe ich Zugang zu den wichtigsten, mein Fachgebiet betreffenden Zeitschriften und Datenbanken. Daneben informiere ich mich via News letters, Alerts regelmäßig über Neuerscheinungen, die meine Interessengebiete betreffen.

Den größten Teil meiner Fachliteratur habe ich inzwischen elektronisch abgespeichert und führe daneben nur noch eine kleine Handbibliothek mit Büchern und Ordnern. Ich lese zwar oft während meiner vielen Zugfahrten als Pendler zwischen Basel und Zürich, aber der Stapel mit zu lesenden Artikeln auf dem Schreibtisch (gewisse Artikel drucke ich immer noch aus) wächst immer noch etwas.

Wie wichtig ist die englische Sprache für das wissenschaftliche Arbeiten?

Englisch ist für die internationale, wissenschaftliche Kommunikation unabdingbar. Die meisten der weltweit gelesenen Fachjournale – auch im Bereich der Gesundheitswissenschaften – sind auf Englisch.

Ich begann in den 1990er-Jahren, regelmäßig englischsprachige Fachliteratur zu lesen. Zu Beginn wurde ich durch Praxisprojekte im Spital angeregt. Damals wollte ich in Erfahrung bringen, wie Dekubitus-Prophylaxe (Pressure ulcer prevention) und Austrittsplanung (Hospital discharge planning) am besten zu bewerkstelligen sind und mit dem Zugang zur internationalen Literatur tat sich mit einem Schlag eine neue Sicht in die Welt des Wissens auf. Meine ersten englischsprachigen Texte verfasste ich Ende der 1990er-Jahre. Ich erinnere mich noch gut an meinen ersten Abstract „Fall prevention in acute care hospital wards: an intervention study", den ich für einen Kongress in den USA einreichte. Er wurde angenommen, und ich hatte dann Gelegenheit, Resultate aus meiner Sturzforschung im Rahmen einer zehnminütigen *speed lecture* einem internationalen Fachpublikum vorzutragen. Seither ist es so, dass ich als Nicht-native speaker englischsprachige Texte zuerst selber abfasse und dann einem proof reader zur Editierung etc. überlasse. Im Laufe der Jahre sind zahlreiche weitere Abstracts und Poster für Kongresse, Berichte, Manuskripte für Fachzeitschriften und Kommentare als Manuskriptbegutachter dazu gekommen.

Auch beim Lesen und Schreiben gilt: „Übung macht den Meister", oder anders gesagt: Lesen Sie regelmäßig englischsprachige Artikel und Texte. Mittels *online alert service* können jede Woche beliebig viele Texte, nach Interessengebiet gegliedert, abgerufen und hoffentlich auch gelesen werden.

Wo sehen Sie aus Ihrer Erfahrung mit Lernenden und Studierenden die größten Hürden für das wissenschaftliche Arbeiten?

Im Master-Studiengang Pflegewissenschaft der Universität Basel, den ich seit 2001 zuerst als wissenschaftlicher Assistent, ab 2007 als Leiter Lehrbereich und Dozent und seit 2016 als Lehrbeauftragter gut kenne, hat die Vorbereitung und Einübung auf die wissenschaftliche Arbeitsweise einen zentralen Stellenwert. Dazu absolvieren die Studierenden verschiedene Semesterkurse, wie beispielsweise „Wissenschaftliches Schreiben", „Quantitative und Qualitative Methodenlehre" und „Statistik", „Proposal schreiben" und Seminare zur Masterarbeit. In diesem anspruchsvollen Lernprozess werden von den Studierenden die meisten Hürden durch Einüben und kritische Reflexion überwunden.

Für einzelne Studierende erweisen sich folgende Aspekte des wissenschaftlichen Arbeitens als besonders herausfordernd:

- systematisches Recherchieren
- kritische Aufarbeitung der Literatur
- fundierte literaturgestützte und logisch strukturierte Argumentation sowie
- Statistik.

Je nachdem beanspruchen die Studierenden zusätzliche Beratung und Unterstützung und investieren individuell viel in die einzelnen Lernbereiche, um den Ansprüchen des Studiums und Berufslebens zu genügen.

Was sind Ihrer Meinung nach die größten Fehler, die Lernende, Studierende und auch Wissenschaftlerinnen und Wissenschaftler beim wissenschaftlichen Arbeiten machen?

Wissenschaftliches Arbeiten ist immer mit – oft großem – Aufwand verbunden und erfordert sorgfältige Vorbereitung, Disziplin und Ausdauer. „Schnell, schnell" klappt in der Regel nicht. Ohne entsprechende Planung, fundierte Sachkenntnisse, Vorabklärungen und die Möglichkeiten der Zusammenarbeit, Beratung und Unterstützung durch erfahrene Kolleginnen geht's nicht.

Wie sieht Ihre Arbeitswoche aus?

Meine Arbeitswoche in den letzten Jahren dauert von Montag bis Freitag. Sie beginnt, wenn ich meist um 6 Uhr im „rail office" nach Basel fahre, den Tag im Spital (Büro) verbringe und endet meist um 18 Uhr wieder in Zürich. Zwischendurch gibt es auch Homeoffice-Tage. An Sonntagen und in den Ferien ruhe ich mich aus und „arbeite" nicht.

Während des Studiums, als unsere Kinder noch kleiner waren, arbeitete ich zu Hause vor allem in den Abendstunden, während ich tagsüber im Spital oder an der Uni tätig war. Rückblickend kann ich sagen, dass diese Arbeitsweise nur dank dem guten Einvernehmen zwischen meiner Frau und mir und einer flexiblen Familien- und Haushaltsarbeit möglich war und ist.

Welche Rolle spielen Mentoren für den wissenschaftlichen Werdegang?

Als Studierender – wie auch später als Profi oder Postdoc – braucht man Mentoren. Sie gehören aufgrund ihrer wissenschaftlichen Expertise, Erfahrung im akademischen Umfeld und ihrer (internationalen) Vernetzung und hoffentlich auch durch ihre Vorbildfunktion zu einer wissenschaftlichen Karriere.

Wenn ich als Studierender beginne, mich in ein Fachgebiet einzuarbeiten, treffen im Idealfall meine Motivation und Interessen und jene meines Mentors zusammen. So ergibt sich dann eine Mentorschaft, die auch zu den Aufgaben der Nachwuchsförderung eines Mentors gehört. Das Mentoring bahnt sich oft schon während des Studiums, bei der Entwicklung der Master-Arbeit an. Hier lernt ein Student seinen Mentor kennen, zum Beispiel bei der Wahl seines Abschlussthemas, bei dem er beispielsweise in ein laufendes Forschungsprojekt einsteigt, das von einer erfahrenen Wissenschaftlerin geleitet wird.

Bei der Wahl eines Mentors – sofern die Wahl überhaupt aktiv durch den Studierenden geschieht – ist darauf zu achten, jemanden zu suchen (und zu finden), der

- einem sympathisch ist
- von dem man sich unter die Fittiche nehmen lässt und
- der viel fordert und einen wachsen lässt.

In meiner langjährigen Karriere erfuhr ich viel Unterstützung, Herausforderung und Förderung durch Vorgesetzte, Arbeits- und Studienkollegen in und außerhalb der Pflege. Daraus haben sich nebst kollegialen Beziehungen auch Freundschaften entwickelt. Und, inzwischen bin ich selber Mentor von Studierenden und Kolleginnen und Kollegen geworden, eine Aufgabe, die ich gerne wahrnehme.

Welchen Stellenwert haben Netzwerke für das wissenschaftliche Arbeiten und den wissenschaftlichen Werdegang?

Netzwerke sind Bestandteil des wissenschaftlichen Arbeitens und gehören zum Wesen der scientific community. Das Netzwerk setzt sich aus jenen Personen zusammen, die direkt oder indirekt mit dem Thema und Forschungsgegenstand zu tun haben. Dazu können die unterschiedlichsten Leute gehören: Wissenschaftler, Kliniker, Politiker, Behörden, Förderer etc.

Wenn man beginnt, sich mit einem Thema vertieft und erweitert auseinanderzusetzen, entstehen zahlreiche Kontaktmöglichkeiten, sei es via Literatur (z. B. *corresponding authors*) oder an Kongressen und Vorträgen oder auch durch Buchbesprechungen und auf Vernissagen. Wichtig ist, aktiv zu sein, das heißt Kontakte zu suchen, sich auch für die Arbeit Anderer interessieren und die eigene Arbeit vorstellen. Eben, sich fachlich auszutauschen und bei gemeinsamer Interessenlage die Kontakte weiterzupflegen. So ergeben sich dann im Verlauf der Zeit und durch kollegiale Vermittlung auch wieder neue Kontakte mit interessanten Personen.

In der wissenschaftlichen Gemeinschaft wird man durch Publikationen, Vorträge und durch persönliche Begegnungen an Tagungen und Arbeitstreffen bekannt. Ein Netzwerk entwickelt sich über die Jahre. Ich stehe beispielsweise in (un-)regelmässigem Kontakt mit Kolleginnen und Kollegen in Universitäten, Spitälern und Fachgesellschaften im In- und Ausland. Es gilt selber aktiv zu werden, offen und neugierig zu sein und sich und seine Arbeit und Interessen bei verschiedensten Gelegenheiten einzubringen.

Was sind die wesentlichen Punkte, an die Studierende denken sollten, wenn sie eine wissenschaftliche Karriere planen?

„Wissenschaftliche Karriere" kann eine akademische Laufbahn bedeuten, in deren Verlauf ein bestimmtes Ziel erreicht werden soll, zum Beispiel ein Doktorat und eine Laufbahn als Forscher. Dazu sollten die Studierenden bereit sein, viel zu arbeiten, das heißt, sich mit Karriere-, Familien- und Lebensplanung auseinanderzusetzen:

- Stellen Sie sich dabei, zum Beispiel während des Bachelor- oder Masterstudiums, die klassischen Fragen: „Wo möchte ich in drei, fünf oder sieben Jahren stehen?" und:
- „Bin ich bereit, die dafür notwendigen Schritte zu gehen und diesen Aufwand auf Kosten anderer Interessen auf mich zu nehmen?" Bei der Klärung dieser Fragen können Vertrauenspersonen, Mentoren oder Studien- und Berufsberatung weiterhelfen.

Welchen wichtigsten Rat geben Sie Lernenden und Studierenden für das wissenschaftliche Arbeiten in der Pflege?

Seien Sie leidenschaftlich und besonnen, ausdauernd und geduldig. Und, fragen Sie sich immer wieder einmal: Um was geht es (mir) eigentlich und welchen Beitrag will und kann ich leisten in diesem (Berufs-)Leben.

16
Wer hört eigentlich zu? Mündlich vortragen

Peter Offermanns

Referate haben im Studium und Vorträge in der Wissenschaft einen hohen Stellenwert. Sie sollen Fachwissen kurz und knapp weitervermitteln (Information), sollen interessant und spannend sein (Unterhaltung) und zum Nach- bzw. Mitdenken anregen (intellektuelle Auseinandersetzung). Darüber hinaus zeigt der Vortrag viel von der Persönlichkeit der Referierenden. Hier werden nicht nur Redefertigkeit und Redefähigkeit geprobt, das Vermögen, Kernaussagen herauszuarbeiten und wiederzugeben und das Ganze in der Ihnen zur Verfügung stehenden Zeit (Timing und Zeitmanagement) vorzutragen, sondern auch Körperbewusstsein, Präsenz und kommunikative Kompetenz bewiesen.

Lernziele

Nach der Bearbeitung des Kapitels sollen Sie:

- Referate oder Vorträge so aufbauen können, dass Sie Ihre Zuhörer mitreißen und diese Ihnen bis zum Ende Ihres Vortrags gespannt zuhören werden
- entspannter und selbstsicherer vor ein Rednerpult treten
- Ihr Thema in verständlicher und zugleich spannender Form vortragen können
- durch einen spielerischen Umgang Ihre Angst vor dem Referat und der Kunst des Vortragens verlieren.

16.1 Aufbau und Inhalt

Die Grundgliederung eines Referats oder Vortrags kennen Sie alle noch vom Aufsatzschreiben in der Schule: Einleitung, Hauptteil, Schluss.

Stellen Sie sich die Menükarte eines klassischen Drei-Gang-Menüs vor. Es macht Sie neugierig und spricht Ihre Sinne an. In der perfekten Komposition ist jeder Gang auf den kommenden bzw. vorherigen abgestimmt. Die Vorspeise lässt ahnen, was das Hauptgericht später hält. Die Nachspeise nimmt die Aromen wieder auf, verfeinert sie zur Quintessenz und entlässt Sie dann aus einem „perfekten Dinner". Jeder Gang sollte wenigstens eine kleine Überraschung enthalten. Kreieren Sie so auch Ihr Referat oder Ihren Vortrag, werden Ihre Zuhörer Sie dann gerne begleiten und begeistert sein.

Der Inhalt, um in unserem Bild zu bleiben also die Zutaten, wurde vorher festgelegt, von Lehrenden, Auftraggebern, von Ihnen selbst. Halten Sie sich daran und arbeiten Sie den Kerngedanken heraus. Dadurch wird die Zielrichtung des Referates vorgegeben, der „rote Faden" wird sichtbar.

Halten sie unbedingt das Zeitlimit ein. In der Regel sollte ein Referat nicht länger als 20 Minuten sein. Auf manchen Kongressen müssen Sie gar in 6, 8 oder 12 Minuten Ihre wichtigsten Inhalte rund und mit rotem Faden vortragen. Dieses Zeitmanagement zeigt auch, ob Sie fähig waren, das Konzentrat zum Thema herauszuarbeiten, wichtig von unwichtig zu unterscheiden. Außerdem werden Ihnen die Zuhörer dankbar sein, nicht mit einem weiteren Endlosvortrag gelangweilt und überfordert zu werden.

! Vergessen Sie nie: Ein Referat oder ein Vortrag ist in erster Linie für die Zuhörer bestimmt und nicht für das Ego der Rednerin oder des Redners. Das Publikum schenkt Ihnen Zeit, ist an Ihnen und Ihrem Vortrag interessiert und in der Regel ist es Ihnen freundlich zugewandt. Verspielen Sie diesen Vorteil auch nicht dadurch, dass Sie den Vortrag mit Fremd- oder Fachwörtern nur so spicken. Wie beim Kochen kommt es auch hier auf die Dosierung an. Es geht nicht darum, Ihre Brillanz unter Beweis zu stellen. Das kann als Arroganz ausgelegt werden und stößt auf Ablehnung. Solange Sie selbst wissen, wie gut Sie sind, sind Sie gut.

Eine ebenso hilfreiche, wie auch einfache Form des Vortrags, ist der „Lehrervortrag", wie ihn Grell in Meyer (2011, S. 297) beschreibt. „Ein guter Lehrervortrag ist wie mein Lieblingsbadeanzug: Knapp, ansprechend und das Wesentliche abdeckend."

- Ein Lehrervortrag soll möglichst *einfach* sein.
- Ein Lehrervortrag soll übersichtlich gegliedert, geordnet sein.
- Ein Lehrervortrag soll ein *mittleres Ausmaß von Kürze-Prägnanz* haben: er darf *nicht zu weitschweifig*, aber auch *nicht zu knapp* sein.
- Ein Lehrervortrag soll ein *mittleres Ausmaß an zusätzlicher Stimulanz* haben: er soll lebendig, anregend, humorvoll usw. sein, aber dies alles natürlich in Maßen. (Grell in Meyer, 2011, S. 297)

Ein Vortrag oder ein Referat deckt also das Wesentliche ab, ist nicht kompliziert, verspricht Übersichtlichkeit und ist nicht zu weitschweifend. Prüfen Sie Ihren Vortrag auf diese Kriterien und nehmen Sie bei Bedarf Korrekturen vor.

16.2 Wie fessle ich meine Zuhörer?

Lassen Sie uns bei dem Bild des perfekten Dinners bleiben.

Sie wollen erklären, aufklären aber nicht belehren! Vorträge [und vielleicht auch perfekte Dinner] sind „kleine und mit viel Liebe und methodischer Phantasie auszugestaltende Kunstformen" (Meyer, 2011, S. 299).

16.2.1 Die Einleitung oder Vorspeise

- Ihr Einstieg muss so überzeugend und interessant sein, dass die Zuhörer mehr über das Thema wissen wollen. Regen Sie zum Beispiel mit einer Frage, einem Zitat oder einem aktuellen Anlass, der Ihr Thema berührt, den Appetit Ihres Publikums an. Machen Sie das kurz, knapp und präzise.
- Achten Sie jedoch darauf, den Spannungsbogen am Anfang nicht zu hoch anzusetzen. Es wird zu Beginn Ihrer Rednerkarriere schon schwer genug sein, ihn zu halten, geschweige denn, ihn noch zu steigern.

16.2.2 Der Hauptteil oder Hauptgang

- Den Hauptteil Ihres Referats leiten Sie mit einem Satz ein, der natürlich einen Bezug zur Einleitung haben sollte. Nehmen Sie immer die Zuhörer mit und lassen Sie sie teilhaben an Ihren Gedankengängen, Ausführungen und Schlussfolgerungen. Erzählen Sie mehr, als dass Sie vortragen.
- Kommunizieren Sie mit Ihren Zuhörerinnen und Zuhörern auf gleicher Augenhöhe, vermeiden Sie hierarchische Strukturen und das für die Zuhörer so störende Überlegenheitsgefühl mancher Redner.
- Geben Sie immer wieder Orientierungshilfen, denn für die meisten Zuhörer ist das Thema neu und unbekannt. Sie sind der Spezialist, die Spezialistin, und Ihre Aufgabe ist es, ein Thema so zu referieren, dass auch

Kompliziertes verständlich wird. Führen Sie Ihre Zuhörer sicher und ohne Stolpersteine durch Ihr Thema.
- Den Hauptteil, hier unsere Hauptspeise, gliedern Sie in erkennbare Komponenten. Fleisch, Fisch, Gemüse, Reis, Nudeln oder Kartoffel. Entweder trocken serviert (Zahlen und Fakten) oder mit Soße (Verbindungen, Beispiele und Schlussfolgerungen einfließen lassen).
- Benennen Sie neue Aspekte, fassen Sie kurz zusammen. Komponieren Sie ein stimmiges Gericht aus dem von Ihnen erarbeiteten Material und scheuen Sie sich auch nicht, ein eigenwilliges, ganz auf Sie zugeschnittenes Gericht zu kreieren.
- Vergessen Sie aber nicht, Ihr Gericht zu erklären. Eine tiefgefrorene, standardisierte Pizza kann jeder aufwärmen, das ist langweilig und zeigt nichts von Ihrer Persönlichkeit.

16.2.3 Der Schluss oder Nachtisch

Kommen Sie jetzt zum Schluss Ihres Vortrages:
- Nehmen Sie die Gedanken, Fragen oder die Anekdoten der Einleitung wieder auf. Hat sich im Laufe des Vortrags eine Antwort ergeben?
- Fassen Sie kurz den Kerngedanken Ihres Referates und das gefundene oder zu erwartende Ergebnis zusammen.
- Mit einem zukunftsweisenden Appell können Sie Ihr Referat beenden und eine anschließende Diskussion einleiten, wenn dies gewünscht wird. Dazu können Sie Fragen vorformulieren und Ihrem Publikum anbieten. Der Einstieg in eine Diskussion wird dadurch erleichtert.

16.3 Von der Küche ins Theater: Sprechen

Wie sehen und hören mich meine Zuhörer? Wie sehe und höre ich mich selbst? In diesem Kapitel soll aufgezeigt werden, welchen Einfluss Sprechen, Körperhaltung und Sprache, Atmung und Kleidung auf die Qualität Ihres Referats haben und wie Sie die Aufmerksamkeit Ihrer Zuhörer über das Thema hinaus fesseln können.

! Folgende Gesetzmäßigkeiten sollte beim Sprechen eingehalten werden:

1. Sprechen ohne Bezug zum Raum, ohne Bezug zum Hörer ist sinnlos. Sprechen muss „gerichtet“ sein.
2. Sprechen bezieht den ganzen Körper mit ein.
3. Sprechen wird durch die Atmung beeinflusst.
4. Sprechen erfordert, dass Lippen, Zunge und Unterkiefer auch wirklich bewegt werden, sie sind Teil unserer sichtbaren Sprechwerkzeuge.
5. Sprechen ist ein Vorgang, der den ganzen Menschen mit einbezieht.

Sehen wir uns die einzelnen Punkte genauer an und gehen sie Schritt für Schritt gemeinsam durch.

16.3.1 Sprechen muss „gerichtet“ sein

Wenn Sie den Raum betreten, in dem Sie Ihre Rede oder Ihr Referat halten sollen, nehmen Sie sich die Zeit, den Raum zu erspüren. Stellen Sie sich vor, Sie betreten eine Bühne, auf der Sie spielen sollen. Die Größe des Raumes ist entscheidend für die Lautstärke Ihres Sprechens, wenn Sie ohne Mikrofon reden. Wenn es kein fest installiertes Rednerpult gibt, entscheiden Sie selbst, wo Sie reden werden. Halten Sie Ihr Referat möglichst im Stehen. Eine stehende Person erhält mehr Aufmerksamkeit und ist zudem präsenter.

Erfassen Sie von der Stelle, auf der Sie stehen möchten oder auch aus Platzgründen stehen müssen, den Zuschauerraum. Das hilft, große Räume in Teilbereiche aufzuteilen und diese einzeln für sich zu erschließen, um sie dann wieder zusammenzusetzen. Dieser Trick hilft, Ihnen die Angst vor großen Räumen und das

Gefühl der Verlorenheit und Winzigkeit der eigenen Person darin zu nehmen.

Stellen Sie sich den Raum voller Leute vor, für die Sie Ihr Referat, Ihre Rede halten werden. Sprechen Sie Ihre Zuhörer direkt an. Suchen Sie Blickkontakt. Das ist in großen Räumen nicht leicht.

Legen Sie über das Auditorium ein imaginäres „M". Während Ihres Vortrags fahren Sie nun mit Ihren Augen die „M-Linien" ab. Sie werden immer wieder ein anderes Augenpaar treffen, dem Sie für zirka drei bis fünf Sekunden Ihre ganze Aufmerksamkeit schenken. Sprechen Sie dabei nicht über die Köpfe der Zuhörer hinweg. Halten Sie (Blick-) Kontakt. Das weckt das Interesse der Zuhörer und lädt ein, Sie auch weiterhin zu begleiten.

Sprechen Sie so, dass Sie sowohl den Raum als auch den Zuhörer mit einbeziehen.

16.3.2 Sprechen bezieht den ganzen Körper mit ein

Wenn wir sprechen, dann ist nicht nur das untere Drittel unseres Gesichts daran beteiligt. Wir sprechen nicht nur mit dem Mund, sondern mit dem ganzen Körper. Nicht umsonst ist von verbaler und nonverbaler Kommunikation die Rede. Körper und Stimme können unsere Anspannung und Nervosität verraten, und es ist gar nicht so einfach, während des Sprechens die nötige Körperspannung zu halten.

Deshalb jetzt ein paar kleine Tricks und Übungen, wie Sie Ihre Körperkontrolle etwas trainieren können.

Setzen Sie sich eine rote Clownsnase auf. Stellen Sie sich vor einen Spiegel und betrachten Sie sich dabei. Keine Grimassen schneiden!

Halten Sie Ihr Referat oder auch Ihre „Nonsens-Rede", (siehe **Kap. 16.3.4**) mit der aufgesetzten Nase vor der Familie oder Freunden und versuchen Sie, so frei wie möglich zu sprechen. Lesen Sie nicht ab, spicken ist erlaubt. Wenn Sie ins Stocken geraten, improvisieren Sie. Sie kennen schließlich den Verlauf Ihres Referats; außerdem dürfen und sollen Sie Fehler machen. Sie dürfen und sollen sich auch erlauben zu scheitern (Sie glauben gar nicht, wie hilfreich dieses Wissen ist und wie gut es tut, im richtigen Moment und in einer von Ihnen gewählten Umgebung scheitern zu dürfen).

Halten Sie Blickkontakt. Erlauben Sie sich, ganz naiv, ganz Sie selbst und ganz direkt zu sein. Damit trainieren Sie Ihre Offenheit zum Publikum. Auch wenn Sie noch die Clownsnase tragen, spielen Sie nicht den Pausenclown. Stellen Sie sich nicht den Clown in der Fußgängerpassage vor. Bleiben Sie ganz Sie selbst! Reden Sie ganz normal und versuchen Sie auch nicht, besonders witzig zu sein.

Dann halten Sie Ihren Vortrag ohne die rote Nase. Sie werden Unterschiede feststellen. Bei sich selbst und bei den Zuschauerinnen und Zuschauern.

So bewirkt die Clownsnase, dass auch Kleinstbewegungen hervorgehoben werden, die leicht als Verlegenheitsgesten zu erkennen sind. Etwa das Reiben des Zeigefingers am Nagelbett des Daumens. Die rote Nase lenkt von der Gesichtsmimik auf die Körpermimik und macht es schwieriger, sich zu verstecken. Masken sind also kein Schutz, sie machen im Gegenteil den größten Teil Ihrer ureigensten Körpermimik und -sprache erst sichtbar.

! Viele Referenten halten sich während des Vortrags an Karteikarten fest, statt Karteikarten festzuhalten. Eine Karteikarte ist eine Gedächtnisstütze, aber kein Schutzwall.

Jeder, der schon einmal vor Publikum geredet hat, kennt das: Plötzlich hat man viel zu viele Hände und weiß nicht wohin damit. Viele Referenten halten sich während des Vortrags an Karteikarten fest, statt Karteikarten festzuhalten. Der Unterschied ist bemerkenswert. Diejenigen, die sich an Karteikarten festhalten, pressen oft die Ellenbogen in die Seite und geben den Eindruck, dass ihre Achselhöhlen und die Innenseite ihrer Oberarme mit dem Oberkörper fest verwachsen sind. Das ist sowohl für die Vortragenden als auch für die Zuschauer ein Schutzschild von im wahrsten Sinne des Wortes „atemberaubender" Größe und Abwehr. Ein Drittel Ihres Körpers wird damit ausgeschaltet. Mit dem Effekt, dass Sie sich das Sprechen unnötig erschweren und den Zuhörer fast zwingen, für Sie zu atmen.

Rufen Sie sich die Offenheit in Erinnerung, die Ihnen die rote Nase ermöglichte. Halten Sie also nur Ihre Karteikarten fest, um ab und zu einen Blick darauf zu werfen, der Ihnen vielleicht Sicherheit für Ihren Vortrag gibt. Eine Karteikarte ist eine Gedächtnisstütze, aber kein Schutzwall.

16.3.3 Sprechen wird durch die Atmung beeinflusst

Stimme, Körper und Atmung bilden eine Einheit, die Spannung und Entspannung steuert. Spannung und Entspannung bedingen sich gegenseitig; das Eine ist ohne das Andere nicht möglich. Suchen Sie sich eine Entspannungstechnik aus, die Ihnen zusagt. Ein paar Tipps.

Lehnen Sie sich mit dem Rücken an eine Wand. Schließen Sie die Augen und atmen Sie durch die Nase ein und den Mund wieder aus. Fühlen Sie, wie der Sauerstoff in jeden Winkel Ihres Körpers fließt. Dabei hilft es, sich den Sauerstoff flüssig und farbig vorzustellen, wie er den Körper angenehm durchflutet. Verweilen Sie so ein bisschen. Anschließend sollten Sie sich etwas ruhiger und entspannter fühlen. Wo Sie gerade so schön entspannt sind, stellen Sie sich doch einmal gerade hin. Die Beine leicht gespreizt. Legen Sie Ihre Handflächen auf Ihre Flanken, ungefähr da, wo Ihre Nieren sind. Die Ellenbogen weisen dabei nach hinten. Atmen Sie in Ihre Handflächen. Wenn sich Ihre Handflächen beim Einatmen durch den Druck der Flanken nach außen wölben, dann haben Sie es richtig gemacht.

Der Zeitaufwand dieser Atemübung ist gering, die Wirkung aber umso größer, wenn Sie diese Übung regelmäßig durchführen. Diese richtige Art der Atmung wird Ihnen dann in Fleisch und Blut übergehen und Ihnen das Sprechen erleichtern.

Ein guter Nebeneffekt ist, dass richtiges Atmen gleichzeitig Ihr Lampenfieber auf ein erträgliches Maß reduziert und Sie in einen Zustand hoher Konzentration versetzt. Fürchten Sie sich also nicht vor Lampenfieber, arbeiten Sie damit. Benutzen Sie es als überspringenden Funken, der Ihr Publikum entzündet, weil Ihr Vortrag so spannend ist und Sie Ihr Thema so mitreißend präsentieren.

16.3.4 Sprechen heißt, auch Lippen, Zunge und Unterkiefer wirklich zu bewegen

Undeutliches Sprechen liegt oft daran, dass der Unterkiefer viel zu verspannt ist und wir uns nicht trauen, den Mund beim Sprechen aufzumachen. Folgende Übung hilft:

Machen Sie kauende Mundbewegungen. Fahren Sie mit der Zunge über Ihre Zähne, sowohl im Oberkiefer wie auch im Unterkiefer. Kauen Sie weiter. Dadurch beugen Sie Mundtrockenheit vor. Gähnen Sie mehrmals hintereinander. Schneiden Sie Grimassen, rollen Sie dabei mit den Augen. Schütteln Sie Ihre Wangen hin und her und schnauben Sie dabei wie ein Pferd. So entspannen Sie die Kiefer- und Gesichtsmuskulatur. Stecken Sie einen Korken zwischen die oberen und die unteren Schneidezähne und lesen Sie dabei laut einen beliebigen Text, Ihren vorbereiteten Referattext oder Ihre Nonsens-Rede vor. Versuchen Sie so deutlich wie möglich zu sprechen. Das ist nicht unmöglich, es klingt nur seltsam. Sprechen Sie dann den gleichen Text ohne den Korken.

Sie werden feststellen, wie deutlich und akzentuiert Sie jetzt sprechen. Und sprechen Sie auch nicht zu schnell. Hasten Sie nicht durch Ihr Referat! Atmen Sie ruhig, wie Sie es gelernt haben. Werden Sie doch zu schnell, so führen Sie kleine Pausen ein. So erhöhen Sie die Aufmerksamkeit. Führen Sie diese Übungen regelmäßig durch. Es wird Ihnen dann wesentlich leichter fallen, einen Text laut zu sprechen, den richtigen Rhythmus und die passende Geschwindigkeit zu finden, ohne dabei einen trockenen Mund zu kriegen. Sie werden im Laufe der Zeit ein Methodenrepertoire entwickeln, bestehend aus Handlungsmustern und Inszenierungstechniken, das Ihnen Sicherheit, besonders in Stresssituationen gibt, auf das Sie spielerisch zurückgreifen können (Meyer, 2011, S. 44).

Wichtig ist auch dieses: Es gibt einen Unterschied zwischen geschriebenem Deutsch (Schriftdeutsch) und der gesprochenen Sprache. Sie müssen nicht in druckfertigen Sätzen reden. Machen Sie sich Ihre Sprache zu eigen und mundgerecht und nicht umgekehrt. Der Vortrag wirkt sonst künstlich und distanziert und scheint nichts mehr mit Ihnen zu tun zu haben. Fallen Sie dabei jedoch nicht ins andere Extrem und reden nur noch Umgangssprache! Eine ebenfalls gute Übung, um „auf spielerischer Ebene, vor Menschen frei und sicher zu stehen und zu sprechen", ist die Nonsens-Rede (Poggendorf, 2012, S. 374). Denken Sie sich ein völlig unsinniges Thema aus und halten Sie dazu spontan einen Kurzvortrag. Beispiele:

- Die unvergesslichen Abenteuer einer Sumpfdotterblume
- Auch Reiskörner trauern um O.E.
- Grauer Star im violetten Eierbecher

Fangen Sie sofort an, laut und vor Publikum „zu assoziieren, zu improvisieren, aus dem hohlen Bauch heraus zu argumentieren, authentisch und mit Selbstironie" (Poggendorf, 2012, S. 374). Versuchen Sie, so überzeugend und spannend zu reden, wie es Ihnen möglich ist und setzen Sie dabei Ihr ganzes Repertoire an Gestik und Mimik ein. Sind Sie hierbei erfolgreich, so werden Sie auch keine Schwierigkeiten haben, Ihr Sachthema ebenso überzeugend und spannend zu referieren (Poggendorf, 2012).

16.3.5 Sprechen ist ein Vorgang, der den ganzen Menschen mit einbezieht

Sie sprechen nie losgelöst von Ihrer Persönlichkeit. Das bezieht sowohl Ihre Körperhaltung, als auch Ihr Auftreten und Ihre Kleidung ein. Der Körper sollte dem Publikum offen zugekehrt sein. Indem Sie unverkrampft atmen und sprechen, wird auch Ihr Körper unverkrampft sein. Wenden Sie Ihrem Publikum nicht den Rücken zu, Sie verlieren sonst den Kontakt. Man möchte Sie ganz sehen, ob frontal oder ein wenig seitlich gedreht, ist Ihnen überlassen.

Tänzeln Sie nicht von einem Fuß auf den anderen und knicken dabei die Hüfte rechts oder links ein. Beide Beine sollten stabil auf dem Boden stehen. Ein sicherer Stand erleichtert das Sprechen und gibt Ihnen Stärke. Schauen Sie offen durch den Raum und suchen Sie den Blickkontakt mit Ihrem Publikum. Denken Sie an den Buchstaben „M", dessen Linien Sie mit den Augen abfahren. So geben Sie das Gefühl, den einen Menschen persönlich anzusprechen. Das erhöht die Aufmerksamkeit aller.

Ihre Arme sind keine leblosen Gegenstände. Sie helfen, Wichtiges beim Sprechen zu unterstreichen und geben Ihrer Aussage mehr Gewicht oder aber auch mehr Leichtigkeit, ganz wie Sie wollen. Bilden Sie nicht den schon genannten Schutzschild, denken Sie an die Übung mit der Clownsnase.

Kleiden Sie sich bequem, aber der Gelegenheit angemessen. Ärmellos oder bauchfrei, um das schöne Tattoo oder das Bauchnabelpiercing zu zeigen, wäre nur bei einem Referat über eben diesen Körperschmuck zu empfehlen. Bei einer Rede über alles andere sollte dies Ihr Privatvergnügen sein und auch bleiben. Nicht jeder findet daran Gefallen oder möchte so viel intimen Einblick in Ihr Privatleben.

Vermeiden Sie ebenfalls zu viel Schmuck an den Händen oder grelle Krawatten etc. Sie ziehen die Aufmerksamkeit auf sich und weg von Ihnen. Nur wenn sie Teil Ihrer Rede sind, sie als Requisit folgerichtig eingesetzt werden, sind sie sinnvoll.

16.4 Der Einsatz von Medien

Sie können die Wirkung Ihres Vortrages durch den gezielten Einsatz von Medien erhöhen. Je mehr Sinne Sie ansprechen, desto höher ist die Aufmerksamkeit und Merkfähigkeit der Zuhörer. Schwer vorstellbare Informationen können optisch dargestellt und somit besser verstanden werden. Denken Sie über die verschiedenen Hilfsmittel zur Visualisierung nach und welche davon zu Ihrem Vortrag passen. Zur Verfügung stehen z. B.: Tafel, Flip Chart, Overheadfolien, Pinwand, Powerpoint-Präsentation, selbst kurze Videoclips mit Videobeamer etc. Nehmen Sie nicht alle zusammen, aber eine passende Kombination dieser Hilfsmittel wird die Qualität Ihres Vortrages für die Zuhörer deutlich erhöhen. Siehe dazu auch **Kapitel 17**.

! Es gelten folgende Aussagen (Gora, 2001, S. 58): Wir behalten von dem, was wir

- lesen 10 %
- hören 20 %
- sehen 30 %
- sehen und hören 50 %
- selbst vortragen 70 %
- selbst ausführen 90 %.

Der Vorteil einer Visualisierung liegt also darin, dass (Gora, 2001):

- Ihr Thema verständlicher wird
- Sie freier reden können
- der Zuhörer deutlich mehr behält.

16.5 Das Handout

Ein Handout ist eine Zusammenfassung der wichtigsten Inhalte des Referats oder des Vortrags und dient dem Zuhörer als Merkblatt.

Arbeiten Sie so, dass Ihr Handout keine lose Blättersammlung ist, sondern nur aus einem Blatt besteht. Ob Sie Ihr Handout vor oder nach dem Referat austeilen, ist Ihnen überlassen. Vorher hat den Nachteil, dass Ihre Zuhörer dem Handout vielleicht mehr Aufmerksamkeit schenken als Ihrem Vortrag. Der Vorteil besteht darin, dass die Zuhörer bereits eine kurze Gliederung des Referats vorliegen haben und sich Notizen machen können. In Absprache mit Ihren Kommilitoninnen und Kommilitonen sollte man eine einheitliche Regelung finden. Ein Handout wird von den Dozenten gerne verlangt, weil dadurch auch die Fähigkeit trainiert wird, die Quintessenz eines Referats verständlich und knapp herauszuarbeiten.

In einem außerschulischen oder -universitären Zusammenhang werden in der Regel keine Handouts ausgegeben. Aber auch im Rahmen eines Kongresses freuen sich die Zuhörenden über ein Handout.

16.6 Wie beende ich mein Referat?

In Abschnitt 16.2 wird vorgeschlagen, das Referat mit einem Appell oder einer anschließenden Diskussion zu schließen, natürlich innerhalb der Zeitgrenzen. Aber wie ende ich wirklich? Muss ich meinen Vortrag schließen mit den Worten: „Vielen Dank für Ihre Aufmerksamkeit/Ihr Interesse“? Ein sehr umstrittener Satz, der sowohl Befürworter als auch Gegner hat. Ich gehöre zu den Gegnern. Weshalb?

Ein Publikum entscheidet sich in der Regel, freiwillig zu einem Vortrag, zu einer Rede zu kommen oder ins Theater oder die Oper zu gehen. Die Sängerinnen und Sänger, die Schauspielerinnen und Schauspieler werden für ihre Darbietung mit Applaus belohnt. War es außergewöhnlich mitreißend und packend, gibt es „standing ovations“ als Belohnung und Bestätigung der enormen Leistung. Ihnen wird somit gedankt für den interessanten Beitrag, für den tollen Abend etc. Für diesen Applaus, für diese

Anerkennung ihrer Leistung, werden sich die Künstlerinnen und Künstler mit großer Freude bedanken und verbeugen. Sie bedanken und verbeugen sich aber nicht für die Aufmerksamkeit oder das Interesse des Publikums, das ihnen entgegengebracht wurde. Weshalb auch? War die Darbietung so schlecht, dass es Dank erfordert, dageblieben zu sein? Muss ich mich für eine Aufmerksamkeit bedanken, die ich doch von meinen Zuhörern voraussetzen darf? Weshalb sonst wären sie zu dieser Veranstaltung gekommen, wenn nicht, um meine Rede, mein Referat zu hören oder meine künstlerische Leistung zu erleben?

Freuen Sie sich mit Ihren Zuhörern und bedanken Sie sich, wenn Ihnen applaudiert wird, weil Ihr Vortrag, Ihr Referat so gut war, so informativ und so mitreißend, wenn Ihr Publikum Ihnen zeigt, wie toll Sie waren, und damit die große Arbeit belohnt, die Sie in Ihren Vortrag investiert haben. Dafür kann man sich bedanken.

Gora, S. (2001). *Schule der Rhetorik: Ein Lese- und Arbeitsbuch.* Leipzig: Klett.
Klar strukturiert und leicht verständlich, mit vielen Anregungen und praktischen Beispielen zum Thema Rhetorik, Vortrag, Argumentation, Präsentation und Redesituation. Für jeden erschwinglich.

Hierhold, E. (2008). *Sicher Präsentieren – Wirksamer Vortragen* (7. Aufl.). München: FinanzBuch.
Ausführlichste Darstellung zu allen Formen der Präsentation und des Vortragens. Mit vielen Beispielen zu den verschiedensten Anlässen. Gut verständlich, mit einer Seminar-CD. Sehr teuer.

Meyer, H. (2011). *Unterrichts-Methoden II: Praxisband* (14. Aufl.). Berlin: Cornelsen.
Ein Lehrwerk, das methodisch aufgebaut, Unterrichtpraktiken und Methoden erklärt und mit vielen Beispielen belegt. Informativ und spannend. Gut bezahlbar.

16.7 Literatur

Gora, S. (2001). *Schule der Rhetorik: Ein Lese- und Arbeitsbuch*. Leipzig: Klett.

Hierhold, E. (2008). *Sicher Präsentieren – Wirksamer Vortragen* (7. Aufl.). München: FinanzBuch.

Meyer, H. (2011). *Unterrichts-Methoden II: Praxisband* (14. Aufl.). Berlin: Cornelsen.

Poggendorf, A. (2012). *Angewandte Teamdynamik: Methodik für Trainer, Berater, Pädagogen und Teamentwickler*. Berlin: Cornelsen.

Internetquelle

Berlin.de. (2016). *Referate an der Uni: 5 häufige Anfängerfehler*. Zugriff am 1. Februar 2021 unter http://www.berlin.de/special/jobs-und-ausbildung/uni-und-studium/semesterstart/4005243-970379-referate-an-der-uni-5-haeufige-anfaenger.html

Weiterführende Literatur

Aderhold, E. & Wolf, E. (2002). *Sprecherzieherisches Übungsbuch* (13. Aufl.). Berlin: Henschel.

Barsch-Gollnau, S. (2004). *Erfolgreich lernen – kompetent handeln: Der Methodentrainer für Seminarkurs und Präsentationsprüfungen*. Bamberg: Buchner.

Köller, T. (1993). *Die Schauspielpädagogik Jacques Lecoqs*. Frankfurt a. M.: Lang.

17 Was sagt schon ein Bild?

Peter Meurer

Der Einsatz von Bildern in wissenschaftlichen Texten hat eine lange Tradition. In Medizin und Pflege ist Lernen ohne Bilder nahezu unmöglich. So selbstverständlich uns das Lernen mit Bildmedien scheint, so anspruchsvoll gestaltet sich die Visualisierung für Sie als Autorin und Autor einer wissenschaftlichen Publikation oder Präsentation.

Lernziele

Nach der Durcharbeitung dieses Kapitels können Sie:

- mindestens drei Gründe nennen, die den Aufwand für Visualisierungen rechtfertigen
- typische Stolperfallen bei der Erstellung von Folien beschreiben
- den jeweils optimalen Diagrammtyp für eine Visualisierung auswählen.

17.1 Visualisieren tut not – oder weh

Es ist Ihr großer Tag: Sie sollen das erste Mal ein Referat auf einer Fachtagung halten. Dazu haben Sie sich extra in ein Präsentationsprogramm eingearbeitet, weil – so sagte Ihnen ein Bekannter – das heutzutage erwartet wird. Die Arbeit ging zügig voran, ein paar Dutzend poppige Folien waren im Handumdrehen erstellt. Mehrere Testdurchläufe daheim haben funktioniert: Sie kamen gut durch die Zeit, der Text saß, die lässigen Animationen (Tipp vom Bekannten) liefen flüssig.

Nun ist es soweit, Sie sind an der Reihe! Und dann nimmt die Katastrophe ihren Lauf. Beim Starten der Präsentationen sieht die Schrift anders aus als daheim, alles ist aus der Form geraten und der Text erscheint nicht mehr vollständig auf den Folien. Die Animationen bringen Sie mit ihrem Eigenleben aus dem Takt. Die Grafik aus dem Internet ist auf den hinteren Plätzen nicht zu entziffern.

Ist das das Ende? Nein, unsere Geschichte nimmt noch eine positive Wende. Wir aber spulen erst einmal zum Anfang zurück.

Der Bekannte, der hier der Höflichkeit halber namenlos bleibt, hat in einem Punkt recht gehabt: Es gibt mittlerweile eine durchgängige Erwartungshaltung, dass mündliche Vorträge durch Präsentationen visuell unterstützt werden. Indem wir uns nicht allein auf das gesprochene Wort verlassen, sondern visuelle Hilfsmittel einsetzen, möchten wir unserem Publikum helfen,

- viele Informationen leichter zu überblicken
- komplexe Zusammenhänge einfacher zu durchschauen
- Wichtiges schneller vom Unwichtigen zu trennen
- den roten Faden im Auge zu behalten
- sich an bessere Informationen zu erinnern.

Und wenn wir ehrlich sind, gibt es noch einen weiteren gewichtigen Grund: Wir wollen unser

Publikum überzeugen. Das geht mit einer knackigen Grafik oft schneller und eindrücklicher als mit einem geschliffenen Satz.

Stellen Sie sich dazu vor, Sie würden von Ihrem Hygiene-Projekt berichten. Sie haben auf ausgewählten Stationen ein Schild auf den Desinfektionsspender geklebt, auf dem stand, dass das Desinfektionsmittel mit einer hochwirksamen Pflegekomponente angereichert wurde (was glatt gelogen war). Auf allen Stationen haben Sie in der Folgewoche wiederholt heimlich Abstriche von den Türgriffen genommen. Das Ergebnis war, dass auf den Stationen mit dem „pflegenden Desinfektionsmittel“ 45 % weniger Keime an den Türgriffen hafteten. Unter den anderen Stationen gab es dagegen sogar einen gefährlichen Befund: *methicillin-resistentes Staphylococcus aureus.*

Das alles könnten Sie nun in vier Stichpunkten auf eine Folie schreiben. Sie können aber auch anders vorgehen. Auf einer Eingangsfolie zeigen Sie ein Kurvendiagramm, das die steigende Zahl nosokomialer Infektionen mit Todesfolge zeigt. Das Publikum ist alarmiert. Jetzt schildern Sie Ihr Vorhaben und zeigen ein Foto von einem Desinfektionsspender, der Ihren „Pflegehinweis“ trägt. Das Publikum wird zum wissenden Mittäter und die Spannung steigt. Dann folgen Fotos von den Bakterienkulturen. Das Publikum wird sich ekeln und später gut erinnern. Am Ende des Vortrags verteilen Sie ein Informationsblatt, in dem die Projektergebnisse zusammengefasst sind – mit einem angehefteten Desinfektionstüchlein.

17.2 Und ewig lockt das Präsentationsprogramm

Zugegeben, der Aufwand für das Erstellen der Präsentation kann groß sein, aber wenn es Ihr Ziel ist, die Zuhörer zu überzeugen oder gar zum Handeln zu bewegen, lohnt sich der Aufwand.

Das wichtigste elektronische Arbeitsmittel für die Visualisierung ist ein Präsentationsprogramm. Drei Software-Produkte kommen häufig zum Einsatz: Microsoft PowerPoint, LibreOffice Impress und Keynote, letzteres läuft ausschließlich auf dem Mac. Wenn Sie Ihre Präsentation auf einem fremden Rechner präsentieren müssen, klären Sie frühzeitig ab, welche Software Sie verwenden dürfen.

Bekannt und beliebt sind diese Präsentationsprogramme, weil sie die Erstellung ansprechender Folien erleichtern. Und da liegt das Problem: Sie machen es Ihnen fast schon zu leicht. Texte, Grafiken und Animationen können Sie wie in einem Mixer zusammenwerfen – aber es kommt nicht immer etwas Genießbares dabei heraus.

17.2.1 Was Sie sich sparen können

Das häufigste Problem bei Präsentationen ist die Überdosierung. Die Präsentationsprogramme laden regelrecht dazu ein, eine Folie mit allerlei Grafiken aufzublähen. Insbesondere die mitgelieferten Designvorlagen enthalten jede Menge visuellen Ballast. Dazu gehören auch die Fußzeilen-Informationen, bei denen kritisch hinterfragt werden sollte, warum sie auf jeder Folie erscheinen: der Name und das Datum der Veranstaltung (das sollten doch alle kennen), der Name des Referierenden (reicht auf der Titelfolie), der Titel des Referats (ebenso), die Foliennummer (interessanter ist, wie viele Folien noch folgen). Dies sind alles Informationen, die die Zuhörer erst lesen müssen, um dann zu entscheiden, dass sie nicht wichtig sind. Sie sehen, ich plädiere dafür, alle optischen Sättigungsbeilagen zu meiden.

Mäßigen Sie sich auch beim Umfang Ihrer Präsentation. Wenn Sie 20 Minuten referieren dürfen, sollten Sie nicht mehr als 10–12 Folien zeigen. Wie ich auf diese Zahl komme? Dahinter stecken keine geheimen Rechenformeln, sondern meine leidvollen Erfahrungen als Zuhörer in vielen bildstarken und wortschwachen Vorträgen.

Auch bei Farben ist Zurückhaltung angesagt. Knallig bunte Folien mögen auf den ersten Blick beeindrucken, aber Sie verschenken sich damit im schlimmsten Fall die Chance, Signalfarben für die Hervorhebung wichtiger Aspekte zu verwenden.

Für Overhead-Projektoren und lichtstarke Videobeamer sollte möglichst ein heller Hintergrund, für lichtschwache Projektoren eher ein dunkler Hintergrund gewählt werden. Nach der gewählten Hintergrundfarbe richten sich alle weiteren Farben für den Text und für Diagramme. Auswahlkriterien sind: hoher Kontrast und Bedeutungsgehalt. Mit der Farbe Rot warnen Sie in unserem Kulturkreis. Grün verwenden wir, wenn etwas in Ordnung ist. Kontraste sind eines der wichtigsten Gestaltungsmittel.

Theoretisch können Sie PowerPoint und die anderen Programme verwenden, um Folien auszudrucken, damit Sie diese auf einem Overhead-Projektor auflegen können. Wenn Sie jetzt nicht wissen, was ein Overhead-Projektor bzw. Tageslichtschreiber ist, müssen Sie sich nicht grämen. Betrachten Sie das als Indiz, dass diese verlässlichen, einfach zu bedienenden Präsentationsmedien immer mehr von Computern und Beamern verdrängt werden. Schade eigentlich, denn mit Overhead-Projektoren lassen sich sinnvolle Animationen umsetzen: Sie können zum Beispiel mit einem Folienstift wichtige Stellen hervorheben, und zwar genau in dem Augenblick, in dem Sie über das Thema sprechen. Und wenn eine Zuhörerin einen klugen Zwischenruf macht, beweisen Sie Teilnehmerorientierung, indem Sie die Stichworte auf der Folie ergänzen. Das ist ziemlich schwierig, wenn Sie mit dem Computer präsentieren.

17.2.2 Was Sie sich nicht sparen können

Sie haben gesehen, dass Sie leicht visuell über die Stränge schlagen können. Aber es gibt auch eine visuelle Unterernährung. Sie sollten immer dann eine Visualisierung in Betracht ziehen, wenn:

- Sie etwas besonders Wichtiges vorstellen möchten, z. B. die Inhalte (besser: die Ziele) Ihrer Präsentation, Ihre Arbeitshypothese, eine Zusammenfassung
- es auf jedes Wort ankommt, z. B. eine Definition oder einen Gesetzestext
- Sie Zusammenhänge erläutern möchten, z. B. Faktoren der Wundheilung
- eine komplexe Struktur wichtig für Ihre Ausführungen ist, z. B. der Prozess, den eine Patientin bei der Aufnahme durchlaufen muss
- die Gefahr besteht, dass Ihr Publikum die Übersicht verliert, z. B. bei Ihrem neuen Pflegemodell
- Sie Emotionen vermitteln wollen, die sich sprachlich schwer fassen lassen, z. B. die visuellen Eindrücke eines Patienten, der auf einer Trage liegend durch viele Krankenhausflure geschoben wird.

Die Beispiele zeigen, dass eine Visualisierung nicht zwangsläufig nur aus Grafiken besteht. Auch Wörter und Sätze sind in ihrer Schriftform im weiteren Sinne Visualisierungen – besonders, wenn Sie Schlüsselbegriffe durch eine Formatierung (fett, rot, unterstrichen oder größer) hervorheben.

! Eine gute Regel für Präsentationen lautet: Sag, was Du sagen willst. Sag es. Sag, was Du gesagt hast.

Scheuen Sie sich dabei nicht vor Wiederholungen (deswegen kommt die Kunst des Vortragens in verschiedenen Kapiteln vor [**Kap. 16**, 22, 23] mit teilweise ähnlichen Inhalten; Anm. der Herausgeberin). Sie beginnen also immer mit einem kurzen Ausblick darauf, was das Publikum erwarten darf. Wenn Sie es noch ein Stück dramatischer mögen, könnten Sie beispielsweise damit beginnen, anstelle der Gliederung Ihres Referates das Foto einer Bakterienkultur zu zeigen: „Sie sehen hier den zurzeit gefährlichsten Killer im Krankenhaus. In den nächsten 15 Minuten zeige ich Ihnen, wie wir ihn durch einen kleinen Betrug losgeworden sind." Wenn Sie anstelle von stichwortartigen Überschriften („Laborbefunde") mit Fragen

(„Welche Befunde lieferte das Labor?“) oder Aussagen („Befunde außerhalb des Normbereichs“) arbeiten, erzielen Sie eine höhere Aufmerksamkeit. Ganz sicher bieten Sie Ihrem Publikum am Ende noch einmal eine Zusammenfassung an, nämlich Ihre *„take home message“*. Mit dem eingangs erwähnten Desinfektionstüchlein haben Sie diese Botschaft handgreiflich gemacht.

17.3 Tipps für Tabellen, Diagramme, Fotos und Grafiken

Bevor wir auf die unterschiedlichen Varianten für Visualisierungen eingehen, gibt es Grundlegendes zu beachten (Balzert et al., 2017):

- Weniger ist mehr. Verbildlichen Sie nur, was wichtig und relevant ist. Zu viele Bilder und Farben verwirren. Zu viele Daten in Tabellen und Diagrammen machen die Darstellungen unübersichtlich.
- Zu jedem Bild gehört eine Beschriftung (Text unter dem Bild oder/und Überschrift).
- Zu zitierten Daten in Tabellen und Diagrammen gehört eine Quellenangabe.

17.3.1 Tabellen für exakte Daten

Jedes Präsentationsprogramm bietet Ihnen die Möglichkeit, auf einer Folie eine Tabelle einzufügen. Sie sollten immer dann Tabellen einsetzen, wenn es Ihnen um genaue Daten geht. Das kann beispielsweise die aufgewandte Zeit für Pflegehandlungen bei Patienten unterschiedlicher Pflegestufen sein.

Beachten Sie aber, dass Ihre Zuhörer mehr Zeit und Konzentration brauchen, um eine Tabelle zu verarbeiten. Denn jetzt müssen sie nicht nur von links nach rechts, sondern auch von oben nach unten lesen und Beziehungen zwischen den Inhalten der Tabellenzellen und den Spalten- bzw. Zeilenüberschriften herstellen. Bieten Sie darum Hilfestellungen an, indem Sie z. B. jede zweite Zeile farblich hinterlegen, Spalten oder Zeilen nach und nach einblenden (hier sind Animationen für einmal sinnvoll!) und wichtige Zahlen fetter schreiben.

Tabellen eignen sich auch gut, um Beziehungen zwischen nichtnumerischen Informationen darzustellen, denken Sie nur an den Dienstplan.

17.3.2 Diagramme

Die Zeiten, in denen nur ausgebildete Grafiker in der Lage waren, Diagramme zu erstellen, sind lange vorbei. Heute können Sie mit Ihrem Präsentations- oder Tabellenkalkulationsprogramm in Windeseile Zahlensalat in beeindruckende Kreis-, Balken- oder Liniendiagramme verwandeln. Ob daraus aber sinnvolle Visualisierungen entstehen, muss bei jeder einzelnen Visualisierung hinterfragt werden. Auf jeden Fall manipulieren Sie Ihre Zuhörerinnen und Zuhörer, weil sie aus einer Menge von Zahlen einen Ausschnitt wählen und diesen Ausschnitt mit einer visuellen Aussage hinterlegen (Hierhold, 2006). Denken Sie an die Fieberkurve: Auf den ersten Blick sehen Sie, dass das Fieber fällt. Vielleicht enthält die Kurve aber nur die Morgenwerte?

Tortendiagramme, um Anteile an einem Ganzen darzustellen

Mit einem Torten- bzw. Kreisdiagramm stellen Sie das Verhältnis von Teilen zu einem Ganzen dar. Beispielsweise haben die Pflegenden zu Beginn Ihrer Untersuchung angegeben, wie sie die Hygiene im Krankenhaus bewerten: sehr gut (4 %), ausreichend (92 %), gelegentlich unzureichend (1 %), gefährlich (3 %). Dieses Ergebnis lässt sich gut in einem Kreisdiagramm darstellen. Der größte Wert beginnt immer bei „12 Uhr“, wenn Sie sich die Torte als Uhr vorstellen, die kleineren Werte folgen im Uhrzeigersinn. Die Lesbarkeit des Diagramms würde leiden, wenn Sie mehr als acht Teile oder einen großen mit mehreren sehr kleinen Teilen vergleichen wollen. Hier müssen Sie eventuell mehrere kleine Teile zusammenfassen. Umgekehrt müssen Sie nicht unbedingt ein Tortendiagramm für Aussagen wie „die Hälfte“ oder „ein Drittel“ zeichnen.

z. B. Stilkritik: Das ZDF-Krisenbarometer. „Beim Krisenbarometer handelt es sich um ein Tortendiagramm, das den Tag an der Frankfurter Börse in positive (grün) und negative (rot) Trends einordnet. Letztens war das Krisenbarometer zu zwei Dritteln rot. Darüber stand: ‚Arbeitsmarkt' und ‚Faule Kredite'. Über dem grünen Drittel stand: ‚Konsumklima' und ‚Dax'. Hä? Am Dienstag waren dann ‚KFZ-Neuzulassungen' grün, ‚US-Banken' und ‚Adidas' aber rot. Was das soll? Keine Ahnung. Man könnte genauso gut ‚Fußpilz', ‚Genkartoffel', ‚Annemarie Eilfeld', ‚Horst Köhler' und ‚Ouagadougou' zusammen in ein Kreisdiagramm packen. Da ist jede Sahnetorte im Gesicht eines Moderators aufschlussreicher. Aber Hauptsache, das Design stimmt" (Zips, 2009).

Balken- oder Säulendiagramme, um Größenvergleiche zu machen

Wenn Sie nur wenige Messwerte miteinander vergleichen möchten, können Sie diese entweder als vertikale Klötzchen (Säulen) oder als horizontale Klötzchen (Balken) anordnen. Als Beispiel sei hier die Zahl der Krankenhausinfektionen mit Todesfolge in Schweden, Holland, England, Deutschland, Frankreich und Italien genannt.

Bei Torten-, Balken- und Säulenprogrammen sollten Sie den Verlockungen des Präsentationsprogramms widerstehen, mit perspektivischen Verzerrungen und Schatteneffekten zu arbeiten. Das sieht zwar schick aus, aber fast immer verändern Sie damit die Aussage: Ein massiv gekipptes Tortenstück wirkt größer, wenn es zum Betrachter hinweist. Ein dreidimensionaler Balken hat zwei Oberkanten, die auf unterschiedlichen Grundlinien abgebildet werden.

Liniendiagramme, um Entwicklungen darzustellen

Mit einem Liniendiagramm arbeiten Sie vermutlich täglich, und zwar mit der Fieberkurve. Das Liniendiagramm eignet sich vorzüglich, um zeitliche Veränderungen darzustellen. Bei einer größeren Datenmenge bewährt es sich häufig, eine Trendlinie zu ergänzen. Das macht Ihre Präsentationssoftware für Sie per Mausklick.

Tipp! Eine Übersicht über alle verfügbaren Diagrammtypen und deren optimale Einsatzzwecke finden Sie in der Online-Hilfe von Excel im Kapitel „Verfügbare Diagrammtypen". Bei LibreOffice Calc heißt das Kapitel „Auswählen eines Diagrammtyps".

17.4 Abbildungen – woher nehmen und nicht stehlen?

Bei Bildern unterscheiden wir zwischen realistischen (Fotos) und schematischen Abbildungen (Grafiken). Durch die Digitalfotografie ist es sehr einfach geworden, Fotos zu machen und in Folien einzubauen. Aber nicht jedes Foto erfüllt seinen Zweck, wenn der falsche Ausschnitt gewählt wurde, es unter- oder überbelichtet oder schlicht unscharf ist. Was auf dem Computer noch „gerade" erkennbar ist, ist eventuell bei einer Projektion völlig unkenntlich. Je wichtiger ein Foto für Ihre Argumentation ist, desto kritischer müssen Sie die Qualität des Bildes beurteilen. Eventuell lohnt es sich darum, auf eigene Bilder zu verzichten und im Internet auf Fotojagd zu gehen.

Fotos finden Sie mit Hilfe der Bilder-Suche der Suchmaschine Ihrer Wahl. Problematisch ist dabei, dass es sehr lange dauern kann, bis Sie etwas Geeignetes gefunden haben oder Sie im schlimmsten Fall das erstbeste Foto wählen, das damit zwar das erste, aber nicht das beste Foto ist. Wenn Sie ein Foto aus dem Internet übernehmen, notieren Sie auf jeden Fall die Quelle, denn bei Fotos gilt wie bei Texten, dass Sie das Urheberrecht wahren müssen. Das heißt, Sie müssen die Quelle zitieren. Wenn Sie ein fremdes Foto für eine Publikation verwenden, müssen Sie sich explizit nach den Rechten erkundigen und gegebenenfalls die Abdruckerlaubnis des Rechtebesitzers einholen.

Dieses mühsame Abklären von Rechten entfällt, wenn Sie sich gezielt auf die Suche nach Fotos machen, die zur Weiternutzung freigegeben wurden. Besonders einfach ist das bei Bildern, die unter einer sogenannten „creative commons"-Lizenz stehen. Die Google Bilder-Suche bietet Ihnen dazu einen Suchfilter an. Beachten Sie dabei aber, dass auch hier der Urheber des Fotos zitiert werden muss.

In Anbetracht der Zeit, die Sie vielleicht in die Fotosuche investieren, lohnen sich manchmal kostenpflichtige Angebote. Foto-Archive wie iStockphoto bieten Ihnen ausgefeilte Suchmöglichkeiten und die Chance, für einen überschaubaren Betrag die Nutzungsrechte an einem Foto zu erwerben.

Quellen für käuflich zu erwerbende Bilder sind:

- https://www.istockphoto.com/de
- https://de.fotolia.com
- https://www.photocase.com

Bei schematischen Darstellungen wird die Suche schwieriger. Auch das Urheberrecht spielt hier eine gewichtigere Rolle, weil es sich fast immer um „Werke mit einer gewissen Schöpfungshöhe" handelt, wie es die Juristen ausdrücken. Bevor Sie sich also auf rechtliches Glatteis begeben, sollten Sie überlegen, ob Sie nicht lieber Ihrer eigenen kreativen Ader eine Chance geben. Die Präsentationsprogramme bieten Ihnen das nötige Rüstzeug dazu, denn sie enthalten einfache Zeichenwerkzeuge, die schnell zu respektablen Ergebnissen führen.

Charmant und besonders einfach zu erstellen sind freihändige Zeichnungen, die Sie später mit Hilfe eines preiswerten Scanners oder der Kamera Ihres Smartphones in Ihr Präsentationsprogramm holen und dort mit einfachen Mitteln nachbearbeiten können. Genieren Sie sich nicht: Ihr Publikum wird eventuell fehlendes Talent gerne gegen das gezeigte Engagement aufwiegen. Machen Sie den Test mit meiner Eigenproduktion (**Abb. 17-1**).

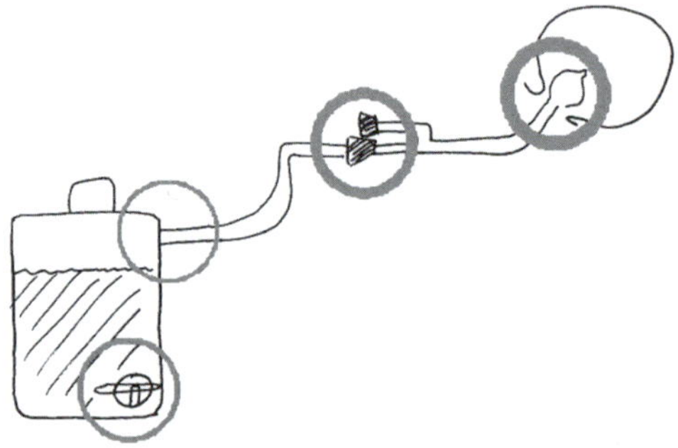

Abbildung 17-1: Freihandzeichnung zur Bildinterpretation. Quelle: P. Meuerer.

Wenn Sie jetzt Mühe haben, das Bild (**Abb. 17-1**) zu interpretieren, liegt das sicherlich daran, dass die Bildunterschrift fehlt. Sie sehen daran, wie sehr eine Textinformation das Bildverstehen lenkt. Welche von den folgenden Beschriftungen hätten Sie gewählt? (1) Infektionspforten, (2) Infektionspforten bei Blasenkathetern, (3) Vier Haupteintrittsstellen für Keime bei Blasenkathetern. Oder hätten Sie noch eine bessere Formulierung?

- Ballstaedt, S.-P. (1997). *Wissensvermittlung: Die Gestaltung von Lernmaterial.* Weinheim: Beltz.
  Wer sich tiefer und wissenschaftlich fundiert mit dem Thema Visualisierung beschäftigen will, kommt um das Buch von Steffen-Peter Ballstaedt nicht herum. Der Autor liefert darin empirisch gesicherte Richtlinien für die Optimierung von Texten und Bildern.
- Reynolds, G. & Kawasaki, G. (2013). *Zen oder die Kunst der Präsentation: Mit einfachen Ideen gestalten und präsentieren* (2. Aufl.). Boston: Addison Wesley.
  In diesem Buch fordert der Autor sehr streng dazu auf, sich auf das Wesentliche zu konzentrieren. Dafür liefert er schönes Anschauungsmaterial.
- Will, H. (2013). *Mini-Handbuch Vortrag und Präsentation: Für Ihren nächsten Auftritt vor Publikum* (8. Aufl.). Weinheim: Beltz.

Dieses Büchlein steckt voller praktischer Ratschläge für das Vorbereiten von Vorträgen. Es ist trotz oder wegen seiner Kompaktheit ein guter und hilfreicher Ratgeber. Wenn Sie selbst einmal eine Tagung ausrichten, sollten Sie alle Vortragenden darauf einschwören, das Buch vorher zu lesen.

17.5 Zusammenfassung

Sie haben gesehen, dass ich Visualisierung sehr weit gefasst habe. Sie reicht von der Verschriftlichung wichtiger Aussagen, über den eigentlichen Kern, nämlich den Einsatz von Tabellen, Diagrammen und Bildern, bis hin zum über das reine Sehen hinausgehenden Erlebnis. Das oben erwähnte Desinfektionstüchlein war nur ein bescheidenes Beispiel. Im wahrsten Sinne eindrucksvoller hat die Pflegewissenschaftlerin Christel Bienstein in einem Vortrag über Dekubitus-Prophylaxe ihr Publikum zum Nachdenken gebracht: Sie hat zu Beginn ihres Vortrags gebeten, dass jeder sich auf eine Hand setzen möge. Nach ihrem 20-minütigen Beitrag fühlte keiner im Publikum mehr die „besetzte" Hand, aber alle erlebten hautnah, wie schnell es zu einem Dekubitus kommen kann.

Wenn Sie die ersten Präsentationen erfolgreich gemeistert haben, möchte ich Sie ermutigen, ein Experiment zu machen: Blenden Sie in Ihrer nächsten Präsentation alle Folien bis auf drei aus. Mit der Titel-Folie kündigen Sie sich und Ihr Thema an (Fokussierung). Die nächste Folie zeigt die Gliederung Ihres Referats (advanced organizer). Die letzte Folie zeigt eine Zusammenfassung oder Handlungsaufforderung (Erinnerung unterstützen, zur Diskussion einladen). Was passiert zwischen der zweiten und der letzten Folie? Sie drücken die Taste B (Auflösung siehe unten). Jetzt stehen Sie ganz allein im Fokus der Aufmerksamkeit, und das ist gut so. Wenn es die Situation erfordert, können Sie ganz einfach eine der ausgeblendeten Folien auch wieder einblenden. Ihr Publikum wird an Ihren Lippen hängen!

Und was ist jetzt aus Ihrem Vortrag geworden, bei dem alles schief zu laufen drohte? Es ist alles noch einmal gut gegangen. Sie haben sich nämlich an den Rat einer Freundin gehalten, vor dem Referat ein Papier austeilen zu lassen, das alle Ihre Thesen, Befunde und Schlussfolgerungen enthielt. Als die technische Katastrophe auf den Höhepunkt zusteuerte, haben Sie das einzig Richtige getan: Sie haben während der PowerPoint-Präsentation die Taste B (Merkhilfe: „Blackout") gedrückt. Die Präsentation wurde ausgeblendet und das Publikum hat nur noch Sie angeschaut. Sie haben darum gebeten, die Teilnehmerunterlage hervorzuholen, und sind dann ohne weitere Hilfsmittel Punkt für Punkt durchgegangen. So einfach war das.

17.6 Literatur

Ballstaedt, S.-P. (1997). *Wissensvermittlung: Die Gestaltung von Lernmaterial*. Weinheim: Beltz.

Balzert, H., Schröder, M. & Schäfer, C. (2017). *Wissenschaftliches Arbeiten: Ethik, Inhalt & Form wiss. Arbeiten, Handwerkszeug, Quellen, Projektmanagement, Präsentation* (2. Auflage). Berlin: Springer Campus.

Hierhold, E. (2006). *Sicher präsentieren - wirksamer vortragen*. München: Redline Wirtschaft.

Zips, M. (2009, 4. Mai). Stilkritik: Das ZDF-Krisenbarometer. *Süddeutsche Zeitung*, (104), S. 10.

Interview mit Michael Simon:

Neugierig bleiben!

Prof. Dr. Michael Simon

Associate Professor an der Universität Basel, Bereichsleiter Universitäre Forschung Pflege am Inselspital Bern, Leiter der Patient Safety and Quality of Care Research Group des Instituts für Pflegewissenschaft in Basel. Verheiratet, zwei Kinder.

Werdegang

Ausbildung zum Krankenpfleger; Praxis als Krankenpfleger; Studium Bachelor und Master of Science in Nursing an der Universität Witten/Herdecke; Promotion an der Bergischen Universität Wuppertal. Wissenschaftlicher Mitarbeiter am Institut für Qualität und Wirtschaftlichkeit im Gesundheitswesen (IQWiG), Köln. Postdoc an der University of Kansas School of Nursing und National Database of Nursing Quality Indicators (NDNQI). Senior Research Fellow, Faculty of Health Sciences, University of Southampton. Ab 2014 erst Tenure-Track, dann Associate Professor am Institut für Pflegewissenschaft der Universität Basel und Bereichsleiter am Inselspital in Bern.

Warum sind Sie Wissenschaftler geworden?

Weil es Spaß macht! Als ich mit dem Studium angefangen habe, hatte ich zunächst nicht vor, wissenschaftlich tätig zu sein. Das war keine bewusste Entscheidung. Durch meine Tätigkeit als studentische Hilfskraft und dann als wissenschaftlicher Mitarbeiter in Wuppertal bin ich „verführt" worden. Die Wissenschaft bietet sehr viele Möglichkeiten, verschiedenen Interessen nachzugehen.

Macht wissenschaftliches Arbeiten Spaß?

Das wissenschaftliche Arbeiten und die Arbeit als Professor an sich macht mir ausgesprochen viel Spaß und ist eine gute Kombination aus Kreativität und handwerklichem Können. Sowohl das Einarbeiten in spezifische Fragestellungen als auch die Entwicklung von Studien-ideen und die Datenanalyse machen mir viel Spaß. Aber auch die intellektuellen Herausforderungen, die vielen Erfahrungen in verschiedenen Ländern sowie die Zusammenarbeit mit vielen hervorragenden Kolleginnen und Kollegen sind Erfahrungen, die ich nicht missen möchte! Man sollte aber nicht vergessen, dass die Arbeit als Wissenschaftler weit über das wissenschaftliche Arbeiten hinausgeht. Administrations-, Management- und Kommunikationsfähigkeiten gehören genauso dazu.

Wie lesen Sie?

Das ist gar nicht so einfach zu beschreiben. Ich lese natürlich sehr viel, allerdings geht es dabei mittlerweile eher um Entwürfe von Artikeln und Forschungsanträgen, sowie dem was mir im Rahmen meiner Arbeit an interessanten bzw. relevanten Quellen so unterkommt. Natürlich mache ich auch gezielte Recherchen, um eine konkrete Fragestellung bzw. methodische Fragen zu klären, aber insgesamt lese ich wenig Texte von Anfang bis Ende – da fehlt mir häufig die Zeit oder ich sehe auch nicht die Notwendigkeit, einen Text vollständig zu lesen.

Um auf dem Laufenden zu bleiben, habe ich früher E-Mail-Alerts für fachspezifische Zeitschriften aus dem Bereich Health Services Research und Healthcare Quality sowie die „großen" Nursing (International Journal of Nursing Studies, Journal of Advanced Nursing, Nursing Research etc.) und Medical Journals (New England Journal of Medicine, JAMA etc.) verwendet. Das läuft heute eher über Twitter oder Facebook oder auch über Google Scholar. Wenn man ein Google Scholar Profil hat bekommt man auf Grundlage der eigenen Publikationen neue Referenzen angezeigt.

Über meine Mitgliedschaften in verschiedenen Fachgesellschaften oder meine Tätigkeit als Editor bekomme ich verschiedene Zeitschriften (International Journal of Nursing Studies, Pflege & Gesellschaft, Significance, RSS Statistics in Society). Im besten Fall schaue ich ins Inhaltsverzeichnis, aber selbst das geht manchmal im Alltag unter. Bei mir werden Artikel in der Regel in einer zentralen Endnote-Datenbank abgelegt. Nur wenn ich im Hinblick auf eine bestimmte Fragestellung Literatur lese, wird die Literatur entsprechend sortiert und gelesen.

Wie schreiben Sie?

Schreiben ist extrem wichtig, wenn man wissenschaftlich tätig sein will. Schreiben ist gleichermaßen Bedingung und Ergebnis von Forschung und gehört einfach dazu.

Ich versuche normalerweise, frühzeitig mit dem Schreiben anzufangen (auch wenn das nicht immer gelingt), dann hat man mehr Zeit, den Text zu bearbeiten. Es ist einfacher, einen bestehenden Text zu bearbeiten, als unter Druck auf ein weißes Blatt Papier zu starren. Ansonsten gilt hier *learning by doing*, je häufiger man schreibt, umso leichter fällt es. Schreiben von Artikeln ist mittlerweile ein Teamsport geworden, d.h., der Erstautor macht den Entwurf und stellt sicher, dass es mit dem Artikel vorangeht. Die Koautoren haben die Aufgabe, kritische Rückmeldung zu geben und das Paper durch ihre Rückmeldung weiterzubringen. Gerade, um einen Artikel in einer peer-reviewed Zeitschrift zu veröffentlichen, ist eine solche Herangehensweise erforderlich.

Wie halten Sie sich bezüglich Ihres Schwerpunktes auf dem aktuellen Stand der Forschung und der Diskussion?

Um ehrlich zu sein ist das eine recht bunte Mischung aus klassischer Recherche, neueren Tools sowie Austausch mit Kolleginnen und Kollegen und Social Media. Nach wie vor recherchiere ich regelmäßig – wenn auch meist unsystematisch – in Literaturdatenbanken wie PubMed oder in Google Scholar. Dazu kommen aber zunehmend AI-basierte Tools, also künstliche Intelligenz, zum Einsatz. Wenn man zum Beispiel ein Google-Scholar-Profil anlegt, bekommt man auf Grundlage der eigenen Publikationen neue Veröffentlichungen empfohlen. Das funktioniert recht gut und zeigt mir immer wieder interessante Beiträge an. Zudem verwenden wir Sciwheel, um im Team Literaturdatenbanken zusammenzustellen. Auch dort gibt es eine AI, die auf Grundlage der Einträge Vorschläge macht. Ähnliches gibt es auch von anderen Anbietern.

Um sich auf dem Stand der Dinge zu halten, ist der Austausch mit Kollegen sehr wichtig, das funktioniert klassisch über Konferenzen oder Vorträge. Zudem bekomme ich vieles mittlerweile über Social-Media-Kanäle mit. Also zum Beispiel Twitter oder LinkedIn, wobei Twitter sicherlich für wissenschaftliche Themen am aktuellsten ist und am meisten genutzt wird.

Wie wichtig ist die englische Sprache für das wissenschaftliche Arbeiten?

Englisch ist sehr wichtig. Relevante Literatur ist häufig nur in englischer Sprache verfügbar, und man kann sie nicht einfach ignorieren. Wenn man es gewohnt ist, englische Literatur zu lesen, ist der Schritt zum Schreiben nicht so groß.

Für mich persönlich waren Fremdsprachen in der Schule immer ein Graus. In meiner Schulzeit wurde sehr viel Wert darauf gelegt, dass man „korrekt" schreibt und spricht. Das grundsätzliche Ziel ist zwar richtig, aber um die Sprache zu lernen, hemmt Pedanterie. Man muss es einfach üben (Hören, Lesen und Schreiben) und wissen, wie man sich beispielsweise einen Text erarbeitet. Nach meiner Schulzeit war mein Verhältnis zur englischen Sprache ziemlich gestört, und erst ein Kurs bei Yvonne Ford hat mich von meinen „Traumata" befreit. Ich habe 2008 Deutschland verlassen und habe insgesamt sechs Jahre in den USA bzw. England gearbeitet und auch jetzt in Basel finden fast alle Besprechungen auf Englisch statt. Deswegen habe ich heute natürlich alle Scheu verloren. Ich hoffe das zeigt, dass man daran arbeiten kann. Das geht am besten, wenn man es übt und sich nicht zu sehr Sorgen um die „korrekte Sprache" macht.

Wo sehen Sie aus Ihrer Erfahrung mit Lernenden und Studierenden die größten Hürden für das wissenschaftliche Arbeiten?

Fehlende Rückmeldung ist ein großes Problem. Wissenschaft ist ein Prozess, der am besten funktioniert, wenn sich mehrere Personen mit einer Fragestellung auseinandersetzen. Deshalb sollte man immer versuchen, in einem Team zu arbeiten, welches mit unterschiedlichen Fähigkeiten und Erfahrungen besetzt ist. Die Planung von realistischen Projekten ist ebenfalls von großer Bedeutung. Man findet immer noch recht häufig wohl intendierte Projekte, die aber nicht so geplant sind. Das ist nicht nur bedauerlich für alle Beteiligten (inkl. der Patienten), sondern auch aus Ressourcengründen nicht unproblematisch.

Was sind Ihrer Meinung nach die größten Fehler, die Lernende, Studierende und auch Wissenschaftlerinnen und Wissenschaftler beim wissenschaftlichen Arbeiten machen?

Gute Wissenschaft mit der unreflektierten und oft rigiden Abfolge von kleinteiligen Prozessschritten zu verwechseln. Das bedeutet nicht, dass diese nicht grundsätzlich sinnvoll sind. Aber entscheidend ist die Ausrichtung am zu untersuchenden Phänomen. Manchmal habe ich den Eindruck, dass dem Prozess mehr Bedeutung zugemessen wird als der Frage, ob dieser Prozess überhaupt zum Phänomen und Erkenntnisinteresse passt.

Wie sieht Ihre Arbeitswoche aus?

Ich bin Teil der Akademie-Praxispartnerschaft zwischen dem Inselspital in Bern und dem Institut für Pflegewissenschaft in Basel. Ich habe zwei Büros und arbeite einerseits an der Universität und andererseits im Spital. An beiden Orten habe ich eine Leitungsfunktion und muss dementsprechend an beiden Orten sichtbar sein. Mit der Corona-Pandemie hat sich das alles stark verändert – ca. 95 % aller Termine finden jetzt online statt. Wegen der zwei Standorte setzen wir schon recht lange Videokonferenzen ein, aber mit der Pandemie hat es sich dahingehend verändert, dass nun alle Partner über die Technik und das Know-How verfügen, um Videokonferenzen zu machen. Das ist tatsächlich ein positiver Nebeneffekt dieser Lage.

Welche Rolle spielen Mentoren für den wissenschaftlichen Werdegang?

Mentoren sollten wie ein Coach den Mentee in wichtigen, strategischen oder auch schwierigen Fragen beratend zur Seite stehen. Wenn man jemanden hat, der diese Rolle einnehmen kann, ist das eine gute Sache. Ich glaube, das ist in der

Pflegewissenschaft, aber auch in der Pflege insgesamt, noch ziemlich „unterbelichtet“, d.h., es hat sich noch keine wirkliche professionelle Kultur um das Mentoring in der Pflege entwickelt. Das bedeutet, dass es wenige Mentoren und Mentorinnen gibt und dementsprechend viele Pflegende in Wissenschaft und Praxis nicht wissen, wie das geht und wie wir alle davon profitieren könnten.

Welchen Stellenwert haben Netzwerke für das wissenschaftliche Arbeiten und den wissenschaftlichen Werdegang?

Das verhält sich ähnlich wie mit den Mentoren, sie sind wichtig, aber auch nur ein Teil von vielen, die zu einer erfolgreichen wissenschaftlichen Karriere beitragen. Es gibt natürlich verschiedene Fachorganisationen, die zum Netzwerken gut geeignet sind. Dabei ist es sicherlich wichtig, nicht nur mono-disziplinär vorzugehen, sondern immer auch den Austausch mit anderen Disziplinen zu suchen. Also wenn man sich beispielsweise für Versorgungsforschung interessiert, sollte man schauen, dass man ein Netzwerk aufbaut, welches eben nicht nur aus Pflegewissenschaftlern besteht, sondern auch aus Medizinern, Ökonomen und Sozialwissenschaftlern. Ansonsten sind Netzwerke Türöffner – wenn sie sich bewerben oder wenn sie Kooperationspartner suchen, persönliche Verbindungen sind hier hilfreich.

Was sind die wesentlichen Punkte, an die Studierende denken sollten, wenn sie eine wissenschaftliche Karriere planen?

Nach meinem Verständnis sind die folgenden Punkte besonders wichtig:

1. Eine hervorragende Ausbildung – Versuchen Sie so früh wie möglich an den führenden Universitäten Ihr Studium zu absolvieren.
2. Versuchen Sie Erfahrungen in unterschiedlichen Universitäten bzw. Forschungseinrichtungen zu sammeln. Absolvieren Sie zum Beispiel den Bachelor an einem Ort, den Master an einem anderen und das Doktorat wieder an einem anderen Ort.
3. Promovieren Sie im Rahmen eines solide finanzierten Forschungsprojekts, meiden Sie externe Promotionen.
4. Holen Sie sich Ratschläge bei erfahrenen Wissenschaftlern, entweder in einem Mentorenverhältnis oder auch in einer unverbindlicheren Form.
5. Wenn Sie die Möglichkeit haben, gehen Sie ins Ausland. Bewerben Sie sich – mehr als eine Absage können Sie nicht bekommen.
6. Die Bereitschaft, sich zu entwickeln und sich diese Entwicklung auch zuzutrauen. Letzteres kann man im Pflegebereich gar nicht genug betonen.

Welchen wichtigsten Rat geben Sie Lernenden und Studierenden für das wissenschaftliche Arbeiten in der Pflege?

Neugierig bleiben und den Sachen auf den Grund gehen! Pflegende neigen manchmal dazu, Dinge zu pragmatisch anzugehen, das ist in der Wissenschaft häufig nicht der richtige Weg.

Teil 3
„Brötchen" wissenschaftlichen Arbeitens

18
Feststellung der Fähigkeiten zum wissenschaftlichen Arbeiten: Qualifikationsarbeiten

Eva-Maria Panfil

Idealerweise lernen Sie wissenschaftliches Arbeiten im Rahmen eines Studiums. Dort wird es Ihnen leichter fallen als beispielsweise in einer berufsbezogenen außerhochschulischen Fachweiterbildung:

- Sie haben Lehrende oder Dozierende, die das wissenschaftliche Handwerk verstehen und praktizieren (eine Einstellungsvoraussetzung für hauptamtliche Lehrtätigkeiten an Hochschulen).
- Sie lernen die Lehrinhalte durch das möglichst eigenständige Lesen von (inter-) nationalen wissenschaftlichen Quellen.
- Sie befinden sich in einem Wissenschaftsbetrieb, in dem die methodische und systematische Produktion von neuem Wissen alltäglich ist.

Im Rahmen eines Studiums müssen und können Sie mit verschiedenen Qualifikationsarbeiten unter Beweis stellen, dass Sie das Hand- und Kopfwerk des wissenschaftlichen Arbeitens eigenständig anwenden können.

Lernziele

In diesem Kapitel lernen Sie,

- verschiedene wissenschaftliche Qualifikationsarbeiten zu unterscheiden und
- diese hinsichtlich Anspruch und Form voneinander zu abzugrenzen.

18.1 Qualifikationsarbeiten

Es gibt unterschiedliche Möglichkeiten, Fähigkeiten, Fertigkeiten und Kompetenzen von Personen zum wissenschaftlichen Arbeiten festzustellen. Im Rahmen eines Studiums dienen dazu besondere Prüfungsformen oder auch Qualifikationsarbeiten, mit denen man teilweise auch besondere akademische Grade erwerben kann.

Die häufigste Form, in einem Studium die Fähigkeiten zum wissenschaftlichen Arbeiten nachzuweisen, stellen Thesenpapiere, mündliche Referate und schriftliche Arbeiten dar. Zu den schriftlichen Arbeiten zählen Hausarbeiten, Bachelor- und Masterarbeit. Mit einer Doktorarbeit und einer Habilitationsschrift belegen Sie ganz besondere Fähigkeiten zum selbstständigen wissenschaftlichen Arbeiten.

Die verschiedenen Qualifikationsarbeiten bauen aufeinander auf (siehe **Abb. 18-1**) und unterscheiden sich durch den Anspruch an das wissenschaftliche Arbeiten, den Umfang und den Zeitrahmen voneinander (siehe **Tab. 18-1**). Der Anspruch an die verschiedenen Arbeiten ist immer in der jeweiligen Studien- oder Prüfungsordnung geklärt.

Seit der sogenannten Bologna-Reform gelten mit Bachelor- und Masterstudium europaweit einheitliche und vergleichbare Studiengänge. Beide Studiengänge setzen sich aus verschiedenen Modulen zusammen. Jedes dieser Module muss mit einer erfolgreichen Prüfung abgeschlossen werden. Eines der Module

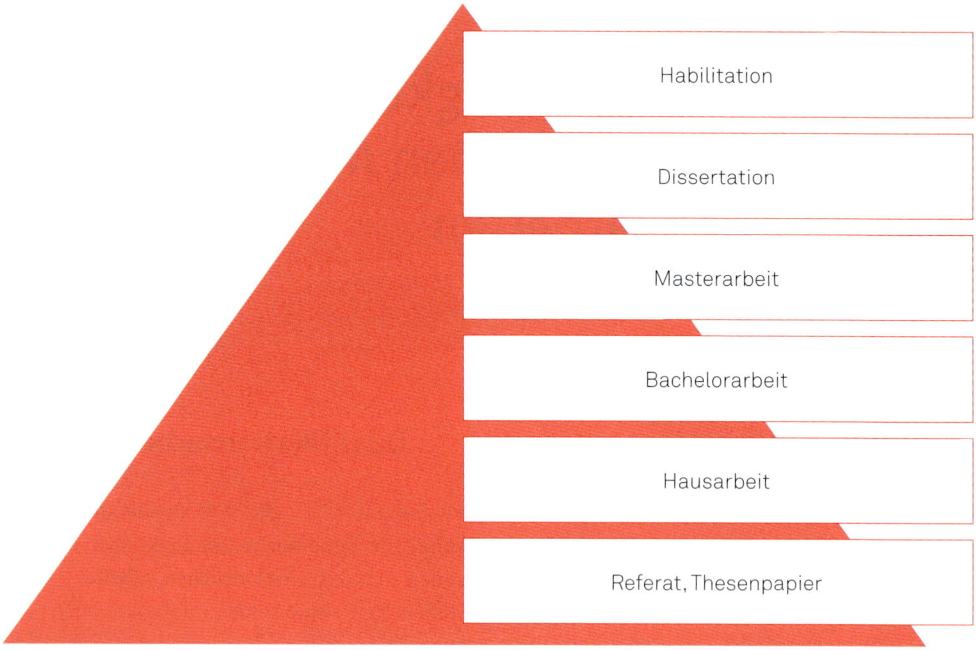

Abbildung 18-1: Grundlagen und Anspruch an Qualifikationsarbeiten

Tabelle 18-1: Grundlagen und Anspruch an Qualifikationsarbeiten

	Grundlagen	Zeitrahmen	Qualifikation/Titel	Publikation	Anspruch
Referat, Thesenpapier	Prüfungsordnung Bachelor- oder Masterstudium	vorgegeben	Modulprüfung	keine Regelung	Üben von Kopf- und Handwerk
Hausarbeit	Prüfungsordnung Bachelor- oder Masterstudium	vorgegeben	Modulprüfung	keine Regelung	Üben von Kopf- und Handwerk
Bachelorarbeit	Prüfungsordnung Bachelorstudium	vorgegeben	Modulprüfung	keine Regelung	selbstständige Bearbeitung einer begrenzten Aufgabenstellung auf Basis wissenschaftlicher Grundlagen
Masterarbeit	Prüfungsordnung Masterstudium	vorgegeben	Modulprüfung	keine Regelung	wie Bachelorarbeit plus Entwicklung eigener Ideen
Dissertation	Promotionsordnung	offen	Dr., PhD	zwingend	Entwicklung neuer Erkenntnisse
Habilitation	Habilitationsordnung	offen	Dr. habil.	keine Regelung	Eröffnung eines neuen Themenfeldes

ist die sogenannte Bachelor-Thesis bzw. Master-Thesis. Das Studium gilt als bestanden, wenn alle Module bestanden sind. Bachelor- und Masterthesis krönen also nicht mehr, wie früher die Diplomarbeit, das Studium, sondern stellen eine Modulprüfung dar.

Tipp! Besorgen Sie sich in einem Studium immer (!) die jeweils geltenden Studien- und Prüfungsordnungen. Diese enthalten Vorgaben und Bestimmungen für den Ablauf und das Bestehen der verschiedenen Prüfungsleistungen.

Qualifikationsarbeiten publizieren

Rein formal muss nur die Dissertation publiziert werden, damit der Doktorgrad verliehen und geführt werden darf. Die anderen Arbeiten „können" publiziert werden, wenn dies im Einzelfall von Interesse ist und auch in der Realisierung möglich ist (siehe dazu **Kap. 20**, **Kap. 21**).

Hinsichtlich der Autorenschaft gelten auch hier klare Regeln. Urheberrechtlich besitzt die Verfasserin oder der Verfasser mit der Erstellung der Arbeit das alleinige Urheber- und Nutzungsrecht für Publikationen (Heermann, 1999). Es ist also nicht selbstverständlich, dass die betreuenden Personen durch die Betreuung der Arbeit ein Anrecht auf Mitautorschaft erlangen (siehe dazu auch **Kap. 20.4**). Deswegen besteht auch keine Pflicht, diese bei etwaigen Publikationen als Mitautoren anzugeben.

Falls Sie Qualifikationsarbeiten im Auftrag von speziellen Institutionen anfertigen, z. B. im Rahmen eines Projektes in einem Spital, sollten Sie klären, ob Sie diese Ergebnisse publizieren dürfen und ob eventuelle Vorschriften zur Geheimhaltung von Informationen bestehen.

18.2 Referat, Thesenpapier und Hausarbeit

In Referaten, Thesenpapieren und Hausarbeiten üben Sie in verschiedenem Umfang die Techniken und Methoden des wissenschaftlichen Arbeitens (siehe Tab. 18-1). Dabei werden Sie von den Lehrenden oder Dozierenden des Moduls betreut. Nutzen Sie diese Möglichkeiten, um Fragen und Unsicherheiten zu klären und Probleme zu lösen.

In einem **Referat** stellen Sie die vorhandenen Kenntnisse zu einem bestimmten Thema vor und diskutieren diese mit den anwesenden Personen. In der Regel sollten Sie entsprechende passende Quellen selbst recherchiert haben, es kann aber auch sein, dass Sie diese vorgegeben erhalten.

In einem **Thesenpapier**

- fassen Sie entweder die wichtigsten Ergebnisse oder Kernaussagen der Autorinnen und Autoren zusammen
- und/oder formulieren eigenständig Thesen (Behauptungen) auf Basis der vorhandenen Erkenntnisse.

Mit einem Referat und Thesenpapier zeigen Sie also, dass Sie Quellen richtig verstanden haben, diese mit eigenen Worten wiedergeben, Wissen vernetzen, Fragen beantworten und möglicherweise auch schon eigene Rückschlüsse zu den vorhandenen Erkenntnissen ziehen können.

In **Hausarbeiten** üben Sie die wichtigsten wissenschaftlichen Techniken. Sie bearbeiten eine bestimmte Fragestellung, stellen Fragen, suchen nach passender Literatur, stellen eine logische Gliederung dar, argumentieren, denken kritisch, zitieren und schreiben. Die Inhalte stellen Sie in einem bestimmten Layout dar und erstellen Abbildungs-, Tabellen- und Literaturverzeichnisse.

Je nach Modulbeschreibung können die Ansprüche an eine Hausarbeit hinsichtlich Thema, Umfang und Grad an Eigenständigkeit variieren.

18.3 Bachelor-Thesis

In Bachelorstudiengängen lernen Sie die wissenschaftlichen Grundlagen eines Faches. Ziel ist die Vermittlung einer breiten wissenschaftlichen Qualifizierung (KMK, 2010).

18.3.1 Anspruch

Der Anspruch an eine Bachelor-Thesis ist in der jeweiligen Studien- und Prüfungsordnung beschrieben. Allgemein belegen Sie durch diese Arbeit, dass Sie „innerhalb einer vorgegebenen Frist ein Problem aus dem jeweiligen Fach selbständig nach wissenschaftlichen Methoden bearbeiten können“ (KMK, 2010, S. 3.) (siehe Tab. 18-1). Ziel ist es, gemäß einer bestimmten Fragestellung den aktuellen Forschungsstand wiederzugeben. Beim Planen und Verfassen der Bachelorarbeit werden Sie von einem Hochschullehrenden betreut.

18.3.2 Themen

Hinsichtlich der Themenwahl gibt es unterschiedliche Vorgaben. An den meisten Hochschulen können Sie das Thema der Bachelorarbeit frei wählen. Die Themenwahl und damit auch die adäquate Eingrenzung der Fragestellung gehört ja auch schon zum Prozess des wissenschaftlichen Arbeitens (siehe **Kap. 19.1**). Oft vergeben jedoch auch Professorinnen oder Professoren oder auch Institutionen bestimmte Themen.

18.4 Master-Thesis

Masterstudiengänge dienen der fachlichen und wissenschaftlichen Spezialisierung.

18.4.1 Anspruch

Die Master-Thesis hat einen höheren Anspruch als die Bachelor-Thesis (siehe Tab. 18-1). Sie zeigen, dass Sie innerhalb eines vorgegebenen Zeitrahmens eigene Ideen entwickeln und anwenden und Ihre Problemlösungsfähigkeiten in neuen oder unvertrauten Zusammenhängen innerhalb breiter oder multidisziplinärer Kontexte anwenden können (JQI, 2004). Da innerhalb des Masterstudiengangs fortgeschrittene Methoden des wissenschaftlichen Arbeitens gelehrt werden, vor allem Forschungsmethoden, sollen diese eigenständig angewendet werden. Auch hier werden Sie von einem Hochschullehrenden betreut.

Ebenso wie bei der Bachelorarbeit sollten Sie auch für die Masterarbeit die Vorgaben der jeweiligen Studien- und Prüfungsordnung genau anschauen.

18.4.2 Themen

Häufiger als bei den Bachelorarbeiten werden Sie bei der Master-Thesis eine kleine empirische Arbeit durchführen. Für die Themenfindung gelten die gleichen Regeln wie bei der Bachelorarbeit.

18.5 Promotion oder Dissertation

Promotionen oder Dissertationen dienen der Feststellung besonderer wissenschaftlicher Fähigkeiten. In der Schweiz benutzt man den Begriff „Promotionsarbeit“ auch allgemein für Abschlussarbeiten. Promotionsverfahren können nur an Universitäten durchgeführt werden.

18.5.1 Anspruch

Mit der Dissertation belegen Sie, dass Sie eigenständig wissenschaftlich arbeiten können (Theisen, 2021). Ziel ist es, neue wissenschaftliche Erkenntnisse für die Disziplin zu gewinnen (siehe Tab. 18-1). Sie werden zwar von einer „Doktormutter“ oder einem „Doktorvater“ betreut, treffen aber in der Regel alle notwendigen methodischen Entscheidungen.

Die fertige Arbeit wird nach Abgabe anderen Professorinnen und Professoren der Fakultät offengelegt und „verteidigt“. Dies geschieht,

- indem die Arbeit für eine bestimmte Zeit innerhalb der Fakultät zur öffentlichen Einsicht ausgelegt wird und

- durch eine öffentliche Prüfung, die Disputation oder auch das Rigorosum, in denen die Arbeit vorgestellt und diskutiert wird. Der Titel darf erst nach erfolgreicher Publikation der Arbeit verliehen und geführt werden. Anders als bei Bachelor- und Masterarbeit erlangt man nicht den Titel, indem man „promoviert“, sondern indem man promoviert „wird“.

Für die Erstellung einer Dissertation gibt es keine festen zeitlichen Vorgaben. Die Bestimmungen zur Promotion sind in den jeweiligen Promotionsordnungen der Universitäten festgelegt.

18.5.2 Formen

Allgemein gibt es zwei verschiedene Verfahren von Dissertationen:
- Monografie: Hier bearbeiten Sie eine bestimmte Fragestellung.
- kumulative Dissertation: Die Dissertation besteht aus einer zusammenfassenden Schrift zu einer bestimmten Anzahl eigener, in einem inhaltlichen Zusammenhang stehenden, veröffentlichter Publikationen in wissenschaftlichen Fachzeitschriften.

18.5.3 Titel

Die Titel, die verliehen werden, richten sich nach den Prüfungsordnungen der verschiedenen Hochschulen. Da die pflegewissenschaftlichen Studiengänge unterschiedlichen Fakultäten zugeordnet sind oder Pflegewissenschaffende auch im Rahmen anderer Disziplinen promovieren, tragen sie unterschiedliche Doktorentitel, z. B.
- Dr. rer. cur. (rerum curae): Doktor der Pflegewissenschaft
- Dr. rer. medic. (rerum medicinalium): Doktor der theoretischen Medizin/ Medizinwissenschaften
- Dr. phil. (philosophiae): Doktor der Philosophie.

Im nicht deutschsprachigen Ausland wird der Titel „PhD“ (Doctor of Philosophy) verliehen. Dieser Titel ist international der höchste zu erreichende akademische Grad. Durch die Bologna-Reform werden auch in den deutschsprachigen Ländern die Promotionsordnungen zunehmend hinsichtlich der Erreichung dieses Grades verändert.

18.5.4 Themen

Spätestens mit der Wahl des Themas für die Dissertation legen Sie Ihre fachliche Spezialisierung fest. Deswegen sollte das Thema gut gewählt sein. Da Sie sich in der Regel mehrere (zwei bis fünf) Jahre mit einer Dissertation beschäftigen, oft auch noch in Ihrer Freizeit, sollte Sie das Thema wirklich interessieren und fesseln.

18.6 Habilitation

Habilitationen gibt es nur in den deutschsprachigen Ländern. Sie dienen hier der förmlichen Feststellung einer besonderen Befähigung für selbstständige Forschung und Lehre in einem bestimmten Fach oder Fachgebiet. Mit einer Habilitation erwirbt man das Recht, an einer Universität zu lehren (Theisen, 2021). Im Rahmen der Bologna-Reform wird derzeit diskutiert, dieses Verfahren und den Titel aufzugeben.

18.6.1 Anspruch

Mit der Habilitation werden, auf Basis hoher methodischer Ansprüche, nicht nur wie bei der Dissertation neue Erkenntnisse gewonnen, sondern es soll auch ein neues Themenfeld eröffnet werden (siehe Tab. 18-1). Die Habilitation wird selbstständig durchgeführt, auch hier gibt es keine zeitlichen Vorgaben. Einzelheiten zur Habilitation sind in den jeweiligen Habilitationsordnungen der Universitäten festgelegt.

18.6.2 Formen

Ebenso wie bei der Dissertation gibt es die beiden Formen der Monografie und der kumulativen Habilitation.

18.6.3 Titel

Mit Bestehen des Verfahrens wird der Doktortitel um die Bezeichnung „habil." (habilitatus) ergänzt, die Person darf dann die Bezeichnung „Privatdozent" oder „Privatdozentin" führen. Erst wenn sie eine Stelle als Universitätsprofessorin oder -professor gefunden hat, darf sie den Titel „Professor" führen.

18.7 Literatur

Heermann, P. (1999). Der Schutzumfang von Sprachwerken der Wissenschaft und die urheberrechtliche Stellung von Hochschulangehörigen. *GRUR*, 468–476.

Joint Quality Initiative JQI. (2004). *Gemeinsame „Dublin Descriptors" für Bachelor-, Master- und Promotionsabschlüsse.* Zugriff am 31. März 2021 unter www.jointquality.nl/content/descriptors/DublinDeutsch.pdf

Kultusministerkonferenz KMK. (2010). *Ländergemeinsame Strukturvorgaben für die Akkreditierung von Bachelor- und Masterstudiengängen.* Beschluss vom 10. Oktober 2003 in der Fassung vom 4. Februar 2010. Zugriff am 31. März 2021 unter http://www.akkreditierungsrat.de/fileadmin/Seiteninhalte/Dokumente/kmk/KMK_LaendergemeinsameStrukturvorgaben.pdf

Theisen, M. (2021). *Wissenschaftliches Arbeiten. Erfolgreich bei Bachelor- und Masterarbeit* (18., neu bearb. und gekürzte Aufl.). München: Vahlen. https://doi.org/10.15358/9783800663743

19 Der Bauplan einer wissenschaftlichen Arbeit: Skizze, Exposé oder Proposal

Andrea Renz, Heidi Zeller, Eva-Maria Panfil

Sie stehen vor der Aufgabe – mehr oder weniger freiwillig –, eine schriftliche Arbeit zu verfassen. In diesem Kapitel finden Sie essenzielle Anhaltspunkte und praktische Tipps für das Erstellen einer Skizze, eines Exposés oder eines Proposals – den sogenannten Bauplan.

Am Anfang steht in der Regel die Themenfindung, welche keinem linearen Prozess folgt. Bei der Themenfindung nehmen Sie immer wieder unterschiedliche Perspektiven ein und setzen sich intensiv mit der vorhandenen Literatur auseinander. Den Schlusspunkt in der Themenfindung bilden konkrete Ziele und Fragestellungen – der Dreh- und Angelpunkt Ihrer schriftlichen Arbeit.

Nun beginnen Sie mit dem Exposé, der Gliederung bzw. dem Grundgerüst Ihrer Arbeit. Im Exposé erläutern Sie die Relevanz des Themas, die Einbettung in einen theoretischen Kontext, und präzisieren die Ziele und die Fragestellungen. Davon ausgehend ergibt sich das methodische Vorgehen. Den Abschluss bilden Zeit- und Kostenplan. Es soll sichtbar werden, welches Problem unter welcher Perspektive mit welchen Mitteln gelöst werden soll, auf welches Material sich der Autor oder die Autorin stützt und auf welche Forschungsergebnisse zurückgegriffen wird (Esselborn-Krumbiegel, 2017).

Lernziele

Nach Durcharbeiten dieses Kapitels sollen Sie:

- die Schritte von der ersten Idee bis hin zur konkreten Fragestellung erarbeiten können
- die Struktur eines Exposés kennen und die jeweiligen Kapitel anhand des eigenen Themas ausführen können
- Tipps und Anregungen rund um das Verfassen einer schriftlichen Arbeit bekommen haben.

19.1 Themenfindung – von der Idee zur konkreten Fragestellung

Für den erfolgreichen Abschluss eines Studiums oder einer Weiterbildung ist das Verfassen einer schriftlichen Arbeit häufig ein entscheidendes Element. Auch während des Studiums kann es sein, dass schriftliche Arbeiten als Leistungsnachweis für einen Modulabschluss geschrieben werden müssen. Zu Beginn der Arbeit stehen immer die Fragen:

- Wie komme ich zu einem Thema?
- Worüber soll ich schreiben? Der Prozess der Themenfindung ist in der Grafik **Abbildung 19-1** abgebildet.

19.1.1 Themenfindung

Im Studium kann die Themenfindung je nach Situation sehr unterschiedlich verlaufen. Vielleicht wird Ihnen ein Thema von Ihren Dozierenden oder aus der Praxis vorgegeben. Sofern Sie in der Wahl Ihres Themas jedoch frei sind, gibt es verschiedene Möglichkeiten der Themenfindung:

- persönliches Interesse: Vielleicht befassen Sie sich schon länger mit einem bestimmten Thema und sehen nun die Chance, dieses im Rahmen einer schriftlichen Arbeit vertieft systematisch zu bearbeiten. Das Interesse an einem Thema kann im Gespräch mit Experten und Expertinnen oder beim Austausch mit Kolleginnen und Kollegen geweckt werden.
- Fachzeitschriften: Da diese in der Regel über aktuelle und relevante Themen aus dem Berufsfeld berichten, können sie eine gute Quelle für die Themenfindung darstellen.
- Lehrveranstaltungen oder Fachkongresse: Inhaltlich ergeben sich dabei Möglichkeiten, sich für ein Thema inspirieren zu lassen.
- Eine weitere Quelle für die Themenfindung sind Wissenschafts-Blogs (http://scienceblogs.com)
- aktuelle Fragestellungen und Probleme aus Ihrem Arbeitsgebiet: Manchmal müssen Sie sich von Berufes wegen mit einer Frage beschäftigen oder erhalten von Vorgesetzten hilfreiche Angebote für aktuelle Themenstellungen aus der Institution.

Tipp! Die Zwei-Spalten-Methode ist eine gute Möglichkeit, das Interesse an einem Thema zu konkretisieren. Formulieren Sie in zwei Spalten, was Sie am Thema fasziniert und was sie am Thema irritiert (Esselborn-Krumbiegel, 2017).

Lassen Sie sich nicht entmutigen, wenn die erste Idee für ein Thema nicht umgesetzt werden kann. Die Themenfindung braucht Zeit und manchmal müssen Sie Ihre erste Idee verwerfen und den Prozess nochmals aufnehmen, um sich ein Thema zu erschließen.

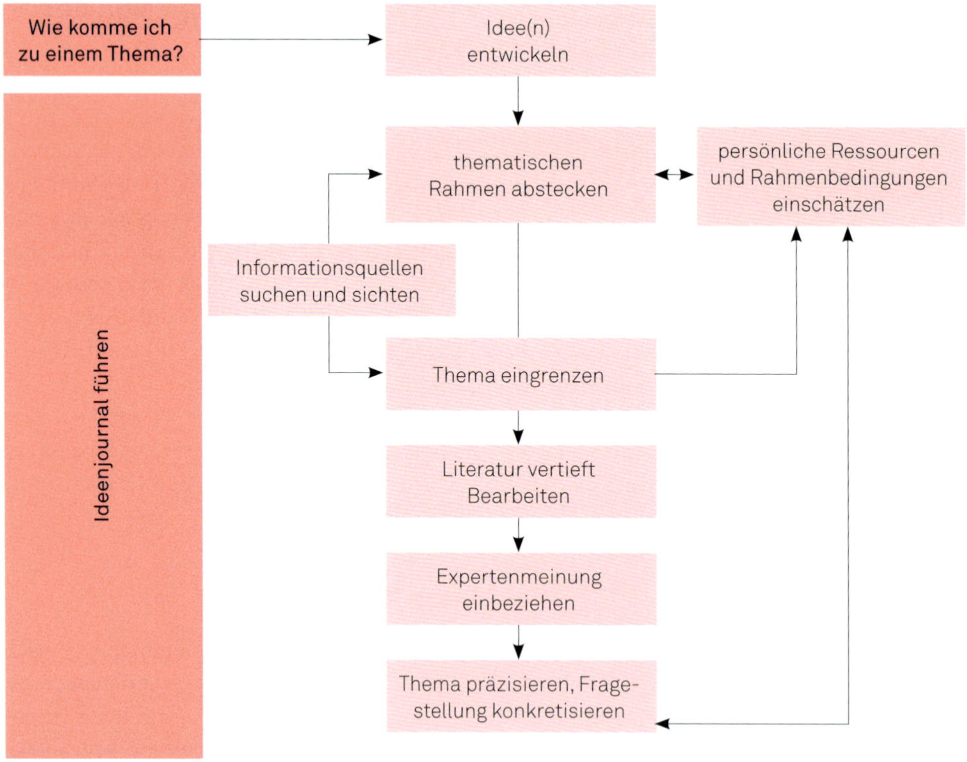

Abbildung 19-1: Themenfindung

19.1.2 Erste Abklärungen

Ihr Interesse an einem bestimmten Thema ist geweckt. Bevor Sie jedoch die Arbeit aufnehmen, ist es wichtig, einige Abklärungen zu treffen. Prüfen Sie kritisch:

- Ihre eigenen Vorkenntnisse zum gewählten Thema
- Ihre Ressourcen (z.B. vorhandenes Wissen, Sprachkenntnisse, Recherchekompetenzen, finanzielle Mittel, Betreuung) im Hinblick auf die weitere Arbeit
- sowie die Ihnen zur Verfügung stehende Zeit.

Suchen Sie das Gespräch mit potenziellen Begleitpersonen, allenfalls mit Ihrem Auftraggeber oder mit Kolleginnen und Kollegen. Diskutieren Sie mit ihnen Ihre ersten Ideen und deren Machbarkeit.

Tipp! Wählen Sie niemals ein Thema, das Sie nicht echt interessiert und für das Sie sich nicht wirklich motivieren können. Sie werden während der Arbeit mehr Zeit mit Ihrem Thema verbringen als mit Ihrem/Ihrer Partner/in.

Falls Sie ein Thema vorgegeben bekommen, das Sie nicht interessiert, versuchen Sie, sich das Thema interessant zu machen. Nichts leichter als das?! Sprechen Sie mit anderen Personen über das Thema, holen Sie deren Meinung ein, formulieren Sie Fragen zum Thema, machen Sie ein Brainstorming zum Thema, denken Sie quer und verrückt. Irgendwann entzündet sich ein kleines Feuerchen, das Sie dann für die Arbeit erwärmt.

19.1.3 Das Thema eingrenzen

Wenn Sie positive Rückmeldungen erhalten und Ihre Ideen Bestätigung finden, erfolgen die ersten Arbeitsschritte in Richtung Konkretisierung des Themas:

- Skizzieren Sie Ihr Thema grob in ein bis drei Sätzen.
- Suchen und sichten Sie Informationsquellen zu Ihrem Thema. Informationsquellen sind z.B. Lehrbücher, Fachzeitschriften, Datenbanken, Übersichtsarbeiten, wie auch Experten und Expertinnen (siehe **Kap. 10**).
- Definieren Sie einen ersten Arbeitstitel und formulieren Sie eine erste Argumentationskette, mit der Sie die Wahl Ihres Themas logisch und konzise begründen (Plümper, 2012).

Nach intensivem Literaturstudium sollten Sie in der Lage sein, Ihr Thema einzugrenzen, zu präzisieren und eine leitende Fragestellung zu formulieren. Zur Eingrenzung hilft es, die verschiedenen Bedeutungen, die die Begriffe Ihres Themas haben, mithilfe eines Mindmaps zu sammeln. Entscheiden Sie sich dann, wie genau Ihre Fragestellung lauten soll.

Tipp! Ein klinisches Thema kann wie folgt eingegrenzt werden:

- erste Ebene: Kontext und Setting, in denen das Thema bearbeitet wird (z.B. Akutsomatik, Langzeitpflege, Rehabilitation, Psychiatrie, ambulante Pflege)
- zweite Ebene: Personengruppe, welche das Thema betrifft (z.B. Patientinnen und Patienten, Angehörige, Pflegefachpersonen)
- dritte Ebene: Eine weitere Gruppierung kann z.B. nach Alter und Krankheitssituation erfolgen
- vierte Ebene: Interventionen, z.B. Verabreichung von Nahrungssupplementen, Anwendung bestimmter Verbandstechniken.

Die konkrete Fragestellung kann dann oft erst auf der dritten oder vierten Ebene entwickelt werden.

19.1.4 Eine Fragestellung formulieren

Es ist sinnvoll, eine genaue Fragestellung für das Thema zu formulieren. Diese leitet Sie dann durch die Arbeit, weil sie im Abschlusskapitel, dem Fazit oder der Schlussfolgerung beantwortet werden soll. Für die Formulierung von Fragen bieten die sogenannten „W-Fragen" (**Tab. 19-1**) eine gute Hilfestellung (Franck & Stary, 2013).

Wenn Sie Ihr Thema und die Fragestellung klar und eindeutig formuliert haben, sollten Sie nochmals die Machbarkeit der Bearbeitung kritisch prüfen und sich bei Ihrer Begleitperson vergewissern, bevor Sie die nächsten Schritte in Angriff nehmen.

Tipp! Eine gute und genaue Fragestellung ist das A und O Ihrer Arbeit. Hängen Sie sich diese über den Schreibtisch. Sie wollen diese Frage und keine andere beantworten.

Wir versprechen Ihnen, dass Sie sich spätestens bei der Literatursichtung verlieren werden, vor lauter Bäumen den Wald nicht mehr sehen können und viele weitere interessante Inhalte entdecken. Stopp: Sie wollen diese Frage und keine andere beantworten. Heben Sie sich die neu auftretenden interessanten Themen für nachfolgende Arbeiten auf.

Die Phase der Themenfindung und Konkretisierung der Fragestellung verläuft in der Regel nicht so linear, wie sie hier beschrieben wird. Häufig ist es ein iterativer Prozess, und manche Schritte müssen Sie mehrmals durchlaufen, bevor Sie Ihre exakte Fragestellung formulieren können (Metzger, 2017). In dieser Entwicklungsphase ist es wichtig, die gesichteten und studierten Quellen in einer elektronischen Bibliografie festzuhalten, damit Sie diese jederzeit wieder auffinden und unnötiges Suchen vermeiden können (vgl. **Kap. 11**). Entwickeln Sie, neben dem Studium der Fachliteratur, auch Ihre eigenen Ideen und halten Sie diese schriftlich fest, z.B. in Ihrem Forschungstagebuch (vgl. **Kap. 9**). Manche Ideen werden Sie wieder verwerfen, andere weiterverfolgen.

Tipp! Eine wichtige Kompetenz bei der Themenfindung ist die Fähigkeit, sich zu entscheiden:

- Haben Sie den Mut zu einer Entscheidung. Lassen Sie sich die Entscheidung nicht von anderen Personen abnehmen, so leicht dies auch erscheint. Sie verbringen nachher viel Zeit mit diesem Thema, nicht die Person, die für Sie die Entscheidung getroffen hat.
- Hinterfragen Sie Ihre Entscheidung nicht mehr. Dies kostet nur viel Zeit und hindert Sie daran, Ihre Arbeit sinnvoll fortzusetzen.

Tabelle 19-1: „W-Fragen" in Anlehnung an Franck und Stary (2013)

Frage	zielt auf	Beispiele
Was?	Gegenstandsbestimmung	Welche Informationen benötigen Patienten und Patientinnen, um im Behandlungsprozess mitentscheiden zu können?
Warum, wozu?	Ursache, Grund, Zweck, Ziel	Warum ist der Männeranteil in den Pflegeberufen so gering?
Wie?	Art und Weise	Wie hat sich die Professionalisierung des Pflegeberufs in den letzten zehn Jahren entwickelt?
Wer?	Person, soziale Gruppen	Welche Frauen (= wer?) entscheiden sich, an einem Screening-Programm für Brustkrebs teilzunehmen?
Wo?	Ort, Geltungsbereich	In welchen Bereichen der psychiatrischen Versorgung (= wo?) finden am häufigsten Aggressionsereignisse statt?
Wann?	Zeit	Ab welchem Alter (= wann?) ist es sinnvoll die jeweiligen Vorsorgeuntersuchungen regelmäßig durchzuführen?

- Als Studierende haben Sie bei Hausarbeiten in der Regel die Möglichkeit, im Kapitel „Diskussion" den Weg der Themenfindung zu reflektieren. Dann können Sie immer noch kritisch zu dem Schluss kommen, dass Sie beim nächsten Mal ein anderes Vorgehen zur Themenfindung wählen würden.

19.2 Aufbau und Inhalte eines Exposés

In einem Exposé legen Sie eine ausformulierte Planung einer wissenschaftlichen Arbeit dar. Es ist eine Kurzbeschreibung, in der Sie sowohl den Inhalt als auch die Realisierbarkeit der Arbeit aufzeigen. Im Exposé erläutern Sie das Thema und skizzieren die Vorgehensweise sowie den zeitlichen Verlauf, die für die Bearbeitung vorgesehen sind. Zudem geben Sie im Exposé einen Überblick über die Quellenlage. Das Exposé kann zur Diskussion des Projektes und später als Plan für das Verfassen der Arbeit genutzt werden.

Durch das Exposé zeigen Sie, dass Sie wissenschaftlich arbeiten können. Sie beschreiben die Problematik aus der Perspektive der Pflege, können den Stand der Literatur darstellen, planen systematisch das Vorgehen zur Bearbeitung Ihres Themas und zeigen bei allen Schritten, dass Sie kritisch denken können. Daneben wenden Sie alle Techniken des wissenschaftlichen Arbeitens an, also beispielsweise Schreiben, Fragen, Zitieren, Recherchieren und Argumentieren.

! Im wissenschaftlichen Kontext wird eine Skizze oder ein Exposé häufig mit dem englischen Begriff „Proposal" bezeichnet.

Ein Exposé dient verschiedenen Zwecken (Gerrish & Lathlean, 2015; Plümper, 2012; Stickel-Wolf & Wolf, 2019):

- als Fahr- oder Bauplan des Projektes, für die empirische Untersuchung oder für eine theoretische Abhandlung eines Themas.
- als Kommunikationsmittel mit der Begleitperson.
- Es bildet den „roten Faden" ab, der sich durch das Thema zieht.
- Es bietet Ihnen inhaltliche und strukturelle Hilfe für das Schreiben der Arbeit.
- Es kann als Basis für Anträge dienen, beispielsweise bei einem potenziellen Auftraggeber oder für die Institution, in der die Untersuchung geplant ist.
- Es kann für Gesuche an die Ethikkommission oder für die Akquirierung von Geldmitteln verwendet werden.

Tipp! Unterschätzen Sie die Bedeutung des Exposés bitte nicht. Es soll zeigen, dass Sie in der Lage sind, das Thema sinnvoll und korrekt zu bearbeiten. Sie machen damit Werbung für Ihre Kompetenz. Achten Sie deswegen auch auf ein angenehmes Layout, vor allem, wenn Sie auf Basis des Exposés Geldgeber finden wollen.

19.2.1 Inhalte eines Exposés

! Das Schreiben eines Exposés stellt für Anfängerinnen und Anfänger im wissenschaftlichen Arbeiten oft eine große Herausforderung dar. Dies ist normal, schließlich haben Sie noch keine oder nur wenig Erfahrung.

Ein Exposé lohnt sich: Die Inhalte eines gelungenen Exposés brauchen Sie nachher nur noch umzusetzen.

Allgemeine Inhalte

Ein Exposé beinhaltet die Punkte, die Sie auch schon in der Schule oder im Studium gelernt haben: Einleitung, Hauptteil und Schluss. Im Rahmen einer wissenschaftlichen Arbeit werden diese Elemente nur mit ganz speziellen Inhalten gefüllt. Das Exposé besteht in der Regel aus den immer gleichen Gliederungsschritten:

- Titel (Arbeitstitel)
- Einleitung
- Themenwahl und ihre Begründung

- Zielsetzung und Fragestellung
- theoretischer Rahmen
- Vorgehen in der Erarbeitung des Themas
- Zeitplan
- Literatur.

Klären Sie die genauen Anforderungen an ein Exposé immer mit Ihren betreuenden Dozierenden oder den Auftraggebern ab.

Beim Schreiben eines Exposés gilt das Gleiche wie bei der Themenfindung: Es ist kein linearer, sondern ein iterativer Prozess mit vielen Vorwärts- und Rückwärtsschlaufen. Die Einleitung wird dabei immer erst zum Schluss geschrieben.

Literaturübersichten und empirische Arbeiten

Je nach Thema und Fragestellung kann die Gliederung etwas anders aussehen.

In der Pflege beinhalten Abschlussarbeiten häufig systematische Literaturübersichten (Reviews) oder empirische Arbeiten. Dann sieht die Gliederung inhaltlich zwar ähnlich aus, es werden aber andere Begrifflichkeiten verwendet:

- (Arbeits-)Titel
- Einleitung
- Problematik
- theoretischer Rahmen
- Ziel und Fragestellung
- Methodik
- Zeitplan
- Finanzplan
- Literatur

Tipp! Es ist immer sinnvoll, ein Exposé vor Beginn einer schriftlichen Arbeit zu erstellen, selbst wenn dies nicht gefordert ist. Es ermöglicht Ihnen einen Überblick in Ihrem Arbeitsprozess und unterstützt Sie bei Planungen und in der Kommunikation mit allen Beteiligten.

! Wollen Sie mit Hilfe eines Exposés Geld für eine Forschung erhalten, klären Sie immer genau bei den potenziellen Geldgebern ab, welche Anforderungen an ein Exposé gestellt werden. In der Regel finden Sie diese auf der Homepage der Geldgeber. Anforderungen beinhalten nicht nur den Aufbau des Exposés, sondern auch Umfang und Abgabefristen.

19.2.2 Titel/Arbeitstitel

Der Titel einer Arbeit sollte eindeutig auf den Inhalt schließen lassen. Denken Sie daran, dass der Titel kurz und prägnant formuliert sein sollte. Sie möchten damit Interesse und Neugierde wecken.

Arbeiten Sie zunächst mit einem vorläufigen Arbeitstitel und legen Sie sich erst zum Schluss auf einen endgültigen Titel fest, wenn Sie genau wissen, was Sie wollen.

! In der Regel müssen Qualifikationsarbeiten im Studium, z.B. Bachelorarbeiten, bei einem Prüfungsamt angemeldet werden. Hier gilt oft: Der Titel der Anmeldung muss auch der Titel der abgegebenen Abschlussarbeit sein. Hier können Sie in der Regel also nicht im Laufe der Arbeit den Titel verändern. Als sinnvoll erweist es sich hier, sich wenn möglich mit einem Haupttitel anzumelden. Diesen können Sie im Laufe der Arbeit durch einen Untertitel spezifizieren. Klären Sie jedoch dieses Vorgehen immer mit Ihrem Prüfungsamt ab.

Einleitung

In der Regel fallen Sie nirgendwo mit der Tür ins Haus. Dies tun Sie auch nicht bei einer schriftlichen Arbeit. Leiten Sie also kurz zum Thema ein. Dabei können Sie Ihrer Fantasie und Kreativität freien Lauf lassen. Beschreiben Sie, in welchem Kontext Sie die Arbeit verfassen, welche aktuellen Anlässe es dazu geben kann, wer Ihnen die Idee dazu gegeben hat, was Sie von den Lesenden erwarten und was die Lesenden erwartet.

Es empfiehlt sich, die Einleitung gegen Ende des Exposés zu verfassen, da oft erst dann der konkrete Plan für Ihre Arbeit feststeht.

19.2.3 Themenwahl und ihre Begründung

Stellen Sie das Thema dar, das Sie behandeln werden: Worum geht es – und worum geht es nicht? Warum genau dieses Thema? Was macht das Thema interessant, relevant und bedeutsam? Ziel ist, in einer schlüssigen Argumentation den Gegenstand einzugrenzen und zu präzisieren (Gerrish & Lathlean, 2015), kurz: eine zu lösende Problematik darzustellen.

→ Ein Problem ist ein „rätselhafte(r), überraschende(r) oder verwirrende(r) Zustand" (Polit & Tatano Beck, 2020, S. 69) oder ein „Interessengebiet, in dem es eine Lücke gibt" (Burns & Grove, 2005, S. 81).

Damit dies möglich ist, benötigen Sie einen Stand der Forschung zu Ihrem Thema, da dies die Voraussetzung ist, eine Forschungslücke zu identifizieren. Eine Forschungslücke liegt dann vor, wenn in den bisherigen Forschungen ein Aspekt eines Sachverhalts vernachlässigt wurde, z. B. ein anderer Blickwinkel auf das Thema. Eine weitere Möglichkeit ist aber auch bestehende, ältere Forschungsergebnisse zusammenzuführen oder ungesicherte Ergebnisse zu überprüfen und zu bestätigen (Plümper, 2012).

! Viele Anfängerinnen und Anfänger machen den Fehler, eine Frage oder gar eine Methode zu haben, aber keine Problematik. Die Problematik ist wesentlich für eine wissenschaftliche Arbeit. Ohne Problematik keine Wissenschaft.

Schildern Sie Ihre Überlegungen zur Ausgangslage und entwickeln Sie darausfolgend die Problemstellung. Dies ist hilfreich, um die Vielschichtigkeit der Problematik nachvollziehbar darzustellen. Bei der Darstellung der Relevanz von klinischen Fragestellungen helfen die folgenden drei Punkte:

1. Häufigkeit des Vorkommens
2. damit verbundenes Leid für die Betroffenen und
3. damit verbundene Kosten.

z. B. Beispiel für eine Problembeschreibung (Burgstaller et al., 2020, S. 26):

„Im Jahr 2018 lebten in der Schweiz gemäß Schätzungen 151 000 Menschen mit Demenz, davon die Hälfte ohne fachärztliche Diagnose (Alzheimer Schweiz, 2018). Im Krankenhaussetting ist davon auszugehen, dass ungefähr zwanzig Prozent der Patientinnen und Patienten demenzielle Veränderungen aufweisen (Pinkert & Holle, 2012). Es hat sich gezeigt, dass ein Krankenhausaufenthalt mit negativen Konsequenzen für Menschen mit Demenz einhergeht. In einem systematischen Review wird von einem signifikanten Anstieg des Spitalaufenthalts von 6 bis 30 Tagen berichtet (Mukadam & Sampson, 2011). In einer Fragebogenerhebung berichten 54 % von 1291 informell Pflegenden von erheblichen Verschlechterungen der Demenzsymptome ihrer Angehörigen, beispielsweise verstärkte Verwirrtheit und herausfordernde Verhaltensweisen (Alzheimer's Society, 2009). Margiotta, Bianchetti, Ranieri und Trabucci (2006) berichten, dass auf einer medizinischen Akutstation 59 % der Patientinnen und Patienten mit Demenz und 13 % der Patientinnen und Patienten ohne Demenz ein Delir entwickelten. Es zeigte sich, dass Pflegende vor allem durch Wahnvorstellungen, Aggression und Schlaf-Wach-Rhythmusstörungen der Patientinnen und Patienten im Krankenhaus belastet sind (Hessler et al., 2018)."

Theoretischer Rahmen

Ziel ist es, mit Hilfe des theoretischen Rahmens die Fragestellung und ihre Beantwortung in einen übergreifenden theoretischen Ansatz einzubinden (siehe **Kap. 1.2.2**).

Durch ein vertieftes Studium existierender Quellen erhalten Sie in der Regel auch Hinweise auf den verwendeten theoretischen Rahmen. Der theoretische Rahmen bildet die Basis für die Verortung der Problematik, bestimmte anzuwendende Methoden und Interpretation der Ergebnisse. Er leistet ebenfalls einen wichtigen Beitrag zur Klärung und Definition der verwendeten Begriffe (Mayer, 2019).

z. B. Beispiele für einen theoretischen Rahmen:

- Wenn Sie eine Arbeit zur Häufigkeit von Druckgeschwüren in einer Einrichtung schreiben wollen, wären mögliche theoretische Rahmen die Themen Patientensicherheit und Qualitätsmanagement.
- Für eine Auseinandersetzung mit Pflegediagnosen würde der theoretische Rahmen Pflegefachsprache passen.
- Wollen Sie über das Erleben der Angehörigen von Patienten mit einer bestimmten Krankheit schreiben, schauen Sie in einer Pflegetheorie nach einem theoretischen Rahmen (zu beantwortende Frage: Warum sollte sich Pflege um die Angehörigen kümmern?).

19.2.4 Fragestellung und Ziele

Formulieren Sie die Forschungsfragen und Ziele spezifischer als die Problemstellung. Die Erreichung des Ziels und die Beantwortung der Forschungsfragen sollen einen Beitrag zur Lösung des Problems liefern. Fragestellungen und Ziele sind bedeutsame Faktoren für das Gelingen der Arbeit. Deshalb ist es ratsam, diese sorgfältig und seriös zu erarbeiten (Gerrish & Lathlean, 2015; Mayer, 2019).

Eine Hilfestellung zur präzisen Formulierung einer klinischen Fragstellung bietet das sogenannte PICO-Schema (übersetzt auch PIKE-Schema genannt).

P = population
I = intervention
C = comparison
O = outcome
(Behrens & Langer, 2016)

Neben dem weit verbreiteten PICO-Schema für Fragestellungen zur Wirksamkeit einer Intervention gibt es weitere Schemata. Nordhausen und Hirt geben in ihrem Manual zur Literaturrecherche in Fachdatenbanken (Version 5.0, www.RefHunter.eu) eine Übersicht mit weiteren Hinweisen für die Festlegung von Suchkomponenten für unterschiedliche Fragestellungen und Designs (Nordhausen & Hirt, 2020).

! Ziel und Fragestellung müssen sich immer logisch von der Problematik ableiten lassen!

Nicht immer ist es einfach, Ziel und Fragestellung genau voneinander zu trennen. Das Ziel ist eben nicht einfach eine andere grammatikalische Formulierung der Fragestellung und umgekehrt.

In der Zielformulierung legen Sie die klare Absicht der Arbeit dar. Wollen Sie das Dekubitusmanagement verbessern, Entscheidungshilfen zur Einführung von Pflegediagnosen erhalten oder Patienten individueller pflegen? Achten Sie bei den Zielsetzungen darauf, dass diese erreichbar, realistisch und überprüfbar sind. (**Abb. 19-2**)

z. B. Illustration der oben genannten Beispiele:

- Wie hoch ist die Inzidenz von Druckgeschwüren auf den chirurgischen Abteilungen im Spital Sonnenschein? (Methode: empirische Studie)
- Welche Effekte haben Pflegediagnosen auf die Ergebnisse der Pflege? (Methode: Literaturübersicht)
- Wie erleben die Partner von Patientinnen mit Brustkrebs die Chemotherapie? (Methode: empirische Studie oder Literaturübersicht)

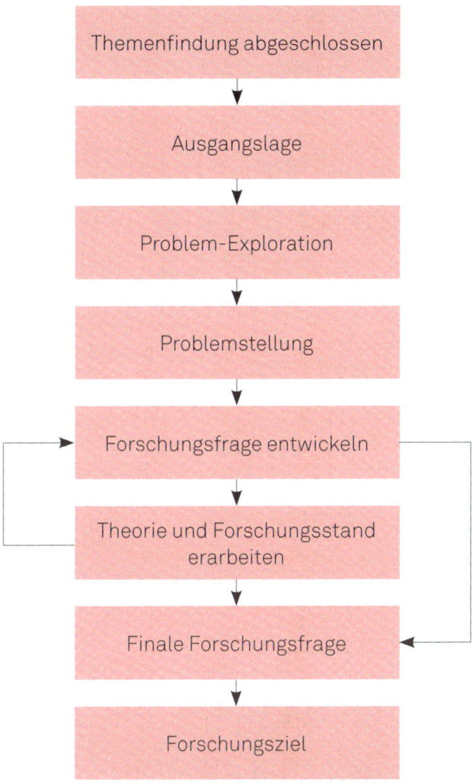

Abbildung 19-2: Die Entwicklung einer Fragestellung in Anlehnung an Mayer (2019)

z. B. Beispiel einer Ziel- und Frageformulierung für eine empirische Studie (Lienhardt et al., 2018):

- Ziel der Studie ist es, eine empirische Datengrundlage zur aktuellen Praxis der psychiatrischen Intensivbetreuung in der Schweiz zu schaffen.
- Die Fragestellung lautete: Wie sieht die aktuelle Praxis der psychiatrischen Intensivbetreuung bei Erwachsenen in psychiatrischen Kliniken in der deutschsprachigen Schweiz aus?

Beispiel einer Fragestellung für eine Literaturübersicht (Kohler et al., 2016):

- Die Fragestellung lautete: Welche nichtpharmakologischen Interventionen wirken bei der Behandlung einer Urininkontinenz bei erwachsenen Menschen nach einem cerebro-vaskulären Insult kontinenzfördernd?

Neben den vorgängig erwähnten „W-Fragen“ kann in Kombination mit problemstrukturierenden Begriffen (**Tab. 19-2**) die eigene Fragestellung entwickelt werden (Franck & Stary, 2013).

19.2.5 Vorgehen oder Methodik

Beschreiben Sie das gewählte Vorgehen klar und nachvollziehbar. Wollen Sie sich theoretisch oder empirisch mit der Fragestellung auseinandersetzen? Wollen Sie eine Literaturübersicht oder eine empirische Studie durchführen? Der Begriff Design wird vor allem bei empirischen Studien verwendet.

Je nachdem, ob Sie im Studium eine Hausarbeit im Rahmen eines Moduls oder eine Abschlussarbeit (z. B. Bachelor- oder Masterarbeit) erstellen wollen, werden die Anforderungen an die Methodik unterschiedlich sein.

Die anzuwendende Methodik richtet sich nach Ihrem Studienschwerpunkt. Klinische Fragen werden in der Regel mit systematischen Literaturübersichten und empirischen klinischen Studien beantwortet. Bei pflegepädagogischen Fragen werden häufig Methoden der Sozialwissenschaft angewendet, bei Themen des Pflegemanagements betriebswirtschaftliche Methoden. Orientieren Sie sich bei der Methodenwahl also immer an den im Studium erlernten Methoden der systematischen Wissensgewinnung.

! Wichtig ist: Erläutern Sie nicht nur, was Sie tun wollen, sondern auch, was Sie nicht tun wollen. Begründen Sie dies jeweils gut. Damit zeigen Sie, dass Sie sich kritisch mit dem Thema auseinandergesetzt und Pro und Contra gut abgewogen haben.

Wenn möglich sollten Sie die zu erwartenden Probleme bei der Bearbeitung des Themas sowie Einschränkungen und Limitierungen aufführen. Probleme können beispielsweise bei

Tabelle 19-2: Problemstrukturierende Begriffe in Anlehnung an Franck und Stary (2013)

Adressat	Gefahren	Phase
Aktualität	Geltungsbereich	Position
Analyse	Geschichte	Praxis
Anfänge	Gründe	Prinzip
Anlass	Grundfragen	Probleme
Ansätze	Grundlagen	Programm
Ansatzpunkt	Grundstruktur	
Anwendung		Quellen
Aspekt	Hauptströmungen	Querverbindungen
Ausgangspunkte	Hintergrund	
Ausmaß	Hypothese	Relevanz
		Richtlinien
Basis	Inhalte	Richtungen
Bedeutung	Intentionen	
Bedingungen	Interesse	Schema
Begriff	Ist-Zustand	Schwerpunkt
Begründung		Schwierigkeit
Beispiel	Kategorien	Selbstverständnis
Beziehung	Konkretisierung	Situation
	Konsequenzen	Struktur
Charakteristik	Konzept(ion)	Synthese
	Kriterien	System
Daten	Kritik	Systematisierung
Definition		
Determinanten	Leitgedanke	Techniken
Dimension	Leitlinien	Tendenz
	Lösung	Terminologie
Einsichten		Thema
Elemente	Merkmale	Theorie
Entstehung	Methode	These
Entwicklung	Mittel	

Tabelle 19-2: *Fortsetzung*

Ergebnis	Modell	Übersicht
Erscheinungen	Motiv	Ursprung
Fakten	Nachteil	Vorgeschichte
Folgen	Notwendigkeit	Vorteil
Folgerungen		
Forderungen	Ordnungskriterien	Zukunft
Formen	Organisation	Zusammenhang
Fragen	Perspektiven	Zweck

theoretischen Arbeiten vor allem in der Verfügbarkeit von Literatur liegen. Bei empirischen Arbeiten können die Stichprobengewinnung, Verzögerungen jeder Art in der Institution, in der die Daten erhoben werden, oder bei der Finanzierung der Untersuchung Probleme verursachen.

! Viel gelesen zu haben bewährt sich übrigens für die Entwicklung eines Exposés. Orientieren Sie sich an sehr guten Quellen, bei denen eine vergleichbare Methodik angewendet wurde. Davon können Sie viel für Ihre eigene Methodik lernen.

Tipp! Achten Sie beim Exposé auf die innere Logik und Konsistenz – kurzum: Verlieren Sie nie den „roten Faden". Stellen Sie sich mit innerer Distanz zum Text immer wieder folgende Fragen (Frei, 2007):

- Ist Ihre Gedankenführung konsequent auf die Beantwortung des gestellten Themas ausgerichtet?
- Konzentriert sich der Text auf die wichtigen und relevanten Aspekte?
- Umgekehrt: Werden relevante Gesichtspunkte übergangen und wenn ja: weshalb?
- Wird der Leser, die Leserin klar geführt?
- Im Sinne von Fairplay und der Vermeidung des Plagiatsvorwurfes gilt es, eigene Gedanken und Ideen sowie die übernommenen Zitate und Argumente für den Leser, die Leserin kenntlich zu machen.
- Denken Sie daran, die Zeit für Formatierung und Überarbeitung im Zeitplan angemessen zu berücksichtigen – dies kann Ihnen einen Antrag auf Verlängerung der Abgabefrist ersparen.
- Sichern Sie Ihre Dateien konsequent und mit geeigneten Mitteln, wie z. B. auf einem externen Laufwerk oder USB-Stick mit aktuellem Back-up.

19.3 Zeitplan

Jede schriftliche Arbeit kostet Zeit. Aus diesem Grund ist es wichtig, dass Sie sich bereits im Stadium der Planung Gedanken über den zeitlichen und personellen Aufwand machen.

Der Zeitplan hilft Ihnen, die einzelnen Arbeitsschritte zu strukturieren sowie zeitlich festzulegen. Er gibt Ihnen zudem einen Überblick über den zeitlichen Umfang der schriftlichen Arbeit. Er soll Sie darin unterstützen, Prioritäten zu setzen und den Stand der Arbeiten zu ermitteln. Wenn Sie gut geplant haben, können Sie sicher sein, Ihre Arbeit auch rechtzeitig fertigstellen zu können. Ebenso wird durch den Zeitplan die Terminplanung mit der Begleitperson erleichtert (**Tab. 19-3**).

Tabelle 19-3: Beispiel für Schwerpunkte in der Zeitplanung (Wichtig: jeweilige Arbeitsschritte konkretisieren)

Aktivitäten	Verteilung der Wochen	Soll = Bedarf	Verbrauch	Anpassungen
Idee(n) entwickeln und präzisieren	Woche 1	3 Tage		
Arbeits- und Zeitplanung	Woche 1	1 Tag	0,5 Tage	bereits mit Literaturrecherche beginnen
Literaturrecherche, -beschaffung	Woche 2	5 Tage	6 Tage	Beschaffung benötigt mehr Zeit
Literatursichtung	Woche 3	5 Tage		
Exposé erstellen	Woche 4 u.5	5 Tage		
Exposé mit Begleitperson besprechen	Woche 5	5 Tage		
Endkorrektur und Abgabe	Woche 6	3 Tage		

Bei der Festlegung der benötigten Zeiten für die einzelnen Arbeitsschritte sollten Sie folgende Aspekte berücksichtigen:

- Eine detaillierte Aufstellung aller Arbeitsschritte erleichtert Ihnen die Festlegung des erforderlichen Zeitaufwands.
- Bei der Zeitplanung nicht nur die Haupttätigkeiten, wie z. B. das Sichten von Literatur und das Verfassen des Exposés, einkalkulieren, sondern auch arbeitsorganisatorische Tätigkeiten, wie das Ordnen von Material, das Planen von Sitzungen und Gesprächen sowie Drucken und Binden der Arbeit.
- Orientieren Sie sich am planmäßigen Abgabetermin des Exposés. Die Zeitplanung lässt sich am ehesten von diesem Punkt aus rückwärts erstellen.
- Planen Sie Urlaubszeiten von Betreuungspersonen oder anderen Sie unterstützende Personen genauso ein wie Schließzeiten von Bibliotheken.
- Planen Sie unbedingt Pufferzeiten ein, um unvorhergesehene Ereignisse, wie Krankheiten, technische Defekte, Verzögerung der Literaturbeschaffung, Verschiebung von Sitzungsterminen abzufedern.
- Planen Sie unbedingt eigene Pausen, Urlaub und freie Wochenenden ein. Es hilft Ihnen zu wissen, dass Sie auch einmal zwei Wochen nicht an der Arbeit sitzen müssen. Damit haben Sie wieder die Möglichkeit, etwas Distanz zur eigenen Arbeit zu entwickeln.
- Denken Sie auch daran, Ihre Arbeit gegenlesen zu lassen. Sie werden anschließend Korrekturzeit benötigen.
- Vermeiden Sie es, einen unrealistischen Zeitplan aufzustellen, der in Ihnen ständig das Gefühl auslöst, Ihrer Arbeit hinterherzulaufen.

Tipp! Die ALPEN-Methode ist eine einfache Methode des Zeitmanagements, die bei konsequenter Umsetzung den Ablauf einer Wissenschaftlichen Arbeit zu strukturieren hilft (Voss, 2020).
A = Aufgaben notieren
L = Länge schätzen
P = Pufferzeiten berücksichtigen
E = Entscheidung fällen
N = Nachkontrolle

! Denken Sie bei den Planungen an Murphys Gesetz: Alles, was schiefgehen kann, wird auch schiefgehen. Garantiert jetzt hat Ihre Festplatte einen Defekt, auch wenn sie bisher immer intakt gewesen ist.

Denken Sie deswegen auch immer an eine ausreichende Sicherung Ihrer Daten. Schicken Sie zur Not den jeweiligen aktuellen Stand der Arbeit an eine eigene E-Mail-Adresse. Damit ist die Arbeit immer auf einem externen Server aufgehoben. Eine andere Möglichkeit ist, täglich die Daten auf einem Memorystick zu speichern.

In **Tabelle 19-3** finden Sie ein Beispiel für einen Zeitplan für die Entwicklung eines Exposés im Zeitraum von sechs Wochen und im Umfang von maximal zehn Seiten. Je nach Auftrag haben Sie mehr oder weniger Zeit, die einzelnen Arbeitsschritte umzusetzen. Nach dem Abschluss einzelner Arbeitsschritte sollten Sie die tatsächlich benötigte Zeit mit der veranschlagten Zeit überprüfen. So können Sie frühzeitig Abweichungen erkennen und die Planung entsprechend anpassen. Unter Umständen müssen Sie eine Verlängerung der Abgabezeiten in Betracht ziehen (Stickel-Wolf & Wolf, 2019).

Wenn Sie wollen, können Sie den Zeitplan auch grafisch aufbereiten (**Abb. 19-3**).

19.4 Kostenplan

Eine schriftliche Arbeit kostet auch immer Geld. Veranschlagen Sie deswegen auch die auf Sie zukommenden Kosten. Die Kostenaufstellung muss die Materialkosten und personellen Aufwendungen beinhalten (**Tabelle 19-4**):

- Materialkosten entstehen beispielsweise durch Papier, Kopien, Versandkosten, Beschaffung von Literatur, Geräten und Computerprogrammen.
- Personelle Kosten beinhalten z. B. die eigene Arbeitszeit, Beratung durch Begleit- und Fachpersonen, Spesen, Mitarbeit weiterer Personen z. B. bei der Datenerhebung und bei administrativen Arbeiten.

19.5 Betreuung

Da Sie ja noch in der Ausbildung zum wissenschaftlichen Arbeiten sind, wird Ihre Arbeit durch eine Professorin/einen Professor oder eine Dozentin/einen Dozenten betreut. Achtung: Hier gilt nicht das Bring- sondern das Holprinzip. Die Initiative muss von Ihnen ausgehen.

Sofern Ihnen keine Begleitung zugeteilt wird und Sie diese selber suchen müssen, beachten Sie folgende Gesichtspunkte:

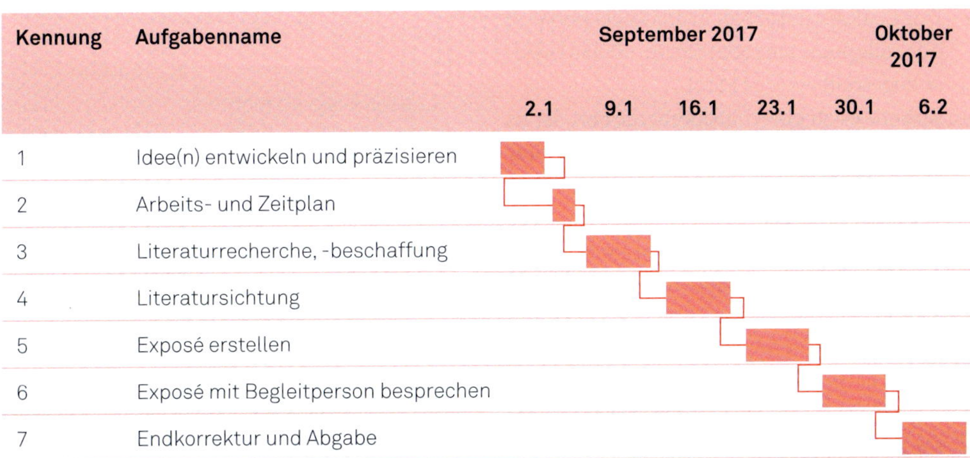

Abbildung 19-3: Grafische Darstellung eines Zeitplans

Tabelle 19-4: Beispiel einer Kostenaufstellung

Kostenschätzung	Anzahl	Ansatz	Total
Lohnkosten Forscher/innen: 2 Personen zu je 40 %-Anstellung	6 Monate	à € 3000.- pro Monat/Person	14 400.00
Lohnkosten Administration: 1 Person zu 40 %-Anstellung	6 Monate	à € 2000.-	4 800.00
Kosten für Beratung von Begleit- und Fachpersonen	10 h Begleitung 6 h statistische Beratung	à € 130.- à € 130.-	1 300.00 780.00
Datensammlung Kopien Fragebogen Kuvert Porto	 4000 Seiten 1000 (inkl. Rückantwort) 1000	 à € 0.15 à € 0.20 à € 0.80	 600.00 200.00 800.00
Literaturbeschaffung	30 Artikel Bücher	à € 7.00 Pauschale	210.00 300.00
Spesen/Fahrkosten		Pauschale	250.00
Mehraufwand		Pauschale	400.00
Total			24 040.00

- Die Person sollte eine Expertin oder ein Experte auf dem Fachgebiet Ihres Themas sein und Erfahrung in der Begleitung von Arbeiten aufweisen.
- Im Idealfall haben Sie bereits bei der ersten Kontaktaufnahme klare Vorstellungen über das Thema, eventuell sogar ein fertiges Exposé erstellt.
- Der Erstkontakt erfolgt in der Regel per Mail oder telefonisch mit der Frage, ob das Exposé zugestellt werden kann.
- Kommt es zu einer Zusammenarbeit, ist es wichtig, über die Hochschule das Honorar für die Begleitperson zu klären.

Tipp! Klären Sie die gegenseitigen Erwartungen für die Zusammenarbeit.

- Nutzen Sie die Begleitung in einer frühen und in kritischen Phasen der Arbeit. Später ist selbstständiges Arbeiten gefordert.
- Planen Sie die Beratungstermine langfristig und gehen Sie immer vorbereitet mit konkreten Fragen, aber auch eigenen Vorschlägen in die Besprechung – dies sorgt für Effizienz und in der Regel für eine inspirierende Zusammenarbeit.
- Gehen Sie gut dokumentiert und mit allen notwendigen Unterlagen in die Beratung.
- Halten Sie vereinbarte Termine ein bzw. sagen Sie sie frühzeitig ab, wenn Sie verhindert sind.
- Vermeiden Sie, Abmachungen mit Ihren Begleitpersonen nicht einzuhalten.
- Lassen Sie sich nicht verunsichern, indem Sie zu viele Personen einbeziehen oder um Rat fragen.

19.6 Formalien: Das Layout

Zu den guten Manieren des Wissenschaftsbetriebes gehört auch das Einhalten einer bestimmten äußerlichen Form der Arbeit. Diese kann je nach Vorgaben der Hochschule unterschiedlich sein. Deswegen richten Sie sich bei der formalen Gestaltung Ihrer schriftlichen Arbeit immer nach den entsprechenden Vorgaben.

Allgemein gelten jedoch folgende Regeln:

- Format A4
- Einseitige Beschriftung
- Zeilenabstand 1,5 Zeilen
- Schriftgröße 11 bis 12 Punkt (z. B. Times New Roman)
- Rand: links 2,7 cm, rechts 2,5 cm, oben 2,5 cm, unten 2,0 cm
- Abbildungs- und Tabellenverzeichnis nach dem Inhaltsverzeichnis
- Literaturverzeichnis nach dem inhaltlichen Ende der Ausführungen
- gegebenenfalls Ergänzung eines Anhangs, in dem für das weiterführende Verständnis der Inhalte notwendige Informationen enthalten sind, z. B. Ausdrucke von genutzten Internetseiten.

Tipp! Die folgenden Ratschläge sind durch unsere eigenen Erfahrungen, aber auch durch unzählige Betreuungen von Studierendenarbeiten gewonnen:

- Halten Sie Ordnung, und behalten Sie die Übersicht in Ihren Unterlagen. Entwickeln Sie frühzeitig ein Ihnen entsprechendes Ordnungs- und Ablagesystem – dies erspart Ihnen unnötige und zeitraubende Suchaktionen. Denken Sie daran, dass die äußere Ordnung manchmal auch die innere Ordnung unterstützt.
- Belohnen Sie sich regelmäßig für abgeschlossene Arbeitsschritte.
- Pflegen Sie auch weiterhin Ihre sozialen Kontakte und lassen Sie sich verwöhnen.
- Überwinden Sie Schreibblockaden und Durchhänger, indem Sie z. B. eine Pause einlegen, auf Abstand zur eigenen Arbeit gehen oder den Austausch mit Kolleginnen und Kollegen suchen. Ein frisch erholter Geist hat mehr Spannkraft und ist entscheidungsfreudiger (Esselborn-Krumbiegel, 2017).
- Zweifel an den eigenen Leistungen gehören oft mit zum Arbeitsprozess. Jeder, der wissenschaftlich arbeitet, kann ein Lied davon singen. Lassen Sie sich davon nicht vollständig einnehmen. Glauben Sie an sich selbst und Ihre Fähigkeiten, erinnern Sie sich an Ihre Erfolgserlebnisse.
- Lesen Sie vergleichbare Arbeiten und Artikel von anderen Autoren und Autorinnen. Diese geben Ihnen Inspiration und Orientierung für die eigene Arbeit.

19.7 Literatur

Behrens, J. & Langer, G. (2016). *Evidence based Nursing and Caring* (4., vollst. überarb. und erw. Auflage). Bern: Hogrefe.

Burgstaller, M., Saxer, S., Mayer, H. & Zeller, A. (2020). Die Betreuung von Menschen mit Demenz im Akutkrankenhaus aus Sicht des Behandlungs- und Betreuungsteams – Eine qualitative Studie. *Pflege, 33*(1), 25–33. https://doi.org/10.1024/1012-5302/a000708

Burns, N. & Grove, S.K. (Hrsg.). (2005). *Pflegeforschung verstehen und anwenden.* München: Urban & Fischer.

Esselborn-Krumbiegel, H. (2017). *Von der Idee zum Text: Eine Anleitung zum wissenschaftlichen Schreiben* (5., aktualisierte Aufl.). Paderborn: Schöningh.

Franck, N. & Stary, J. (2013). *Die Technik wissenschaftlichen Arbeitens: Eine praktische Anleitung* (17., überarbeitete Aufl.). Paderborn: Schöningh.

Frei, C. (2007). *Kleines Merkblatt mit Blick auf Bachelor- und Masterarbeiten.* [Unveröffentlichtes Manuskript. Universität St. Gallen, nicht mehr verfügbar.]

Gerrish, K. & Lathlean, J. (2015). *The Research Process in Nursing* (7. Aufl.). Oxford: Wiley Blackwell.

Kohler, M., Mayer, H., Battocletti, M., Kesselring, J. & Saxer, S. (2016). Wirksamkeit von nichtmedikamentösen Interventionen zur Förderung der Urinkontinenz bei Menschen nach einem cerebro-vaskulären Insult – Eine systematische Literaturübersicht. *Pflege, 29*(5), 235–245. https://doi.org/10.1024/1012-5302/a000493

Lienhardt, A., Rabenschlag, F. & Panfil, E.M. (2018). Die Praxis der psychiatrischen Intensivbetreuung bei Erwachsenen in der Deutschschweiz – eine deskriptive Querschnittstudie. *Pflege, 31*(5), 255–265. https://doi.org/10.1024/1012-5302/a000621

Mayer, H. (2019). *Pflegeforschung anwenden: Elemente und Basiswissen für Studium und Weiterbildung* (5., überarbeitete Aufl.). Wien: Facultas.

Metzger, C. (2017). *Lern- und Arbeitsstrategien: Ein Fachbuch für Studierende an Universitäten und Fachhochschulen* (12. Aufl.). Berlin: Cornelsen.

Nordhausen, T. & Hirt, J. (2020). *Manual zur Literaturrecherche in Fachdatenbanken (Version 5.0)*. Verfügbar unter www.refhunter.eu

Plümper, T. (2012). *Effizient Schreiben: Leitfaden zum Verfassen von Qualifizierungsarbeiten und wissenschaftlichen Texten.* München: Oldenbourg. https://doi.org/10.1524/9783486716153

Polit, D.F. & Tatano Beck, C. (2020). *Nursing Research: Generating and Assessing Evidence for Nursing Practice* (11. Aufl.). Philadelphia: Wolters Kluwer.

Stickel-Wolf, C. & Wolf, J. (2019). *Wissenschaftliches Arbeiten und Lerntechniken. Erfolgreich studieren – gewusst wie!* (9., aktualisierte und überarbeitete Aufl.). Wiesbaden: Gabler.

Voss, R. (2020). *Wissenschaftliches Arbeiten* (7. Aufl.). Konstanz: UVK.

Weiterführende Literatur

Haasenritter, J., Eisenschink, A.M., Kirchner, E., Bauder-Mißbach, H., Brach, M. & Veith, J. (2009). Auswirkungen eines präoperativen Bewegungsschulungsprogramms nach dem für kinästhetische Mobilisation aufgebauten Viv-Arte-Lernmodell auf Mobilität, Schmerzen und postoperative Verweildauer bei Patienten mit elektiver medianer Laparotomie – Eine prospektive randomisierte und kontrollierte Pilotstudie. *Pflege, 22*(1), 19–28. https://doi.org/10.1024/1012-5302.22.1.19

Hess, D.R. (2004). How to write an effective discussion. *Respiratory Care, 49*(10), 1238–1241.

LoBiondo-Wood, G. & Haber, J. (2005). *Pflegeforschung: Methoden, Bewertung, Anwendung* (2. Aufl.). München: Urban & Fischer.

Theisen, M.R. (2013). *Wissenschaftliches Arbeiten* (16., voll. überarbeitete Aufl.). München: Vahlen. https://doi.org/10.15358/9783800646371

Interview mit Eva Cignacco:

Bleiben Sie wissenschaftlich integer im Denken und im Handeln!

Prof. Dr. habil. Eva Cignacco Müller

Co-Fachbereichsleiterin Fachbereich Geburtshilfe, Leiterin Abteilung Forschung & Entwicklung Geburtshilfe, Studiengangleiterin Masterstudiengang MSc Hebamme, Departement Gesundheit, Berner Fachhochschule.

Werdegang

Diplom als Sozialarbeiterin an der Schule für Sozialarbeit Bern, im Jahr 1990 Einsatz als freiwillige Mitarbeiterin im Woman Care Center in San Diego Kalifornien, wo Frauen aus der naheliegenden Grenzstadt Tijuana (Mexiko) hinreisten, um sichere Abtreibungen zu erfahren, Diplom als Hebamme an der damaligen Hebammenschule Bern und unmittelbare Anstellung als diplomierte Hebammen an der Frauenklinik des Inselspitals, Ausbildung zur Pflegeexpertin an der Höhere Fachschule Stufe II in Zürich, danach nahtlos den Master of Science in Nursing an der Universität Maastricht. Im Jahr 2007, als erste Hebamme in der Schweiz den Doktortitel (PhD) an der Universität Maastricht erworben. Als Postdoc am Institut für Pflegewissenschaft der Universität in Basel tätig und im Jahr 2013 als erste Pflegewissenschaftlerin in der Schweiz die Venia Docendi (Habilitation) an einer Medizinischen Fakultät einer Schweizer Universität (Universität Basel) erhalten. Ab 2014 an der Berner Fachhochschule zunächst als Leiterin Forschung & Entwicklung und danach auch als Studiengangleiterin MSc Hebamme sowie als Co-Fachbereichsleiterin Geburtshilfe tätig.

Warum sind Sie Wissenschaftlerin geworden?

Aufgrund eines Schlüsselerlebnisses als junge diplomierte Hebamme in den frühen 1990er Jahren: Ich hatte auf ausdrücklichen Wunsch einer Gebärenden aber gegen den Willen des betreuenden Arztes durchgesetzt, dass während der Geburt kein Dammschnitt erfolgen sollte. Das Kind kam zur Welt und leider ist der Damm bis tief durch alle Gewebeschichten gerissen. Nach der operativen Versorgung zitierte mich der Arzt aus dem Geburtszimmer raus und überschüttete mich mit Vorwürfen. Vor allem wog die Beschuldigung schwer, dass ich verantwortlich sei, falls diese Frau an lebenslanger Inkontinenz leiden würde. Ich war am Boden zerstört und ging gebeutelt nach Hause und sagte damals meinem Mann „Ich muss herausfinden, ob es Studien gibt, die belegen, dass ein routinemäßiger Dammschnitt vorteilhafter ist, als wenn man nicht schneidet“. Ich hatte damals keine Ahnung, wie ich zu diesen Studien kommen würde. Mein Mann sagte mir „Geh in die Universitätsbibliothek und erkundige Dich“. Das habe ich getan. Als ich dann am Schalter fragte, ob man mir helfen könne, Studien zu suchen zum Thema „Dammschnitt“, erklärte mir die Bibliotheksdame, dass in 15 Minuten gleich ein erster Kurs in „Medline-Suche“ stattfinden würde. Ich könne mich da gleich beteiligen. So lernte ich das System einer Datenbank kennen und es offenbarte sich mir dabei eine ganz neue Welt. Ich habe unzählige Studien zusammengetragen, zu Hause alles nachgelesen und versucht diese zu verstehen, denn ich hatte ja damals keine akademische Bildung. Mein Mann war Akademiker und hat mir bei der Interpretation geholfen. Nach vier Wochen intensiver Lektüre kam ich zum Schluss: „Routinemäßige Dammschnitte bieten keinen Schutz vor hochgradigen Geweberissen". Ich ging mit vier Bundesordnern gefüllt mit diesen Studien zu diesem Arzt ins Büro und sagte ihm, dass seine Beschuldigungen weder Hand noch Fuß hätten. Das war für mich der Beginn meiner wissenschaftlichen Karriere.

Macht wissenschaftliches Arbeiten Spaß?

Spaß ist irgendwie der falsche Begriff. Wissenschaftliches Arbeiten ist primär viel Knochenarbeit, es ist ein langsames Arbeiten, das viel Geduld sowie Durchhaltevermögen verlangt. Ich verspüre einfach einen inneren Wissensdrang, auch heute noch, nach all diesen Jahren. Ich bin getrieben vom Drang, noch mehr in Erfahrung zu bringen. Wenn mich eine Frage beginnt zu interessieren, dann ist es um mich geschehen. Ich beginne zu lesen, zu denken, nachzuforschen, schaue, was schon andere gedacht und herausgefunden haben. Versuche die Wissenslücke zu erkennen. Ich finde, es ist ein großes Privileg, dass man als Wissenschaftlerin sich einfach Zeit nehmen kann, viel über ein Thema nachzudenken, es zu entwickeln, das Phänomen in einem Forschungsteam zu untersuchen und zur Wissensgenerierung beizutragen. Diese akademischen Freiheiten, die man dabei hat, ja die machen Spaß, aber dieser kann nicht darüber hinwegtäuschen, dass Wissenschaft eine knüppelharte Denkarbeit ist.

Wie lesen Sie?

Ich lese sehr viel, aber lange nicht nur wissenschaftliche Studien. Ich habe etliche Print Medien abonniert und interessiere mich stark für nationale sowie internationale Politik. Ich habe als Wissenschaftlerin den Anspruch, die Geschehnisse in der Welt zu verstehen und mich mit wichtigen gesellschaftlichen Fragen auseinanderzusetzen. So interessieren mich insbesondere geopolitische Fragen, weil diese auch starke Folgen haben für die Wissenschaft. So ist die aktuelle stark angespannte Lage zwischen den USA und China nicht nur auf eine wirtschaftliche Debatte um Handelsverträge zu limitieren, sondern stellt auch die ganze Mobilität in der Wissenschaft, sprich der Wissensaustausch, der für das Fortkommen der Forschung so imminent wichtig ist, in Frage. Plötzlich wird es westlichen Forscherinnen erschwert, sich mit chinesischen Wissenschaftlerinnen auszutauschen. Umgekehrt wird es jungen Chinesen/Chinesinnen immer schwerer fallen, in westlichen Ländern zu studieren/zu forschen. Da riskiert man ein großes Potential für Wissensaustausch und -generierung zu verlieren. Diese globale Kontextualisierung von Wissenschaft ist anspruchsvoll, aber notwendig. Dann lese ich gerne Romane. Ich finde, die Literatur wird schwierigen Phänomenen am besten gerecht. Der Roman „Die Lebenden reparieren" von Maylis de Kerangal zum Beispiel beschreibt die Situation von Angehörigen rund um Entscheidungen bei einer Organspende so eindringlich, wie es kein Fachartikel zu erfassen vermag.

Wie schreiben Sie?

Im heutigen digitalen Zeitalter werde ich mit meinen Moleskine-Schreibheften oft etwas verdutzt angeschaut. Ich bin ein stark analoger Mensch. Ich mache mir dauernd Notizen zu Diesem und Jenem und schreibe mir auch Buchtitel oder Filme auf, die mich ansprechen. Ich schreibe auch gerne Briefe. Im wissenschaftlichen Kontext beginne ich das Schreiben eines Fachartikels meistens mit dem Gedanken „Eva, was ist die Hauptaussage Deines Textes?". Wenn ich die Hauptaussage auf einem Blatt Papier festgehalten habe, dann überlege ich mir einen knackigen Titel für den Artikel, sozusagen die Headline (wie wecke ich das Interesse der Lesenden?). Wenn ich den Titel habe, gestalte ich das Titelblatt mit der Auflistung aller Autoren und Autorinnen mitsamt Affiliationen und lege es für mich immer gut sichtbar auf meinem Schreibtisch ab. Das macht dann schon einmal eine Falle, hat Wirkung. Danach gehe ich mit der Hauptaussage und mit dem Titel eine Weile „schwanger", das heißt ich überlege mir Aussagen und schreibe mir diese einfach auf (in meinen Moleskin Notizheften). Es kann etwas sein zur Methode, oder schon ein wichtiger Aspekt, den ich unbedingt im Diskussionsteil darlegen möchte. Wenn ich diese Gedanken zusammengetragen habe, fange ich an, diese Aussagen im digitalen Dokument zusammenzutragen. Ich beginne einfach mit demjenigen Kapitel des wissenschaftlichen Artikels, der mir am einfachsten fällt und schreibe einfach darauf los und webe die zuvor festgehaltenen Gedankengänge jeweils in den Text ein. Ich verfasse Kapitel um Kapitel, aber nicht der Reihe nach. Wenn ich eine erste Version des Gesamttextes habe, dann geht es weiter mit der Verfeinerung des Verschriftlichten, mit der Schaffung überzeugender Übergänge vom einen Kapitel zum anderen, mit der wiederholten Überprüfung der Ergebnisse, mit dem Wegstreichen von Redundanzen, mit der Reduktion der Gedankenfülle aus dem ersten Schreiben. So, dann steht dann einmal ein vernünftiger Text, den ich den Co-Autorinnen zur kritischen Sichtung schicke. Der Austausch mit den Co-Autorinnen mündet immer in vier bis fünf Überarbeitungsrunden, bis alles so überzeugt, dass der Text bei einem wissenschaftlichen Journal eingereicht werden kann.

Wie halten Sie sich bezüglich Ihres Schwerpunktes auf dem aktuellen Stand der Forschung und der Diskussion?

Ich bin international stark vernetzt und so kriege ich über einen gemeinsamen digitalen Raum immer die aktuellsten Informationen über publizierte Artikel. Das ist für meinen Themenschwerpunkt „Schmerz bei Neugeborenen" so. Ich besuche auch regelmäßig internationale Kongresse und treffe mich da mit Leuten aus der gleichen wissenschaftlichen Community. Ich habe „Alerts" eingerichtet, das heißt ich werde über PubMed auf die jüngsten Publikationen zu meinen angegeben Themenschwerpunkten aufmerksam gemacht. Ich suche aber auch in regelmäßigen Abständen über eine Schlagwortsuche nach spezifischen Themen und lese anhand der Titel und der Schlagworte die jüngsten Arbeiten, die ich über die Datenbanken finde.

Wie wichtig ist die englische Sprache für das wissenschaftliche Arbeiten?

Die englische Sprache ist unverzichtbar. Man muss sich einfach vergegenwärtigen, dass man sich nur durch das systematische Absuchen englischer Fachliteratur sicher sein kann, die relevantesten Informationen zu einer bestimmten Thematik gefunden zu haben. 99 % aller Fachartikel, die ich für ein Peer-Review-Verfahren verfasse, sind in englischer Sprache. Da muss man einfach durch. Je mehr man in englischer Sprache liest und schreibt, desto selbstverständlicher wird die Sache auch für einen selbst.

Wo sehen Sie aus Ihrer Erfahrung mit Lernenden und Studierenden die größten Hürden für das wissenschaftliche Arbeiten?

Sie lassen sich zu wenig Zeit. Alles muss schnell gehen, alles muss schon von Anfang an klar sein. Ein Denken in linearen Zügen. Durch die Digitalisierung sind wir es uns gewohnt, rasch zu Informationen zu kommen, diese rasch zu verarbeiten, zu synthetisieren und wiederzugeben. Wissenschaftliches Arbeiten ist aber ein stark iterativer, suchender Prozess, in dem man gelegentlich ins Stocken gerät, nicht weiterkommt, hängen bleibt bei einem Gedanken, der sich im Nachhinein als nebensächlich herausstellt. Wichtig dabei ist, dass man wissenschaftliches Arbeiten in einem diskursiven

Kontext eingebettet und in permanentem Austausch mit Peers bleibt. Eine weitere Hürde ist, dass die Forschungsfragen bei Studierenden oft zu breit formuliert werden. Da gilt es, die Forschungsfrage auf das Untersuchbare hinunter zu brechen. Dann sind viele Studierende enttäuscht, wenn sie „nur" eine kleine Frage beantworten sollen. Die Erkenntnis, dass schon diese kleine Frage eine Menge an Arbeit und Erkenntnissen auslöst, die gewinnen sie erst im Forschungsprozess.

Was sind Ihrer Meinung nach die größten Fehler, die Lernende, Studierende und auch Wissenschaftlerinnen und Wissenschaftler beim wissenschaftlichen Arbeiten machen?

Die Studierenden, leider meistens die Frauen, machen oft den Fehler, dass sie ihre eigene berufliche Karriere oft dem Zufall überlassen. Dabei ist eine umsichtige Planung der akademischen Karriere zentral und ist keinesfalls dem Zufall zu überlassen. Man braucht für die Wissenschaft ganz persönliche Ambitionen und einen Plan, wie diese zu erreichen sind. Es braucht nebst der Kompetenz eine starke Zielorientierung und ein ausgeprägtes Durchhaltevermögen, um alle Stufen der wissenschaftlichen Karriere erfolgreich zu durchlaufen. Wir brauchen in den Gesundheitsberufen dringend sehr gut qualifizierte Leute für die Forschung sowie für die Lehre an Hochschulen. Dazu braucht es spezifische Skills, die es anzueignen gilt. Es braucht auch hier alles seine Zeit für eine akademische Sozialisierung. Das wird oft unterschätzt.

Bei gestandenen Wissenschaftlerinnen ist mir die Orientierung an den herkömmlichen „objektiven" Wissenschaftsfakten noch zu ausgeprägt, auch wenn sich diese sogenannte Wissenschaftsobjektivität aktuell stark wandelt. Es geht noch viel zu stark darum, wie hoch der Impact-Faktor war des Journals, in dem ich meinen jüngsten, meist quantitativen Artikel publiziert habe und weniger um die Frage, „welches Potential hat eigentlich meine Forschung für die Gesundheitsversorgung?"

Wie sieht Ihre Arbeitswoche aus?

Ich bin sehr oft im Büro, weil ich dort dem Team und unseren verschiedenen Forschungsprojekten mitsamt allen auftauchenden Herausforderungen am nächsten bin. Meine Arbeitstage sind lang. Glücklicherweise muss ich nicht mehr in aller Früh zu einem gewissen Zeitpunkt irgendwo sein, wie zu den Zeiten, als ich als Hebamme arbeitete und Punkt 07.00 Uhr zum Dienst antreten musste. Ich bin zwischen 8.00 Uhr und 8.30 Uhr ins Büro und bleibe so lange, bis ich meine Tages-Pendenzen abgearbeitet habe. Das sind meistens 12-Stunden Tage. Früher arbeitete ich auch zu Hause, am Abend noch bis in die Nacht Dinge ab. Aber das geht jetzt altershalber nicht mehr. Ich bin abends einfach hundemüde und brauche Zeit für mich. Am Wochenende lese ich viel, eben auch Fachliteratur, weil unter der Woche die notwendige Ruhe dazu fehlt.

Welche Rolle spielen Mentoren für den wissenschaftlichen Werdegang?

Die sind für das akademische Weiterkommen von Mentees zentral. Gute Mentorinnen unterstützen die Mentee/den Mentee auf ihrem akademischen Werdegang, öffnen die Türen zu nationalen und internationalen wissenschaftlichen Netzwerken und fördern das Lernen in angstfreier und fördernder Umgebung. Ein gutes Mentorat zeichnet sich dadurch aus, dass so viel Unterstützung gewährt wird, wie die individuelle Person benötigt. Keine standardisierte, sondern eine stark individualisierte Betreuung ist angesagt. Eine gute Mentorin lässt den Mentee/die Mentee auch wachsen, persönlich wie beruflich. Es gilt auch zu erkennen, wann sich die Mentorin/Mentee-Beziehung auflöst und sich dann beide auf Augenhöhe begegnen. Das sind wichtige Entwicklungsschritte für beide Seiten.

Welchen Stellenwert haben Netzwerke für das wissenschaftliche Arbeiten und den wissenschaftlichen Werdegang?

Netzwerke sind das ein und alles. Ohne wissenschaftliches Netzwerk kommt man nicht voran mit den eigenen Arbeiten und macht sich selbst auch nicht sichtbar. Wissenschaft bedingt regen Austausch mit anderen, die zu gleichen oder ähnlichen Themen forschen. Es geht um das Suchen und Finden wichtiger Partner/Partnerinnen und Verbindungen, die einem über sehr lange Zeit tragen und auch prägen. Man trifft sich an nationalen Meetings oder an internationalen Kongressen und tauscht sich aus und erfährt dabei gerade den jüngsten Hype im eigenen Wissenschaftsfeld. Mir hat das internationale Netzwerk „Pain in Childhood" unglaublich viel erschlossen. Da erhält man Einladungen an Konferenzen, an Expertenmeetings, an Co-Autorschaften. Das ist ein Geben und Nehmen. Man erschließt sich sozusagen der Wissenschaftswelt oder bleibt eben einsam in der Besenkammer und kommt nicht weit. Ich hatte dazu auch ein Schlüsselerlebnis an einer Konferenz in Stockholm, als ich mir einer Top-Expertin näherte und mich ihr vorstellen wollte, um mit ihr im Austausch zu stehen. Sie meinte „Ohhh, I know you already and I know your excellent work. We should collaborate!" Damit war das Eis schon gebrochen.

Was sind die wesentlichen Punkte, an die Studierende denken sollten, wenn sie eine wissenschaftliche Karriere planen?

Sie sollten sich einem Thema widmen, für das sie wirklich so etwas wie ein inneres Feuer, eine Leidenschaft empfinden. Ein Thema, mit welchem man sich die nächsten 10–20 Jahre beschäftigen will, denn ohne Passion wird das eine schrecklich lange Durststrecke. Dann sollte man sich an eine Hochschule wenden und sich gut präsentieren, einen roten Faden aufzeigen können in der Berufslaufbahn. Ich sehe bei Bewerberinnen sehr oft dieses „Themen-Hopping" und alles immer von kurzer Dauer. Gut, das ist manchmal einfach der Arbeitssituation geschuldet. Man wird für ein Projekt angestellt und muss es abarbeiten. Aber trotzdem gilt es eine thematische Nische für sich selbst zu finden und zu sagen, das interessiert mich, an diesem Thema möchte ich weiterarbeiten, es besser verstehen, es besser erklären, weil es diese und jene Relevanz hat für eine bessere Gesundheitsversorgung von Patienten und Patientinnen. Also mehr proaktive Haltungen zeigen als nur Empfänger/Empfängerin von Aufträgen sein. Als ich in den späten 1990er Jahren das Thema „Schmerz bei Neugeborenen" aufs Parkett brachte, haben mich alle verdutzt angeschaut und gesagt, „Na ja, Neugeborene Weinen oder Weinen eben nicht. Was soll das Ganze? Wie willst Du je Schmerz objektivieren können?" Aber ich war überzeugt, auch durch das Lesen von Arbeiten der ersten Pflegewissenschaftlerinnen in Nordamerika, dass dieses Thema ein Riesenpotential hatte für ein besseres Verständnis der Komplexität von Schmerzen bei Neugeborenen.

Welchen wichtigsten Rat geben Sie Lernenden und Studierenden für das wissenschaftliche Arbeiten in der Pflege?

Bleiben Sie wissenschaftlich integer im Denken und im Handeln!

20
In einem Journal veröffentlichen

Katharina Fierz

Die Veröffentlichung von Artikeln gehört längst nicht mehr nur im englischsprachigen Raum zu den wichtigsten Kommunikationsmitteln von Pflegenden in Praxis und Wissenschaft. Auch im deutschsprachigen Raum wird das Publizieren von Artikeln mit pflegerischen Inhalten immer mehr zur Selbstverständlichkeit, was erfreulicherweise dazu führt, dass ausgezeichnete Pflegeleistungen und kreative Projekte einer immer breiteren Öffentlichkeit bekannt gemacht werden. Artikel zu veröffentlichen ist jedoch, zugegebenermaßen, nichts Einfaches. Bestimmte Fähigkeiten und Fertigkeiten müssen aktiv erworben und von Mentorinnen und Mentoren sowie Vorgesetzten unterstützt werden.

In diesem Kapitel wird der Weg zur Publikation in einem nichtwissenschaftlichen und in einem wissenschaftlichen Journal und die damit zusammenhängenden Arbeitsschritte und Entscheidungen dargestellt. Ebenfalls werden Strategien aufgezeigt, wie Veröffentlichungen durch Mentorinnen und Mentoren und Vorgesetzte unterstützt werden können.

Lernziele

Nach der Durcharbeitung dieses Kapitels sollen Sie:

- entscheiden können, zu welcher Zeitschrift Ihr Publikationsvorhaben passen könnte
- die Veröffentlichung starten können
- Strategien kennen, die Veröffentlichungen unterstützen.

20.1 Der Publikationsweg

Wie in **Kapitel 1.1** dargelegt wurde, ist eine wichtige Aufgabe wissenschaftlich Tätiger, Wissen zu generieren. Eine zweite, ebenso wichtige Aufgabe ist es, eben dieses Wissen einer breiteren Öffentlichkeit bekannt zu machen. Eine der Möglichkeiten, dieses Wissen weiterzugeben, besteht darin, es in Journalen zu veröffentlichen. In **Kapitel 2.3.3** haben Sie den Unterschied zwischen wissenschaftlichen oder akademischen und nichtwissenschaftlichen oder nichtakademischen Journalen kennengelernt, ebenso wurden Sie auf die Open-science-Bewegung und Open-Access-Publikationen aufmerksam gemacht. Akademische und nichtakademische Journale unterscheiden sich vor allem in der Art der Beiträge und des Einreicheverfahrens. Unabhängig davon, wo Sie publizieren möchten, verläuft der Weg zur Publikation jedoch in folgenden Schritten (siehe **Abb. 20-1**):

1. Bestimmung des Inhaltes, der publiziert werden soll
2. Bestimmung des Journals, in dem publiziert werden soll
3. Bestimmung der Autoren, die eine Publikation verfassen und ihrer Reihenfolge in der Autorenliste (siehe ICMJE, 2019)
4. Verfassen der Publikation entsprechend den Autorenrichtlinien des Journals
5. Einreichen der Publikation und eventuell Überarbeiten der Publikation.

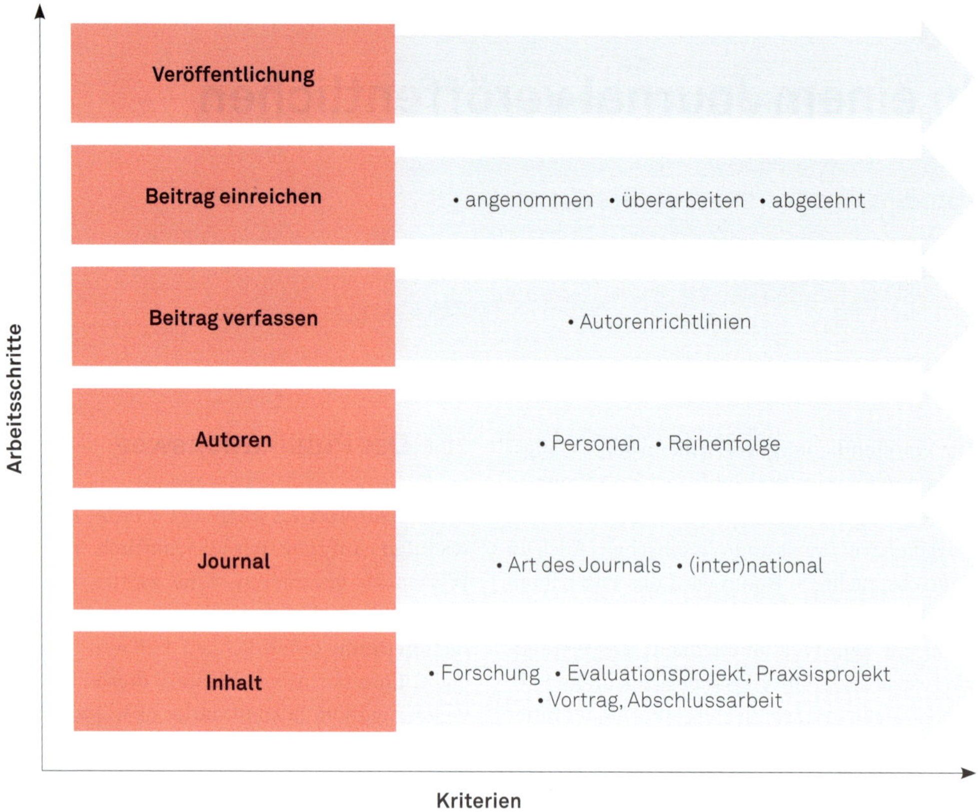

Abbildung 20-1: Der Publikationspfad

In der Praxis verlaufen die Schritte 1 bis 3 auch oft nebeneinander. Falls Ihr Beitrag bei einer Zeitschrift abgelehnt werden sollte, starten Sie erneut bei Punkt 4.

In den folgenden Abschnitten lernen Sie die einzelnen Schritte genauer kennen.

20.2 Was publizieren?

Die international bereits weit verbreitete Erwartung an Pflegende, ihre Leistungen zu veröffentlichen, steigt auch bei uns. Dies trifft ganz besonders auf die mit wissenschaftlichen Methoden arbeitenden Pflegenden zu. Sie sind aufgefordert, ihre Forschungsergebnisse zu publizieren und so zum professionellen Diskurs beizutragen (Jackson, 2009). Erfreulicherweise publizieren Pflegende seit ein paar Jahren auch vermehrt Berichte über Evaluations- oder Praxisentwicklungsprojekte (Leuenberger et al., 2017; Haldemann et al., 2016) oder nehmen Stellung zu aktuellen, gesundheitsrelevanten Themen (Schäfer-Keller & Schaffert-Witvliet, 2021). So können Kolleginnen aus Forschung und Praxis von ihren Erfahrungen profitieren und die Ergebnisse in ihr eigenes Tätigkeitsfeld integrieren.

Ganz am Anfang jeder Publikationstätigkeit steht die Frage: Welche Inhalte möchte ich veröffentlichen? Sind dies Projekt- oder Forschungsergebnisse, eine Meinung, eine Haus- oder Abschlussarbeit oder ein Vortrag? Von der Antwort auf diese Frage hängt die Wahl des Journals, oft auch der Arbeitsaufwand, der eine Publikation bedeutet, ab. Einerseits steht Ihnen üblicherweise für eine Publikation in einem Journal nur ein begrenzter Umfang an Zeichen oder Seiten zur Verfügung (siehe **Tab. 20-1**), andererseits müssen Sie die Arbeit an die Vorgaben des Journals anpassen und so (um-)formulieren, dass der Inhalt das Interesse der Editorin und der Leserschaft weckt. In der Regel müssen Sie Ihren Ausgangstext deshalb kürzen und fokussieren, unabhängig davon, in welcher Zeitschrift Sie veröffentlichen möchten.

Bei umfangreichen Forschungsarbeiten können Sie auch mehrere Publikationen erstellen, die jeweils einen Aspekt der Forschung dokumentieren, z. B. die Ergebnisse der Literaturrecherche oder eine Übersicht zu den zur Verfügung stehenden standardisierten Messinstrumenten.

z. B. Bei INTERCARE handelt es sich um ein Forschungsprogramm zur Implementierung und Evaluation eines pflegegeleiteten Versorgungsmodells in Schweizer Pflegeinstitutionen zur Verbesserung der interprofessionellen Pflege für bessere Bewohnerergebnisse (Zugriff am 18. April 2021 unter https://nursing.unibas.ch/de/forschung/forschungsprojekte/laufende-projekte/intercare/). Das als ‚Implementation Research' geplante Praxisentwicklungsprogramm erfolgte schrittweise und mittels aufeinander aufbauenden Unterprojekten unter Einbezug von Patient*innen und ihren Familienangehörigen, Pflegenden und weiteren Schlüsselpersonen. Zuerst hat die Studiengruppe den Plan für das Vorgehen publiziert (Zúñiga et al., 2019). Da eines der Ziele des Projektes war, Hospitalisationen aus Langzeit-Institutionen zu reduzieren, folgte kurz darauf die Publikation zum Stand der Erkenntnisse zu ebendiesem Thema (Muench et al., 2019). Der Einbezug der zukünftigen Nutzer*innen von Beginn an gilt als ein wichtiger Faktor für die Nachhaltigkeit einer Intervention. Deshalb widmet sich eine weitere Publikation diesem Thema, in der die Erfahrungen der Bewohnenden von Langzeitinstitutionen und deren Familien beleuchtet werden. Aus den so gewonnenen Erkenntnissen werden die für die Entwicklung eines erweiterten Verantwortungsbereiches für die Pflege in Langzeitinstitutionen relevanten Themen abgeleitet (Basinska et al., 2021). Diese wiederum werden einem Review-Prozess unterzogen

Tabelle 20-1: Beispiel für Vorgaben für den Umfang eines Manuskriptes

Journal	International Journal of Nursing Studies	Journal of Advanced Nursing*	Journal of Clinical Nursing	Pflege
Titel	keine Angaben zur Länge	20 Wörter	keine Angaben zur Länge Kurztitel <40 Zeichen	max. 130 Zeichen inkl. Leerzeichen; Kurztitel für Umschlagseite max. 60 Zeichen
Umfang Abstract	400 Wörter	300 Wörter	300 Wörter	1500–1600 Zeichen, inkl. Leerzeichen
Umfang Originalarbeit	2000–7000 Wörter	8000 Wörter	8000 Wörter	max. 27 000 Zeichen, inkl. Leerzeichen
Sprache	Englisch	Englisch	Englisch	Deutsch oder Englisch

* Journal of Advanced Nursing: stellt Vorlagen zur Verfügung; Vorgaben unterscheiden sich je nach Art des Artikels. Die Angaben in der Tabelle beziehen sich auf quantitative Originalarbeiten.

(Basinska et al., 2021). Weitere Publikationen sind im Review-Verfahren und werden demnächst veröffentlicht, sodass in den nächsten Jahren die gesamte Arbeit um das Projekt INTERCARE, einschließlich Analysen zur Effektivität der Intervention, nachvollziehbar und nutzbar sein wird.

Falls Sie in wissenschaftlichen Journalen publizieren möchten, denken Sie schon jetzt daran, dass diese Journale nur Originalarbeiten veröffentlichen (siehe **Kap. 2.3.3**). Dies sind Texte, die noch nirgends publiziert worden sind, und Texte, die nicht gleichzeitig bei einem anderen Journal eingereicht werden.

20.3 Wo publizieren?

Mit den Inhalten sollten Sie auch schon an die Zielgruppe denken: Wollen Sie Ihre Inhalte

- an andere Wissenschaftlerinnen und Wissenschaftler oder an Pflegende in der Praxis mit wenig oder ohne vertiefte wissenschaftliche Ausbildung
- national oder international weitergeben?

Mit der Festlegung der Inhalte ist bereits ein Vorentscheid für eine bestimmte Art von Journal getroffen.

20.3.1 Nichtwissenschaftliche Zeitschriften

Zielgruppe

Nichtwissenschaftliche Zeitschriften richten sich vorwiegend an Pflegepersonen ohne oder mit wenig wissenschaftlichem Hintergrund. Wichtig ist, die Zeitschrift genau nach Zielgruppe auszuwählen. Wollen Sie mit Ihrem Beitrag alle Pflegefachpersonen erreichen, Pflegende im häuslichen Bereich, in Langzeitpflege-Institutionen oder auf Intensivstationen? Für jede der Zielgruppen existieren unterschiedliche Fachzeitschriften (siehe Anhang 5).

Beiträge

Die Beiträge werden von der Redaktion der Zeitschrift entweder selbst recherchiert oder bei bestimmten Autorinnen oder Autoren angefordert (Boucsein, 2006). Zusätzlich können Beiträge von Autorinnen und Autoren in Eigeninitiative eingereicht werden. Diese Beiträge brauchen keine Originalartikel zu sein, können also auch in einem anderen Journal veröffentlicht worden sein. Dies sollten Sie jedoch in Ihrem Manuskript deutlich machen und sich beim erstveröffentlichenden Journal absichern, dass der Copyrightvertrag dies zulässt.

Welche Beiträge eignen sich nun prinzipiell für eine Fachzeitschrift? Markus Boucsein, ehemaliger Chefredakteur der Zeitschrift Die Schwester/Der Pfleger, schreibt, dass das Niveau von Artikeln für eine nichtwissenschaftliche Zeitschrift zwischen Tageszeitung/Illustrierter und wissenschaftlicher Zeitschrift liegt: „Während in Tageszeitungen schon mal etwas behauptet werden kann, oder – weil die Vorgeschichte als bekannt vorausgesetzt wird – eine Bewertung eines Sachverhaltes oftmals ausreicht, müssen Sie in wissenschaftlichen Arbeiten Thesen aufstellen und die Ergebnisse nachvollziehbar herleiten. [...] Und Fachartikel für eine Fachzeitschrift liegen irgendwo dazwischen, sollen also seriöse Informationen vermitteln, aber auch nicht langweilig wirken." (Boucsein, 2006, S. 217)

Aufbau und Stil des Textes

Aufbau und Stil des Textes richten sich nach der Zielgruppe und ihren Lesegewohnheiten. Neben dem Prädikat „fachlich interessant" sollten die Beiträge „gut konzipiert" (Boucsein, 2006, S. 224) sein. Boucsein (2006, S. 224) empfiehlt:

- „Machen Sie sich klar, für wen Sie schreiben. Das Leserinteresse bestimmt die Inhalte.
- Zeigen Sie, dass Sie eine hohe Fachlichkeit besitzen. Dieses Fachwissen hilft anderen in ihrer täglichen Arbeit.

- Lesen Sie viel in Fachzeitschriften. Dann erkennen Sie den Unterschied zu Vortragstexten oder Abschlussarbeiten.
- Lassen Sie sich zum Artikel etwas Optisches einfallen. Schöne Schaubilder, Grafiken und Fotos schmücken nicht nur, sondern liefern auch schnelle Informationen.
- Prüfen Sie genau, wie lesefreundlich Ihr Artikel geworden ist: Ist die Überschrift nur Etikette, oder liefert sie eine Botschaft?
- Trauen Sie sich, denn es macht Spaß."

Wie ein wissenschaftlicher Text aufgebaut sein soll, erfahren Sie in **Kapitel 21**.

Ausführliche Informationen zum Publizieren in nichtwissenschaftlichen Zeitschriften finden Sie in folgendem Beitrag:

- Boucsein, M. (2006). Pflege-Fachpresse. In K. Reinhardt (Hrsg.), *Schreiben: Ein Handbuch für Pflege-und Gesundheitsberufe* (2. Auflage, S. 211–224). Bern: Huber.

20.3.2 Wissenschaftliche Zeitschriften

Die Wahl einer wissenschaftlichen Zeitschrift oder eines wissenschaftlichen Journales richtet sich nach den Inhalten, die vermittelt werden sollen (Bsp.: Thema oder Methode), der Zielgruppe, der wissenschaftlichen Reputation des Journals und dessen Listung in einer Datenbank.

An dieser Stelle sei mir eine Warnung erlaubt. Es lohnt sich, genügend Zeit in die Wahl des Journals zu investieren und nicht den Weg des geringsten Wiederstandes zu gehen. Im Zeitalter des Internets und von *Open Access* sind zahlreiche Journals auf dem Markt, die es mit wissenschaftlicher Integrität nicht allzu genau nehmen: Publizieren kann, wer genug zahlt. Es kann geschehen, dass ein bei einem dieser „predatory (räuberischen)" Journals eingereichter Artikel mitsamt dem fragwürdigen Journal auf wundersame Weise und auf Nimmerwiedersehen verschwindet. Bei Unsicherheit lohnt es sich deshalb, etwas zu recherchieren (wo ist der Hauptsitz des Journals und stimmt dieser mit anderen Angaben zum Journal überein? Wie sieht die Homepage aus? Könnte ein Kontakt hergestellt werden?) und sich bei den Mentorierenden abzusichern. Unterstützung finden Sie auch im Internet, beispielsweise auf der Seite think! - check! - submit! (https://thinkchecksubmit.org/)

Zielgruppe

Genau wie bei nichtwissenschaftlichen Zeitschriften sollten Sie entscheiden, an wen Sie Ihren Beitrag richten wollen. Es gibt allgemeine (pflege-)wissenschaftliche Zeitschriften oder solche, die sich an spezielle Wissenschaftlerinnen und Wissenschaftler oder Advanced Practice Nurses in einem Bereich richten, z.B. Diabetes, Herzerkrankungen, Management oder Patientenedukation (siehe Anhänge 3 und 4).

Der Impact-Faktor

Für Wissenschaftlerinnen und Wissenschaftler ist es nicht gleichgültig, in welchem wissenschaftlichen Journal sie ihre Arbeiten publizieren. Ihre Leistungen werden häufig daran gemessen, wie viele Artikel sie in Zeitschriften mit hohem Impact-Faktor publiziert haben bzw. wie oft ihre Arbeiten zitiert werden.

Die Reputation eines Journals wird vom sogenannten Impact-Faktor bestimmt. Der „Impact-Faktor" (IF), genauer „Journal Impact-Faktor" (JIF), wird als Maß dafür verwendet, wie angesehen ein Journal ist. Er beschreibt die Häufigkeit, mit der ein Artikel der betreffenden Zeitschrift zitiert worden ist (Müller, 2009). Oder anders gesagt: Der IF beschreibt, als wie wichtig ein Beitrag in der wissenschaftlichen Gemeinschaft angesehen wird und ob oder wie häufig er deswegen auch zitiert wird. Es ist deshalb für Wissenschaftlerinnen und Wissenschaftler durchaus sinnvoll, gezielt in hoch eingeschätzten Zeitschriften zu publizieren. Beispiele für die Höhe eines IF können Sie **Tabelle 20-2** entnehmen. Für viele deutschsprachigen wissenschaftlichen Fachzeitschriften liegen übrigens keine Angaben zur Höhe des IF vor. Für die Zeitschrift *Pflege* liegt der IF aktuell bei 0,258 (https://www.hogrefe.com/ch/zeitschrift/pflege).

Mit den wenigen Worten ist noch nicht alles über den Impact-Faktor gesagt. Von vielen kritisch betrachtet und immer wieder totgesagt, hat er bis anhin munter überlebt. Wer mehr wissen möchte, dem seien die folgenden kritischen Texte oder der Blog der TU Berlin ans Herz gelegt:

- Müller, M. (2009). Der Impact-Faktor. *Pflege, 22,* 3–5.
- Oransky, I. & Marcus, A. (2016). *With a new owner, the hated 'journal impact factor' is overdue for a change.* Verfügbar unter https://www.statnews.com/2016/07/14/impact-factor-science-journals/
- Schütrumpf, A. (2019). *Der Journal Impact Factor – ein geeignetes Mass?* Verfügbar unter https://blogs.ub.tu-berlin.de/publizieren/2019/08/der-journal-impact-factor-ein-geeignetes-mass/

Datenbanken

Sie haben in **Kapitel 10** gelernt, wie der aktuelle Stand des Wissens recherchiert werden kann. Im Internetzeitalter werden dazu häufig Datenbanken wie Medline®, PubMed® ® oder CINAHL® genutzt. Leider sind nicht alle Pflege-Fachzeitschriften, auch wissenschaftliche Zeitschriften, in diesen Datenbanken gelistet. Publizieren Sie also in einer in diesen Datenbanken nicht gelisteten Zeitschrift, ist es in der Regel etwas schwieriger, Ihren Beitrag bei einer Recherche überhaupt zu finden (siehe **Kap. 10.2.3**).

20.4 Wer sind die Autoren?

Die meisten Veröffentlichungen sind Teamleistungen – zum Beispiel von einem Forschungs- oder Praxisentwicklungsteam. Die Verantwortlichkeit jeder/s Einzelnen in Bezug auf die Publikation wird vor dem Verfassen des Artikels ausgehandelt und spiegelt sich in der Autorenliste wieer.

Die Autorenschaft ist und bleibt ein sehr sensibles Thema, bei dem immer wieder Verstöße gegen die „gute wissenschaftliche" Praxis zu verzeichnen sind (siehe auch Abschnitt 20.5).

Tabelle 20-2: Beispielhafte Impact-Faktors verschiedener Fachzeitschriften

Journal	Impact-Faktor 2020
Medizinische Fachzeitschriften	
CA-A Cancer Journal for Clinicians	120.83 (derzeit höchster IF für eine medizinische Fachzeitschrift)
Lancet	60.39
British Medical Journal	30.2
Pflegerische Fachzeitschriften	
International Journal of Nursing Studies	3.78
Journal of Advanced Nursing	2.56
Journal of Clinical Nursing	1.97
PFLEGE	0.655

Empfehlungen und Kriterien können Sie bei den Verhandlungen um Autorschaft unterstützen, zum Beispiel die international bekannten ‚Recommendations' des Internationalen Komitees der Herausgeber von medizinischen Journalen (ICMJE). Das Komitee fordert folgende vier, alle (!) zu erfüllende Bedingungen, damit eine Autorenschaft bestehen kann (www.icmje.org):

- substanzieller Beitrag zur Konzeption und zum Design oder der Akquise, Analyse oder Interpretation der Daten UND
- Entwurf des Artikels oder kritische Revision hinsichtlich wichtiger intellektueller Inhalte UND
- abschließende Genehmigung der zu veröffentlichenden Version UND
- das Einverständnis, dass alle AutorInnen für alle Aspekte der Arbeit verantwortlich zeichnen, wobei Fragen zur Genauigkeit oder Integrität aller Aspekte der Arbeit angemessen geprüft und beantwortet wurden (ICMJE, 2019).

Eine Liste der Journals, die sich zu den *recommendations* bekennen, ist auf der folgenden Internetseite einsehbar: www.ICMJE.org.

Auch im Europäischen Raum gibt es Empfehlungen; zum Beispiel von der Schweizerischen Akademie der Medizinischen Wissenschaften SAMW (SAMW, 2008) oder der Deutschen Forschungsgemeinschaft. Die jeweiligen Publikationen sind abrufbar und als pdf erhältlich über https://www.akademien-schweiz.ch/ ‚Autorschaft bei wissenschaftlichen Publikationen', resp. http://www.dfg.de ‚Leitlinien zur Sicherung guter wissenschaftlicher Praxis-Kodex'.

Vermehrt verlangen Zeitschriften die Offenlegung der Einzelleistung der gelisteten Autoren und Autorinnen, wie z. B. das *Journal of Clinical Nursing*, das *Journal of Advanced Nursing* oder seit 2009 auch die Zeitschrift *Pflege*. Die einzelnen Autoren werden jeweils über ihre Initialen genannt.

z. B. Beispiele für die Beschreibung des Beitrages verschiedener Autorinnen und Autoren am Manuskript:

- „Konzeption der Arbeit, Erfassung, Analyse, Interpretation der Daten: MMJ, BZ, BJ; Manuskripterstellung: MMJ, BZ, BJ; Genehmigung des letzten Manuskripts vor der Publikation: MMJ, BZ, BJ; Übernahme der Verantwortung für alle Aspekte der Arbeit: MMJ, BZ, BJ." (Jeitziner et al., 2021)
- „Data: MV; Data integrity: GC; Accuracy of the data analysis: LC and AO. Study design, data analysis and interpretation, investigation on the accuracy and integrity of the contents, approval of the final version and writing of the manuscript: All authors; Guarantor of the paper, taking responsibility for the integrity of the work as a whole, from inception to published article: MV." (Mandora et al., 2021)

Hinsichtlich der Anzahl der Autoren mag es Beschränkungen geben, diese sind in den Autorenrichtlinien festgehalten. So beschränkte das New England Journal of Medicine aufgrund der Autorenflut die Anzahl der Autorinnen und Autoren ausdrücklich auf 12 (siehe auch: Drazen & Curfman, 2002; oder Kassirer & Angell, 1991). Nicht nur die Anzahl der AutorInnen, sondern auch deren Reihenfolge gilt es zu beachten. Es ist wichtig, dass Sie die offiziellen Regelungen Ihres Fachs betreffend Festlegung der Reihenfolge von Autorinnen und Autoren kennen. Es gibt z. B. das Sequence Determines Credit (SDC)-Modell, die alphabethische Reihenfolge, oder die sogenannte FLAE-Regel. FLAE bedeutet First-Last-Author-Emphasis, also die besondere Gewichtung von Erst- und LetztautorIn.

Zur Erläuterung ein kleiner Ausschnitt aus der Publikation zu Autorschaft der Akademien der Wissenschaften Schweiz (Zitat):

- Beim ersten Modell, genannt SDC (sequence determines credit), spiegelt die Reihenfolge der Autoren eine Rangordnung in abnehmender Bedeutung. Der Erstautorin kommt damit das größte Gewicht zu und dem Letztautor das kleinste. Dies klar auszuweisen ist wichtig, da sonst der Letztautorin aufgrund anderer Bräuche fälschlicherweise eine wichtige Rolle bzw. die Generierung der Idee und die Initiierung des Forschungsprojekts zugeschrieben wird.

- Das zweite Modell besteht aus der alphabetischen Auflistung aller Autorinnen. Es macht insbesondere dann Sinn, wenn alle Autoren einen ähnlich großen Beitrag zur Publikation geleistet haben, was vermerkt werden muss (Akademien der Wissenschaften Schweiz, 2013).

Für medizinische und in der Regel auch pflegewissenschaftliche Journals gilt in der Regel eine Mischform von FLAE und SDC, aber auch die alphabetische Nennung weiterer AutorInnen ist möglich. Die erstgenannte Person, die bei Zitierungen oft auch nur als einzige zitiert wird, z. B. „Müller et al.“, hat den größten intellektuellen Beitrag geleistet. Die letztgenannte Person beschreibt in der Regel die leitende Person der Arbeitsgruppe. Dies ist aber nur dann korrekt, wenn diese Person auch alle oben genannten Bedingungen erfüllt hat.

! Nicht rechtens ist/sind:

- automatisch die Leitung einer Abteilung oder einer Einrichtung als Mitautoren zu führen
- sogenannte „Ehrenautorenschaften“, bei denen Personen sich gegenseitig oder einseitig als Mitautoren aufführen.

Beide Vorgehen erfüllen den Tatbestand des wissenschaftlichen Fehlverhaltens oder des „scientific misconduct“ (Albert & Wager, 2003).

Meyer, G. & Schrems, B. (2016). Ehre, wem Ehre gebührt. Ein Statement zur integren Autorschaft. Editorial. *Pflege, 29*(2), 61–62.

Die korrespondierende Autorin oder der korrespondierende Autor ist diejenige Person, welche die Rückmeldungen der begutachtenden Personen und des Korrekturabzugs entgegennimmt und als Kontaktperson für etwaige Anfragen nach Erscheinen des Artikels gilt.

! Allgemein ist es zu empfehlen, die Autorenschaft schon zu Beginn eines Projektes möglichst schriftlich zu klären.

20.4.1 Danksagung

Natürlich ist das Ergebnis einer Forschung nicht nur durch das Engagement der Autor*innen, sondern auch durch das weiterer Personen ‚im Hintergrund‘ zu Stande gekommen. Diesen Personen sollte in einer Danksagung über ihren Namen und jeweiligen Beitrag Anerkennung gezollt werden.

z. B. Beispiele für Danksagungen

- „This work was supported by the Scottish School of Primary Care on behalf of the Scottish Government. Margaret Maxwell and Pauline Campbell are employed by the Nursing, Midwifery and Allied Health Professions Research Unit, which is funded by the Chief Scientist Office in Scotland“ (Torrens et al., 2020).
- „Wir bedanken uns bei allen Patientinnen und Patienten des teilnehmenden Spitals für die Partizipation an der Studie. Unser Dank gilt ebenfalls den beteiligten Stationsleitungen, den Bezugs-pflegenden, den Pflegeexpertinnen APN Janine Altherr, Anita Eugster, Corinne Giger und Marika Widmann sowie der Direktorin Pflege Alexandra Heilbronner für ihre Unterstützung“ (Leoni-Scheiber et al., 2021).
- „We thank first of all the steering and project group members and all of the involved nurses for their collaboration necessary to realise this study. Additionally, we thank Jane White for proof-reading this manuscript. Open access funding enabled and organized by Projekt DEAL (Huber et al., 2021).

20.4.2 Agreement

Bei den meisten wissenschaftlichen Zeitschriften werden die Autorinnen und Autoren aufgefordert, ein „Agreement" handschriftlich zu unterzeichnen und der Zeitschrift per Fax oder per Post zukommen zu lassen. Im Dokument bestätigen die Unterzeichnenden u. a., dass:

- alle als Autoren genannten Personen mit den Inhalten und der Veröffentlichung einverstanden sind
- die genannten Beiträge der einzelnen Autoren zur Arbeit korrekt sind
- der Beitrag ein Originalartikel ist, noch nicht in einem anderen Journal veröffentlicht wurde oder derzeit zur Veröffentlichung eingereicht ist
- im Fall eines Plagiats die Sperrung aller Autoren für eine Zeitschrift in Betracht gezogen werden kann
- die Autorinnen und Autoren über sämtliche Urheberrechte an ihrem Beitrag einschließlich eventueller Bildvorlagen, Zeichnungen, Pläne, Karten, Skizzen und Tabellen verfügen und
- die Autorinnen und Autoren dem Verlag sämtliche Nutzungsrechte zur Vervielfältigung des Beitrages übertragen (siehe Richtlinien für Autorinnen und Autoren der Zeitschrift *Pflege*, 2021).

! Es sollte selbstverständlich sein, dass alle Autoren darüber informiert sind, dass sie als Autor aufgeführt sind. Wenn Sie dies erst nach einer Publikation erfahren sollten, informieren Sie das Journal und bitten um eine Korrektur. Ebenso selbstverständlich muss sein, dass eventuelle Änderungen der Autorenfolge mit allen Autorinnen und Autorinnen abgesprochen und diese damit einverstanden sind.

Ein lesenswerter Artikel zum Thema „Autorenschaft bei wissenschaftlichen Beiträgen" ist derjenige von Albert und Wager (2003). Dort finden Sie auch hilfreiche Tipps zum Vorgehen, wenn es Differenzen im Team wegen der Autorenschaft geben sollte:

- Albert, T. & Wager, E. (2003). *How to handle authorship disputes: a guide for new researchers. Committee on Publication Ethics (COPE).* Zugriff am 16. April 2021 unter http://publicationethics.org/

20.5 Autorenrichtlinien

Nachdem gemeinsam mit allen Autoren das Journal festgelegt wurde, sollte sich die Erstautorin oder der Erstautor über die Autorenrichtlinien des Journals informieren. Diese sind in der Regel im Internet auf der homepage des entsprechenden Journals zu finden (Autorenrichtlinien ‚information for authors' und ‚instructions for authors').

Die Autorenrichtlinien geben Anleitung in Bezug auf die Länge des Textes resp. die Anzahl Worte oder Zeichen, Gliederungspunkte, den Referenzstil (Zitierweise), das Format sowie in Bezug auf Hinweise auf Illustrationen, Tabellen und Grafiken. Achtung: Internationale Journale akzeptieren meist nur eine beschränkte Anzahl Abbildungen, Grafiken und Tabellen.

Recherchieren Sie im Internet die Autorenrichtlinien folgender Journale:

- HeilberufeScience
- Pflege
- International Journal of Nursing Studies
- Journal of Clinical Nursing

Bitte schauen Sie, welche Angaben zu den Autoren formuliert werden und welchen Umfang die Beiträge haben dürfen.

Tipp! Die Autorenrichtlinien stellen manchmal, vor allem wenn sie in englischer Sprache verfasst sind, ein „Studium für sich" dar. Sie sollten die Autorenrichtlinien jedoch streng befolgen, wenn Sie Ihren Beitrag nicht schon aus formalen Gründen abgelehnt bekommen möchten.

Nach der Auswahl des Journals empfiehlt es sich, Artikel über ein ähnliches Thema zu lesen, welche im ausgewählten Journal bereits publiziert worden sind. Diese Vorgehensweise ermöglicht es Ihnen, beispielhaft die Art und Weise der Textaufbereitung zu erlernen. Textteile – auch sehr kurze – dürfen jedoch niemals kopiert werden! Eine Kopie ist ein Plagiat und gilt als schweres wissenschaftliches Vergehen (https://www.allea.org/wp-content/uploads/2015/07/Code_Conduct_ResearchIntegrity.pdf oder https://ori.hhs.gov/)

Tipp! Eine interessante Zusammenfassung zu unlauterem Verhalten im pflegewissenschaftlichen Kontext sowie Definitionen und Ressourcen bietet der Artikel von Fierz et al. (2014).

Der nächste Schritt umfasst das (gemeinsame) Schreiben. Wenn ein Team vorhanden ist, sollte jeder Entwurf diskutiert werden. Feedbackrunden (mündlich oder per Mail) stellen das Kernstück des erfolgreichen Publizierens dar. Dank ihnen wird es möglich, gemeinsam zu lernen, Schwächen gegenseitig auszuloten und Stärken optimal zu nutzen. Das Okay zur Einreichung eines Artikels geben gemäß ICMJE-Vorgaben alle Autor*innen nach einer letzten Durchsicht des Textes.

! Schreiben Sie mit besonderer Sorgfalt die Überschrift und die Zusammenfassung (siehe **Kap. 13.3**) Ihres Beitrages. Beide werden später in die Datenbanken (siehe **Kap. 10.2.2**) übernommen und sind „Werbung" für Ihren Beitrag. Je aussagekräftiger der Titel und die Zusammenfassung Ihres Beitrages sind, desto eher können sich Literatursuchende entscheiden, ob sie sich den Volltext besorgen.

20.6 Den Artikel einreichen

Bei den meisten wissenschaftlichen Zeitschriften ist es mittlerweile üblich, den Beitrag über ein automatisches Manuskriptsystem einzureichen. Dazu brauchen Sie ein Passwort, das Sie leicht und schnell erhalten, mit dem Sie sich immer wieder zu Ihrem Manuskript einloggen können.

Bei diesem Verfahren werden Sie über Vorlagen gebeten, Teil für Teil des Manuskriptes einzureichen, also Titelblatt, Autoren, Text, Grafiken und Tabellen. Bitte beachten Sie dabei etwaige Hinweise auf Anonymisierung des Textes. Entfernen Sie alle Hinweise im Manuskript, die auf die Autoren hinweisen könnten, also beispielsweise Namen von Ethikkommissionen oder Institutionen – nicht nur im Text, sondern auch am Dokument selbst!

Bei nichtwissenschaftlichen Journalen können Sie Ihren Beitrag direkt an die Redaktion senden.

Bei akademischen oder wissenschaftlichen Zeitschriften durchläuft ein Beitrag ein Qualitätsverfahren, die sogenannte Peer-Review (siehe **Kapitel 2.3.2**). Im Englischen bedeuten

- *peer* „gleichgestellt, ebenbürtig" und
- *review* „Bewertung" und „Durchsicht" (LEO).

➔ Bei der Peer-Review handelt es sich um die Begutachtung durch Gleichgestellte.

Auf die Publikation von Artikeln bezogen heißt das, dass ein eingereichter Artikel durch mindestens zwei Fachexpertinnen und -experten begutachtet wird. Die begutachtenden Personen werden in der Regel durch die Herausgeberinnen und Herausgeber ausgewählt; oft müssen auch 1–2 Begutachterinnen von den Autoren vorgeschlagen werden.

Das Ergebnis der Begutachtung besteht entweder aus Ablehnung, Hinweisen auf notwendige Überarbeitungen (geringfügige Überarbeitung, grundlegende Überarbeitung) oder Annahme, so wie der Beitrag eingereicht wurde. In den meisten Fällen wird der Text vom ausgewählten Journal mit Auflagen zur Überarbeitung zurückgeschickt oder rundweg abgewiesen. Diese Erfahrung gehört zum Alltag von Autorinnen und Autoren. Der Artikel kann – bei erfüllbaren Auflagen – überarbeitet und bei demselben Journal wieder eingereicht werden.

Tipp! Seien Sie nicht über eine Ablehnung verärgert. Viele Wissenschaftlerinnen und Wissenschaftler können darüber berichten, in wie vielen Zeitschriften sie einen Beitrag eingereicht haben, bis er schlussendlich angenommen wurde. Entscheiden Sie sich für ein alternatives Journal, überarbeiten Sie den Artikel gemäß den Autorenrichtlinien und reichen Sie ihn erneut ein.

Seien Sie offen für die Rückmeldungen der Begutachtenden. In der Regel sind diese sehr hilfreich und tragen dazu bei, Ihren Beitrag aussagekräftiger zu gestalten, sei es für diese oder bei Ablehnungen für eine andere Zeitschrift. Bei Bitte um Überarbeitung geht das Manuskript dann über verschiedene Runden der Überarbeitung und Begutachtung, bis es schließlich als „angenommen" akzeptiert werden kann. Die Bitte um Überarbeitung bedeutet jedoch bei den meisten Journalen nicht, dass das Manuskript dann auch wirklich angenommen wird. Dies wird erst am Ende des Überarbeitungsprozesses entschieden.

Tipp! Oftmals wird nach dem sogenannten „Top-down-Prinzip" eingereicht: Der verfasste Artikel wird beim bestmöglichen Journal eingereicht, das realistischerweise in Frage kommt. Falls der Text abgelehnt wird, kann das zweitbeste Journal gewählt werden usw.

Hinweise zur Verantwortung der Autoren für die Inhalte eines Beitrages, den Ablauf, der Begutachtung bis hin zur Publikation können Sie in folgendem Editorial der Pflege nachlesen:

- Spirig, R., Schrems, B., Meyer, G. & Panfil, E. (2010). Zeitgemäße Umstrukturierungen auf dem Weg zu einem international anerkannten Journal. *Pflege, 23(4),* 219–221. https://doi.org/10.1024/1012-5302/a000049

Immer öfter werden von den Verlagen zur Absicherung gegen Plagiate Systeme eingesetzt, die einen eingereichten Artikel auf Ähnlichkeit mit bereits publizierten Texten untersuchen. Es handelt sich dabei um Software, die unter Verwendung eines bestimmten Algorithmus einen eingereichten Text mit einer Vielzahl von Datenbanken wie Medline oder Web of Science vergleicht. Dabei liegt das Augenmerk auf der Identifikation von Textstellen, die bereits veröffentlich wurden. Oft wird bei diesen Systemen von ‚Plagiats-Erkennungs-Software' gesprochen – dies ist jedoch irreführend! Das System erkennt mögliche Duplikate, nicht mehr und nicht weniger. Ob es sich bei den identifizierten Textstellen tatsächlich um Plagiate handelt, muss in jedem einzelnen Fall genau geprüft werden. Es gibt zahlreiche Systeme, die klangvolle Namen tragen wie zum Beispiel *ithenticate, Turnitin, oder Plagscan*. Das von Debora Weber-Wulff ins Leben gerufene Portal Plagiat (http://plagiat.htw-berlin.de/) ist in diesem Zusammenhang außerordentlich interessant und sei Ihnen an dieser Stelle sehr ans Herz gelegt!

Der folgende Beitrag diskutiert nicht nur Plagiate, zu denen auch Selbstplagiate gehören, sondern beschreibt auch, was unter „Originalarbeiten" zu verstehen ist. Unbedingt lesen!

- Meyer, G. & Schrems, B. (2013). Das „Geschrei über geistige Entwendungen". Editorial. *Pflege, 29*(2), 61–62. https://doi.org/10.1024/1012-5302/a000301

20.7 Strategien für die Unterstützung von Veröffentlichungen

Es gibt wirksame Strategien, um Pflegende bei ihrer Publikationstätigkeit zu unterstützen und diese insgesamt zu steigern:

- Eine wichtige Strategie betrifft das **Mentoring** durch erfahrene Autorinnen und Autoren, die Anfängerinnen und Anfängern zur Seite stehen und sie Schritt für Schritt mittels

Feedback befähigen, ihre Leistungen auf Papier zu bringen.

- Eine **Schreibwerkstatt/ein Schreibworkshop** ist ein weiteres anerkanntes Mittel, um die Schreibtätigkeit und die Anzahl der Veröffentlichungen zu fördern. Schreibworkshops werden auch in der Literatur als erfolgreich beschrieben (Hirschey et al., 2019; Shatzer et al., 2010; Jackson, 2009; Rickard et al., 2009).

Schlüsselelemente eines solchen Workshops umfassen wiederum das Mentoring durch erfahrene Autorinnen und Autoren, das gegenseitige und konstruktive Feedback und das gemeinsame Lernen in der Gruppe. Das Ergebnis sind eingereichte Artikel in akademischen und nichtakademischen Zeitschriften (Jackson, 2009).

Tipp! Eigene Erfahrungen mit Veröffentlichungen haben verschiedene Institutionen in der Schweiz dazu veranlasst, gezielt in die Unterstützung von Publikationen zu investieren. So wurden beispielsweise am Universitätsspital Zürich Mitarbeitende in Praxis und Forschung Teams unter der Leitung erfahrener Forscherinnen oder Praxisentwicklerinnen zugeordnet, die ihnen laufend Feedback geben. Alle akademisch ausgebildeten Pflegenden in Forschung und Praxis haben von ihren fachlichen Vorgesetzten den Auftrag zur Einreichung einer gewissen Anzahl Publikationen innerhalb eines bestimmten Zeitraumes. Alle Manuskripte werden vor der Einreichung in Feedback-Runden den Kolleg*innen vorgestellt. Das Feedback durch Kolleginnen und Kollegen mit unterschiedlicher Erfahrung ermöglicht es den Autorinnen und Autoren, einen nächsten, verbesserten Text zu erstellen.

Zur Unterstützung von englischsprachigen Publikationen wurden „Writing Workshops“ mit einer erfahrenen amerikanischen Herausgeberin einer internationalen Pflegezeitschrift organisiert. Dieser „Workshop“ fand für Anfängerinnen und Fortgeschrittene jeweils an drei Tagen statt und schloss mit einem Intensivteil ab, in dem die Publikation fertiggestellt werden konnte. Mit diesem Angebot wurden Pflegende aus der Praxis entsprechend ihren Vorkenntnissen dabei unterstützt, ihre Leistungen auf Papier zu bringen und bei einer internationalen Zeitschrift einzureichen.

Es hat sich gezeigt, dass durch systematisches Mentoring und die Workshops immer mehr Kolleginnen akademische und nichtakademische Publikationen zutrauen und sich die Investitionen lohnen.

Und Sie? Tragen Sie auch zum öffentlichen Diskurs in der Pflege bei und publizieren Ihre Ergebnisse in Zeitschriften?

20.8 Literatur

Akademien der Wissenschaften Schweiz. (2013). *Autorschaft bei wissenschaftlichen Publikationen – Analyse und Empfehlungen*. Zugriff am 18. April 2021 unter https://www.unibe.ch/forschung/gute_wissenschaftliche_praxis/ethik/autorschaft/index_ger.html

Albert, T. & Wager, E. (2003). *How to handle authorship disputes: a guide for new researchers Committee on Publication Ethics (COPE)*. Zugriff am 18. April 2021 unter http://publicationethics.org/

Basinska, K., Künzler-Heule, P., Guerbaai, R.A., Zúñiga, F., Simon, M., Wellens, N.I.H., Serdaly, C. & Nicca, D. (2021). Residents' and relatives' experiences of acute situations: a qualitative study to inform a care model. *Gerontologist* (Epub ahead of print). https://doi.org/10.1093/geront/gnab027

Basinska, K., Wellens, N.I.H., Simon, M., Zeller, A., Kressig, R.W. & Zúñiga, F. (2021). Registered nurses in expanded roles improve care in nursing homes: Swiss perspective based on the modified Delphi method. *Journal of Advanced Nursing, 77*(2), 742–754. https://doi.org/10.1111/jan.14644

Boucsein, M. (2006). Pflege-Fachpresse. In K. Reinhardt (Hrsg.), *Schreiben: Ein Handbuch für Pflege- und Gesundheitsberufe* (2. Aufl., S. 211–224). Bern: Huber.

Drazen, J.M. & Curfman, G.D. (2002). On Authors and Contributors. *New England Journal of Medicine, 347*(55). https://doi.org/10.1056/NEJMe020063

Fierz, K., Gennaro, S., Dierickx, K., Van Achterberg, T., Morin, K.H. & De Geest, S. (for the editorial board of JNS) (2014). Scientific misconduct: Also an issue in nursing science? *Journal of Nursing Scholarship, 46*(4), 1–10. https://doi.org/10.1111/jnu.12082

Haldemann, E., Fierz, K. & Frei, I.A. (2016). Wollen und nicht können – Malnutritionsmanagement in medizinischen Kliniken eines schweizerischen Zentrumsspitals: Erleben und Sichtweise von Patient(inn)en. *Pflege, 29,* 115–123. https://doi.org/10.1024/1012-5302/a000483

Hirschey, R., Rodgers, C. & Hockenberry, M. (2019). A Program to Enhance Writing Skills for Advanced Practice Nurses. *Journal of Continuing Education in Nursing, 50*(3), 109–114. https://doi.org/10.3928/00220124-20190218-05

Huber, E., Kleinknecht-Dolf, M., Kugler, C., & Spirig, R. (2021). Patient-related complexity of nursing care in acute care hospitals – an updated concept. *Scandinavian journal of caring sciences, 35*(1), 178–195.

International Committee of Medical Journal Editors. (2019). *Recommendations for the Conduct, Reporting, Editing and Publication of Scholarly Work in Medical Journals.* Zugriff am 18. April 2021 unter http://www.ICMJE.org

Jackson, D. (2009). Mentored residential writing retreats: a leadership strategy to develop skills and generate outcomes in writing for publications. *Nurse Education Today, 29*(1), 9–15. https://doi.org/10.1016/j.nedt.2008.05.018

Jeitziner, M.M., Zante, B., & Jenni-Moser, B. (2021). In sechs Wochen hat sich die Welt verändert: COVID-19. *Pflege, 34*(2), 113–119.

Kassirer, J.P. & Angell, M. (1991). On authorship and acknowledgements. *New England Journal of Medicine, 325,* 1510–1512. https://doi.org/10.1056/NEJM199111213252112

Leoni-Scheiber, C., Mayer, H. & Müller-Staub, M. (2021). Effekte von ‹Guided Clinical Reasoning› auf die Qualität des Advanced Nursing Process. *Pflege, 34*(2), 92–102. https://doi.org/10.1024/1012-5302/a000792

Leuenberger, D.L., Fierz, K., Hinck, A., Bodmer, D. & Hasemann, W. (2017). A Systematic Nurse-Led Approach to Withdrawal Risk Screening, Prevention and Treatment among Inpatients with an Alcohol Use Disorder in an Ear, Nose, Throat and Jaw Surgery Department – a Formative Evaluation. *Applied Nursing Research, 33,* 155–163. https://doi.org/10.1016/j.apnr.2016.11.013

Mandora, E., Comini, L., Olivares, A., Fracassi, M., Cadei, M.G., Paneroni, M., ... & Vitacca, M. (2021). Patients recovering from COVID-19 pneumonia in sub-acute care exhibit severe frailty: Role of the nurse assessment. *Journal of clinical nursing, 30*(7–8), 952–960.

Muench, U., Simon, M., Guerbaai, R.A., De Pietro, C., Zeller, A., Kressig, R.W., Zúñiga, F. & INTERCARE Research Group. (2019). Preventable hospitalizations from ambulatory care sensitive conditions in nursing homes: evidence from Switzerland. *International Journal of Public Health. 64*(9), 1273–1281. https://doi.org/10.1007/s00038-019-01294-1

Müller, M. (2009). Der Impact-Faktor. *Pflege, 22*(1), 3–5. https://doi.org/10.1024/1012-5302.22.1.3

Oransky, I. & Marcus, A. (2016). *With a new owner, the hated 'journal impact factor' is overdue for a change.* Verfügbar unter https://www.statnews.com/2016/07/14/impact-factor-science-journals/

Rickard, C.M., McGrail, M.R., Jones, R., O'Meara, P., Robinson, A., Burley, M. & Ray-Barruel, G. (2009). Supporting academic publication: evaluation of a writing course combined with writers' support group. *Nurse Education Today, 29*(5), 516–521. https://doi.org/10.1016/j.nedt.2008.11.005

Schäfer-Keller, P. & Schaffert-Witvliet, B. (2021). Gegen Covid-19 impfen oder nicht – fachlich informiert entscheiden. *Krankenpflege/Soins infirmiers / Cure infermieristiche (SBK), 2010*(02), 12–17.

Schütrumpf, A. (2019). *Der Journal Impact Factor – ein geeignetes Mass?* Verfügbar unter https://blogs.ub.tu-berlin.de/publizieren/2019/08/der-journal-impact-factor-ein-geeignetes-mass/

Schweizerische Akademie der Medizinischen Wissenschaften SAMW. (2008). *Integrität in der Wissenschaft, Grundsätze und Verfahrensregeln.* Zugriff am 5. März 2017 unter https://www.samw.ch/

Shatzer, M., Wolf, G.A., Hravnak, M., Haugh, A., Kikutu, J. & Hoffmann, R.L. (2010). A curriculum designed to decrease barriers related to scholarly writing by staff nurses. *Journal of Nursing Administration, 40*(9), 392–398. https://doi.org/10.1097/NNA.0b013e3181ee4447

Torrens, C., Campbell, P., Hoskins, G., Strachan, H., Wells, M., Cunningham, M., ... & Maxwell, M.

(2020). Barriers and facilitators to the implementation of the advanced nurse practitioner role in primary care settings: A scoping review. *International Journal of Nursing Studies, 104,* 103–443.

Zúñiga, F., De Geest, S., Guerbaai, R.A., Basinska, K., Nicca, D., Kressig, R.W., Zeller, A., Wellens, N.I.H., De Pietro, C., Vlaeyen, E., Desmedt, M., Serdaly, C. & Simon, M. (2019). Strengthening Geriatric Expertise in Swiss Nursing Homes: INTERCARE Implementation Study Protocol. *Journal of the American Geriatric Society, 67*(10), 2145–2150.

Weiterführende Literatur

Deutsche Forschungsgemeinschaft. (2013). *Vorschläge zur Sicherung guter wissenschaftlicher Praxis.* Zugriff am 18. April 2021 unter http://www.dfg.de/download/pdf/dfg_im_profil/reden_stellungnahmen/download/empfehlung_wiss_praxis_1310.pdf

Leo Dictionary Team. (2021). *LEO Deutsch-Englisches Wörterbuch.* Zugriff am 18. April 2021 unter http://dict.leo.org/

Marco, C.A. & Schmitt, T.A. (2004). Who wrote this paper? *Basics of authorship and ethical issues Academic Emergency Medicine, 11*(1), 76–77. https://doi.org/10.1197/j.aem.2003.08.015

Universität Basel. (2011). *Reglement zur Integrität und zum Fehlverhalten in der Wissenschaft der Universität Basel.* Zugriff am 18. April 2021 unter https://www.unibas.ch

21 Das Gesellenstück: Effektives Schreiben eines wissenschaftlichen Manuskriptes

Eva-Maria Panfil

Im **Kapitel 20** haben Sie die formalen Schritte zum Verfassen eines wissenschaftlichen Manuskriptes kennengelernt. Im Folgenden lernen Sie konkrete Strategien zum Schreiben eines wissenschaftlichen Manuskriptes kennen.

Lernziele:
Nach dem Lesen dieses Kapitels sollen Sie:
- das rhetorische Modell für ein wissenschaftliches Manuskript verstanden haben
- einen klaren, prägnanten und kohärenten Erzählstrang in Ihrem wissenschaftlichen Manuskript aufbauen können
- die richtigen Zeitformen für die einzelnen Kapitel eines wissenschaftlichen Manuskriptes verwenden können
- die einzelnen Kapitel und Teile in einem wissenschaftlichen Manuskript inhaltlich und sprachlich richtig füllen können
- einen Begleitbrief für Ihr Manuskript schreiben können
- wissen, welche Hilfsmittel für das Schreiben eines englischsprachigen Manuskriptes zur Verfügung stehen
- Strategien kennen, um ein lesbares Manuskript für Kolleg/innen in der Pflegepraxis zu schreiben.

21.1 Wissenschaftliches Schreiben

Das zentrale Kennzeichnen von „wissenschaftlichem Schreiben“ ist Klarheit und Prägnanz:

- Klarheit: eine klare und nachvollziehbare Darstellung der Problematik, die über bestimmte Methoden zu klaren und nachvollziehbaren Schlussfolgerungen führt (Gastel & Day, 2016).
- Prägnanz: Berücksichtigung nur von Informationen, die für die Beantwortung der Fragestellung relevant sind; keine Kopie von Teilen eigener früherer Publikationen; keine Wiederholung von Informationen in mehreren Abschnitten des Manuskriptes; Darstellung nur von absolut notwendigen Abbildungen und Tabellen; Vermeidung von Phrasen (European Association of Science Editors (EASE), 2018).

Klarheit und Prägnanz können Sie gewährleisten, wenn Sie kohärent schreiben (European Association of Science Editors (EASE), 2018), d.h. Zusammenhänge sprachlich kennzeichnen. Dies geschieht durch:

- Verbindung eines Satzes mit dem vorherigen Satz
- Verbindung eines Absatzes mit dem vorherigen Absatz
- Verbindung eines Abschnittes mit dem vorherigen Abschnitt, z.B. Methoden mit Frage-

stellungen, Ergebnisse mit Methoden, Diskussion mit Ergebnissen
- Verbindung der Diskussion mit der Einführung.

Sprachliche Elemente sind dabei:
- verbindende Begriffe wie „deswegen, seit dem, trotzdem, dabei, diese" (bezogen auf das Subjekt im vorherigen Satz)
- sich in den verschiedenen Abschnitten des Manuskriptes wiederholende Schlüsselbegriffe und Aussagen, die zum Forschungsthema passen, z. B. Bezugspflege, Gewebeintoleranz. Bitte arbeiten Sie nicht mit Synonymen der zentralen Begriffe der Arbeit.

➔ „Wissenschaftliches Schreiben (...) erzählt keine Geschichten von hinten nach vorne, sondern fast ein Geschehen analytisch zusammen" (Reinhardt, s. **Kap. 12** dieses Buches).

Für das Schreiben eines wissenschaftlichen Manuskriptes gelten viele der schon in diesem Buch gemachten Ausführungen, z. B. zum Kritischen Denken (**Kap. 3**), zum Zitieren (**Kap. 15**) oder zum Visualisieren von Zahlen (**Kap. 17**). Zusätzlich gibt es jedoch auch Strategien, die beim Schreiben eines wissenschaftlichen Manuskriptes hilfreich sind.

! Bitte schreiben Sie nicht in der dritten Form von sich, z. B. „... haben die Autoren..." (Ausnahme, wenn von einem Journal gefordert). Nutzen Sie Verwendungen wie „wir", „ich", „in dieser Studie", „unsere Ergebnisse" oder „nach unserer Meinung" (European Association of Science Editors (EASE), 2018).

Wer das kritische Lesen eines Manuskriptes aus Sicht der Gutachter einüben möchte, dem seien die Online-Journale empfohlen, die den gesamten Review-Prozess transparent machen. Dazu gehören z. B.
- BMC Nursing: einfach eine Studie anklicken und dann dem Link „open peer review reports" folgen (https://bmcnurs.biomedcentral.com/)

21.2 Das Sanduhr-Modell

Ein wissenschaftliches Manuskript ist rhetorisch wie eine „Sanduhr" aufgebaut: weit, eng, weit (Schulte, 2003) (siehe **Abb. 21-1**). Dies bedeutet
- Weit: Die Einführung beschreibt die allgemeine Problematik und fokussiert diese (engt ein) bis zur konkreten Fragestellung, die untersucht werden soll.
- Eng: Die Methodik beschreibt, wie die Fragestellung genau untersucht wurde. Die Ergebnisse beinhalten die Resultate der entsprechenden Fragestellungen vom Ende der Einführung.
- Weit: In der Diskussion wird die Perspektive wieder geöffnet und die Ergebnisse mit denen anderer Studien verglichen und eine Schlussfolgerung fokussiert auf die Gesamtproblematik geschlossen.

In den „weiten" Bereichen sind Sie also gefordert, Ihre Argumentation breit mit der geeigneten Literatur zu verknüpfen, d. h. argumentativ bestehendes Wissen und Meinungen zu zitieren. Selbstverständlich sollten Sie dabei auch Personen zu Wort kommen lassen, die ggf. nicht Ihrer Meinung sind.

In den „engen" Bereichen wird es eher weniger zitierte Quellen geben, dies heißt aber nicht, dass Sie hier auf den Hinweis auf Quellen verzichten können. Mehr erfahren Sie im **Kap. 21.3.2** und 21.3.3 zu Methoden und Ergebnissen.

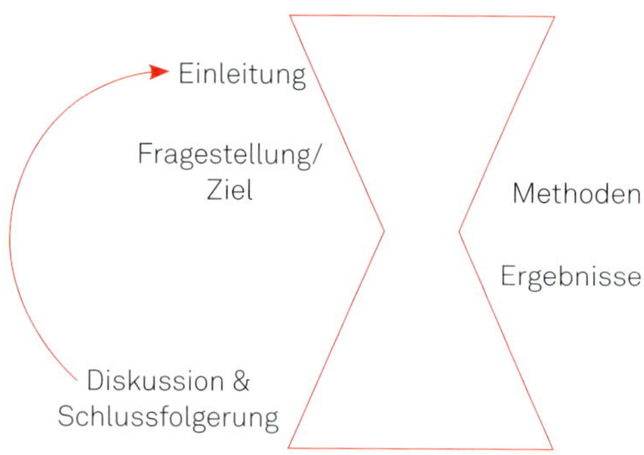

Abbildung 21-1: Das Sanduhrmodell als rhetorische Struktur für ein wissenschaftliches Manuskript

21.3 Reporting Guidelines

Wollen Sie eine empirische Studie publizieren, nutzen Sie dazu unbedingt die passende „Reporting Guideline". Diese bieten eine Strukturierungshilfe zur vollständigen und transparenten Berichterstattung des Vorhabens. Je nach Studiendesign gibt es andere Vorgaben, z.B. für systematische Übersichtsarbeiten PRISMA, für experimentelle Studien CONSORT, für qualitative Arbeiten SRQR. Einen vollständigen Überblick finden Sie auf der Homepage des EQUATOR-Network: https://www.equator-network.org/.

Die meisten Journale erwarten übrigens von ihren Autorinnen und Autoren, dass sie sich für die Manuskripterstellung an einer passenden Reporting Guideline orientieren.

Ausserhofer, D. & Nagl-Cupal, M. (2018). Reporting Guidelines–Notwendigkeit oder notwendiges Übel? *Pflege, 31*(4), 19–180.

21.4 Schreiben des Manuskriptes

Bevor Sie mit dem Schreiben starten, haben Sie schon die Vorarbeiten aus den vorherigen Ausführungen in diesem Kapitel bearbeitet:

- Sie haben die Autor/innenschaften festgelegt, d.h. kennen Ihr Autor/innenteam und kennen die verschiedenen Aufgaben, die damit verbunden sind. Idealerweise haben Sie auch einen Zeitplan bis zur Einreichung des Manuskriptes verabredet.
- Sie haben sich für ein Journal entschieden (siehe **Kap. 20.3.**, siehe Anhang 5) und aufmerksam die geltenden Autorenrichtlinien studiert (siehe **Kap. 20.4.**, **Kap. 24.3**).

! Bitte denken Sie daran, sich an der aktuellsten Fassung der Autorenrichtlinien zu orientieren. Diese finden Sie in der Regel auf der Homepage der Zeitschrift.

! Hinsichtlich der Verwendung der Zeitformen der Verben gilt (European Association of Science Editors (EASE), 2018):

- Nutzen Sie die Gegenwartsform für allgemein anerkannte Tatsachen (z.B. Einführung, Diskussion), für die Beschreibung des Aufbaus Ihres Manuskriptes, z.B. auch bei Tabellen und Abbildungen (z.B. Ergebnisse), sowie für Ihre eigenen Interpretationen (z.B. Diskussion).
- Nutzen Sie die Vergangenheitsform für noch nicht allgemein anerkannte Befunde der Literaturübersicht, bei der Beschreibung der Durchführung der Studie (Methoden) und der Ergebnisse.

Ein Manuskript wird in einer anderen Reihenfolge geschrieben, als die spätere Form aussehen soll (siehe **Kap. 1.3.1**). Sie starten mit der „Einführung" und enden mit der richtigen Formatierung der Literaturhinweise. Borja (2019) empfiehlt mit der Vorbereitung von Abbildungen und Tabellen zu starten und die Einführung erst ziemlich zum Schluss zu schreiben. Dies halte ich auf Basis meiner Erfahrungen jedoch für weniger sinnvoll.

21.4.1 Einführung

In der Einführung beschreiben Sie die Gesamtproblematik und erklären, warum Ihre Arbeit notwendig ist (siehe dazu auch **Kap. 19**). Das Kapitel wird argumentativ immer fokussierter (siehe **Kap. 8.1**) und schließt mit einer logisch aus Ihren Ausführungen resultierenden Fragestellung mit ggf. Unterfragen bzw. dem Ziel der Arbeit.

Für die logische Systematik in der Einführung hat sich das CARS-Modell von Swales bewährt (Swales & Feak, 2012). CARS bedeutet „Creating a Research Space" und hilft mit seinem dreischrittigen Aufbau argumentativ fokussierter zu werden und einen Erzählstrang zu entwickeln:

- Schritt 1: Establishing a Territory (die Situation): Beschreibung des Forschungsproblems mit der zugrundeliegenden Evidenz, um die Wichtigkeit der Erforschung zu untermauern. Sinnvoll sind die Beschreibung des Phänomens sowie der Verweis auf den aktuellen Stand der Forschung und Praxis. Fassen Sie bisherige Forschungen zusammen, aus denen sich die Notwendigkeit Ihrer Forschung ableiten lässt.

- Schritt 2: Establishing a Niche (das Problem): Aufbau einer klaren und kongruenten Argumentation, die zeigt, dass Ihr konkretes Forschungsinteresse wichtig ist. Diese könnte folgende Aspekte beinhalten: Darstellung einer gegensätzlichen Perspektive, Identifikation einer Forschungslücke und/oder Beschreibung der Konsequenzen von Forschungslücken.
- Schritt 3: Occupying the Niche (die Lösung): Ihre Darstellung sollten nun das „so what?“ beantworten. Was ist der Beitrag Ihrer Forschung bezogen auf neues Wissen und neues Verstehen? Beschreiben Sie das Ziel bzw. die Fragestellungen Ihrer Forschung. Optional können Sie hier auch die Struktur des Manuskriptes vorstellen.

Der letzte Absatz der Einführung ist die „Krönung“ der Einleitung und sollte die Aufmerksamkeit der Leser erregen (Cals & Kotz, 2016b). Beenden Sie deswegen diesen Abschnitt mit der Fragestellung bzw. den Hypothesen Ihrer Studie.

Oft stellt sich die Frage, wie ausführlich der Stand der Forschung bereits in der Einführung beschrieben werden soll. Sie werden ja in der Diskussion möglicherweise nochmals die gleichen Quellen zitieren. Die in der Einführung zitierten Inhalte sollen dazu beitragen, die Problematik zu verstehen. Ausführlicher können Sie die gleichen Texte dann in der Diskussion nochmals aufnehmen. Bitte denken Sie an das Kriterium der „Prägnanz“, d.h. Wiederholungen im Text sollten vermieden werden.

Bleiben Sie in Ihrer Sprache neutral, d.h., vermeiden Sie emotionsgeladene Begriffe wie „erstmals“, „neuartig“, „Wechsel des Paradigmas“ (Borja, 2019). Verwenden Sie aktive Verben und Signalwörter, wie z.B. „um festzustellen ob...“, „zu klären“, „zu vergleichen“ (Cals & Kotz, 2016b).

Der Umfang der Einführung sollte ca. 10–15% der Gesamtwortzahl ausmachen (Cals & Kotz, 2016b).

21.4.2 Methoden

Der Abschnitt „Methoden“ bezieht sich auf die Fragestellung (Kohärenz) und beschreibt, mit welchen Methoden Sie diese beantwortet haben. Kotz & Cals (2016a) vergleichen diesen Abschnitt mit einem Rezept aus einem Kochbuch, „das alle notwendigen Zutaten der Studie auflistet und angibt, wie diese während des Kochens zubereitet werden müssen“ (Kotz & Cals, 2016a, S. 93).

Wichtig in diesem Abschnitt ist:

- Auf spezielle Quellen müssen Sie dann verweisen, wenn die von Ihnen genutzten Verfahren relativ unbekannt sind oder spezifische Studien zu Ihren Verfahren vorhanden sind, z.B. zur Güte von Messinstrumenten.
- Schreiben Sie so ausführlich, dass andere Forschende Ihre Methodik replizieren könnten, d.h. das „Gericht nachkochen können“.
- Falls Sie im Rahmen einer kumulativen Arbeit (siehe **Kap. 18.5**) schon ein Protokoll veröffentlicht haben, d.h. schon ausführlich das Studiendesign publiziert haben, können Sie darauf verweisen. Dennoch müssen Sie in diesem Manuskript die wesentlichen Punkte nochmals beschreiben, da ein Manuskript in sich schlüssig sein muss.

! Im Kapitel „Methoden“ werden keine Ergebnisse präsentiert. Häufig passiert dies irrtümlich bei der Beschreibung der Stichprobe. Beschreiben Sie hier nur die geplante Stichprobe. Die tatsächliche Stichprobe wird im Kapitel „Ergebnisse“ präsentiert.

21.4.3 Ergebnisse

Dieses Kapitel ist das meiner Erfahrung nach am schwierigsten zu verfassen. Es beinhaltet:

- die neutral beschriebenen Ergebnisse, ohne diese bereits zu interpretieren sowie
- einen Erzählstrang durch die Ergebnisse, der sich kohärent auf die Fragestellung und die Methodik bezieht. Das Kapitel „Ergebnisse" kann also als Spiegel zum Methodenabschnitt betrachtet werden (Kotz & Cals, 2016b).

Eine besondere Herausforderung ist die Wahl der Abbildungen, Tabellen und Grafiken. Im Zeitalter der Bilder kommt grafischen Darstellungen eine besondere Bedeutung zu. Bitte überlegen Sie: Welche Darstellung ist für Ihre Ergebnispräsentation passender: Tabelle, Grafik oder Abbildung (siehe dazu auch **Kap. 26.4**)?

! Gestalten Sie Abbildungen so, dass diese selbsterklärend und einfach verständlich sind.

- Überfrachten Sie Grafiken nicht mit zu vielen Daten (die Leser/innen sollten auch ohne Lupe die Darstellung lesen können). Lassen Sie nicht notwendige Daten weg (Kohärenz!).
- Bitte beschriften Sie Achsen und benennen Einheiten.
- Achten Sie darauf, kurze, aber passende Legenden für die Darstellungen zu wählen.
- Verwenden Sie Abkürzungen nur dann, wenn nicht ausreichend Platz für das gesamte Wort ist und schreiben Sie diese dann in der Legende aus.
- In der Legende oder in Fußnoten werden nur Abkürzungen definiert, die nicht offensichtlich sind.
- Schwarz-weiße Darstellungen helfen, Druckkosten zu sparen.

(Borja, 2019; European Association of Science Editors (EASE), 2018).

Tipp! Je nach Journal gibt es unterschiedliche Erwartungen hinsichtlich des Umfangs der narrativen Beschreibung der Inhalte von Tabellen und Grafiken. Bitte schauen Sie sich hier genau die Autorenrichtlinien an. Grobe Richtschnur ist, das zumindest die wichtigsten Ergebnisse, die nachher in der Diskussion aufgenommen werden, auch im Text beschrieben werden. Tipp: Diese Sätze können Sie nachher auch gut in den Abstract aufnehmen.

Häufig gibt es bei Journalen auch die Möglichkeit, ausführlichere oder weitere Tabellen zusätzlich online zur Verfügung zu stellen

21.4.4 Diskussion

Die Diskussion ist Ihr eigentliches Gesellenstück. Bisher war alles mehr oder weniger Fleißarbeit. Nun können Sie zeigen, dass Sie kritisch nachdenken können, den Stand der Forschung kennen, selbstkritisch Ihr eigenes Vorgehen würdigen und Ihre Arbeit folgerichtig in den Stand der Forschung einordnen können, die Bedeutung Ihrer Ergebnisse also nicht überschätzen (siehe auch **Kap. 1.3.1**):

- Im Sinne der Kohärenz starten Sie die Diskussion, in dem Sie in Ihrem ersten Satz das Ziel Ihrer Arbeit wiederholen.
- Diskutieren Sie nun in jedem Absatz (kohärent in der Reihenfolge der Darstellung der Ergebnisse) ein wichtiges Ergebnis der Studie. Fassen Sie dazu das Ergebnis zusammen, bestenfalls als Statement. Achtung, wiederholen Sie damit nicht den Abschnitt, den Sie schon in den Ergebnissen präsentiert haben. Diskutieren Sie das Resultat zunächst im Rahmen Ihrer Studie, vergleichen Sie es dann mit denen anderer Studien und beschreiben Sie, wenn möglich und passend, die Konsequenzen für die Fragestellung. Bsp.: In der Stichprobe waren Männer überrepräsentiert (Grund dafür, wie sah es in anderen Studien aus, Ergebnisse für Frauen können nicht getroffen werden). Sie werden also in der Diskussion im Rahmen

des Sanduhr-Modells (siehe **Kap. 21.2**) wieder „weit".

- Diskutieren Sie auch für Sie unbequeme Ergebnisse.
- Beschreiben Sie kritisch Stärken (!) und Schwächen Ihrer Studie. Was konnten Sie methodisch vorbildlich umsetzen? Was hat gefehlt, um Ihre Studie „ideal und perfekt" durchzuführen? Was war nicht möglich gewesen? Was hat nicht geklappt?
- Identifizieren Sie dann auch die Konsequenzen der Schwächen für das Fazit. Konnten Sie also beispielsweise eindeutig etwas belegen? Oder waren die methodischen Schwächen Ihres Vorgehens so stark, dass Ihre Ergebnisse allenfalls nur als erste Hinweise gelten können?

! Bringen Sie in der Diskussion keine neuen Ergebnisse. Falls Ihnen dies passiert, überlegen Sie, ob Sie diese in den Abschnitt „Ergebnisse" integrieren müssen oder ob Sie diese weglassen können.

Den Abschluss des Kapitels „Diskussion" bildet Ihr Fazit und Implikationen für Forschung und Praxis. In einigen Journalen ist dies ein neues Unterkapitel, in anderen Journalen der letzte Abschnitt der „Diskussion".

Hier schließt sich nun der logische Kreis Ihrer Arbeit. Nun können Sie Ihre Forschungsfrage unter Bezug auf die limitierenden Aspekte Ihrer Methodik beantworten. Kotz & Cals (2016c) empfehlen einen griffigen Einzeiler zu formulieren, an den sich die Leser noch lange erinnern können und der zitierfähig ist.

Tipp! Formulieren Sie die Schlussfolgerung so konkret wie möglich. Vermeiden Sie allgemeine Floskeln wie „weitere Studien sind nötig". Welche Studien braucht es mit welcher Relevanz?

Das gleiche gilt für die Implikationen für die Praxis. Stellen Sie sich eine Kollegin aus der Praxis vor. Welchen konkreten Benefit liefert Ihre Studie für die Praxis? Dass man nun mehr zu einem Thema weiß, wird eine „Praktikerin" nur wenig von der Notwendigkeit von Pflegeforschung überzeugen (siehe auch **Kap. 21.5**).

21.4.5 Abstract, Titel, Schlüsselwörter, Literaturhinweise und Danksagung

Den Abschluss der Manuskripterstellung bildet das Schreiben des Abstracts und des Titels, das Identifizieren von geeigneten Schlüsselwörtern und das Verfassen der Literaturhinweise, idealerweise in dieser Reihenfolge. Zusätzlich kann eine Danksagung ergänzt werden, mehr dazu finden Sie in **Kap. 20.4**. Für das Verfassen der Literaturhinweise finden Sie Hinweise in **Kap. 11.2.6** und **Kap. 15.6**.

Abstract

Investieren Sie ausreichend Zeit, um einen sehr guten Abstract zu schreiben. Dieser ist in der Regel auf wenige Worte beschränkt und sollte eine sehr gute und vollständige Zusammenfassung des gesamten Manuskriptes bieten. Bitte beachten Sie hierbei genau die Autorenrichtlinien, in denen die genaue Struktur und der Umfang des Abstracts vorgegeben sind.

Damit Ihre Arbeit in den Datenbanken auch richtig gefunden werden kann, sollten Sie im Abstract die zu Ihrem Thema passenden Schlüsselwörter verwenden (die Sie übrigens auch schon im Manuskript erwähnt haben). Falls Sie beispielsweise eine Arbeit über den Dekubitus schreiben und im Abstract nur den Begriff „Wunde" verwenden, ist die Wahrscheinlichkeit sehr gering, dass bei Literaturrecherchen zum Thema Dekubitus Ihre Publikation gefunden wird. Absolut unüblich ist die Aufnahme von Quellen in diesen Textabschnitt.

Für das Schreiben des Abstracts finden Sie ausführliche Hinweise in **Kap. 13.3**.

Tipp! Wenn Sie die **Kapitel 12** von Klaus Reinhardt gemachten Empfehlungen beachtet haben, vor allem die in **Kapitel 12.4** unter „beachte" formulierten Hinweise, erleichtert dies Ihnen das Schreiben des Abstracts. Sie müssen nur noch die ersten Zeilen der Kapitel und ggf. Unterkapitel kopieren, zusammensetzen und sprachlich abrunden.

Titel

Ein Titel muss gut gewählt sein, da er
- neugierig machen soll, einen Beitrag zu lesen
- informativ sein soll, um Leser/innen auf den Inhalt hinzuweisen
- ggf. beschreibend sein soll, wenn er schon die Ergebnisse beinhaltet sowie
- die richtigen „Begriffe" beinhalten soll, um in Datenbanken die richtigen Suchergebnisse zu liefern (Titel und Abstract kommen hier besondere Bedeutung zu).

Je nach Journal können Sie informative oder beschreibende Titel nutzen (Cals & Kotz, 2016a):
- Informative Titel präsentieren bereits das Ergebnis einer Studie, z. B. höher qualifizierteres Pflegepersonal korrespondiert mit einer geringeren Sterberate.
- Beschreibende Titel beinhalten Thema und Design der Studie, z. B. Zusammenhang zwischen der Qualifikation des Pflegepersonals und der Sterberate: Multizentrische korrelative Studie.

! Bitte wählen Sie mit größter Sorgfalt den Titel Ihres Manuskripts. Damit vergrößern Sie die Wahrscheinlichkeit, dass Ihr später publiziertes Manuskript in Datenbanken auch korrekt gefunden werden kann.

Schlüsselwörter

Beschreiben Sie anhand der geforderten Schlüsselbegriffe das spezifische Thema Ihrer Studie sowie das Design. Mit den Schlüsselwörtern wird Ihr publiziertes Manuskript in den Datenbanken verschlagwortet. Bitte kreieren Sie deswegen keine eigenen Schlüsselwörter. Nutzen Sie offizielle MeSH Terms (**Kap. 10.4.3**). Bei interprofessioneller Bedeutung des Manuskriptes sollten allgemeinere Termini verwendet werden (European Association of Science Editors (EASE), 2018).

21.4.6 Das Begleitschreiben

Was soll eigentlich das Begleitscheiben beinhalten, wenn doch im Manuskript schon alles steht? Das Begleitschreiben, in der englischen Sprache der „Cover letter", ist das Empfehlungsschreiben für das Manuskript und sollte folgende Punkte enthalten:
- Titel des Manuskriptes und Autor/innen
- Begründung, warum das Manuskript zum Journal passt
- Hinweise, dass die Autorenrichtlinien eingehalten worden sind
- Hinweise, dass das Manuskript nicht schon publiziert wurde und zeitgleich keinem anderen Journal zur Publikation eingereicht worden ist
- Hinweis, dass alle Autor/innen das Manuskript gutgeheißen und zur Einreichung empfohlen haben
- Ggf. spezielle Hinweise bezogen auf Forderungen der Autorenrichtlinien, z. B.
  - die Verwendung spezieller Publikationsrichtlinien (http://www.equator-network.org/)
  - Hinweise auf mögliche Interessenkonflikte
  - Hinweise bezogen auf ethische Fragestellungen
  - Empfehlung für Gutachter (falls das Journal dies wünscht) oder begründete Hinweise, welche Gutachter befangen sein könnten oder auch nicht erwünscht sind.

21.5 In englischer Sprache publizieren

Publikationen in englischer Sprache stellen für Studierende im deutschsprachigen Raum oft noch eine große Herausforderung dar, sofern sie nicht im englischsprachigen Ausland studieren oder promovieren. Wer mit seinen Publikationen einen großen Personenkreis und „Impact“ erreichen will, sollte diese Herausforderung unbedingt angehen.

Chris Shultis gibt Ihnen in **Kapitel 24** zahlreiche Tipps und Hilfestellungen, wie Sie erfolgreich in englischer Sprache schreiben können. Ebenfalls lohnt es sich, in den Interviews der Pflegewissenschaftler/innen zu lesen, z.B. von Anna-Barbara Schlüer, Michael Simon oder Antje Tannen. Sie alle haben unterschiedliche Strategien entwickelt, denen jedoch eines gemeinsam ist: Es zu tun! Learning by doing, Ohne Fleiß kein Preis, Übung macht den Meister…. Alle diese Lebensweisheiten passen für das erfolgreiche Erlernen des Schreibens von englischsprachigen Manuskripten. Die Aussagen in den Interviews machen Mut, denn, es ist machbar!

Inhaltlich gelten die gleichen Anforderungen, wie in diesem Kapitel beschrieben. Besonderheiten entstehen aus der englischen Sprache. So wird beispielsweise in englischsprachigen Manuskripten bei der Nennung von Zahlen ein Dezimalpunkt und kein -komma verwendet, also „12.3“ statt „12,3“. Deswegen seien an dieser Stelle auf die folgenden Tipps und Tricks hingewiesen.

Tipp!

1. Im Internet gibt es folgende Hilfestellungen für Publikationen in englischer Sprache:
   - Eine Datenbank für häufig genutzte Begriffe beim wissenschaftlichen Schreiben: Phrasebank.manchester.ac.uk. *Academic phrasebank*. Manchester: University of Manchester. Zugriff am 2. April 2021 unter https://www.phrasebank.manchester.ac.uk/
   - Eine Grammatik für wissenschaftliches Schreiben: Lynch, T. & Anderson, K. (2013). *Grammar for academic writing.* Zugriff am 2. April 2021 unter https://folk.uib.no/gmset/sciencewriting/documents/grammar_for_academic_writing_ism.pdf
   - Ein englischsprachiger Thesaurus, der Hinweise auf Synonyme gibt: Dictionary.com. (2021). *Synonyms*. Verfügbar unter http://www.thesaurus.com/
2. Lassen Sie vor Abgabe Ihres englischsprachigen Manuskriptes dieses unbedingt auf seine sprachliche Korrektheit überprüfen. In den meisten Hochschulen gibt es Personen, die dafür angesprochen werden können. Oder fragen Sie Pflegewissenschaftler/innen, die englischsprachig publizieren, bei wem sie ihre Manuskripte Korrektur lesen lassen.
3. Nutzen Sie spezielle Kurse für das „Scientific writing“. Viele Hochschulen bieten dies an, im Internet lassen sich auch Online-Kurse, z.B. auf YouTube, finden. Zum Teil ist dies auch schon Inhalt von Curricula von pflegewissenschaftlichen Studiengängen oder Doktoratsprogrammen.

21.6 Strategien, damit Ihr Beitrag auch von „Praktikerinnen“ gelesen wird

Sicherlich kennen Sie Befunde, warum Forschungsergebnisse es so schwer haben, in die Praxis implementiert zu werden. Eine der Gründe ist, dass Forschungsartikel so „schwer verständlich“ sind (Breimaier et al., 2011; Köpke et al., 2013).

Sie als Autor/in können durch Ihren Schreib- und Argumentationsstil dazu beitragen, dass Ihr Manuskript leichter lesbar wird. Einige Empfehlen zum Schreibstil können Sie schon dem **Kapitel 12** entnehmen. Andere sind eher inhaltlicher und argumentativer Natur (Wiley, 2016):

- Schreiben Sie so, dass dem Text leicht zu folgen ist (Erzählstrang)
- Nutzen Sie eindeutige Überschriften, die dem Lesenden den Weg zeigen
- Nutzen Sie Aufzählungen, Abbildungen und Fragen, um den Text aufzulockern und Lesende zu stimulieren

- Nutzen Sie eine einfache und direkte Sprache
- Schreiben Sie in der ersten Person
- Sprechen Sie die Lesenden direkt an, z. B. „In der Klinischen Praxis werden Sie möglicherweise ..."
- Vermeiden Sie Forschungsjargon und erklären Sie explizit spezielle technische Begriffe, z. B. in Kästchen
- Überlegen Sie, ob methodische Details wirklich wichtig und verständlich für Nichtspezialisten sind
- Überlegen Sie, ob Sie für bestimmte methodische Details auf andere Quellen verweisen können
- Sagen Sie klar, warum bestimmte Aspekte wichtig sind und wie sie genutzt werden können, um die klinische Praxis zu verbessern
- Erklären Sie, warum Ihre Forschungsergebnisse passend für die klinische Implementierung sind
- Geben Sie klinische Beispiele
- Beschreiben Sie die klinische Relevanz Ihrer Forschung
- Geben Sie Hinweise, wo die Lesenden mehr zum Thema finden können
- Machen Sie das Manuskript nicht länger als unbedingt nötig.

Wer sich ausführlicher zum Wissenschaftlichen Schreiben informieren möchte, dem seien folgende Werke empfohlen:

- Artikelreihe von Kotz und Cals, eine deutschsprachige Übersetzung der gleichnamigen Serie aus dem Journal of Clinical Epidemiology. Die gesamte deutsch- und englischsprachige Serie inkl. motivierender Cartoons (!) und Links finden Sie unter folgenden Homepages: http://www.scientificwritingtips.com/ und https://zefq-journal.com/tippszumschreiben (letzter Zugriff am 1. April 2021):
  - Kotz, D. & Cals, J. (2016). Effektives Schreiben und Publizieren wissenschaftlicher Artikel–Teil I: Anfangen zu Schreiben. *Zeitschrift für Evidenz, Fortbildung und Qualität im Gesundheitswesen, 110–111*, 94–95.
  - Cals, J. & Kotz, D. (2016). Effektives Schreiben und Publizieren wissenschaftlicher Artikel–Teil II: Titel und Zusammenfassung. *Zeitschrift für Evidenz, Fortbildung und Qualität im Gesundheitswesen, 112*, 66–67.
  - Cals, J. & Kotz, D. (2016). Effektives Schreiben und Publizieren wissenschaftlicher Artikel-Teil III: Einleitung. *Zeitschrift für Evidenz, Fortbildung und Qualität im Gesundheitswesen, 113*, 76–77.
  - Kotz, D. & Cals, J. (2016). Effektives Schreiben und Publizieren wissenschaftlicher Artikel-Teil IV: Methoden. *Zeitschrift für Evidenz, Fortbildung und Qualität im Gesundheitswesen, 115–116*, 93–94.
  - Kotz, D. & Cals, J. (2016). Effektives Schreiben und Publizieren wissenschaftlicher Artikel-Teil V: Ergebnisse. *Zeitschrift für Evidenz, Fortbildung und Qualität im Gesundheitswesen, 117*, 71–72.
  - Kotz, D. & Cals, J. (2016). Effektives Schreiben und Publizieren wissenschaftlicher Artikel-Teil VI: Diskussion. *Zeitschrift für Evidenz, Fortbildung und Qualität im Gesundheitswesen, 118–119*, 94–95.
  - Kotz, D. & Cals, J. (2017). Effektives Schreiben und Publizieren wissenschaftlicher Artikel-Teil VII: Tabellen und Abbildungen. *Zeitschrift für Evidenz, Fortbildung und Qualität im Gesundheitswesen, 120*, 63–64.
  - Cals, J. & Kotz, D. (2017). Effektives Schreiben und Publizieren wissenschaftlicher Artikel-Teil VIII: Literaturhinweise. *Zeitschrift für Evidenz, Fortbildung und Qualität im Gesundheitswesen, 121*, 82–83.
  - Cals, J. & Kotz, D. (2017). Effektives Schreiben und Publizieren wissenschaftlicher Artikel-Teil IX: Autorenschaft. *Zeit-*

schrift für Evidenz, Fortbildung und Qualität im Gesundheitswesen, 122, 64–65.
  - Cals, J. & Kotz, D. (2017). Effektives Schreiben und Publizieren wissenschaftlicher Artikel-Teil X: Auswahl der Zeitschrift. *Zeitschrift für Evidenz, Fortbildung und Qualität im Gesundheitswesen, 125*, 85–86.
  - Kotz, D. & Cals, J. (2017). Effektives Schreiben und Publizieren wissenschaftlicher Artikel-Teil XI: Einreichen eines Artikels. *Zeitschrift für Evidenz, Fortbildung und Qualität im Gesundheitswesen, 126*, 94–95.
  - Kotz, D. & Cals, J. (2017). Effektives Schreiben und Publizieren wissenschaftlicher Artikel-Teil XII: Beantworten von Gutachterkommentaren. *Zeitschrift für Evidenz, Fortbildung und Qualität im Gesundheitswesen, 127–128*, 88–89.
- Im Englischsprachigen gibt es zahlreiche Werke zum Scientific writing. Beispielsweise seien folgende Klassiker empfohlen:
  - Gastel, B. & Day, R. (2016). *How to write and publish a scientific paper* (8th ed.). ABC-CLIO. Santa Barbara: Greenwood.
  - Swales, J. M. & Feak, C. B. (2012). *Academic writing for graduate students: Essential tasks and skills* (3rd ed.). Ann Arbor, MI: University of Michigan Press.
- Zudem lohnt es sich, auf den Homepages der namhaften englischsprachigen Journale zu recherchieren, z. B. Wiley oder Elsevier. Diese bieten eigene Publikationen oder Links auf Publikationen an. Dazu gehören auch Hinweise für Nichtmuttersprachler/innen.

21.7 Literatur

Borja, A. (2019). *11 steps to structuring a science paper editors will take seriously*. Zugriff am 2. April 2021 unter https://www.elsevier.com/connect/11-steps-to-structuring-a-science-paper-editors-will-take-seriously

Breimaier, H.E., Halfens, R.J. & Lohrmann, C. (2011). Nurses' wishes, knowledge, attitudes and perceived barriers on implementing research findings into practice among graduate nurses in Austria. *Journal of clinical nursing, 20*(11–12), 1744–1756. https://doi.org/10.1111/j.1365-2702.2010.03491.x

Cals, J. & Kotz, D. (2016a). Effektives Schreiben und Publizieren wissenschaftlicher Artikel-Teil II: Titel und Zusammenfassung. *Zeitschrift für Evidenz, Fortbildung und Qualität im Gesundheitswesen, 112*, 66–67. https://doi.org/10.1016/j.zefq.2016.03.001

Cals, J. & Kotz, D. (2016b). Effektives Schreiben und Publizieren wissenschaftlicher Artikel-Teil III: Einleitung. *Zeitschrift für Evidenz, Fortbildung und Qualität im Gesundheitswesen, 113*, 76–77. https://doi.org/10.1016/j.zefq.2016.05.001

European Association of Science Editors (EASE). (2018). *Richtlinien der EASE (Europäische Vereinigung der Wissenschaftsredakteure) für Autoren und Übersetzer wissenschaftlicher Artikel, die auf Englisch publiziert werden*. Zugriff am 2. April 2021 unter http://www.ease.org.uk/wp-content/uploads/2018/11/doi.10.20316.ESE_.2018.44.e1.ger_.pdf

Gastel, B. & Day, R. (2016). *How to write and publish a scientific paper* (8th ed.). ABC-CLIO. Santa Barbara: Greenwood.

Kotz, D. & Cals, J. (2016a). Effektives Schreiben und Publizieren wissenschaftlicher Artikel-Teil IV: Methoden. *Zeitschrift für Evidenz, Fortbildung und Qualität im Gesundheitswesen, 115–116*, 93–94. https://doi.org/10.1016/j.zefq.2016.05.002

Kotz, D. & Cals, J. (2016b). Effektives Schreiben und Publizieren wissenschaftlicher Artikel-Teil V: Ergebnisse. *Zeitschrift für Evidenz, Fortbildung und Qualität im Gesundheitswesen, 117*, 71–72. https://doi.org/10.1016/j.zefq.2016.08.002

Kotz, D. & Cals, J. (2016c). Effektives Schreiben und Publizieren wissenschaftlicher Artikel-Teil VI: Diskussion. *Zeitschrift für Evidenz, Fortbildung und Qualität im Gesundheitswesen, 118–119*, 94–95. https://doi.org/10.1016/j.zefq.2016.08.003

Schulte, B.A. (2003). Scientific Writing & the Scientific Method: Parallel "hourglass". Structure in Form & Content. *The American biology teacher, 65*(8), 591–594.

Swales, J.M. & Feak, C.B. (2012). *Academic writing for graduate students: Essential tasks and skills* (3rd ed.). Ann Arbor, MI: University of Michigan Press. https://doi.org/10.3998/mpub.2173936

Wiley. (2016). *Writing for publication. An easy-to-follow guide for nurses.* Zugriff am 2. April 2021 unter https://onlinelibrary.wiley.com/pb-assets/assets/14667657/Writing_for_Publication-1509467251000.pdf

Weiterführende Literatur

Köpke, S., Koch, F., Behncke, A. & Balzer, K. (2013). German hospital nurses' attitudes concerning evidence-based nursing practice. *Pflege, 26*(3), 163–175.

Shaikh, A.A. (2016). *7 steps to publishing in a scientific journal. Before you hit "submit", here's a checklist (and pitfalls to avoid).* Zugriff am 2. April 2021 unter https://www.elsevier.com/connect/7-steps-to-publishing-in-a-scientific-journal

22 Das große Solo: Der Kongressvortrag

Michael Simon

Vorträge (oder Präsentationen) sind neben Veröffentlichungen und Postern eine der typischen Kommunikationsformen von Wissenschaftlerinnen und Wissenschaftlern. Der wesentliche Unterschied zur Publikation ist die unmittelbare Interaktion mit dem Publikum. Während eine Publikation aus Sicht des Autors häufig ohne Reaktion bleibt (wenn man einmal von ein paar wenigen Anfragen oder den noch selteneren veröffentlichten Kommentaren absieht), bekommt der Vortragende eine unmittelbare Rückmeldung durch das Publikum. Diese Rückmeldung ist Vorteil und Verpflichtung zugleich:

- Der Vorteil liegt darin, dass der Vortragende auf das Publikum eingehen und seinen Vortrag an die jeweiligen Anforderungen anpassen kann. So kann der Vortragende beispielsweise Erklärungen ausdehnen oder wiederholen, wenn das Publikum den Eindruck vermittelt, dem Vortrag nicht folgen zu können. Ebenso können Fragen beantwortet und Ergebnisse diskutiert werden.
- Die Verpflichtung entsteht dadurch, dass vom Vortragenden genau diese Anpassungsfähigkeit erwartet wird. Natürlich ist diese unmittelbare Rückmeldung nicht immer vollständig gegeben. So ist bei einem Vortrag vor 30 Personen für den Vortragenden leichter zu erkennen, wie der Vortrag wahrgenommen wird, als bei einem Vortrag vor 300 Personen.

Das folgende Kapitel gibt einen Überblick über den Weg zum Vortrag und über die wichtigsten Regeln für die erfolgreiche Entwicklung und Durchführung eines wissenschaftlichen Vortrags.

Lernziele

Nach dem Lesen des Kapitels sollen Sie:

- den Nutzen von wissenschaftlichen Vorträgen beschreiben können,
- den Prozess zur Entwicklung eines Vortrags beschreiben können,
- Grundregeln für einen guten Vortrag beschreiben können und
- den Weg zum Kongressvortrag beschreiben können.

22.1 Eine kleine Einführung in die Kongressplanung

22.1.1 Vor dem Kongress

Ein Vortrag wird normalerweise im Rahmen einer Konferenz oder eines Symposiums gehalten und ist eine hervorragende Möglichkeit, neueste Ergebnisse vorzustellen und sich darüber auszutauschen (siehe **Tab. 22-1**). Prinzipiell gibt es zwei Möglichkeiten, einen Vortrag auf einem Kongress halten zu dürfen:

1. Sie verfügen als Wissenschaftlerin oder Wissenschaftler über eine hohe Reputation und werden deswegen von den Veranstaltern zu

einem Vortrag eingeladen. Sie dürfen dann einen der Hauptvorträge halten, international auch manchmal als Keynotes bezeichnet. In Ihrer Publikationsliste können Sie dies als Vortrag als „eingeladener Redner“ oder „*invited speaker*“ kennzeichnen. In der Regel werden für diese Vorträge Ihre Spesen übernommen.
2. In den allermeisten Fällen wird es jedoch so sein, dass Sie sich für einen Vortrag bewerben müssen. Dies geschieht über das Einreichen eines Abstracts (siehe **Kap. 13**).

Viele etablierte Kongresse finden einmal jährlich oder manchmal alle zwei oder vier Jahre zur gleichen Zeit statt. Die Planung solcher Kongresse läuft sehr langfristig, so dass die Anmeldung von Postern und Vorträgen (Call for Abstracts) sechs bis zwölf Monate vor der eigentlichen Konferenz stattfindet. Es gilt also, wachsam den Call of Abstracts für die gewünschten Kongresse im Blick zu haben.

Einige Wochen oder Monate, nachdem Sie den Abstract eingereicht haben, werden Sie vom Veranstalter benachrichtigt (den genauen

Tabelle 22-1: Allgemeine Pflegekongresse

deutschsprachiger Raum (Deutschland, Österreich, Schweiz)	
Kongress	Homepage
Hauptstadtkongress Medizin und Gesundheit	http://www.hauptstadtkongress.de/
Internationale Konferenz Pflege und Pflegewissenschaft	http://www.dbfk.de
Lernwelten: Internationaler wissenschaftlicher Kongress für Pflege- und Gesundheitspädagogik	http://www.lernwelten.info/
Pflegekongress (Österreich)	http://pflegekongress.at
SBK-Kongress (Schweiz)	http://www.sbk-asi.ch
Schweizerischer Verein für Pflegewissenschaft	https://www.vfp-apsi.ch/
Symposium für Gesundheitsberufe	http://www.inselgruppe.ch/de/bildung/kongresse-und-anlaesse/kongresse-fuer-gesundheitsberufe/
Hochschultag der Deutschen Gesellschaft für Pflegewissenschaft (DGP) e.V.	http://www.dg-pflegewissenschaft.de
englischsprachiges Ausland	
Kongress	Homepage
Research Conference of the Workgroup of European Nurse Researchers	http://www.wenr.org/
International Nursing Research Congress	http://www.nursingsociety.org
Biennial convention of Sigma Theta Tau	http://www.nursingsociety.org
ANCC Magnet Conference	http://www.anccmagnetconference.org/
State of the Science Congress on Nursing Research	http://www.nursingscience.org
RCN International Nursing Research Conference	https://www.rcn.org.uk/news-and-events/events
Oncology Nursing Society's Annual Conference	https://congress.ons.org/

Zeitpunkt erfahren Sie meist im Call for Abstracts), ob Ihr Vortrag angenommen worden ist oder abgelehnt wurde.

Dabei kann es passieren, dass Sie zwar einen Vortrag eingereicht haben, aber gebeten werden, ein Poster zu präsentieren (oder umgekehrt). Das ist ein durchaus gängiges Verfahren, da die Veranstalter versuchen, ein stimmiges Programm zusammenzustellen (zur Erstellung von Postern siehe **Kap. 23**).

Wenn der Vortrag angenommen ist, können Sie sich nun um die Anmeldung für den Kongress kümmern. Die Anmeldegebühren für Kongresse reichen von etwa 100 Euro für ein eintägiges, regionales Symposium bis hin zu 1000 Euro für eine mehrtägige internationale Konferenz. Dazu kommen Kosten für die Anreise, Verpflegung und Unterkunft. Kongressveranstalter geben für Vortragende normalerweise keinen oder nur einen geringen Nachlass auf die Anmeldegebühren. Dementsprechend sollten Sie vor der Einreichung eines Abstracts die Finanzierung der Kongressreise klären. Während die Übernahme der Kosten im Zusammenhang mit Kongressreisen für wissenschaftliche Mitarbeiter an Hochschulen üblich ist, sieht das für Studierende und Auszubildende meist anders aus. Auch wenn viele Konferenzen besonders niedrige Anmeldegebühren für Studierende/Schüler anbieten, sollten die Gesamtkosten für eine entsprechende Reise nicht unterschätzt werden.

! Grundsätzlich unterstützen gute Arbeitgeber Kongressteilnahmen, insbesondere wenn Mitarbeiter Ergebnisse Ihrer Arbeit vorstellen. Fragen Sie nach Möglichkeiten zur Unterstützung.

Durch die Corona-Pandemie finden viele Konferenzen entweder komplett online oder in einem Hybrid-Format – also eine Kombination von Online und vor-Ort-Veranstaltung – statt. Daraus ergeben sich verschiedene Konsequenzen, die es zu beachten gilt, wenn man erwägt, an einer entsprechenden Veranstaltung teilzunehmen. Einerseits ist die Teilnahme an Online-Konferenzen als passiver Teilnehmer einfacher und günstiger: Keine Anreise, keine Unterkunft und keine Verpflegung sind notwendig. Das ermöglicht zum Beispiel die Teilnahme an Konferenzen, die sonst aufgrund der entsprechenden Kosten nicht möglich sind. Zudem sind Online-Konferenzen umweltfreundlicher, da die Anreise – häufig im Flugzeug – entfällt. Die Nachteile sind allerdings ebenso offensichtlich, das Networking und Kennenlernen von anderen Konferenzteilnehmern ist erheblich schwieriger oder entfällt vollständig. Ebenso entfällt der Anreiz, interessante Orte, Länder und Städte zu besuchen. Zu guter Letzt ist das Halten eines Online-Vortrags eine deutlich andere Erfahrung, die auch wieder Übung und auch anderer Vorbereitung bedarf.

! Analog zum Publikations-„Unwesen“ des Predatory Open Access, also gebührenpflichtigen Open-Access-Publikationen, die keinen Peer-Review durchführen und mit betrügerischer Absicht geführt werden, gibt es mittlerweile auch Spam-Konferenzen, die ohne die notwendige fachliche Begleitung und Seriosität angeboten werden. Fallen Sie nicht darauf rein, Konferenzen sollten von etablierten Fachorganisationen getragen werden und werden von fachlichen Beiräten („Scientific Board“) inhaltlich geführt.

22.1.2 Auf dem Kongress

Auf großen Konferenzen wird meist erwartet, dass Sie Ihre Präsentation auf einem USB-Stick oder einer CD im „Presenter Room“ abliefern oder auch per Webseite zuvor hoch zu laden. Dazu wird eine bestimmte Zeit vorgegeben, bis zu der Sie Ihren Vortrag abgegeben haben müssen, z.B. spätestens drei Stunden vor dem eigentlichen Vortrag. Bei der Abgabe des Vortrages sollten Sie sich auch nochmals versichern, dass die Präsentation wie gewünscht auf dem PC zu sehen ist und gegebenenfalls auch noch kleine Änderungen vornehmen.

Manchmal stellt der Kongressveranstalter alle Vorträge per Interseite zur Verfügung, so dass der Vortrag schon Wochen vor der Konferenz eingeschickt werden soll. Bei Online-Konferenzen nicht nur als Präsentation, sondern auch als Video von Folien und/oder dem Vortrag. Auch wenn manchmal der Eindruck entsteht, dass ein Vortrag immer mit einer entsprechenden computergestützten Präsentation (PowerPoint, Keynote etc.) einhergehen muss, so ist das tatsächlich keine zwingende Voraussetzung für einen guten Vortrag.

Die Vortragszeit beträgt meistens 10 bis 30 Minuten, auf medizinischen Kongressen manchmal gar nur acht bis zwölf Minuten. Hinzu kommen jeweils zirka drei bis fünf Minuten für Fragen und Diskussion. Die Zeitvorgaben sind genauso verbindlich wie die Vorgaben für das Einreichen des Abstracts.

! Die Einhaltung der Zeitvorgaben ist vor allem eine Frage der Höflichkeit: „Überzieht“ ein Vortragender, fehlt die Zeit einem anderen Vortragenden.

Ihr Vortrag wird normalerweise mit ein bis drei weiteren Vorträgen in einer moderierten „Session“ stattfinden. Die Hauptaufgabe des Moderators ist es, für die Einhaltung des Zeitplans zu sorgen und unter Umständen die folgende Diskussion zu moderieren. Bitte gehen Sie immer davon aus, dass dies der Fall sein wird. Das bedeutet, dass nach der vorgegebenen Vortragszeit der Moderator Ihren Vortrag beenden wird. Das gleiche Prinzip gilt auch für Online-Konferenzen, wobei Fragen häufig nicht direkt gestellt werden, sondern schriftlich per Chat-Funktion.

22.2 Wie mache ich einen guten Vortrag?

Vorträge können bei den Vortragenden selbst sowie den Zuhörern durchaus gemischte Gefühle auslösen. Die in diesem Zusammenhang verwendeten Adjektive reichen von interessant, informativ und unterhaltsam, bis hin zu langweilig, unverständlich und peinlich. Ebenso wird gerne vom „geborenen“ Redner gesprochen, dem angeblich jeder Vortrag „in den Schoß fällt“; die Zuordnung der Adjektive hängt somit von eben diesem Talent ab. Auch wenn es sicherlich Menschen gibt, die ein Talent zur Präsentation haben, so ist ein guter Vortrag vor allem solides Handwerk. In einem aktuellen Systematic-Review sind Blome et al. (2017) der Frage nachgegangen, wie man am Besten im medizinischen Bereich einen Vortrag hält. Auf Grundlage von 91 Artikeln wurden die folgenden zwölf Empfehlungen am häufigsten genannt:

1. Verwende einfache Folien (in 63 % der eingeschlossenen Artikel)
2. Kenne das Publikum (53 %)
3. Stelle Augen Kontakt her (46 %)
4. Übe deinen Vortrag (44 %)
5. Lese deinen Vortrag nicht von den Folien oder vom Blatt (44 %)
6. Nutze lesbare Folien (43 %)
7. Begrenze die Anzahl der Zeilen pro Folie (43 %)
8. Halte die Zeit ein (41 %)
9. Stoppe die Zeit beim Üben des Vortrags (39 %)
10. Verwende einfach Tabellen und Grafiken (43 %)
11. Übe mit anderen Personen (34 %)
12. Kenne dein Thema (32 %)

Die Frage, die aus diesen Empfehlungen folgt, ist, wie erreicht man die verschiedenen Punkte?

Leech (2004) schlägt dafür einen sechsstufigen Prozess vor, der den Weg zum erfolgreichen Vortrag ebnet:

1. **Planen:** Was ist das Ziel der Präsentation? Wie erreiche ich dieses Ziel am besten?
2. **Organisieren:** Entwicklung einer Gliederung, die die wesentlichen Ideen eindeutig und überzeugend darstellt.
3. **Unterstützen:** Auswahl und Erstellung von Material, um die Botschaft zu verdeutlichen, erklären und unterstützen.

4. **Vorbereitung:** Was auch immer schiefgehen kann, wird schiefgehen. Diese Stufe widmet sich der Vorbereitung auf alle möglichen und unmöglichen Probleme, die im Zusammenhang mit Vorträgen auftauchen können.
5. **Umsetzen:** Der Auftritt gibt dem Vortragenden die Möglichkeit, das Publikum von den Informationen, Ideen und Botschaften zu überzeugen.
6. **Nachbereitung:** Nach dem Vortrag ist vor dem Vortrag. Die Nachbereitung bietet die Gelegenheit, die Präsentation kritisch zu hinterfragen und aus Fehlern zu lernen.

Die nachfolgenden Grundregeln konkretisieren diesen Prozess und sollen den Weg zur erfolgreichen Präsentation ebnen.

- Will, H. (2006). *Mini-Handbuch Vortrag und Präsentation* (6. Aufl.). Weinheim: Beltz. Kompaktes, aber umfangreiches Handbuch zur Erstellung und Durchführung von Präsentationen.

22.2.1 Seien Sie vorbereitet!

Es mag banal klingen, aber die Vorbereitung ist zentrales Kriterium für den Erfolg eines Vortrages. So selbstverständlich das klingen mag, so häufig kann man erleben, dass Vorträge nicht den Zeitrahmen einhalten oder am Publikum vorbeigehen, also nicht ausreichend vorbereitet sind.

Zur Vorbereitung gehört deshalb, die Zielgruppe des Vortrags so präzise wie möglich zu definieren. Vorträge für Wissenschaftler sehen anders aus als Vorträge für Pflegefachpersonen in der Praxis oder für Patienten und Angehörige. Während Wissenschaftler beispielsweise eine angemessene Darstellung der Methoden erwarten und gewohnt sind, viele Informationen präsentiert zu bekommen, stehen im klinischen Kontext praktische Aspekte im Vordergrund. Auch wenn Sie sich nicht immer sicher sein können, was für ein Publikum Sie erwartet, sollten Sie versuchen, sich darauf vorzubereiten und Ihren Vortrag auf das zu erwartende Publikum auszurichten.

Neben der strategischen Vorbereitung gilt es außerdem auch, eine Vorstellung zu haben, was die grundsätzlichen Erwartungen an Ihren Auftritt sind. Welche Kleidung wird üblicherweise getragen? Welche Sprache wird gesprochen? Sie werden vielleicht denken, das sind doch einfache Grundlagen, die selbstverständlich sind. Ja, vielleicht, aber auch hier erlebt man immer wieder Überraschungen. Das gleiche gilt für Onlineveranstaltungen – Sie bestimmen ihren Hintergrund, eine offene Badezimmertür sieht anders aus als ein Bücherregal. Eine schlechte Internetverbindung, die Videokamera oder der Ton liegen in Ihrer Verantwortung und es ist Ihre Aufgabe, sicherzustellen, dass Sie sich angemessen präsentieren.

Tipp! Die Durchführung des Vortrags liegt immer in Ihrer Verantwortung. Seien Sie deshalb rechtzeitig am Vortragsort und überprüfen Sie die dortigen Gegebenheiten. Das gilt sowohl für die technische als auch für die sonstige Ausstattung. Auch wenn Kongresse mittlerweile häufig von entsprechenden Agenturen vorbereitet und durchgeführt werden und dementsprechend gut vorbereitet sind, sollten Sie immer genug Zeit einplanen. Halten Sie in einem anderen, weniger professionalisierten Kontext einen Vortrag, sollten Sie die Ausstattung vom Veranstalter ein bis zwei Tage vor dem Termin nochmals bestätigen lassen.

22.2.2 Orientieren Sie sich am Ziel Ihres Vortrags!

Neben der Frage nach dem Zielpublikum stellt sich natürlich die Frage: Was ist eigentlich das Ziel des Vortrags und was ist die zentrale Botschaft, die Sie den Zuhörenden vermitteln möchten? Auf diese Take-home-Message sollten Sie den gesamten Vortrag ausrichten.

Tipp! Richten Sie den gesamten Vortrag auf die Take-home-Message aus.

Basierend auf diesem Ziel können Sie den gesamten Vortrag aufbauen und strukturieren. Dementsprechend ist es durchaus sinnvoll, bei der Entwicklung des Vortrags mit der letzten Folie, der Zusammenfassung, zu beginnen. Die Zusammenfassung besteht normalerweise aus zwei bis vier Punkten, die die zentralen Schlussfolgerungen Ihres Vortrags darstellen. Je nach Länge Ihres Vortrages kann es eine Herausforderung darstellen, in der Kürze der zur Verfügung stehenden Vortragszeit die richtigen und wichtigen Folien auszuwählen. Wenn Sie für sich definiert haben, was Ihre Botschaft ist, können Sie leichter entscheiden, welche Folien wirklich notwendig sind, um diese Botschaft zu transportieren.

22.2.3 Geschichten, Beispiele oder Daten: Unterstützen Sie Ihre Botschaft!

Um Ihre Botschaft effektiv zu vermitteln, ist es hilfreich, sie anhand von Beispielen, Geschichten oder Daten zu veranschaulichen und zu unterstützen (siehe **Kap. 17.3**). Im Kontext eines wissenschaftlichen Vortrags sind natürlich vor allem Daten gefragt. So sollten Aussagen oder Behauptungen immer mit entsprechenden Daten, Quellen oder Argumenten unterstützt werden.

Nehmen wir an, Sie vertreten die These, dass es einen Zusammenhang von Pflegepersonalausstattung und Patientenergebnissen gibt. Wenn Sie diese Annahme ohne weitere Unterstützung vertreten, bleibt es den Zuhörenden überlassen, ob sie Ihrer Behauptung folgen. Wenn Sie jedoch diese Behauptung mit entsprechenden Belegen unterstützen können, werden Sie die Zuhörer eher von Ihrer Argumentation überzeugen können. Dabei gilt für wissenschaftliche Vorträge genauso wie für alle anderen Arten von Vorträgen, dass die Zuhörer überzeugt werden wollen.

22.2.4 Stellen Sie sicher, dass die Darstellung die Kommunikation unterstützt!

Gerade in Zeiten von animierten PowerPoint-Präsentationen wird gerne übersehen, dass ein guter Vortrag auch grundsätzlich ohne Computer und ganz sicher ohne Animations-Schnick-Schnack wie Folien-Übergänge und animierte Einblendungen auskommen kann (siehe **Kap. 17.2**). Auch hier sollte alles darauf abgestimmt sein, die Botschaft zu unterstützen. Häufiger und intensiver Einsatz von Animationen kann hier sogar kontraproduktiv wirken und die Aufmerksamkeit des Publikums vom Thema ablenken. Gleiches gilt für die Folien selbst. „Weniger ist mehr“, lautet hier das Credo:

- wenig Text
- zwei bis fünf Spiegelstriche
- große Schrift und
- klare Kontraste.

Dabei ist alles der Unterstützung der Botschaft und der Lesbarkeit für das Publikum unterzuordnen.

Vortragende nutzen gerne den Folientext als Gedankenstütze für den Ablauf der Präsentation. Dabei sollten Sie bedenken, dass der Zuhörer dabei genauso mitlesen kann wie Sie. Daher sollten Sie durchaus versuchen, nicht zu stark in dieser Struktur zu „kleben“, da die Präsentation für den Zuhörer vorhersehbar wird. Wenn Sie den Inhalt einer Folie nicht so aufbereiten können, dass er für das Publikum lesbar ist, brauchen Sie die Folie nicht zu verwenden. Zeigen Sie die Folie dennoch und entschuldigen sich dafür, dokumentieren Sie letztlich, dass Sie sich nicht ausreichend auf den Vortrag vorbereitet haben.

Unbedingt vermeiden sollten Sie Vorträge mit zu vielen Folien. Auch wenn Ihre Folien gut gestaltet und aussagekräftig sind, denken Sie bitte an die Aufnahmekapazität der Zuhörenden. Was wollen Sie erreichen? „War ein spannender Vortrag, aber leider zu viel“, oder dass die Take-home-Message tatsächlich auch nach Hause, d.h. in die Institutionen, getragen wird? Auch hier gilt: Weniger ist mehr. Auf manchen internationalen Kongressen gelten übrigens Empfehlungen für die Menge der Folien pro Vortrag, z.B. nicht mehr als fünf bis sieben Folien pro 15 Minuten Vortrag.

22.2.5 Trauen Sie sich!

Wie bereits erwähnt hängt die Frage, ob eine Präsentation gelingt oder nicht, nur bedingt vom Talent ab; mindestens ebenso wichtig ist eine solide Vorbereitung. Dennoch wäre es falsch zu behaupten, dass die Persönlichkeit keinen Einfluss auf die Präsentation hat. Das betrifft insbesondere die Nervosität vor dem Vortrag (siehe **Kap. 16.3**). Dabei kann sich Lampenfieber individuell sehr verschieden äußern und den Vortrag mehr oder weniger beeinflussen. Die Spanne reicht vom häufigen Toilettenbesuch vor dem Vortrag, bis hin zum Versagen der Stimme auf dem Podium.

Grundsätzlich erlernt man den Umgang mit Lampenfieber am besten durch Erfahrung. Insbesondere während des Studiums oder der Ausbildung bieten sich Referate zum Üben an. Diese Gelegenheiten sollten Sie in jedem Fall nutzen.

Nach dem Studium wird von Absolventen in jedem Fall erwartet, Vorträge halten zu können. Aber auch im klinischen Bereich nach der Pflegeausbildung wird es immer üblicher, sich an Arbeitsgruppen zu beteiligen und Themen in der Gruppe „vorzustellen“.

Lampenfieber gehört zum Vortrag wie der Kuchen zum Kaffeeklatsch! Jeder Vortragende benötigt vor dem Vortrag eine gewisse Spannung, um eine gute Leistung abzuliefern, und diese Spannung äußert sich gerne als Lampenfieber. Deshalb sollten Sie versuchen, Lampenfieber einfach als Teil der Präsentation anzunehmen. Wichtige Voraussetzungen, um Lampenfieber in den Griff zu bekommen, sind eine solide Vorbereitung des Vortrags (inkl. Üben) und das Sammeln von Erfahrungen in der Durchführung von Vorträgen.

22.3 Üben und Rückmeldung

Wie im vorangegangenen Abschnitt erwähnt, kommt dem Üben eine große Bedeutung zu. Das gilt nicht nur in Bezug auf die Nutzung entsprechender Vortragsgelegenheiten, sondern auch für das Üben des Vortrags im Vorfeld. Grundsätzlich sollten Sie einen Vortrag üben, das gilt für Anfänger genauso wie für Fortgeschrittene. Durch das Üben können der zeitliche Ablauf (denken Sie an die Ihnen vorgegebene Vortragszeit!), der Aufbau der Präsentation und die Nachvollziehbarkeit überprüft werden. Darüber hinaus ist es eine gute Möglichkeit, sich an die Vortragssituation zu gewöhnen.

Probieren Sie es aus. Es fühlt sich deutlich anders an, einen Vortrag in Gedanken durchzuspielen oder aber einen Vortrag laut „auszusprechen“. Gerade am Anfang ist es hilfreich, wenn Sie sich zum Üben auch Rückmeldung von einem Kollegen, Mitbewohner oder einem anderen verständnisvollen Menschen holen. Während man den Ablauf und den zeitlichen Rahmen gut alleine ausprobieren kann, fallen Ihnen unter Umständen eigene Vortragsmarotten nicht ohne Weiteres auf. Die Liste möglicher Marotten ist lang und reicht von der exzessiven Verwendung von „ähs“, dem „Auf-und-ab-Tigern“ bis hin zum Abwenden vom Publikum, um eine Folie zu erläutern. Darüber hinaus kann entsprechendes Feedback auch aufzeigen, ob und welche Abschnitte gut oder weniger gut nachzuvollziehen sind.

Präsentieren Sie mit Begeisterung und bleiben Sie, wer Sie sind!

Auf dem mitunter langen Weg zum angenommenen Vortrag kann es schon mal sein, dass die Begeisterung von der Einreichung des Abstracts bis zum tatsächlichen Vortragen etwas abgeflaut ist. Wenn Sie sich jedoch auf einen Vortrag eingelassen haben, sollten Sie versuchen, das Beste daraus zu machen, und den Vortrag mit der nötigen Begeisterung für die Sache angehen. Ob Sie es wollen oder nicht, man wird es Ihnen auf der Bühne ansehen, ob Sie mit Begeisterung bei der Sache sind oder nicht. Deshalb sollten Sie sich Themen suchen, die Sie mit Begeisterung vortragen können und wollen.

Neben der notwendigen Begeisterung sollten Sie nicht versuchen, etwas darzustellen, was Ihnen nicht entspricht. Auch das wird vom Publikum leicht erkannt. Das gilt für alle möglichen Aspekte des Vortrags:

- Beispielsweise sollten Sie vermeiden, technisch anspruchsvolle Präsentationen zu verwenden, wenn Sie in der Anwendung nicht sicher sind.
- Ebenso sollten Sie vermeiden, in Kleidung vorzutragen, in der Sie sich nicht wohlfühlen. Natürlich sind Sie bei einem Vortrag an die üblichen Konventionen gebunden (auf einem wissenschaftlichen Kongress z. B. bequeme, aber geschäftsmäßige Kleidung), aber gerade wenn Sie nicht regelmäßig an entsprechenden Veranstaltungen teilnehmen, sollten Sie das berücksichtigen.

22.4 Der Ernstfall

Auf Konferenzen werden Vorträge häufig thematisch zugeordnet. Das bedeutet, dass die Vorträge sich unter Umständen an bestimmten Stellen überschneiden. Hier sollten Sie flexibel sein und versuchen, nicht noch einmal denselben Inhalt zu präsentieren wie Ihr Vorredner; versuchen Sie stattdessen, darauf Bezug zu nehmen und seine Ausführungen zu ergänzen.

Gleiches gilt für den Fokus des Publikums, der sich vielleicht in Ihrer Vorbereitung nicht antizipieren ließ. Auch hier gilt es, flexibel zu sein und zu versuchen, diesen Wünschen nach Möglichkeit nachzukommen. So können Sie versuchen, für das Publikum interessante/uninteressante Passagen auszuweiten bzw. kürzen. Auch hier unterscheiden sich Online-Konferenzen, da Sie gar keine oder nur sehr wenig Rückmeldung aus dem Publikum bekommen. Das ist zunächst irritierend und erfordert entsprechende Konzentration auf Ihrer Seite.

Seien Sie wachsam, flexibel und auf Rückfragen vorbereitet!

Ein weiterer Aspekt, der gerne unterschätzt wird, ist die adäquate Reaktion auf Fragen im Anschluss an den Vortrag. Zunächst sollte man daran denken, dass der Vortrag erst nach der Fragerunde beendet ist. Gerade Anfänger konzentrieren sich gerne ausschließlich auf den Vortrag und übersehen die Fragerunde am Schluss. Hier sollten Sie unbedingt versuchen, die Spannung zu halten. Auch eine entsprechende Vorbereitung und Wachsamkeit ist hier der Schlüssel zum Erfolg. Wenn Sie zum Beispiel einen Probevortrag vor Kollegen halten, sollten Sie ebenfalls die Fragerunde simulieren. Wenn Sie keinen Übungsvortrag halten, sollten Sie zumindest für sich ein paar kritische Fragen durchspielen. Neben der inhaltlichen Vorbereitung auf Rückfragen sollten Sie außerdem berücksichtigen, dass für den Frageteil nach einem Vortrag dieselben Regeln gelten wie für das Führen von Gesprächen: aktives Zuhören (siehe **Kap. 6**), Nachfragen und das Eingehen auf die gestellten Fragen sind hier Pflicht. Je nach Kontext kann es auch nützlich sein, sich die Fragen stichwortartig zu notieren.

Suchen Sie sich ein Vortrags- oder auch Referatsthema, je nachdem ob Sie sich in der Ausbildung, der Weiterbildung oder dem Studium befinden. Bereiten Sie sich unter Berücksichtigung der oben beschriebenen Grundsätze auf den Vortrag vor. Anschließend reflektieren Sie den Vortrag anhand der nachfolgenden Fragen:

- Was hat an Ihrem Vortrag besonders gut funktioniert?
- An welchem Aspekt Ihres Vortrags sollten Sie noch arbeiten?

- Konnten Sie den vorgegebenen Zeitrahmen einhalten?
- Hat das Publikum dem Vortrag aufmerksam zugehört?
- Konnten Ihre Daten, Beispiele oder Geschichten Ihre Botschaft unterstützen?
- Haben die Darstellungen (Grafiken, Bilder etc.) Ihren Vortrag unterstützt?
- Welche Fragen wurden gestellt, konnten Sie sie beantworten und kann man sie im nächsten Vortrag vorwegnehmen?

Für Lesende, die mehr lesen wollen:

- Alley, M. (2003). *The craft of scientific presentations: critical steps to succeed and critical errors to avoid.* New York: Springer.
- Morgan, S. & Whitener, B. (2006). *Speaking about science: a manual for creating clear presentations.* Cambridge; New York: Cambridge University Press.

22.5 Literatur

Leech, T. (2004). *How to prepare, stage, and deliver winning presentations* (3. Aufl.). New York: American Management Association.

Blome, C., Sondermann, H. & Augustin, M. (2017). Accepted standards on how to give a Medical Research Presentation: a systematic review of expert opinion papers. *GMS Journal for Medical Education, 34*(1), Doc11. https://doi.org/10.3205/zma001088

Interview mit Renate Stemmer:

Lassen Sie sich von Rückschlägen nicht entmutigen!

Prof. Dr. Renate Stemmer

Professorin für Pflegewissenschaft und Pflegemanagement an der Katholischen Hochschule Mainz.

Werdegang

Gesundheits- und Krankenpflegerin, verschiedene Fachweiterbildungen (Fachkrankenpflege Anästhesie und Intensivpflege; Weiterbildung zur Lehrerin für Pflegeberufe); Studium Diplompädagogik an der Bergischen Universität Wuppertal; Promotion zum Dr. phil. (Bergische Universität Wuppertal). Von 2009–2021 Vorsitzende der Deutschen Gesellschaft für Pflegewissenschaft (DGP).

Warum sind Sie Wissenschaftlerin geworden?

Aus Neugier und weil Wissenschaft das Potential hat, Veränderungen in der Praxis anzustoßen.

Macht wissenschaftliches Arbeiten Spaß?

Es macht mir großen Spaß, als Teil der pflegewissenschaftlichen Community neue Erkenntnisse zu generieren und so das pflegerische Feld und das Pflegehandeln immer besser zu verstehen.

Wie lesen Sie?

Ich lese vor allen Dingen Fachliteratur und bedauere, dass ich nur wenig Zeit habe, um anderes zu lesen.

Fachliteratur lese ich sehr selektiv, das heißt, ich versuche mir möglichst schnell einen Eindruck zu verschaffen, ob der vorliegende Artikel oder das neue Buch Interessantes und Neues bringen. Auch schaue ich dabei auf die Qualität der Quellen. Inhaltlich interessante Aussagen, die nicht gut belegt und/oder begründet sind, helfen nicht weiter.

Für die Organisation der Quellen nutze ich ein Literaturverwaltungsprogramm.

Wie schreiben Sie?

Wissenschaftliches Arbeiten besteht aus der Generierung von Erkenntnissen und deren Verbreitung. Die Grundlage für die Diskussion dieser Erkenntnisse ist deren verschriftlichte Darlegung. Von daher ist wissenschaftliches Arbeiten ohne Schreiben einfach nicht möglich.

Es gibt meines Erachtens vom Grundsatz her zwei unterschiedliche Schreibtypen:

1. Entweder jemand durchdenkt ein Thema und erarbeitet den Text dann Satz für Satz – nach Abschluss dieser Arbeitsphase liegt das Endprodukt weitgehend vor.
2. Oder jemand hält Ideen fest, springt auch in der Abfolge und erarbeitet sich so eher assoziativ ein Gerüst, das in einer zweiten Arbeitsphase systematisiert und gefüllt werden muss.

Diese unterschiedlichen Vorgehensweisen sind keine Frage der Qualität, sondern des persönlichen Stils. Ich selbst habe früher eher zum ersten Typus gehört. Mittlerweile hat sich mein Schreibstil in Richtung auf die kreativ-assoziative Vorgehensweise geändert.

Wie halten Sie sich bezüglich Ihres Schwerpunktes auf dem aktuellen Stand der Forschung und der Diskussion?

Ein eigener Schwerpunkt – bei mir u. a. die Frage der Aufgabenverteilung im Gesundheitswesen im Hinblick auf den patienten-/bewohnernahen Einsatz hochschulisch qualifizierter Pflegefachpersonen -, führt zu einer verstärken Wahrnehmung von Publikationen, die sich in diesem Themenkreis bewegen. Zudem führt so ein Schwerpunkt oft auch zu Beteiligungen an einschlägigen Arbeitskreisen oder die Mitgliedschaft in entsprechenden Gremien. Um auf dem aktuellen Stand des Wissens zu bleiben, müssen diese Aktivitäten jedoch durch regelmäßige gründliche Datenbankrecherchen begleitet werden.

Wie wichtig ist die englische Sprache für das wissenschaftliche Arbeiten?

Die englische Sprache ist eminent wichtig! Ohne die Nutzung englischsprachiger Datenbanken und Quellen ist pflegewissenschaftliches Arbeiten schlichtweg nicht möglich, da ein erheblicher Wissensfundus nur in englischer Sprache vorliegt.

Den Studierenden möchte ich sagen: Entscheidend ist, anzufangen! Wenn der erste Artikel geschafft ist, fällt das Lesen des zweiten Artikels schon viel leichter.

Wo sehen Sie aus Ihrer Erfahrung mit Lernenden und Studierenden die größten Hürden für das wissenschaftliche Arbeiten?

Wissenschaftliches Arbeiten, etwa bei der Erstellung von Texten, ist durch zahlreiche Vorschriften geregelt. Zu Beginn sind Studierende damit beschäftigt, diese Regeln umzusetzen. Dabei geht manchmal verloren, dass deren Befolgung kein Selbstzweck ist. Es nimmt oftmals längere Zeit in Anspruch, bis dieses Regelwerk als methodisches Handwerkszeug genutzt werden kann, um die inhaltliche Qualität wissenschaftlicher Arbeitsprozesse zu gewährleisten.

Was sind Ihrer Meinung nach die größten Fehler, die Lernende, Studierende und auch Wissenschaftlerinnen und Wissenschaftler beim wissenschaftlichen Arbeiten machen?

Studierende sind zu Beginn ihrer wissenschaftlichen Sozialisation häufig auf der Suche nach der einen „richtigen“ Antwort. Dann lernen sie, zu hinterfragen und abwägend zu diskutieren. Jedoch bleiben die Positionen jetzt oft nebeneinanderstehen. Die Herausforderung besteht darin, in dem Wissen um die Begrenztheit der Evidenz doch zu einer begründeten Aussage zu kommen.

Wie sieht Ihre Arbeitswoche aus?

Das Wochenpensum variiert, aber es liegt definitiv deutlich oberhalb tariflich vereinbarter Arbeitszeiten. Als Arbeitsplatz stehen mir sowohl ein Büro an der Hochschule als auch im privaten Bereich zur Verfügung, die ich in etwa zu gleichen Teilen nutze. Ich arbeite häufig auch am Wochenende, im Urlaub ist die Arbeit tabu.

Welche Rolle spielen Mentorinnen und Mentoren für den wissenschaftlichen Werdegang?

Mentorinnen und Mentoren können eine große Rolle spielen. Ich habe aber nicht den Eindruck, dass es in Deutschland für Studierende möglich ist, sich einen Mentor/eine Mentorin frei auszuwählen, es sei denn, eine Hochschule bietet ein Mentorensystem an. Eher muss sich jemand durch gute Leistungen usw. die Aufmerksamkeit eines Professors/einer Professorin erarbeiten, der/die im Weiteren zu seinem Mentor/seiner Mentorin werden kann.

Welchen Stellenwert haben Netzwerke für das wissenschaftliche Arbeiten und den wissenschaftlichen Werdegang?

Der Aufbau von Netzwerken ist sinnvoll und notwendig. Hier sind formelle und informelle Netzwerke zu unterscheiden. Für den Aufbau und die Pflege von informellen Kontakten bieten sich beispielsweise Kongresse an. Es ist aber erforderlich, dass diese Kontaktaufnahme von echtem Interesse getragen ist. Wenn beim potentiellen Netzwerkpartner/bei der potentiellen Netzwerkpartnerin der Eindruck entsteht, dass die Kontaktsuche vordergründig motiviert ist, schematisiert verläuft und möglichst schnell erledigt werden soll, da ja noch weitere Kontakte „abzuarbeiten“ sind, stößt dies eher ab und bewirkt das Gegenteil.

Ich selbst bin seit vielen Jahren aktiv in der Deutschen Gesellschaft für Pflegewissenschaft (DGP) (https://dg-pflegewissenschaft.de/). Die DGP ist ein sehr guter Ort, um im Rahmen einer gemeinsamen inhaltlichen Arbeit eine Vielzahl von tragfähigen Kontakten zu Mitgliedern zahlreicher Hochschulen aufzubauen.

Was sind die wesentlichen Punkte, an die Studierende denken sollten, wenn sie eine wissenschaftliche Karriere planen?

- Eine wissenschaftliche Karriere erfordert Flexibilität, sowohl räumlich als auch in bestimmtem Umfang inhaltlich.
- Seien Sie bereit, sich und Ihre Leistungen zu präsentieren. Dies ist ein Hinweis, der sich besonders an die weiblichen Studierenden richtet. Weibliche Bewerberinnen haben immer wieder erhebliche Probleme, ihre Stärken angemessen offensiv darzustellen und zu vertreten. Im Bewerbungsverfahren stehen sie jedoch in Konkurrenz zu männlichen Bewerbern, denen dieser Part häufig recht gut gelingt.

Welchen wichtigsten Rat geben Sie Lernenden und Studierenden für das wissenschaftliche Arbeiten in der Pflege?

Lassen Sie sich von Rückschlägen nicht entmutigen, stehen Sie auf und machen Sie weiter, dann wird der Erfolg sich einstellen.

23 Das kleine Solo: Das Poster

Nicole Ruppert

Dieses Kapitel gibt Ihnen einen Überblick über den Nutzen von Postern sowie Tipps, die Ihnen die Erstellung eines Posters erleichtern. Anschließend erhalten Sie Hinweise, was Sie bei der Poster-Präsentation beachten sollten. Schließlich werden Ihnen Instrumente vorgestellt, mit deren Hilfe Sie die Qualität eines Posters bewerten können.

Lernziele

Nach der Durcharbeitung dieses Kapitels kennen Sie:

- den Sinn und Nutzen eines Posters und können
- ein Poster erstellen und bewerten.

23.1 Das Poster

Lange Zeit führte das Poster in der deutschen Pflegelandschaft eher ein Schattendasein, während es in anderen Fachdisziplinen oder Ländern ein fester Bestandteil auf Kongressen, in der Ausbildung sowie im Studium ist. Dies hat sich zwar im Laufe der letzten Jahre geändert, dennoch gelten Vorträge bei uns immer noch als erstrebenswerter, da die Erstellung von Postern als zu aufwendig und kostenintensiv für eine einmalige Verwendung erachtet wird. Doch betrachten Sie diese Aspekte einmal von einer anderen Seite:

- Das Poster ermöglicht Ihnen, Projekte und Teilergebnisse von Studien darzustellen, die meist nicht in Vortragsreihen aufgenommen werden.
- Da das Poster während der gesamten Kongress-Zeit aushängt, können Interessierte immer wieder darauf schauen und mit Ihnen in Kontakt treten. Außerdem werden auch andere Personengruppen, wie z.B. Sponsoren, auf Sie und Ihr Thema aufmerksam.
- Das Poster bietet Ihnen die Möglichkeit, Ihr Thema zu präsentieren, auch wenn Sie nicht an der Veranstaltung teilnehmen können. Doch ist es besser, wenn Sie vor Ort sind, da die Poster in der Regel präsentiert und prämiert werden.
- Die Ausstellung eines Posters gilt als Veröffentlichung und gehört somit unter „Publikationen" in Ihren Lebenslauf.
- Für das oder die besten Poster wird ein Posterpreis ausgelobt. Er umfasst, je nach Veranstaltung, eine nicht unerhebliche Summe. Wenn Sie ihn erhalten, können Sie sich als „Preisträgerin oder Preisträger" bezeichnen, nicht unerheblich für den Lebenslauf eines Wissenschaftlers oder einer Wissenschaftlerin.
- Durch den begrenzten Raum lernen Sie, Ihr Thema auf das Wesentliche zu konzentrieren.
- Schließlich können Sie das Poster mehrfach verwenden oder in der eigenen Institution aufhängen. So haben Sie Ihre „Erfolge" immer vor Augen und können kontinuierlich dafür Werbung machen.

23.2 Planung eines Posters

Die Erstellung von Postern ist nicht nur sinnvoll für wissenschaftlich arbeitende Personen, sondern für alle, die etwas mitzuteilen haben. So können Sie zum Beispiel in der Aus-, Fort- und Weiterbildung oder im Studium Ergebnisse aus Gruppenarbeiten sowie Projekten in Form eines Posters darstellen. Dies ist gleichzeitig eine gute Übung, die eigene Arbeit kurz und prägnant darzustellen. Auch Ergebnisse von Abschlussarbeiten oder Studien lassen sich gut in Postern verarbeiten. Bei der Darstellung von groß angelegten Studien ist es sinnvoll, Teilaspekte herausnehmen und vier bis fünf Poster zu erstellen.

23.2.1 Inhalt

Beginnen Sie damit, sich zu vergegenwärtigen, welches *Ziel* Sie mit der Erstellung des Posters verfolgen und was Ihre *Hauptaussage* ist. Überdenken Sie genau, in welchem *Kontext* das Poster gezeigt wird:

- Wie sieht das Zielpublikum aus?
- Präsentieren Sie Ihr Poster in der eigenen Einrichtung oder auf nationalen oder internationalen Kongressen?

Berücksichtigen Sie bei der Erstellung Ihres Posters, welche Personengruppen durch die Veranstaltung angesprochen werden, auf der Sie es ausstellen. Woolsey (1989) unterteilt diese in drei Gruppen:

- Kollegen, Mitarbeiter und Studenten, in der Regel zirka fünf bis zwölf Personen, die eng mit der eigenen Arbeit verbunden sind. Da sie das Poster vor der Veröffentlichung kritisch lesen, bilden sie das erste Publikum.
- Die Personen, die sich mit demselben Themengebiet auseinandersetzen, jedoch in anderen Unterkategorien. Sie sind an neuen Daten über ihr Thema interessiert, jedoch vielfach nicht bis ins Detail. Sie bilden die Hauptzielgruppe des Posters.
- Personen, die nichts mit dem eigenen Thema zu tun haben. Sollten diese auf das Poster aufmerksam werden, können allgemeine Diskussionen über das Thema stattfinden.

Besonders hilfreich ist es, wenn Sie die räumlichen Gegebenheiten kennen. Dies hilft Ihnen bei der Farbauswahl (z. B. helle Farben bei Dämmerlicht) und Material (bei vielen Lampen keine laminierten Poster).

23.2.2 Zeitplan

Planen Sie ausreichend Zeit für die Erstellung eines Posters ein.

z. B. Beispiel eines Zeitplans zur Erstellung eines Posters (Biancuzzo, 1994, S. 206):

- acht Wochen vorher: Instruktionen zur Erstellung lesen (z. B. Vorgaben des Kongresses), entscheiden, was benötigt wird und wie das Poster erstellt werden soll
- sieben Wochen vorher: Zusammenfassung der Ideen, Festlegung des Inhalts
- sechs Wochen vorher: alle Grafiken und den Text planen und festlegen
- fünf Wochen vorher: Entwurf einer Peer-Group vorlegen
- vier Wochen vorher: Entwurf anhand der Kommentare der Peer-Group überdenken
- drei Wochen vorher: Poster erstellen
- zwei Wochen vorher: Poster fertigstellen und erneut überprüfen
- eine Woche vorher: abschließen und einpacken.

Den Rohentwurf Ihres Posters sollten Sie spätestens einen Monat vor der Ausstellung von anderen Personen begutachten lassen (Peer-Group). Dies kann auf unterschiedliche Weisen geschehen:

- Zeigen Sie es zirka sechs Personen, wenn Sie nicht dabei sind, und lassen Sie sie Haft-Notizen mit Kommentaren zu Anzahl der Wörter, Schreibstil, Ideenfluss, Erklärung von Diagrammen/Grafiken, Schrifttyp,

Rechtschreibung etc. anbringen. Dazu genügt ein Ausdruck in Größe DIN A4 oder DIN A3.

- Stellen Sie es zur Beurteilung ins Internet, z. B. als JPEG-Datei bei https://www.flickr.com. Dort wird das Poster entweder von vielen bewertet (= internet-based poster feedback) oder – nachdem Sie einen privaten Status eingegeben haben – nur von wenigen, von Ihnen dazu ausgewählten Personen. Letzteres ist anzuraten, wenn Sie nicht möchten, dass Ihr Thema vor der Präsentation publik wird. Auf diesem Wege können auch Bekannte und Kommilitonen Ihr Poster beurteilen, die weiter entfernt wohnen.

23.2.3 Software

Das Poster sollten Sie mit einem speziellen Programm erstellen, ansonsten können z. B. Verzerrungen auftreten. Gute Programme sind u. a. Corel Draw, Adobe Illustrator und Mac Draw Pro, deren Anschaffung allerdings sehr kostenintensiv ist.

Eine weitere Möglichkeit bietet die Erstellung der Poster in PowerPoint (PPT). Dafür müssen Sie nur eine Vorlage in Hochformat erstellen und können auf dieser dann das Poster planen. Jedoch hat dieses Vorgehen seine Grenzen und Sie sollten folgende Vorgehensweisen berücksichtigen:

- Aufwändige Grafiken und Diagramme sowie Abschnitte, bei denen Sie Textumlauf wünschen, erstellen Sie in Word oder Excel und kopieren diese dann in das Poster.
- Geben Sie vor der Erstellung die gewünschte Größe der Druckdatei ein, so vermeiden Sie Verschlechterungen der Qualität bei späteren Vergrößerungen („Papierformat" – markieren Sie „benutzerdefiniert" und tragen Sie die cm-Angaben in die Felder „Breite" und „Höhe" ein; für Größe DIN A0 118,9 × 84,1 cm, für DIN A1 84,1 × 59,4 cm). Inzwischen legen viele Einrichtungen Wert auf Veröffentlichungen im Corporate-Design. Erkundigen Sie sich am besten vor der Erstellung, ob Ihnen Postervorlagen zur Verfügung stehen.
- Achten Sie beim Probedruck des Posters im DIN-A4- oder DIN-A3-Format darauf, dass im Druckerfenster „an Papiergröße anpassen" markiert wird.
- Fertigen Sie für den Drucker eine PDF-Datei Ihres Posters an, so werden Veränderungen des Layouts beim Ausdruck verhindert. Verwenden Sie dazu möglichst einen PDF-Creator und erzeugen Sie diese nicht aus dem PPT-Programm heraus, indem Sie die Datei als PDF abspeichern.

23.2.4 Kosten

Poster kosten derzeit um die 40 Euro, je nach Ausführung (Anzahl der Farben, Papier, Folie). Bei Auftragsforschungen oder Projekten übernehmen in der Regel die Auftraggeber die Kosten. Bei Abschlussarbeiten oder Ähnlichem lohnt es sich, z. B. bei der Ausbildungsstätte nachzufragen, ob sie sich an den Druckkosten beteiligen oder diese vollständig übernehmen könne, wenn Sie das Logo oder Siegel einarbeiten.

23.3 Layout

Das Layout ist im Prinzip Geschmackssache, deswegen gibt es keine hundertprozentig sicheren Empfehlungen, um einen Posterpreis zu gewinnen. Überlegen Sie, ob Sie ein individuelles Poster gestalten möchten oder ob es vielleicht sinnvoll ist, das Corporate-Design Ihrer Einrichtung zu verwenden, um einen Wiedererkennungswert zu erhalten.

Tipp! Literatur zur Poster-Erstellung zu finden ist schwierig. Gute Zusammenfassungen finden Sie jedoch auf den Internetseiten von Fachhochschulen und Universitäten unterschiedlichster Fachbereiche.

- Eine empfehlenswerte englischsprachige Internetseite rund um Postererstellung:

- Hess, G., Tosney, K. W. & Liegel, L. H. (2009). *Creating Effective Poster Presentations*. Zugriff am 15. März 2021 unter https://projectncsu.edu/project/posters/

23.3.1 Format

Poster können im Hoch- oder Querformat erstellt werden. Hochformatige Poster haben den Vorteil, dass die Spalten schmaler sind, was den Lesefluss erleichtert und den Betrachtern das starke Hin- und Herbewegen vor dem Poster erspart. Poster im Querformat haben den Vorteil, dass der optimale Lesebereich sehr groß ist. Die gängigen Größen sind DIN A0 und DIN A1. Oft geben die Veranstalter die gewünschten Formate vor.

23.3.2 Struktur

Die wichtigsten Informationen gehören in den besten Lesebereich (mittlerer Bereich, auf Augenhöhe). Unwichtigere Angaben bzw. Aspekte, die den Betrachter weniger interessieren, platzieren Sie am Ende bzw. im unteren Bereich des Posters.

Text und Bilder (Grafiken, Diagramme, Fotos) sollten im Verhältnis 1 : 1 stehen und gleichmäßig über das Poster verteilt sein. Zusätzliche Freiräume geben dem Auge des Betrachters die Möglichkeit, sich zu beruhigen.

Zur besseren Orientierung teilen Sie das Poster in klar abgetrennte Bereiche. Dazu dient die Verwendung von Spalten (hoch: zwei bis drei, quer: drei bis fünf) und deutlich abgegrenzten Textblöcken, z. B. mittels Rahmen und Farben. Den Lesefluss steuern Sie, indem Sie die Überschriften der Blöcke nummerieren und/oder Pfeile verwenden (mögliche Blickführungen sind in **Abb. 23-1** dargestellt). Wichtige Abschnitte können Sie mittels Farben, Grafiken oder einer speziellen Platzierung auf dem Poster hervorheben.

Literatur- und Quellenangaben gehören an den Rand oder in den unteren Teil des Posters.

23.3.3 Textblöcke

Grundsätzlich sollten Sie Aufzählungen dem Fließtext vorziehen. Bei der Verwendung von Blocktext achten Sie bitte darauf, dass keine zu

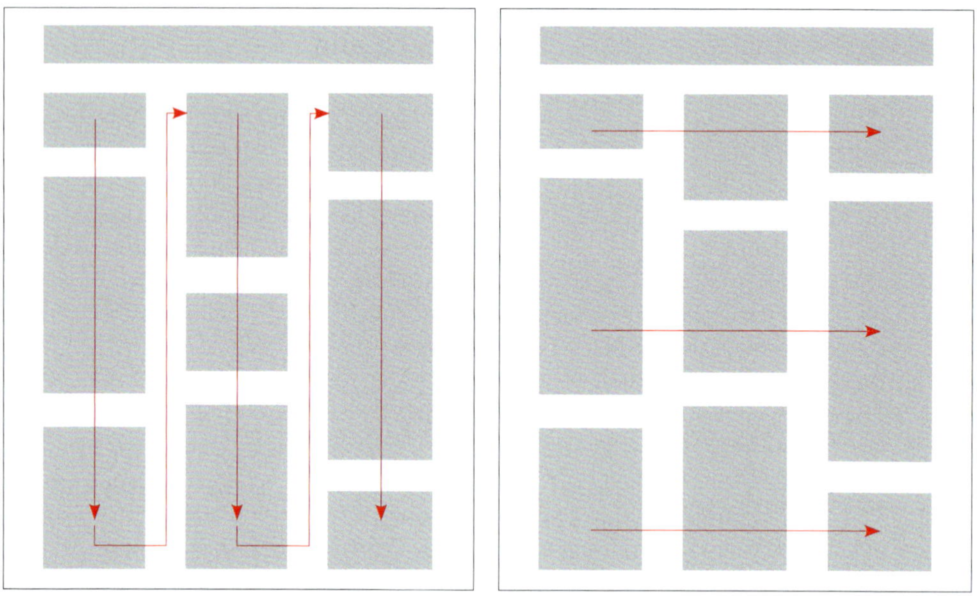

Abbildung 23-1: Mögliche Formen der Blickführung durch ein Poster

großen Lücken im Text entstehen, die ihn unleserlich machen. In diesem Fall verwenden Sie entweder die manuelle Silbentrennung oder schwenken auf Flattersatz um.

Die Textblöcke sollten nicht mehr als zehn Sätze enthalten. Als gut lesbar gilt eine Breite von annähernd 40 Zeichen bzw. durchschnittlich elf Wörtern pro Zeile. Der Einsatz von Schlüsselwörtern hilft Ihnen, die Textdichte gering zu halten.

! Bei der Erstellung eines Posters gilt das Motto: Weniger ist mehr! Überlegen Sie, was die Betrachter wissen müssen und was nur „nettes Zubrot" ist („need to know" statt „nice to know") (Alean-Kirkpatrick, 2008).

23.3.4 Schriften

Für Titel und Überschriften empfiehlt sich eine serifenlose Schrift (z. B. Arial) in Fettdruck. Durch die Schriftgröße und den Fettdruck heben sich die Überschriften ausreichend ab. Wörter nur in Großbuchstaben, verschnörkelte Schriften, Effekte wie Schatten und Unterstreichungen machen sie hingegen schlecht lesbar.

Wörter im Text betonen Sie, indem Sie sie fett, kursiv oder in einer anderen Farbe darstellen. Doch gehen Sie sparsam mit Betonungen um, denn der Inhalt Ihres Posters beschränkt sich schon auf die wesentlichen Punkte einer Arbeit.

Den Schrifttyp des Textes wählen Sie nach Belieben. Bei langen Textpassagen empfiehlt sich eine Serifenschrift (z. B. Times New Roman), die das Auge durch die Zeilen leitet. Die Legenden von Bildern oder Grafiken sollten Sie in gleicher Schrift und -größe wie den Text verfassen.

Allgemeine Empfehlungen zur Schriftgröße sehen folgendermaßen aus:

- Titel: 72 bis 84 Punkt
- Autoren und Institution: 60 bis 72 Punkt
- Überschriften der Abschnitte: 36 bis 48 Punkt
- Text: 24 Punkt (Text kürzen, wenn der Platz bei 18 bis 20 Punkt nicht mehr ausreicht)
- Legenden der Grafiken: 24 Punkt
- Zeilenabstände: genau 1, außer Sie verwenden hoch- bzw. tiefgestellten Text
- Quellenangaben in kleinerer Schrift.

23.3.5 Farben

Der Einsatz von Farben soll den Text unterstützen und ihn nicht verdecken. Berücksichtigen Sie zudem, welche Gefühle bestimmte Farben ausdrücken und welche Sie vermitteln wollen. Zu empfehlen ist der Einsatz von Komplementärfarben.

23.3.6 Bilder und Grafiken

Bilder dienen als Eye-Catcher und lockern auf, sollten jedoch zum Thema passen. Hintergrundbilder verstärken diesen Effekt, es besteht aber die Gefahr, dass sie vom Inhalt ablenken oder die Schrift unleserlich machen (siehe **Abb. 23-2** und **Abb. 23-3**).

Gewarnt sei vor Bildern aus dem Internet: Ihre Auflösung ist zu gering und sie werden bei Vergrößerung undeutlich. Bitte denken Sie hier auch immer an das Copyright!

Grafiken und Diagramme sollten Sie einfach halten und die Legenden selbsterklärend verfassen, da viele Personen nur diese anschauen. Setzen Sie mehrere Linien farblich voneinander ab, denn Punkt- und Strichlinien sind aus der Entfernung schlecht auseinanderzuhalten. Auch 3D-Effekte machen Grafiken undeutlich. Bringen Sie die Achsenbeschriftung von Diagrammen möglichst horizontal an, damit die Betrachter sich nicht verbiegen müssen, und achten Sie darauf, Details groß genug darzustellen, sodass sie aus 1,5 bis 2 Meter gut erkannt werden.

Vom Einsatz von Tabellen ist abzuraten, denn Sie sind zu komplex, um von den Betrachtern vollständig erfasst zu werden. Ist es Ihnen nicht möglich, den Inhalt anders komprimiert darzustellen, beschränken Sie sich auf wenige Spalten und Zeilen.

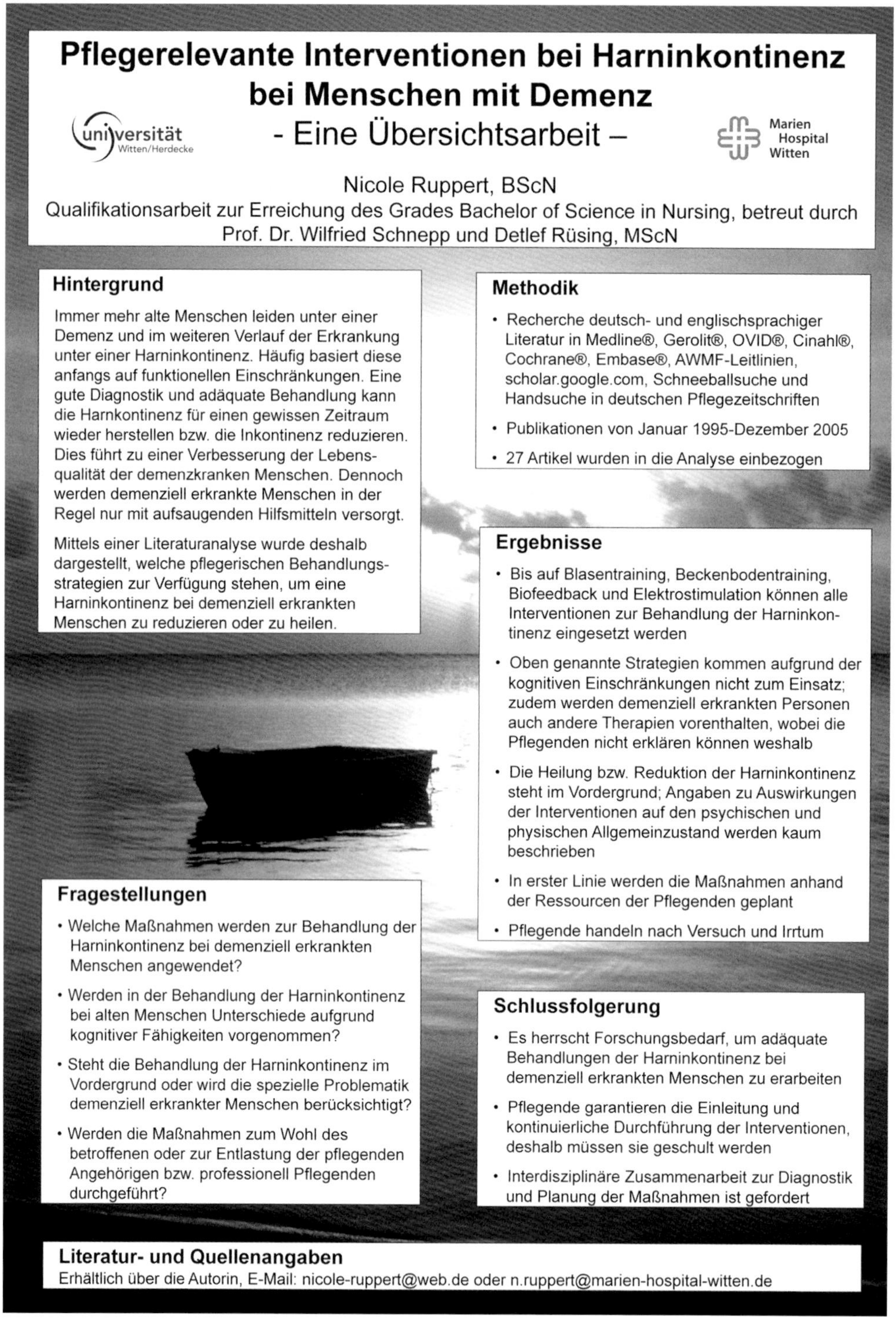

Abbildung 23-2: Beispiel für ein Poster

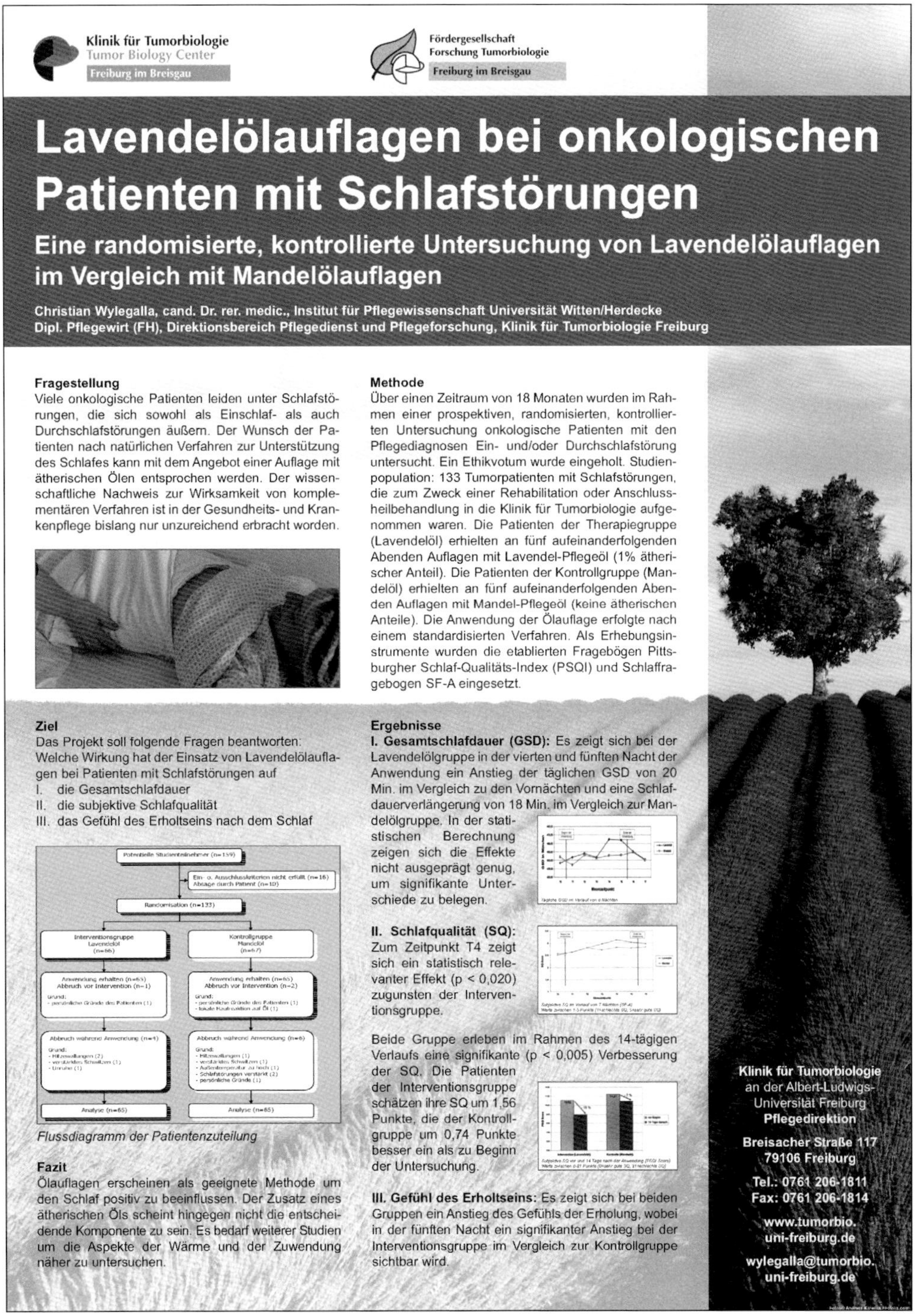

Abbildung 23-3: Beispiel eines prämierten Posters (1. Posterpreis, 7. Internationale Konferenz Pflege und Pflegewissenschaft, 2009)

23.3.7 Inhalte der Textblöcke

! Bedenken Sie bei der Erstellung: Ein Poster sollte aus 1,5 bis 2 Metern in zirka drei Minuten gelesen werden können.

Für die gängigen Gliederungen gelten folgende Empfehlungen:

- Titel: Der Titel dient als Eye-Catcher und enthält Schlüsselwörter und den Forschungsansatz. Er macht neugierig auf den Inhalt, kann deshalb auch provokativ sein.
- Unter dem Titel werden die Autoren genannt sowie die Institution(en) (auch mit Logo), in der/denen die Arbeit entstanden ist.
- Abstract: Der Abstract (siehe **Kap. 13.3**) wird für die Bewerbung bei den Veranstaltern bzw. den Veranstaltungskatalog benötigt. Er gehört jedoch nicht auf das Poster, da dieses schon einer Zusammenfassung der Studie oder des Projekts entspricht. Besteht der Veranstalter jedoch darauf, sollte der Abstract nicht mehr als 50 Wörter enthalten.
- Einleitung: Die Einleitung soll beim Betrachter Interesse wecken. Aus diesem Grund beschränken Sie sich auf ein Minimum an Hintergrundinformationen und Definitionen. Stellen Sie Bezüge zu bisherigen Veröffentlichungen her und legen sie dar, warum es wichtig ist, sich mit dem Thema zu befassen.
- Langweilen Sie jedoch nicht mit Aussagen wie „X wurde vorher noch nicht untersucht". Besser ist es, die Forschung/das Projekt zu beschreiben und zu begründen. Zur Auflockerung können Sie ein Foto oder eine Illustration mit Bezug zum dargestellten Thema integrieren.
- Material und Methoden: Halten Sie diesen Abschnitt kurz und knapp und verwenden Sie wenn möglich Fluss- oder andere Diagramme, Figuren oder Ähnliches zur Veranschaulichung.
- Ergebnisse: Der Ergebnisteil kann in zwei Abschnitte unterteilt werden. Im ersten beschreiben Sie, ob das Experiment geglückt ist, sowie qualitative oder quantitative Ergebnisse. Im zweiten Abschnitt präsentieren Sie die Datenanalyse, indem Sie sich auf vorher beschriebene Hypothesen beziehen. Setzen Sie dafür Grafiken, Diagramme oder Ähnliches ein. Dieser Part nimmt den größten Teil des Posters ein, sofern Sie Ergebnisse mitzuteilen haben.
- Diskussion/Schlussfolgerung: In diesem Abschnitt erinnern Sie den Leser an vorherige Hypothesen und Ergebnisse und legen kurz dar, ob diese durch die Forschung gestützt werden. Erörtern Sie, weshalb Ihre Ergebnisse schlüssig und interessant sind, und zeigen Sie ihre Relevanz durch den Bezug zu anderen Arbeiten auf.
- Literaturangaben: Geben Sie nur Literaturquellen an, die Sie im Text zitieren. Beschränken Sie sich dabei auf maximal zehn Referenzen. Alternativ besteht die Möglichkeit, die Referenzen auf dem Handout mit einzubauen.
- Danksagung: Sofern Sie auf eine Danksagung nicht verzichten können, nennen Sie Personen ohne deren Titel-Bezeichnung. Diesen Abschnitt können Sie auch für Logos und Siegel verwenden, wenn diese für den Titelbereich zu groß sind.
- Weitere Informationen: Im unteren Teil des Posters können Sie eine E-Mail-Adresse, die Homepage oder die URL zum Poster-Download angeben. Diese Informationen lassen sich auch gut in Form eines QR-Codes einfügen. Im Internet finden Sie zahlreiche Anbieter, die es ermöglichen, diese kostenfrei zu erstellen und im Wunschformat (z.B. JPEG oder PDF) abzuspeichern. Zusätzlich können Sie diese Informationen auf dem Handout angeben oder Visitenkarten am Poster auslegen.

Tipp! Allgemeine Tipps

- Ideal ist es, wenn das Poster nicht mehr als 800 Wörter enthält (Titel < 10; Einleitung, Material/Methoden, Ergebnisse je

max. 200; Diskussion/Schlussfolgerung max. 300; Danksagung max. 40 Wörter).
- Fertigen Sie einen Probedruck im DIN A4-Format an, denn Farben sehen im Druck anders aus als auf dem Bildschirm.
- Achten Sie auf Leerzeichen, besonders vor und nach kursiver Schrift, denn minimale Verzerrungen werden in der DIN A0-Vergrößerung gut sichtbar; verstellen Sie den Tabulator manuell, denn die standardmäßigen Tab-Stopps führen zu zu großen Abständen.
- Vermeiden Sie dunkle Hintergründe, sie erschweren das Erkennen von Grafiken, und es müssen dann helle Kästen eingefügt werden, was das Gesamtbild stören kann.
- Beachten Sie die Farbzusammenstellung, bei Sehschwächen helfen Programme wie Vischeck (siehe unten, 23.6 Literatur: Internetseiten).
- Wählen Sie einen matten Ausdruck, wenn Sie hoch aufgelöste Bilder oder Grafiken verwenden, sonst glänzen diese bei Seitenaufsicht zu sehr.
- Achten Sie bei internationalen Veröffentlichungen darauf „data are“ zu schreiben, da das Wort „data“ ein Plural ist.
- Abkürzungen sind etwas für „Insider“, sind sie jedoch notwendig, erklären Sie sie, indem Sie sie eingangs in eine Klammer hinter den kompletten Ausdruck stellen.
- In manchen Schriftarten dominieren Abkürzungen oder Zahlen, deshalb ist es sinnvoll, für diese eine kleinere Schriftgröße zu wählen.
- Denken Sie daran, das Jahr der Erstellung zu vermerken.

23.4 Poster-Evaluation

In den **Abbildungen 23-4** und **23-5** finden Sie zwei Instrumente, mit deren Hilfe Sie Poster bewerten können. Inzwischen finden Sie beispielsweise auch auf Internetseiten von Universitäten weitere Instrumente. Sie eignen sich ebenso als Checkliste für die Erstellung des eigenen Posters.

Versuchen mit diesen Checklisten, die Poster in **Abb. 23-2** und **Abb. 23-3** zu bewerten.

Auf folgenden Seiten finden Sie Beispiele zur Anregung und zum Einüben von Poster-Evaluationen:

- PhD Posters. Gallery of Customer Work. Zugriff am 15. März 2021 unter http://phdposters.com/gallery.php
- Fotos verwalten und teilen:
  - Flickr.com. Zugriff am 15. März 2021 unter https://www.flickr.com/
  - Flickr.com. Flickr® – Pimp my Poster. Zugriff am 15. März 2021 unter https://www.flickr.com/groups/688685@N24/
- Arbeitsgruppe Geoökologie der Martin-Luther-Universität Halle-Wittenberg. (2021). *Poster.* Zugriff am 15. März 2021 unter https://www.geo.uni-halle.de/geooekologie/pr/poster/
- Deutsche Sporthochschule Köln. (2021). *Posterpräsentationen.* Zugriff am 15. März 2021 unter https://www.dshs-koeln.de/schulsport2030/dokumente-materialien/posterpraesentationen/
- IBB Institut für Bildungsmanagement und Bildungsökonomie der Pädagogischen Hochschule Zug. (2015). *Posterpräsentation von laufenden Projekten des IBB.* Zugriff am 15. März 2021 unter http://www.bildungsmanagement.net/html/a_poster.htm
- Zentrum für Lehrerinnen-/Lehrerbildung der Universität Bremen. (2021). *Posterpräsentationen.* Zugriff am 15. März 2021 unter https://www.uni-bremen.de/zflb/projekte-forschung/schnittstellen-gestalten-qualitaetsoffensive-lehrerbildung/posterpraesentationen.html

60-Sekunden Poster Evaluation, George Hess 1999

Autor: ______________________________

Titel des Posters: ______________________________

Evaluator/Bewerter: ______________________________

Allgemeine Erscheinung

0 **Unordentliches oder schlampiges** Aussehen. Vermittelt den Eindruck einer massiven Menge an Text und Grafiken, oder Teile sind verstreut und zusammenhangslos. Wenig Freiraum.

1 **Angenehm** anzuschauen. Verwendung von angenehmen Farben, Text und Grafiken.

2 **Sehr angenehm** anzuschauen. Besonders schöne Farben und Grafiken.

Freiräume

0 **Sehr wenig.** Macht den Eindruck einer massiven Menge von Text und Grafiken.

1 **OK.** Das Poster ist in Sektionen unterteilt.

2 **Viel.** Eine Menge Raum, um das Auge zu entspannen. Viele Trennungen.

Balance von Text/Grafiken

0 **Zu viel Text.** Das Poster vermittelt einen überwältigenden Eindruck allein vom Text. **ODER Zu wenig Text.** Nicht verständlich, worauf sich die Grafiken beziehen.

1 **Ausgeglichen.** Text und Grafiken sind gleichmäßig über das Poster verteilt; ausreichend Text zur Erklärung der Grafiken.

Schriftgröße

0 **Zu klein,** um es bequem aus einer Entfernung von 1 bis 1,5 Metern zu betrachten.

0,5 Der Haupttext ist ok, aber der **Text der Abbildungen ist zu klein.**

1 **Einfach** aus einer Entfernung von 1 bis 1,5 Metern **zu lesen.**

2 **Sehr einfach zu lesen.**

Anordnung und Lesefluss

0 **Nicht ersichtlich,** wie das Poster zu lesen ist.

1 **Indirekt.** Überschriften (Einleitung, Methoden etc.) oder andere Hilfsmittel deuten die Anordnung und den Lesefluss an.

2 **Deutliche** Nummerierung, Spalten, Zeilen etc.

Identifikation des Autors

0 **Keine**

1 **Teilweise.** Keine ausreichenden Informationen, um den oder die Autoren ohne weitere Recherchen zu kontaktieren. Einschließlich fehlende Postleitzahlen.

2 **Vollständig.** Ausreichend Informationen, um den/die Autor/en per Post, Telefon oder E-Mail ohne weitere Recherche zu kontaktieren.

Zielsetzung der Forschung

0 **Nicht auffindbar.**

1 **Vorhanden,** aber nicht deutlich. Verborgen am Ende der „Einleitung“, des „Hintergrunds“ etc.

2 **Deutlich.** Einschließlich Überschriften wie „Zielsetzung“, „Ziele“ etc.

Hauptpunkte

0 **Nicht auffindbar.**

1 **Vorhanden,** doch nicht offensichtlich. Möglicherweise in gigantischen Textblöcken eingebaut.

2 **Deutlich gekennzeichnet** (z. B. „Hauptpunkte“, „Schlussfolgerungen“, „Ergebnisse“).

Zusammenfassung

0 **Fehlt**

1 Abschnitt „Zusammenfassung“, „Ergebnisse“ oder „Schlussfolgerungen“ **vorhanden.**

Abbildung 23-4: George Hess (1999). 60-Second Poster Evaluation (Freie Übersetzung von Nicole Ruppert)

Garrison und Bushy (2004). The Research Poster Appraisal Tool II (R-PAT II)

Anleitung

Das R-PAT II besteht aus 10 Items, die in zwei Subkategorien unterteilt sind. Die Subkategorien fokussieren (A) das allgemeine Erscheinungsbild und (B) den Inhalt. Um ein Poster zu evaluieren, kreisen Sie die Nummer eines Items ein, deren Beschreibung am besten auf das Poster zutrifft. Die Punkte-Skala reicht von 1 bis 5 (5 = sehr gut, 4 = gut, 3 = befriedigend, 2 = schlecht, 1 = fehlt). In der Bewertung des Posters kann pro Kriterium nur ein Wert angegeben werden. Wenn ein Item mit 3 oder schlechter bewertet wird, begründen Sie Ihre Beobachtungen über das Kriterium in einem Kommentar. Schließen Sie auch Anmerkungen zu den Stärken des Posters mit ein. Wenn ein Item nicht zu bewerten ist, kreisen Sie N/A ein.

Nachdem Sie alle Items beantwortet haben, rechnen Sie die Punkte zusammen, um einen Punktwert der Subkategorien zu erhalten. Dann addieren Sie die Punktwerte der beiden Subkategorien, um den Gesamtpunktwert zu erhalten. Je höher der Punktwert, umso besser die Qualität des Posters. Zum Schluss fassen Sie den Punktwert und den geschriebenen Kommentar zusammen und geben ein zusammenfassendes Statement, welches die Stärken und Grenzen des Posters herausstellt.

Allgemeine Informationen

Name des Posters ____________________

Name/Nummer des Präsentators ____________________

Datum ____________________

Name/Nummer des Beurteilers ____________________

Gesamtzahl Rating? ____________________

____

Kriterium	Punktzahl und Kommentar
Kategorie A: allgemeines Erscheinungsbild	
1. Der Aushang spricht an und hält die Aufmerksamkeit des Betrachters.	1 2 3 4 5 N/A
2. Der Aushang ist frei von überflüssigen Details.	1 2 3 4 5 N/A
3. Das Poster ist lesbar aus 1,5 bis 2 Metern Entfernung.	1 2 3 4 5 N/A
4. Das Arrangement von Schrift und Grafiken ist ansprechend.	1 2 3 4 5 N/A
	PUNKTZAHL A: ________
Kategorie B: Inhalt	
5. Das Ziel des Posters ist eindeutig zu identifizieren.	1 2 3 4 5 N/A
6. Der Inhalt des Posters ist relevant für die Zielsetzung.	1 2 3 4 5 N/A
7. Die Grafiken sind relevant für den Inhalt.	1 2 3 4 5 N/A
8. Die Folgen oder Ergebnisse werden hervorgehoben und ergeben einen Sinn für den Leser.	1 2 3 4 5 N/A
9. Der Inhalt des Posters ist aktuell.	1 2 3 4 5 N/A
10. Der Abstract ist relevant für den Inhalt des Posters.	1 2 3 4 5 N/A
	PUNKTZAHL B: ________
	GESAMTPUNKTZAHL (A+B): ________

ZUSAMMENFASSENDER KOMMENTAR

Stärken:

____

____

Schwächen:

____

____

Abbildung 23-5: Garrison & Bushy (2004). The Research Appraisal Tool II (R-PAT II) (Freie Übersetzung von Nicole Ruppert)

23.5 Poster-Präsentation

Poster werden im Allgemeinen nicht in Buch- oder Zeitschriftenform, sondern auf Kongressen der Gemeinde der interessierten Wissenschaftlerinnen und Wissenschaftler vorgestellt. In den folgenden Abschnitten geht es um die einzelnen Aspekte dieser Präsentation.

23.5.1 Transport und Befestigung

Damit das Poster beim Transport keinen Schaden nimmt, besorgen Sie sich spezielle Transportbehälter im Fachhandel oder fragen Sie in Galerien nach, ob diese stabile Papprollen günstig abzugeben haben. Die meisten Veranstalter halten Befestigungsmaterialien bereit. Poster-Strips können beim Ablösen Papier-Poster beschädigen. Kleben Sie deshalb Transparentfolie auf die Rückseite oder verwenden Sie laminierte bzw. auf Folie gedruckte Poster. Bei der Verwendung von auf Stoffen gedruckten Postern bedenken Sie, dass diese Falten bilden oder knittern können, was im Aushang unschön wirken kann. Sie sind jedoch vorteilhaft auf Flugreisen.

23.5.2 Poster-Präsentation

In der Regel werden bei Kongressen spezielle Zeiten für eine Poster-Begehung eingeplant. Für diese Zeiten wird dann erwartet, dass die Autorinnen und Autoren an ihren Postern stehen und diese dem Publikum erläutern. Je nach Veranstaltung sind dazu bestimmte Zeiten für die mündliche Präsentation (zwei bis fünf Minuten) und eine anschließende Diskussion (drei bis fünf Minuten) vorgesehen. Doch auch während der laufenden Veranstaltung ist es sinnvoll, sich in den Pausen immer wieder zum Poster zu begeben, um mit interessierten Personen in Kontakt zu treten.

Anders als bei Vorträgen haben Sie meist nur einen Satz, um die Aufmerksamkeit des Betrachters auf sich zu lenken. Lesen Sie deshalb nicht das Poster vor, sondern üben Sie im Vorfeld eine Präsentation und wie Sie die Aufmerksamkeit des Betrachters erregen können. Es hat sich bewährt, die Grafiken oder Diagramme als Aufhänger zu nutzen und daran das Thema zu erläutern.

Tragen Sie Ihr Namensschild, damit Sie als Autorin bzw. Autor erkannt werden. Achten Sie darauf, die Zuschauer während der Präsentation anzusehen. Zudem wirkt es harmonisch und beruhigend, wenn Sie Kleidung in passenden Farben zum Poster tragen.

Tipp! Vergessen Sie nicht, Handouts (DIN A4-Druck des Posters) und/oder Visitenkarten am Poster auszulegen bzw. QR-Codes auf dem Poster einzufügen. Damit können Sie zusätzlich Werbung für sich und Ihre Arbeit machen. Diese können in Klarsichthüllen oder Umschlägen an der Stellwand befestigt werden. In manchem Fachhandel sind auch spezielle Papphalterungen erhältlich.

Da in der Regel die besten Poster prämiert werden, müssen Sie Ihr Poster spätestens dann kurz vorstellen, wenn Sie gewonnen haben.

23.6 Literatur

Biancuzzo, M. (1994). Developing a poster about a clinical innovation. Part II: creating the poster. *Clinical Nurse Specialist, 8*(4), 203–207. https://doi.org/10.1097/00002800-199405000-00011

Woolsey, J.D. (1989). Combating poster fatigue: how to use visual grammar and analysis to effect better visual communications. *TINS, 12*(9), 325–332. https://doi.org/10.1016/0166-2236(89)90039-8

Weiterführende Literatur

Bach, D.B., Vellet, A.D., Karlik, S.J., Downey, D.B., Levin, M.F. & Munk, P.L. (1993). Producing picture-perfect posters. *American Journal of Radiology, 160*(6), 1303–1307. https://doi.org/10.2214/ajr.160.6.8498238

Block, S.M. (1996). Do's and don'ts of poster presentation. *Biophysical Journal, 71*(12), 3527–3529. https://doi.org/10.1016/S0006-3495(96)79549-8

Boullata, J.I. & Mancuso, C.E. (2007). A „how-to"-guide in preparing abstracts and poster presentations. *Nutrition in Clinical Practice, 22*(6), 641–646. https://doi.org/10.1177/0115426507022006641

Erren, T.C. & Bourne, P.E. (2007). Ten simple rules for a good poster presentation. *PLoS Computational Biology, 3*(5), 777–778. https://doi.org/10.1371/journal.pcbi.0030102

Forsyth, R. & Waller, A. (1995). Making your point: principles of visual design for computer aided slide and poster production. *Archives of Disease in Childhood, 72*, 80–84. https://doi.org/10.1136/adc.72.1.80

Garrison, A. & Bushy, A. (2004). The Research Poster Appraisal Tool (R-PAT-II): designing and evaluating poster displays. *JHQ Online*, W4-24-W4-29.

Keegan, D.A. & Bannister, S.L. (2003). Effect of colour coordination of attire with poster presentation on poster popularity. *Canadian Medical Association Journal, 169*(12), 1291–1292.

McNamee, G.M. & Pierce, L.L. (1994). Developing a poster presentation. *Society of Gastroenterology Nurses and Associates, (2)*, 163–165.

Miracle, V.A. (2003). How to do an effective poster presentation in the workplace. *Dimensions of Critical Care Nursing, 22*(4), 171–172. https://doi.org/10.1097/00003465-200307000-00005

Morin, K.H. (1996). Poster presentations: getting your point across. *The American Journal of Maternal/Child Nursing, 21*(6), 307–310. https://doi.org/10.1097/00005721-199611000-00017

Pauli, C. & Buff, A. (2005). Postergestaltung in der Lehre. *Beiträge zur Lehrerinnen- und Lehrerbildung, 23*(3), 371–381. Zugriff am 15. März 2021 unter https://www.pedocs.de/volltexte/2017/13583/pdf/BZL_2005_3_371_381.pdf

Rigden, C. (1999). 'The eye of the beholder' – designing for colour-blind users. *British Telecommunications Engineering, 17*(1), 2–6.

Sexton, D.L. (1984). Presentation of research findings: the poster session. *Nursing Research, 33*(6), 374–375. https://doi.org/10.1097/00006199-198411000-00015

Internetquellen

Alean-Kirkpatrick, P. (2008). *Powerful posters Guidelines for poster presentations at scientific conferences.* Zugriff am 15. März 2021 unter http://www.uni-due.de/imperia/md/content/water-science/6111_g01_ws0809.pdf

Hess, G. (1999). *60-Second Poster Evaluation.* Zugriff am 15. März 2021 unter https://projects.ncsu.edu/project/posters/

Weiterführende Internetseiten

Connor, C.W. (o.J.). *The poster session: a guide for preparation.* Zugriff am 15. März 2021 unter http://libraries.ucsd.edu/clinlib/tutorials/powerpoint/prepguide.pdf

Kalhoff, B. (2006). *Gestalten von Postern.* Zugriff am 15. März 2021 unter https://www.rz.uni-kiel.de/de/kurse/kursunterlagen/postermemo.pdf

Mandoli, D.F. (o.J.). *How to make a great poster.* Zugriff am 15. März 2021 unter http://www.smcm.edu/biology/wp-content/uploads/sites/5/2014/04/how-to-make-a-great-poster.pdf

Purrington, C. (2009). *Advice on designing scientific posters.* Zugriff am 15. März 2021 unter https://colinpurrington.com/tips/poster-design

Raths, K. (2013). *Wissenschaftliche Poster erfolgreich gestalten.* Zugriff am 15. März 2021 unter https://blog.hslu.ch/samdi/files/2013/05/SAMDI_Wissenschaftliche-Poster_Raths.pdf

Vogel, T. (2008). *Richtlinien Poster.* Zugriff am 15. März 2021 unter https://www.ethz.ch/content/dam/ethz/special-interest/baug/ibk/structural-design-and-existing-structures/arbeiten/rl-poster20080201.pdf

Internetseiten mit Vorlagen

Kostenfreie Postervorlagen

MakeSigns. (2021). *Scientific Poster PowerPoint Templates.* Verfügbar unter http://www.makesigns.com/SciPosters_Templates.aspx

PosterPresentations. (2020). *Free Research Poster PowerPoint Templates.* Verfügbar unter http://www.posterpresentations.com/html/free_poster_templates.html#A0

Genigraphics. (2021). *Free PowerPoint research poster templates in various sizes & styles.* Verfügbar unter https://www.genigraphics.com/templates

Canva.com. (n.d.). *Vorlagen.* Verfügbar unter https://www.canva.com/design/play?category=tACFat6uXco

24 Going international: Writing scientific documents in English

Chris Shultis

As Yvonne Ford notes in her introduction to Chapter 5, keeping up with the literature in virtually any scientific field requires a tremendous amount of reading in English. Conversely, publishing for the broadest possible reach and applying for many research grants will mean writing in scientific English.

While a significant gap exists between understanding what you read and producing comparable material yourself, that gap is one you can certainly bridge. The main principle to rely on is that writing well depends on practice. Just as having conversations with colleagues in English – especially if they give you reliable feedback – helps you speak more fluently, participating in written discussions helps you write more confidently.

In Chapter 21, Eva-Maria Panfil deals with the basics of scientific writing. As her points also apply very well to writing in English, this chapter is not about scientific writing per se, but offers specific tips for writing in English as a second language.

Learning Targets

After working through this chapter, you should be able to

- understand some basic rules of formal English,
- be conversant with the general principles of word choice,
- be aware of how to structure cohesive, coherent sentences and paragraphs,
- be ready to use a variety of structures to introduce cited material,
- understand key differences between British and American English,
- have a reasonable idea of how to compress inefficient phrases.

24.1 Basic rules of formal English

Scientific writing in English is the main medium of scientific discussion around the world. If you publish in English, your audience will include not only researchers, healthcare experts and other specialists in your field, but also policymakers, hospital administrators, general practitioners, ward nurses, occupational therapists, family caregivers, and, of course, affected patients around the world.

Fortunately, the principles of scientific writing in English are very similar to those in German. Chapter 21 outlines such points as the rhetorical model of a scientific manuscript, which content is appropriate for which sections, and strategies for writing for your colleagues in nursing. As the same points apply well to English documents, there is no need to repeat them here.

Nor does this chapter attempt to touch even briefly on all the rules of scientific writing in English. Instead, the suggestions below focus on common errors or misconceptions.

Apostrophes are useful; contractions are not

One of the first rules people learn about formal English is not to use contractions. For example, rather than “it’s,” we use “it is”. To avoid contractions, many writers steer clear of apostrophes. This is a disadvantage: apostrophes are necessary for possessive forms, which save words. So, while we would never use “This study’s the third in a series,” we can write “This study’s main aim is to...”. I prefer the “apostrophe-s” form to “The main aim of this study is to...”, as it flows more smoothly and uses two fewer words.

Using linking words and phrases to build solid sentences

In English, the five words used most commonly to link clauses are “and”, “or”, “but”, “then” and “because”.[6] There are also a broad range of words and phrases that perform roughly the same purposes. This variety allows you to avoid distracting your reader by overuse of the same phrases.

z. B. Building a strong formal sentence from three clauses

Incorporate three related clauses into a single sentence.

In the series of independent clauses presented below (as simple sentences), clause 2 is directly related to those before and after it; number 1 is the reason for its action; number 3 is that action’s outcome.

a. Keeping the following clauses in their current order, incorporate numbers 1 and 2 into a single sentence. Make minor changes if necessary, but do not change the basic meaning.
b. Once you have constructed that two-clause sentence, add clause three to the end of it.

1. We required at least 40 kidney transplant (KTx) recipients.
2. We invited seven outpatient clinics to participate.
3. Three of those agreed.

Hint: As clause 2 expresses the main action, it should be the final sentence’s main clause.

Solution:

We can “lean” clause 1 on clause 2 in at least two ways:

a. Reformulate it without its subject (“we”):
   To recruit at least 40 kidney transplant (KTx) recipients, we invited seven outpatient clinics to participate.
b. Alternatively, we can simply add a conjunction that makes clause 1 dependent. “As” or “because” are both suitable.
   As/Because we required at least 40 kidney transplant recipients, we invited seven outpatient clinics to participate.
c. A weaker possibility is to add the word “so” to the beginning of clause 2:
   We required at least 40 kidney transplant recipients; so we invited seven outpatient clinics to participate.

This construction has less impact than either of the first two. In both “a” and “b,” “as” signals the reader in advance that the first clause will not stand on its own, but will support the second. By giving that information after the first clause, “so” basically tells the reader “Oh, yes, that information I just gave you, that applies to the following clause.” By throwing in a word with a purely grammatical function, it also disturbs an otherwise smooth flow of information.

Adding the outcome as a relative clause

The third clause can easily link to either of the first two examples.

a. **To recruit** at least 40 kidney transplant (KTx) recipients, we invited seven outpa-

6 Cambridge Dictionary. (2021). *Conjunctions – English Grammar Today.* Retrieved March 18, 2021 from https://dictionary.cambridge.org/grammar/british-grammar/conjunctions

tient clinics to participate, three **of which** agreed. (20 words)

b. **As** we required at least 40 kidney transplant recipients, we invited seven outpatient clinics to participate, three **of which** agreed. (21 words)

24.2 Points on Word Choice

Gender-neutral language

For several decades, scientific journals have been promoting gender-neutral language. When reading older papers, however, you may have the impression that, unless specified otherwise, all subjects were male. For example, in 1970, even for a study that included both men and women, the following statement would have been considered correct:

Each time a patient was enrolled in the study, his doctor was notified immediately.

Today, an inclusive or neutral pronoun would be expected, i.e., *his/her, her/his* or *their*. Individual journals offer guidelines regarding their preferences.

Likewise, professions and organizational positions now have neutral names. Regardless of their ranks, male and female members of police forces are called *police officers*; the head of a meeting or governing body is the *chair*; and in nursing, the terms *male nurse* and *nurse* have given way to *nurse*.

Latinate terms

As a general rule, scientific English leans heavily on Latin vocabulary. While terms formed from Germanic roots, e.g., *a good drug, a big difference* or *a big building* are popular in informal/spoken English, formal documents are more likely respectively to use *an effective medication, a considerable difference or a large construction*.

z. B. Convert the following passage from casual to scientific English.

"The patient got a bad injury, lots of scrapes and a long cut."

In addition to using more formal vocabulary, you will need to add details to make the passage more precise. For example, what was the patient's injury? How long and where was the cut?

Solution

The patient sustained a severely fractured hip, numerous abrasions and a 15 cm cut to her left forearm.

Specialized Vocabulary (Focus on understandability)

In some fields, scientists commonly publish articles in language that only fellow specialists can understand. Writing of that kind is rare in nursing. As your readers will typically include people with only a general knowledge of your topic, you will need to keep your vocabulary relatively simple. This principle is also used in the aeronautics industry, where even minor errors can lead to enormous financial and human costs.

Using Simplified English is increasingly recognized as an important strategy to facilitate translation in various fields. For instance, in aircraft manufacturing and maintenance, it was employed to render the technical documentation easier to use and thus safer, as well as more efficient (Elm et al., 2013).

Of course, words with special meanings cannot always be avoided; therefore, they should only be used to convey those meanings. For example, "significant" is so closely associated with the term "statistically significant" that other uses may confuse your reader.

Numerous other terms are usually abbreviated. For example, *intensive care unit* is usually abbreviated as *ICU*. To avoid confusion, abbreviations are presented either in a table before the article's introduction or in parentheses following the first uses of the terms they replace, e.g., "We included data on every patient admitted to the test hospital's intensive care unit (ICU) between January 1 and December 31,

2020." However, as abbreviations function very much like jargon, using too many may confuse or distract even a reader familiar with them. A useful rule of thumb is to use no more than two per sentence. Consider the following example about nighttime nurse-to-patient ratios (NNPRs).

In US ICUs, the NNPR is commonly one or more RNs to two patients. (14 words, 4 abbreviations)

Here, both *ICU* and *NNPR* can stay. However, changing "US" to "American" costs nothing; and *RN* can be removed completely:

In American ICUs, the NNPR is commonly ≥1:2 (8 words, 2 abbreviations).

Other commonly used terms, such as **good, bad, big** or **small,** are too vague to be useful (s. **table 24-1**). If a result is good, what characteristics make it good? For example, a good medication is effective; a good pulse is strong, regular and within a healthy range; and a good oral temperature is one that falls between 36.1 and 37.2 °C.

! Keep your writing style concise: say only what is relevant, using the fewest possible words (s. **table 24-2**). Many common phrases are simply too long to justify their use. For example, "due to the fact that" uses five words to say the equivalent of "because"; therefore, its cost outweighs its contribution by four words. The table below list examples of formal phrases that can be shortened or even eliminated completely. The more you focus on content-rich writing, the easier these phrases will be to identify and eliminate.

24.3 Sentence and Paragraph Structure: Cohesion and coherence

The principle of linking ideas is cohesion. Handled well, cohesion allows a smooth flow, with each idea leading logically to the next within each paragraph, and each paragraph moving the reader one step closer to the conclusion.

Still, while cohesion is important, the red thread depends more on coherence.

z. B. The following passage demonstrates cohesion without coherence.

Congestive heart failure (CHF) is a potentially fatal condition present in more than 5 % of persons aged 65 or older in the US. **The same country** is home to **the world's highest-paid basketball players**. Still, while **many of those players** consider basketball an American sport, it was actually invented by a **Canadian** named James Naismith. Naismith died in 1937 of a brain hemorrhage.

This passage has no shortage of cohesion: each sentence contains a reference to the preceding one. However, because it has no unifying theme, it makes no sense. I.e., it lacks coherence.

Coherence is the characteristic of following a specific theme toward a logical conclusion. In the example passage, no meaningful relationship emerges between congestive heart failure, US athletes, their salaries, Canadians, James

Table 24-1: Imprecise and precise writing

Non-scientific/imprecise	Scientific/precise
A significant number of our results were not statistically usable.	A considerable number...significant
The patient suffered a bad cut.	severe
When he entered the ICU, he had a high temperature.	a temperature of 38.1 °C

Table 24-2: Inefficient and efficient phases

Inefficient phrase	Efficient phrase
as a means of (doing something)	to (do something)
at the present time	currently, now
during the period of	during
have a requirement for	require
in the process of (doing something)	doing something
in terms of	regarding
conducting an analysis of	analyzing
arrive at the conclusion	concluded
patients who have received transplants	transplant recipients
admissions to hospital	hospitalizations
patients staying in hospital	inpatients
participate in collaborations	collaborate
patients who reside in care homes	care home residents
people who interview others	interviewers
people who are interviewed (by others)	interviewees

Naismith or brain hemorrhages. Instead of logical links to weave a single thread into the discussion, grammatical tricks knot together at least eight separate thread fragments. The result fulfills only the most superficial criteria for a paragraph.

Plotting a straight course

Having demonstrated incoherence, I will now share a hint for establishing and maintaining coherence.

Tipp! Whether you are writing a paragraph or a thesis, your reader needs to feel that you know exactly where you are going. Therefore, before you write the first sentence of your introduction, write your conclusion. Once that information is in place, it will serve as a beacon toward which you can plot an efficient course.

z. B. Cohesion and coherence.

Use the list of facts below to answer the questions that follow.

1. A number of famous Swiss people have recently died of chronic respiratory disease (CRD).
2. We studied the population of persons with CRD in Switzerland.
3. CRD is a serious condition.
4. Few researchers have published results on self-care in Swiss CRD populations.
5. Other examples of chronic illnesses include diabetes and kidney disease.
6. CRD is a potentially fatal condition.
7. Our main aim was to understand the relationship between CRD self-care and patient outcomes.
8. The members of our research team conducted this study.

9. Self-care has proved effective at improving patient health outcomes for other chronic illness populations.
10. From 2008 to 2012, 1932 persons died from CRD in Switzerland. (1)

Questions:
1. Which two numbered points are least relevant?
2. Which statements introduce the general topic this article will explore?
3. Which statement explains the importance of self-care?
4. Which knowledge gap does this study bridge?
5. Which statements explain this study's focus and context? As the rest of the paper will carry on from these points, they should end the paragraph.

Answers in recommended order.
1. Statements 1 and 5 can be comitted.
2. (3,6,10) (These should be included in your introductory sentence. Try to begin with "Chronic respiratory disease (CRD).")
   Suggested solution:
   Chronic respiratory disease (CRD) is a serious **condition** that killed 1932 persons in Switzerland between 2008 and 2012.[7] (18 words)
3. (9) (Re-arrange this sentence if necessary.)
   Suggested solution:
   For **other chronic illness populations**, self-care has proved effective at improving patient health outcomes. (14 words)
4. (4) However, few researchers have published results on self-care in Swiss CRD populations. (12 words)
5. (2,7,8) (These should be linked into one sentence at the end of your paragraph.)

Suggested solution:
Therefore, to explore **the relationship between CRD self-care and patient outcomes**, we conducted a cross-sectional survey of persons with CRD in Switzerland. (22 words)

"Chronic respiratory disease (CRD) is a serious condition that killed 1932 persons in Switzerland between 2008 and 2012.[8] For other chronic illness populations, self-care has proved effective at improving patient health outcomes. However, few researchers have published results on self-care in Swiss CRD populations. Therefore, to explore the relationship between CRD self-care and patient outcomes, we conducted a cross-sectional survey of persons with CRD in Switzerland".

In four sentences, ranging from twelve to 22 words, this paragraph informs the reader of the study's topic and why it is a problem, one possible solution to that problem, the reason the current study is necessary, the type of design it uses, which population it studies and where it is set. The final sentence prepares the reader to receive more specific information about the research methods used.

24.4 Variety – The spice of life

To be effective, scientific writing has to be information-rich, concise and interesting. Also, the writing style should be as transparent as possible, i.e., it should not call attention to itself, particularly via stylistic errors.

Regarding style, the most obvious of errors involve unnecessary repetition of words or phrases. For example, the following sentence includes numerous unnecessary repetitions.

z. B. First draft

After ten weeks of **the** intense aerobic exercise intervention, **the mean** resting heart rate **of** patients in **the** study group had fallen by a

7 Chammartin, F., Probst-Hensch, N., Utzinger, J. & Vounatsou, P. (2016). Mortality atlas of the main causes of death in Switzerland, 2008-2012. *Swiss Medical Weekly, 146*, w14280.

8 Ibid.

mean **of** six **beats per minute** (from a mean **of** 84 **beats per minute** to a mean **of** 79 **beats per minute**), while **the** mean heart rate **of** patients in **the** control group, who had not participated in **the** intense aerobic exercise intervention, remained at 84 **beats per minute**, **the** same number **of beats per minute** measured at **the** beginning of **the** study ten weeks earlier.
word count: 90 (87 words, three numbers)
sentences: 1
separate words: 38
repetitions: 61
most common words (emphasized in bold type): the (9), of (8), mean, beats, per, minute (5 each)

Shortened version (with more information)
After ten weeks **of the** intense aerobic exercise intervention, **the** SG's **mean** heart rate[9] had fallen from 85 to 79 **bpm** (**range** 70–95 **bpm**). Meanwhile, that **of the** CG remained unchanged (**mean** 85 bpm, **range**: 65–92 **bpm**).
word count: 36 (including four numbers. Ranges count as one number and one word each)
sentences: 2 (25 and 12)
separate words: 29
repetitions: 7
most common words: bpm (3), the (3), mean (2), range (2), of (2)

Even while adding data ranges, the second version shortens the original by two-thirds without cutting any relevant information. By dividing the single long sentence into two more manageable ones, it also makes the passage much more readable. As every sentence should be fully understandable with a single reading, shorter sentences are generally preferable to longer ones.

9 To reduce the word count further, this term could be abbreviated to "HR"; however, that would mean including three abbreviations in one sentence. In this case, the abbreviation's value (cutting one word) would not justify the risk of distracting the reader.

As illustrated above, needless repetition dilutes the writer's message and inflates the word count, but offers no advantages.

From an editor's perspective, repetition is particularly bothersome regarding introductions to cited material. That is, while the phrase "According to Smith et al. (2017)" is useful, it is not the only tool in your box. Alternatives include "As Smith et al. noted/posited/argued/found/observed, etc. in their 2017 critical review" or "This supports Smith et al.'s (2017) statement/observation/argument, etc. that..." For a wide range of possibilities, try either a direct online search for "Alternatives to According to" or enter "according to" into an online thesaurus, e.g. http://www.thesaurus.com/.

As a thesaurus site, thesaurus.com is very useful. For example, entering the phrase "according to" immediately returns ten relevant terms, eight of which can be used directly as given. Scrolling down, the user can also find dozens of other related terms.

! Beware, though: a thesaurus gives possible alternative terms with similar but slightly different meanings. Therefore, be sure you understand your choices' nuances.

24.5 American vs. British – "Two nations divided by a common language" (Mark Twain)

Many journals will accept manuscripts written in either American or British English, as long as the author uses one or the other consistently. For example, if you use a British spelling such as "colour" in your abstract, be sure not to use "color" – or any other American spelling – somewhere else. The easiest way to avoid this type of error is to adjust your word processing software's language setting to whichever you intend to use. In MS Word, this can be found under the Tools menu.

! Again, beware: American English also differs from British regarding grammar, which the current version of MS Word will not highlight! The most notable difference is that, in many cases where British writers use the present perfect tense ("Several researchers have recently reported that..."), Americans use past simple constructions ("Several researchers recently reported that...").

24.6 Getting started on a paper to be published in English

Before you start writing, you will need to take notes and summarize or copy any material you might use (including all of the necessary bibliographic/citation information for your sources).

Tipp! If you are comfortable writing in English, I recommend keeping your notes in English too, as focusing on your theme in one language is simpler than constantly shifting between two or more. However, if your English is not yet at that level, use your mother language. This will save you time finding specific information.

Still, when you begin your first draft, you should use the language in which you intend to publish. I recommend this because translating a scientific paper can be extremely time-consuming and expensive. The one exception would be if you plan to publish in your native language as well as in English. In that case, translating the paper yourself, then giving it to a copy editor to correct, will yield accurate results far more economically than turning your paper over to a translator.

Reliable copy editing, by the way, is an extremely valuable service. In addition to proofing the paper for typographical errors, a dedicated copy editor will offer suggestions that improve the document's flow, coherence and overall readability. In some cases, this will make the difference between acceptance and rejection.

The most obvious problem with hiring a copy editor is not simply the expense, but the risk that the expense could be much higher than expected. Most charge by the hour, with current rates varying between 30 and 70 Euros/hr. That part is transparent. However, the number of pages a copy editor can process per hour can range considerably. Based on a standard page length of 250 words, given a very clean paper by an experienced writer whose mother tongue is English, a very proficient copy editor can correct eight pages per hour. For a graduate student who speaks English as a second language and has little experience with scientific writing, that speed might drop to one page per hour.

Based on this range, a 5000-word (20-page) paper would take from 2.5 to 20 hours to edit. At 30 €/hr., then, depending on the quality of the paper and the skill of the editor, the final price range would be 75–600 €. Even a price mid-way between those (ca. 335 €) would be too high for many.

Tipp! One alternative is to find a native speaker of English, e.g., a graduate student who is interested in a copy-editing exchange. Another is to find an online freelancer in a country where English is spoken but costs are low, e.g., India or Botswana. If you can find a reliable person, this is one case where the global economy can offer a win-win solution.

Free online translation sites

Free online German/English dictionary sites such as Leo (https://dict.leo.org/german-english/ICU) have been available for almost as long as the Internet. Recently, though, several sites have started offering free and surprisingly accurate artificial intelligence-powered translations of sentences, paragraphs, or even entire documents. I would recommend these for translation assistance, not as a replacement for a human translator and never entering more than one paragraph – and preferably one sentence – at a time for translation. After using them, you will still need to show your writing to a person proficient in English (normally a native speaker). Still, for European languages, they can be very helpful. Depending on your computer's operating system and your browser, you may even be able to use speech recognition technology to read in passages from books. For example, newer Apple computers come with voice recognition software available via the "System preferences/ keyboard/ dictation" menu; and Google Translate offers a speech entry option for certain browsers via a microphone icon in the lower left corner of the user interface.

Tipp! The following sites are commonly ranked in the top ten across online reviews:

Google Translate
https://www.google.com/search?client=firefox-b-d&q=translation+german+to+english+online
I commonly use Google Translate when I need a quick translation.

Bing Microsoft Translator
https://www.bing.com/translator

Reverso Translation
https://www.reverso.net/text_translation.aspx?lang=EN

Deepl
https://www.deepl.com/translator
Deepl offers reasonably accurate translations, but causes MS Word to slow down noticeably, especially when typing in the comments pane, whenever it is turned on. The workaround for this problem requires opening the preferences pane, going to Accessibility, and un-checking the Deepl box.

Yandex Translate
https://translate.yandex.com

! While writing scientific documents in English is far from the easiest task in nursing research, it is not the most difficult either. Still, I hope the suggestions provided above will make it easier. And remember, you are a researcher first and a writer second: no-one expects your manuscripts to be perfect, just to share your content as clearly as possible. Most importantly, keep writing and seeking out honest and timely feedback. As your skill level improves, so will your enjoyment and overall motivation.

Enjoy yourself and good luck going international!

Tipp! Elm, E., Ravaud, P., MacLehose, H., Mbuagbaw, L., Garner, P., Ried, J. & Bonfill, X. (2013). Translating Cochrane Reviews to Ensure that Healthcare Decision-Making is Informed by High-Quality Research Evidence. *PLoS Medine, 10*(9), e1001516. https://doi.org/10.1371/journal.pmed.1001516

Related article
Michalikova, M. (n.d.). Learn from the Great: Well-written research article examples. Writing Scientist. Available from https://writingscientist.com/well-written-papers/

Identifying herself as an educational consultant, Martina Michalikova, PhD lists first her selection criteria for good scientific writing, then thirteen articles that more or less fulfil those criteria, with a bite-sized critique of each. This includes very brief "plus" notes on why she considers each good, then "minus" suggestions on how it could be improved.

For people who want to participate in social-media discussions on writing, Michalikova also directs her visitors to two Facebook pages: Reviewer 2 Must be Stopped! and Writing Scientist. A quick look at the first revealed quite a lot of interpersonal commenting and general conversation, with the second – Michalikova's own Facebook page – offering more directly informative content.

24.7 Recommended Literature

Gunning, R. (1958). *The Technique of Clear Writing* (revised 1978). New York: McGraw Hill.

In this book, Gunning – who bills himself as a "writing consultant" – covers quite a lot of territory; however, I recommend it mainly for his advice on sentence and paragraph construction, as well as on overall readability. On this topic, he has devised a "fog index" to encourage writers to keep their sentences short and vocabulary manageable.

Strunk, W. & White, E.B. (2018). *The Elements of Style: Classic Edition*. Vancouver, San Luis: Spectrum Ink.

"Strunk and White" is a compact and inexpensive reference book. After almost a century of revisions and reprints, it answers virtually any common question on the rules of grammar, word usage, or on how to construct sentences, paragraphs and documents. While it also includes basic pointers on how to be a better writer, its main strength is that it offers one-stop shopping for an amazing variety of English-related topics.

Williams, J. & Colomb, G.J. (1990). *Lessons in Clarity and Grace*. Chicago: University of Chicago Press.

For anyone whose job involves writing, and especially for those who teach it, this book is worth owning. It includes clear information, arguments and examples regarding how to produce informative, highly-readable documents. Although I have just discovered it, it is the most useful book I know of on writing.

25 Rezensionen schreiben

Jürgen Georg

Alljährlich erscheinen auf dem deutschsprachigen Buchmarkt rund 70 000 neue Bücher. Auf den Bereich des Pflege-Fachbuchmarktes entfallen dabei etwa 165 Neuerscheinungen und 85 Neuauflagen (Georg, 2020). Die potenziellen LeserInnen werden angesichts dieser Fülle vor die Wahl gestellt, welche Fachbücher für ihren Bereich geeignet sind. Für diese Auswahlentscheidungen benötigen sie gültige und verlässliche Kriterien, um gut informiert und rational entscheiden zu können, welches Buch sie wählen sollen. Bei der Wahl können ihnen kritische Besprechungen eines Buches in einer Fachzeitschrift, sogenannte Rezensionen[10], helfen.

Lernziele

In diesem Kapitel erlernen Sie:

- die Bedeutung von Buchrezensionen,
- die Kriterien für Rezensionen und
- eine Buchrezension zu schreiben.

25.1 Die Buchrezension

➔ Buchrezensionen sind kritische Bewertungen zur Qualität von Büchern, im Fach der Pflege also „Pflegebuchkritiken".

Buchrezensionen stellen im wissenschaftlichen Sinne eigene Textformen dar, die auch Studierende beherrschen sollten. In den Geisteswissenschaften werden Rezensionen auch als eigentliche Publikationen anerkannt. Neben publizistischen Lorbeeren lässt sich für Studierende mit Rezensionen viel Geld sparen und vor allem lassen sich neue Erkenntnisse gewinnen.

z. B. Beispiele für Buchrezensionen:

- Kubitza, J. & Haas, M. (2020). Buchrezension Manuel Trachsel (Hrsg.). End-of-Life Care. *Pflege, 33(3)*, 184–185.
- Müller, C. (2017). Buchrezension: Paul T. M. Smith. Stressreduzierende Pflege von Menschen mit Demenz. *Dr. med. Mabuse, 42(227)*, 59.
- Rodgers, V. (2010). Book Review: Docherty, Charles; McCallum, Jacqueline (Eds.). Foundation Clinical Nursing Skills. *Journal of Clinical Nursing, 19*, 300.

In der Regel wird ein neu erschienenes Buch, sei es als Neuerscheinung oder als Nachauflage, aufgrund bestimmter Kriterien kritisch bewertet. Neben der Einzelbuchbewertung gibt es auch die Sammelrezension, welche die wichtigsten Fachbücher eines Themenbereichs vergleichend gegenüberstellt und bewertet. Noch einen Schritt weiter ging eine in den USA weit verbreitete Lehrbuchauswahlliste, die nach ihren Entwicklern, den beiden Bibliothekaren „Brandon and Hill" benannt wurde. Dabei wur-

10 Dieser Beitrag basiert auf einer auszugsweisen, aktualisierten und ergänzten Fassung von Georg (2006) und Georg (2010, 2017).

de aus der Gesamtheit der US-Pflegelehrbücher eine Auswahl empfehlenswerter Literatur, geordnet nach verschiedenen Fachbereichen, geliefert (Hill & Stickell, 2000).

Die einzelnen Schritte von der Veröffentlichung einer Buchneuerscheinung bis zur Publikation einer Rezension fasst der Rezensionsprozess in **Abbildung 25-1** zusammen. Dieser beschreibt, wie Rezensionen angeboten, ausgewählt, akquiriert, erarbeitet, zusammengefasst und publiziert werden.

25.2 Auswahl der Fachzeitschrift und eines Buches

Wenn Sie selbst eine Rezension eines Fach- oder Lehrbuchs schreiben möchten, dann sollten Sie für sich klären, *was* Sie *wo, wie* und mit *welchen Kriterien* bewerten können. Eine erste Entscheidung betrifft natürlich das Buch, das Sie gerne kritisch bewerten wollen. Sinnvoll ist es, wenn Sie Bücher rezensieren, für deren Inhalt Sie eine Expertise besitzen und/oder deren Zielgruppe Sie darstellen.

So können Sie durchaus auch Lehrbücher rezensieren, die gezielt für Lernende oder Studierende geschrieben wurden, ohne dass Sie über eine spezielle inhaltliche Kompetenz verfügen.

Pflegebücher werden meist in Pflege-Fachzeitschriften oder in speziellen Internetforen rezensiert. In **Tabelle 25-1** finden Sie deutschsprachige Pflege-Fachzeitschriften, die ausführlichere Rezensionsseiten anbieten. Die Websiten der Fachzeitschriften finden Sie im Anhang.

Rezensionsexemplare erhalten Sie kostenfrei direkt über die Redaktion der entsprechenden Zeitschrift. Diese wendet sich wiederum an den Verlag, um entsprechende kostenfreie „Rezensionsexemplare“ zu ordern.

Rezensionsangebot
- Angebot von Neuerscheinungen an Pflegefachzeitschriften und -portale durch Pflegefachverlage
- Auswahl von Rezensenten durch Fachzeitschrift oder aktive Akquisition eines Rezensionsexemplars direkt bei der Fachredaktion durch Rezensenten.

↓

Akquisition
- Auswahl eines Fachbuchs (Autor, Titel, Verlag, Erscheinungsjahr und ISBN) nach Neuerscheinungsprogrammen der Fachverlage oder Angeboten der Fachbuchhändler, wie Fachbuch Richter, Thieme und Frohberg oder Lehmanns.
- Anschreiben einer Fachzeitschrift oder eines Fachportals bezüglich eines Rezensionsexemplars
- Klärung von Rezensionsumfang, -kriterien und allgemeinen Richtlinien

↓

Rezension
- Kritisches Lesen des Fachbuchs mittels „W-Fragen“ zur Bewertung von Ausstattung, Aufbau, Autor, Darstellung, Didaktik, Gestaltung, Inhalt, Umfang, Preis
- Umfassende Analyse eines Lehr-/Fachbuchs mittels des „BePLEI-Bewertungsinstrumentes“
- Zusammenfassen der Rezensionsergebnisse und formulieren eines Rezensionstextes mittels BePLEI-Rezensionskriterien.

↓

Publikation
- Veröffentlichung des Rezensionstext in einer Fachzeitschrift oder auf einem Fachportal.

(Eigene Darstellung des Autors)

Abbildung 25-1: Der Rezensionsprozess (Georg, 2017, S. 406)

Tabelle 25-1: Deutschsprachige Pflege-Fachzeitschriften und -foren mit Rezensionsseiten (Auswahl)

Fachzeitschriften mit ausführlichem Rezensionsteil	Internetforen mit ausführlichem Rezensionsteil
Intensiv	www.pflege-professionell.at
Krankenpflege/Soins infirmiers	www.pflege-wissenschaft.info
Dr. med. Mabuse	www.socialnet.de
Padua	
Pflege	
Pflegewissenschaft	
Psychiatrische Pflege	

Wenn Sie das erste Mal ein Rezensionsexemplar bei einer Redaktion bestellen – idealerweise eine Zeitschrift, die Ihnen vertraut ist – sollten Sie kurz Ihre Expertise ausweisen und das fragliche Buch eindeutig mit Autor, Titel, Verlag, Erscheinungsjahr und ISBN benennen. Bücher, die älter als zwölf Monate sind, scheiden aus Aktualitätsgründen aus. Erfragen Sie bei der Redaktion den maximalen Umfang, die Form der bibliografischen Angaben, den Abgabetermin, eine mögliche Honorierung (außer dem Rezensionsexemplar) und Kriterien oder ein Beurteilungsraster, nach dem Sie das Buch bewerten sollen. In der Regel umfasst eine ausführlichere Rezension 800 bis 1500 Zeichen in Printmedien und 5000 bis 8000 Zeichen inklusive Leerzeichen in Online-Medien.

25.3 Rezensionskriterien

Einzelne Rezensionsseiten geben ihren Rezensenten ausführliche Hinweise für das Verfassen einer Rezension (Social.net, 2021). Für die Bewertung von Büchern gibt es verschiedene Rezensionsraster, die unterschiedlich ausführlich sind. Als mögliche Kriterien wurden Ihnen z. B. bei Social.net (2021) die folgenden qualitativen Merkmale angeboten:

- Thema der Publikation
- Entstehungshintergrund
- Aufbau, Übersichtlichkeit und Gestaltung
- Inhalt, Aktualität, Anspruch
- Didaktik und Verständlichkeit
- Vorstellung von AutorIn und HerausgeberIn
- Buchformat und
- Gesamtbewertung und Fazit.

Neben diesem nicht validierten, aber pragmatischen Ansatz, kann eine Buchkritik auch nach „*W-Fragen*“ (wer schreibt was, wie, wann, warum, womit und wie viel?) erfolgen, wie **Tabelle 25-2** zeigt.

Darüber hinaus kann eine Rezension oder Lehrbuchbewertung auch mit dem validierten „Berner Pflegelehrbuchevaluations-Instrument (BePLEI)“ (Georg, 2004) erfolgen. Dieses Instrument hat sich, bezogen auf die an der Studie teilnehmenden Gruppen, als verlässlich, inhaltlich gültig und praktikabel erwiesen. International liegt das Texas Textbook Evaluation Tool (T-TET) von Sicola und Chesley (1999) für die Rezension englischsprachiger Pflege-Fachliteratur vor, das jedoch über weniger Kriterien als das BePLEI verfügt und in dieses integriert wurde.

Das Pflege-Lehrbuch-Bewertungsinstrument ist ein mehrdimensionales und mehrstufiges Instrument (siehe **Tab. 25-3**), das folgende vier Dimensionen umfasst:

1. Fachwissenschaft: Pflege
2. Gestaltung

Tabelle 25-2: Rezensionsfragen, -bereiche und -kriterien

Frage	bezogen auf
Wer?	**Autor:** erfahren, qualifiziert
Was?	**Inhalt:** aktuell, genau, sachrichtig
Wie?	**Aufbau:** konsistent, orientierend, pointiert, strukturiert, übersichtlich, zusammenfassend **Ausstattung:** angemessen (Papier-, Bindequalität, Einband) **Darstellung:** glaubwürdig, kompetent, transparent, vorurteilsfrei, werteorientiert; exemplarisch, konkret, kurz, prägnant, verständlich, richtlinienbezogen **Gestaltung:** ansprechend, anschaulich, belegt, fokussiert, klar, kulturkompetent, lesbar, passend (Bild und Text), übersichtlich **Inhalt:** forschungs-, patienten-, praxis-, prozessorientiert, konsistent, kulturkompetent, selbstreflektiert, theoriegeleitet, vorurteilsfrei
Wann?	**Inhalt:** aktuell, kontextgerecht
Warum?	**Darstellung:** transparent
Womit?	**Didaktik:** didaktisiert, handlungsorientiert, lernendenorientiert, lernfeldorientiert, problemorientiert, sequenziell
Wie viel?	**Umfang:** angemessen, handlich **Preis:** preiswert

3. Aufbau, Strukturelemente, Übersichtlichkeit und
4. Darstellung, Didaktik.

Die 250 Kriterien des Instrumentes können mit einer fünfstufigen Antwortskala in durchschnittlich zwei bis zweieinhalb Stunden eingeschätzt werden, wenn der Rezensent das Buch kennt. Für das Schreiben einer Rezension können Sie die jeweiligen Antworten als Formulierungshilfe verwenden. Das Instrument findet sich im Anhang des Schreibhandbuchs für Pflegeberufe von Reinhardt (2006) oder kann direkt beim Autor dieses Beitrags bezogen werden.

Das BePLEI wirkt wegen seines Umfangs für AnfängerInnen vielleicht etwas abschreckend. Aber es bietet ausführliche Kriterien, um ein Buch professionell zu bewerten. Damit können Sie Ihren Blick für die wesentlichen Punkte schärfen. Wenn Sie etwas geübter sind, können Sie dann die etwas „gröberen“ Bewertungsraster nutzen.

! Eine Buchkritik muss nicht immer positiv ausfallen. Natürlich können Sie auch in konstruktiver Form Ihre Kritik formulieren. Im besten Falle helfen diese den Autoren und Autorinnen des Werkes, bei einer Neuauflage das Buch zu verbessern. Ein Beispiel für eine konstruktive Kritik finden Sie bei Meyer, 2009.

- Meyer, G. (2009). Buchrezension: Rein Tideiksaar. Stürze und Sturzprävention für PflegeassistentInnen. *Pflege, 22*(5), 385–386.

Vielleicht haben Sie ja nun Lust bekommen, eine Rezension über dieses Buch zu schreiben?

25.4 Literatur

Georg, J. (2004). *Developing and testing a measurement instrument for a desk-evaluation of nursing textbooks* (Masterarbeit). London: The RCN Institute.

Georg, J. (2006). Bücher. In K. Reinhardt (Hrsg.), *Schreiben: Ein Handbuch für Pflege- und Gesundheitsberufe* (2. Aufl., S. 245–293). Bern: Huber.

Georg, J. (2017). Rezensionen schreiben. In E-M. Panfil (Hrsg.). *Wissenschaftliches Arbeiten in der Pflege* (3. Aufl., S. 405–410). Bern: Hogrefe.

Tabelle 25-3: Mehrdimensionaler und -stufiger Bezugsrahmen des Berner Pflegelehrbuch-Evaluationsinstrumentes (BePLEI), (Georg, 2004) (in Klammern die Zahl der Einzelkriterien)

I. Dimension: Fachwissenschaft Pflege	II. Dimension: Gestaltung
Wissenschaftliche Angemessenheit (10) Umgang mit Fachbegriffen (5) Praxisorientierung (1) Theorie (2) Forschung (3) Pflege- und Versorgungsprozesse (14) Qualität, Leitlinien, Standards, Wirtschaftlichkeit (2) Professionalisierung, Selbstreflexion, kritisches Denken (5) Caring (3) Entwicklung, Lebenslauf, Lebensphasen (1) Handlungsfelder, Settings (1) Kommunikation, Interaktion, Kooperation (4) Menschenbild (4) Ethik und Recht (6)	Erster Eindruck, Anmutung (4) Leserlichkeit (12) Doppelseite (8) Illustration, Bildmaterial (20) Bild-Text-Passung (9) Tabellen (3) Papierqualität (4) Bindequalität and Einband (5) Umfang (3)
III. Dimension: Aufbau, Strukturelemente, Übersichtlichkeit	**IV: Dimension: Darstellung und Didaktik**
Impressum (1) Inhaltsverzeichnis (4) Einleitung (3) Aufbau des Textes (10) Autoren-, Herausgeberverzeichnis (2) Glossar (5) Abkürzungsverzeichnis (1) Literaturverzeichnis (4) Anhang (1) Sachwortverzeichnis (6) Optische Gebrauchshilfen (1) Medienpaket, Produktdiversifikation (5)	Inhalt und Text (8) Formulierung, Verständlichkeit (9) Aufgaben, Übungen, Studienaktivitäten (10) Richtlinienbezug (3) Didaktik, Lernziele, Lernverfahren, -effekte (29) Glaubwürdigkeit, Kompetenz, Transparenz (7) Vorurteilsfreiheit (4) Werteerziehung (8)

Georg, J. (2020). *Buchmessebericht*. Bern: Hogrefe [unveröffentlicht].

Hill, D.R. & Stickell, H.N. (2000). Brandon/Hill selected List of print nursing books and journals. *Nursing Outlook, 48*(1), 10–22. https://doi.org/10.1067/mno.2000.105501

Sicola, V. & Chesley, D.A. (1999). Development of the Texas Textbook Evaluation Tool (T-TET). *Nurse Educator, 24*(2), 23–28. https://doi.org/10.1097/00006223-199903000-00009

Social.net. (n.d.) *Socialnet Rezensionen*. Zugriff am 30. März 2021 unter https://www.socialnet.de/rezensionen/hilfe-rezensent.html

Weiterführende Literatur

Georg, J. (2010). Lesen – Kritisieren – Sparen. *NOVAcura, 41*(3), 36–37.

Georg, J. (2015). Pflege-Fachzeitschriften. In J. Georg (Hrsg.), *Pflege 2016: Der Hogrefe-Pflegekalender* (S. 224–225). Bern: Hogrefe.

Langer, I., Schulz von Thun, F. & Tausch, R. (2015). *Sich verständlich ausdrücken* (10. Aufl.). München: Reinhardt.

Mikk, J. (2000). *Textbook: Research and Writing*. Frankfurt/Main: Peter Lang.

Rauch, M. & Tomaschewski, L. (1986). *Reutlinger Raster zur Analyse und Bewertung von Schulbüchern und Begleitmedien*. Emmendingen: Eigenverlag.

Reinhardt, K. (Hrsg.). (2006). *Schreiben: Ein Handbuch für Pflege- und Gesundheitsberufe* (2. Aufl.). Bern: Huber.

Weinbrenner, P. (1995). Grundlagen und Methodenprobleme sozialwissenschaftlicher Schulbuchforschung. In R. Olechowski (Hrsg.), *Schulbuchforschung* (S. 21–43). Frankfurt/M.: Peter Lang.

Teil 4
Wissenschaftliche Tugenden – Tugendhafte Wissenschaft

26 Ein Pflegefachbuch (mit)schreiben

Jürgen Georg

26.1 Bücher

Das Schreiben von qualifizierenden Facharbeiten oder Fachartikeln in (nicht-)wissenschaftlichen Journalen und das Bewerten eines Fachbuchs in Form einer Buchrezension waren bereits Themen von „Schreibarbeiten" von Pflegefachpersonen. Aus all dem und darüber hinaus können Pflegewissenschaffende auch Fachartikel in Fachbüchern oder umfassenden Fach- und Lehrbüchern schreiben oder herausgeben. Das folgende Kapitel skizziert den Weg dahin.

Lernziele

Nach dem Lesen dieses Beitrags sollten Sie:

- persönliche Motive für das Schreiben eines Fachbuches geklärt haben
- ein Exposé für ein Fachbuch schreiben und begründen können
- einzelne Schritte zum Ablauf eines Buchprojektes kennen
- Strukturelemente eines Fachbuches identifizieren können
- Verlage als Partner auf dem Weg zum eigenen Buch akzeptiert haben.

26.1.1 Weg zum Buch

Der Weg zu einem Fachbuch kann in der kleinen Etappe eines Fachbuchbeitrags zurückgelegt werden oder er führt über die große Tour als Autor eines Fachbuchs oder dessen Herausgeberschaft. Bei der Planung einer dieser Touren sind einige Fragen zu beantworten:

- Was motiviert Sie zum Schreiben?
- In welche Rolle wachsen Sie als Fachbuch-Autorin hinein?
- Schreiben Sie allein oder mit Mitautoren?
- Wie werden aus einer vagen Idee ein Konzept und ein ganzes Buch?
- Welcher Verlag wird Ihr Manuskript veröffentlichen?
- Was ist beim Schreibprozess zu beachten?
- Wie entwickelt sich aus dem, was Sie geschrieben haben, ein tauglicher Text?
- Welche Stadien durchläuft eine Buchentstehung und -produktion?
- Was kann ich tun, um mein Buch an Pflegefachfrauen und -männer zu bringen?

26.2 Buch – Ideen, Motive, Autoren

Die Idee, ein Fachbuch zu publizieren, kann ein konsequenter nächster Schritt sein, Ihre Themen aus vorhergehenden Qualifikationsarbeiten, Fachartikeln, Forschungsprojekten, Praxiserfahrungen und Lehrtätigkeiten weiterzuentwickeln und Ihr Wissen einer breiteren Fachöffentlichkeit zugänglich zu machen. Ein Buchprojekt ist jedoch umfänglicher und aufwändiger, aber mitunter ertragreicher als andere Schreibprojekte.

Der Gedanke, ein Fachbuch zu schreiben, kann vielerlei Ursprünge haben. Pflegebücher werden u. a geschrieben, um:

- aus der Bachelor-, Masterarbeit oder Promotion ein „richtiges" Buch zu machen
- Erkenntnisse aus Ihrer Forschungsarbeit an Kollegen weiterzugeben und den Wissensbestand der Pflege zu mehren
- ein Themenfeld zu besetzen, zu dem bislang noch nichts oder kein gutes Fachbuch geschrieben wurde
- sich als die Expertin für ein bestimmtes Fachgebiet auszuweisen und zu etablieren
- sich eine Eintrittskarte zur nächsten Stufe der Karriereleiter zu drucken
- ein Lehrbuch zu schreiben, an dem keine Pflegestudierende mehr vorbeikommt
- einen Praxishandbuch zu schreiben, das jede Pflegende in der Kitteltasche mit sich herumträgt
- ein Nachschlagewerk zu verfassen, in dem Pflegebegriffe auf den Punkt gebracht werden
- neben Ihrer praktischen, lehrenden, beratenden oder leitenden Tätigkeit noch ein weiteres finanzielles Standbein als Autor/in aufzubauen
- das eigene Wissen nicht nur an wenige Pflegende in Kursen und Seminaren weiterzugeben, sondern an einen größeren Leserkreis
- nicht ständig das Skript zur Vorlesung, Schulung oder dem Seminar kopieren zu müssen.

Tipp! Prüfen Sie ihre Motivation gut, um nicht falschen Freunden aufzusitzen. Sie muss für einen Weg reichen, dessen geistige Tragzeit und Schreibzeit zwischen zwölf und vierundzwanzig Monaten dauern kann.

Gleich zu Beginn taucht die Frage auf, ob Sie Ihr Fachbuch oder Ihren Fachbuchbeitrag allein oder mit mehreren Autoren schreiben oder andere dazu motivieren, zu Ihrer Idee beizutragen. Sprich, ob Sie als Alleinautorin, Zweitautorin oder Mitautorin auftreten oder Sie als Herausgeberin fungieren möchten. Die Fähigkeiten, die Sie – allein oder auf mehrere verteilt – für eine erfolgreiche Autorenschaft brauchen werden, lassen sich mit den fünf Ks: Kontrolle, Kreativität, Kommunikationsfähigkeit, Koordination und Knete symbolisch umschreiben, wobei letzteres das Geschick umschreibt, über finanzielle Fragen erfolgreich zu verhandeln oder Drittmittel zu akquirieren.

Für eine *alleinige Autorenschaft* sprechen eine Reihe von Gründen:

- Sie kontrollieren Inhalte, Struktur, Zeit, Stil und Ausstattung allein mit dem Verlag.
- Sie kreieren alleine Strukturelemente, Abbildungen und Tabellen.
- Sie kommunizieren alleine mit Informanten, Interviewpartnern und Lektoren.
- Sie koordinieren alleine die notwendigen Schritte von der Idee, über das Manuskript bis hin zum fertigen Buch.
- Sie kassieren allein das ausgehandelte Autorenhonorar oder die Tantiemen.

Für eine *Zweit- oder Drittautorenschaft* sprechen ebenfalls gute Argumente:

- Sie gehen große Projekte gerne arbeitsteilig an und verteilen Aufgaben und Verantwortung gerne auf mehrere Schultern.
- Sie diskutieren Inhalte, Struktur, Zeit, Stil und Ausstattung lieber mit Kolleginnen und einem Verlag.
- Sie sind kreativer beim Strukturieren und Visualisieren des Textes, wenn Sie dies mit andern angehen können oder sich auf deren Talente verlassen und auf Ihr Spezialgebiet konzentrieren können.
- Sie brauchen den professionellen Dialog mit Kolleginnen und deren Kompetenz und Expertise, um das Thema umfassend beschreiben zu können.
- Sie können sich in einer Gruppe von Autoren einigen, wer als Erst-, Zweit- oder Drittautor genannt wird.
- Sie teilen gerne den gemeinsamen Lohn für gemeinsame Arbeit.

Als Mitautorin tragen Sie ein Kapitel zu einem Mehrautorenwerk bei. Für dessen Koordination braucht es eine Herausgeberin oder einen Herausgeber. Für eine *Herausgeberschaft* spricht, wenn Sie sich den Aufgaben eines Mehrautorenwerkes gewachsen fühlen (siehe **Tab. 26-1**). Als Herausgeber treten Sie vergleichbar einer Bundeskanzlerin mit inhaltlicher Leitlinienkompetenz auf und erfüllen folgende anspruchsvolle Aufgaben:

- Sie schreiben den roten Faden eines *Drehbuchs* für die Mitautoren, das klärt, wer welche Inhalte mit welchem Ziel und in welcher Form bis wann schreiben wird.

Tabelle 26-1: Checkliste für Herausgeber von Mehrautorenwerken

Vor Manuskriptabgabe
• Hat jede/r Autor/in eindeutige Terminvorgaben? • Hat jede/r Autor/in Autorenanweisungen? • Sind die Strukturelemente klar strukturiert, kommuniziert und differenziert (obligat/fakulatativ)? • Hat jede/r Autor/in Formatvorlagen zur Einarbeitung des Manuskripttextes und der Anlage von Literaturverzeichnissen? • Besteht ein „Plan B“, im Sinne eines Zweitautoren, falls ein/e Autorin ausfällt? • Etwa sechs Wochen vor Abgabetermin rückfragen, evtl. Autoren ersetzen oder Kapitel streichen • bei Terminverschiebungen Verlag vorab informieren
Nach Erhalt der Manuskripte
• Zeitnah das Manuskript screenen und überfliegen und bei groben Abweichungen Rückmeldung an den/die Autoren geben • Kapitelüberschriften stilistisch anpassen, bzgl. Textlänge kürzen (≤ 5 Worte) und Gesamtinhaltsverzeichnis erstellen, Hierarchie (max. 3 Stufen/Dekaden) und Formulierungen aller Überschriften möglichst vereinheitlichen • Sonderteile vereinheitlichen (Form der Autorennamen? Abstract am Anfang? Zusammenfassung am Ende?) • evtl. Hinweise auf Vortrag tilgen, ggfs. Angabe der Erstveröffentlichung • sind die Literaturverweise und -angaben einheitlich? (z. B. APA-Style) • sind alle Tabellen und Abbildungen eindeutig bezeichnet? Stimmen die Erwähnungen/Verweise von Tabellen und Abbildungen im Text mit den tatsächlich gelieferten Tabellen und Abbildungen überein? • Autorenverzeichnis erstellen • Packen: Titelei mit Inhaltsverzeichnis, Danksagung, Widmung, Vor-/Geleitwort – Texte – Tabellen + Tabellenlegenden – Bildlegenden – Abbildungen (gute Reinvorlagen oder > 300 dpi aufgelöste Daten) • ebenso Datenträger (USB-Stick) oder Daten-Cloud erstellen, alle Texte möglichst im gleichen Format (bitte angeben) abspeichern (rtf/docx, jpg, xls etc.) • von allen Teilen Daten-Kopien aufbewahren • evtl. Hinweise auf zentrale Begriffe für elektronisch indexiertes Sachregister zusammenstellen
Nach Erhalt der ersten Abzüge vom Verlag
• Welche Autoren müssen ihre Texte wirklich noch sehen? • Klare Termine setzen („ohne Rückmeldung bis zum … gehen wir davon aus, dass Sie keine weiteren Korrekturen haben“) • Eigene Bearbeitungszeit planen und dem Verlag mitteilen, wann mit der Rückgabe der Korrekturen zu rechnen ist • Unbedingt Fragenliste des Lektorats bzw. Blockaden [■] im Text beachten und klären
Nach Erhalt der Imprimatur-Abzüge vom Verlag
• in aller Regel Endkontrolle nur noch durch Herausgeber, nicht mehr an Autoren senden • Umschlaggestaltung (Titel, Werbetext, Titelabbildung) mit Verlag abstimmen

- Sie listen gegenüber dem Verlag tabellarisch in einem *Projektbogen* auf, wer, was, bis wann, in welchem Umfang, für welches Honorar und wie viele Freiexemplare schreiben wird.
- Sie handeln die Konditionen der Herausgeber- und evtl. Mitautorenverträge mit dem Verlag aus.
- Sie koordinieren, kontrollieren und kommunizieren die notwendigen Schritte, bevor und nachdem Sie die Manuskripte und später den gesetzten Umbruch erhalten haben.

Ob als Alleinautor oder als Herausgeber: Der erste Schritt nach der grundsätzlichen Entscheidung, ein Buch zu schreiben – und noch bevor Sie allzu viel Arbeit investiert haben – ist es, Ihre Buchidee in einem *Exposé* zusammenzufassen, mit dem Sie einen Verlag dafür begeistern, gemeinsam aus Ihrer Idee ein Buch zu machen. In dem Exposé beschreiben und begründen Sie gegenüber dem Verlag:

- was der Titel, das Thema Ihres Buches ist
- wer die Autoren/Herausgeberinnen des Buches sind
- was der Inhalt und wie das Buch gegliedert sein wird
- warum Ihr Werk notwendig, einzigartig oder besser als andere ist (USP, Konkurrenzanalyse)
- wie umfangreich (Seiten/Buchgröße) das Buch sein wird
- wie das Buch ausgestattet sein sollte (gebunden, kartoniert; ein-, zwei- oder vierfarbig)
- welche Zusatzmaterialien notwendig sein werden
- wie viele Abbildungen und Tabellen das Buch beinhalten sollte
- wie viele Abbildungen sie selbst einbringen und wie viele Illustrationen oder Grafiken neu zu zeichnen sein werden (Bildmanuskript und -redaktion)
- wie das Buch didaktisch strukturiert sein wird und mit welchen Formen und Elementen Sie die gewünschten Eigenschaften des Buches umsetzen werden (Strukturelemente)
- bis wann das Manuskript des Buches fertiggestellt sein wird
- ob das Buch auch in digitaler Form vorliegen sollte (E-Book, E-PUB, Plattform, App)
- ob es digitale Zusatzmaterialien zu dem Buch geben wird für Mediathek
- wie viel das Buch kosten darf
- ob Sie Möglichkeiten der Finanzierung, Bezuschussung oder Festabnahme durch Dritte sehen oder einbringen können
- wer das Buch kaufen wird (Zielgruppe/Zielgruppengröße)
- wie und wo das fertige Buch beworben werden kann? Was Sie selbst zur Werbung beitragen können (Kurse, Vernissagen, Vorlesungen, Vorträge, Webinare, Blogs)
- welche Zeitschriften, Plattformen oder sozialen Netzwerke Ihr Buch rezensieren und bewerten könnten.

Tipp! Sinnvoll ist es, neben einer detaillierten Gliederung noch eine kurze Textprobe oder ein Musterkapitel beizulegen, um einen Eindruck Ihrer Schreibfähigkeit zu geben. Die meisten Fachbuchverlage bieten auf ihren Webseiten Mustervorlagen an, um ein Exposé zu gliedern und so zu erstellen, wie es die folgende Tabelle (siehe **Tab. 26-2**) zusammenfasst.

26.3 Verlage, Programme, Lektoren

Bei der Frage, in welchem Umfeld Sie Ihr Werk platzieren möchten, ist abzuwägen, in welchem Verlag Sie Ihr Buch publizieren möchten? Welche/r Lektor/in Sie sich als Begleiter/in für Ihr Buchprojekt wünschen? Wie sieht das Programm des Verlages aus, gibt es bereits thematisch ähnliche Titel in einzelnen Programmsegmenten? Steht der Verlag für bestimmte Schwerpunkte (Ausbildung/Studium, Praxis, Wissenschaft) oder Themenschwerpunkte (Altenpflege, Palliative Care, Akutpflege o. Ä.), zu denen Ihr Buch passen würde? Trifft Ihr Buch

Tabelle 26-2: Musterexposé (Quelle: Georg, Hogrefe Verlag, 2021, unveröffentlicht)

Autoren/ Hrsg. Titel/Vor-/Name, Ort, Kontakt	
Arbeitstitel/Untertitel/Titelvarianten	
Auflage	x., vollst. überarb. u. erg. Auflage
Programmbereich/-segment	
Lizenzgeber bei Übersetzungsvorschlag	
Eckdaten	**Umfang** (Seiten), **Format** (15.5×22.5 cm, 17.0×24.0 cm), **Spalten** (1; 2), **Ausstattung** (Farbigkeit: 1c, 2c, 4c), **Bindung** (kt, kb, gb, fh, flex.-geb.), ca. **Abbildungen** (Fotos geliefert, Grafiken neu), ca. **Tabellen**, **Ladenpreis** (ca. €), **Zuschuss**: ja/nein, **Festabnahme**: ja/nein, Honorarstaffel: % NVE; **Hrsg./Mitautoren**-Honorarverteilung **Freiexemplare**: Stck., **Autorenrabatt**: % **Auflage**: Exemplare
Verkaufsgeschichte (bei Vorauflage)	
Manuskriptabgabe bis	**Termin d. Manuskriptabgabe** (Mitautoren/Autor/Hrsg.:) Publikationsziel: x_202X
Programmzuordnung	**Programm:** I/II_202X; Programm: Pflege/Fachgebietszuordnung (z. B. Pflegeprozess)
Inhalt/Gliederung	**Inhalt** (kurze Beschreibung des Inhaltes mit ca. 1500 Zeichen) **Gliederung** (max. 2 Dekaden)
Strukturelemente	**Abbildungen** (Cartoon, Fotos, Infografik, Mindmap), **Tabellen**, **Textelemente**, Abstracts, Definitionen, Fallbeispiele, Selbstreflektionen, Skills, Übungen **Verzeichnisse:** Autoren-V., Glossar, Inhalts-V., Literatur-V., Sachwort-V.
Zusätzliches Digitalmaterial	Video-Clips, Datensätze, Audiodateien, PPTs, Fallbeispiele
USP: Alleinstellungsmerkmale	
Konkurrenztitel Autor (Jahr). Titel. Verlag, Ort. Ausstattung, Format, Preis (SWAT-Analyse)	
Synergien mit bestehendem Verlagsprogramm Autor (Jahr). Titel. Verlag, Ort. Ausstattung, Format, Preis	
Zielgruppe(n): Pflegestudierende, Pflegefachpersonen, Pflegepraktiker, FAGE, Pflegelehrende, Pflegeleitende, Pflegewissenschaftler, Patientenedukatoren, pflegende Angehörige, …	
Marketing (Anzeigen, Kongresse, Tagungen, Social Media, Landing Page)	
Zuschuss durch Institution, Organisation, Stiftung, Verband?	
Zum Autor/zur Autorin (Kurz-Biografie/CV)	
Blurrbs (positive Stimmen zum Buch)	

einen „Nerv“, ist das Thema für den Verlag aktuell/relevant? Rechnet sich das Projekt für Sie und den Verlag?

26.3.1 Pflegebuchverlage und -programme

Zu den bekanntesten Pflegebuchverlagen gehören Elsevier, Thieme, Hogrefe, Handwerk und Technik, Kohlhammer, Schlütersche, Springer und Mabuse, sowie Schulbuchverlage wie Cornelsen, hep oder Westermann. Die Mail-Anschriften und Webadressen dieser und weiterer Verlage finden Sie im Anhang. Sie unterscheiden sich in ihrer *Programmbreite*, d.h. in ihrem Angebot an Literatur für die Pflegeausbildung, die Pflegepraxis, die Fachweiterbildung und das Pflegestudium (Pflegemanagement, -pädagogik, -wissenschaft und Advanced Nursing Practice). Ferner unterscheiden sie sich in ihrer *Programmtiefe*, d.h. wie viele Bücher in einzelnen Programmsegmenten angeboten werden (siehe **Tab. 26-3**).

Die drei großen *Programmbereiche* Ausbildung, Praxis und Studium/Wissenschaft lassen sich in weitere Programmsegmente untergliedern. Exemplarisch wird in **Abbildung 26-1** die Pflege-Programmstruktur des Hogrefe Verlages dargestellt.

26.3.2 Entscheidungshilfen

Beim Auswählen eines geeigneten Verlages ist es hilfreich einzuschätzen, in welchen Programmbereich Ihr Buch am ehesten passt, welchem Programmsegment es zuzuordnen ist und ob dieses Segment schon Bücher zu Ihrem Thema enthält. Der Programmleiter (Lektor) im Verlag wird ebenfalls *programmatisch* einschätzen, ob ein angebotener Titel inhaltlich eine Lücke schließt bzw. die Familie ergänzt oder auf ein gesättigtes Segment stößt. Wenn Sie z.B. ein Handbuch über Pflegediagnosen in der Altenpflege schreiben möchten, dann stießen Sie im Programm von Elsevier bereits auf einen vergleichbaren Titel. Im Programm des Verlages Hogrefe fänden sich zwar schon diverse Titel über Pflegediagnosen, nicht jedoch zu Ihrem speziellen Thema, d.h., das programmatische Umfeld wäre günstig.

Ob sich ein Buch für Sie ökonomisch rechnet, können Sie anhand Ihrer selbst gesteckten Ziele, Erwartungen und dem möglichen Ertrag in Relation zum Zeitaufwand prüfen. Machen sie sich aber bewusst, dass es bislang in der Pflege kaum Autoren gibt, die allein von ihrer Autorentätigkeit leben könnten.

Wenn Sie Ihrem Lektor den voraussichtlichen Seitenumfang, die Zahl der kostenpflichtigen oder neu zu erstellenden Illustrationen u.a. voraussehbare Kosten, aber auch mögliche Erträge durch Sponsoring oder Fördermittel mitteilen, kann er die Kosten kalkulieren. Wie sich die Kosten eines Buchprojektes für Lektorat, Herstellung, Autorenhonorare, Werbung und Vertrieb prozentual verteilen, zeigt die **Abbildung 26-2**. Daran sehen Sie, wie viele Menschen neben Autor und Lektorat an der Buchentstehung mitwirken und warum die Autorenhonorare durchschnittlich „nur“ bei etwa 12–15% des Nettoverlagserlöses (Ladenpreis abzgl. Mehrwertsteuer und Buchhandelsrabatt) liegen. Wie aus **Abbildung 26-2** ersichtlich ist, gehen ca. 40% des Nettoladenpreises an den Buch- und Zwischenhandel in Form von Rabatten. Diese Rechnung bildet die Kosten und Erlöse für den Verlag realistischer ab, ist aber für Autoren weniger transparent und schwerer nachvollziehbar.

z. B. Wie viel für Sie unter dem Strich übrig bleibt, zeigen folgende Modellrechnungen eines Buches mit einer verkauften Auflage von 2500 Exemplaren und einem Ladenpreis von Euro 29,95:
Ladenpreis (€ 29,95) – MwSt (7%) – Buchhandelsrabatt (40%) =
Nettoverlagserlös € 15,87
Nettoverlagserlös (€ 15,87) x Honorarsatz (14%) x Auflage (2500) = Honorar € 5556
Ladenpreis (€ 29,95) – MwSt (7%) = Nettoladenpreis € 27,85
Nettoladenpreis (€ 27,85) x Honorarsatz (10%) x Auflage (2500) = Honorar € 6963

Tabelle 26-3: Programmbreite und -tiefe von Pflegebuchverlagen

Programmbereiche	Ausbildung	Praxis	Wissenschaft
Behrs →	◎	●	–
Belz ↗	–	●	●
Bibliomed →	–	●	–
Bildungsverlag EINS →	●	–	–
Careum ↗	●◎	●	●
Cornelsen Verlag/ Verlag an der Ruhr ↗	●●● ●	● ●	– –
de Gruyter →	● (Lexikon)	●	–
Elsevier DE ↗	●●●	●●●	●
Europa-Lernmittel →	●●	●	–
Facultas/UTB ↗	●●	●●	●●
Forum →	–	● (PallCare, AP)	–
Handwerk & Technik →	●●	●	–
hep (CH) ↗	●◎	–	●
Hogrefe ↗	●	●●●	●●●
Kohlhammer ↗	●●	●●●	●
Lambertus →	–	● (PallCare)	●
Mabuse ↗	–	●	●●
Medhochzwei	●	●	● (Mgmt)
Psychiatrie-Verlag ↗	–	●● (PsychPflege)	–
Recom (Thieme) ↗	–	●	●
Ernst Reinhardt	–	●	–
Schattauer	●	●	–
Schlütersche/Kunz ↗	●●	●●	●●
Springer-DE ↗	●●◎	●●●	●
Springer-A ↗	●●◎	●◎	●●
Thieme	●●●	●●●	●
Vincentz	●●	●	◎
V&R	–	● (Palliative Care: Trauer)	–
Winkler (Westermann) →	●●	–	–
WVG →	●	●	–

Titelzahl: sehr groß ●●●, mittelgroß ●●, gering ●, keine Titel –, ⊙ sich entwickelnder Bereich, ◎○ rückläufig.

Programmdynamik bzgl NENAs: ↓ keine, → geringe, ↗ hohe, ↑ sehr hohe

Abkürzungen: A: Österreich, AP: Altenpflege, DE: Deutschland, NENA: Neuerscheinungen/Neuauflagen, PallCare: Palliative Care, UTB: Universitätstaschenbuch, V&R: Vandenhoeck & Ruprecht, WVG: Wissenschaftliche Verlagsgesellschaft

Pflegestrukturdiagramm

Fachlicher Aufbau der Pflege und Handlungsfelder für Pflegende

I. Pflege-Grundausbildung

Kinderkrankenpflege	Krankenpflege	Altenpflege
Geburtshilfe	Familienpflege	Pflegeassistenz

Pflege-Grundlagen/Examensvorbereitung*

- Medizin/Krankheitslehre*
- Erste Hilfe
- Pädagogik/Soziologie/Psychologie*
- BWL/Gesundheitsökonomie
- Anatomie/Psychologie*
- Arzneimittellehre
- Gesundheitswissenschaften/Pub. Health
- Sprache/Schrifttum/Organisation/Dokum.
- Biologie/Chemie/Physik
- Ernährungslehre
- Berufs-/Staats-/Gesetzeskunde*
- Hygiene*/Sozialmed.*/Rehabilitation*

II. Pflegepraxis/Fachpflege

Fachpflege/Fachweiterbildungen*

- Ambulante, häusliche Pflege*
- Case Management
- Gynäkologische Pflege
- Komplementäre Pflege
- Palliativpflege*
- Rehabilitative Pflege*
- Neurologische Pflege
- Ambulanzpflege
- Chirurgische Pflege
- Hygienepflege*
- Langzeitpflege
- Pflegebegutachtung
- Stomapflege
- Onkologische Pflege*
- Anästhesiepflege*
- Dialysepflege*
- Intensivpflege*
- OP-/Endoskopiepflege*
- Pflegeexperten
- Transkulturelle Pflege
- Behindertenpflege
- Familienpflege
- Internistische Pflege
- Pädiatrische Pflege
- Psychiatrische Pflege
- Überleitungspflege

Pflegeprozess/-dokumentation

- Pflegeassessment
- Pflegediagnosen/-diagnostik
- Pflegeziele/-ergebnisse/-outcomes
- Pflegeplanung/-standards/-dokumentation
- Pflegeinterventionen/-maßnahmen/-fertigkeiten
- Pflegeevaluation

Pflegeklassifikationen

- Pflegediagnosen/-phänomene/-konzepte
- Pflegeinterventionen
- Pflegeergebnisse/-outcomes

III. Pflegewissenschaft

Pflegetheorie

- Wissenschaftstheorie
- Primär-/Metatheorien
- Theoriebildung

Pflegeforschung

- Forschungsmethodologie
- Forschungsmethoden
- Forschungsstudien

Pflegeberatung

- Patientenschulung/-edukation
- Pflege-Consulting/-Coaching
- Pflegekommunikation

Pflege-Philosophie/-ethik	Pflegerecht	Pflegeinformatik

Pflegemanagement

- Leiten/Führen/Leadership
- Qualitätsmanagement
- BWL/Gesundheitsökonomie
- Controlling/Administration
- Pflege-/Versorgungssysteme

Pflegepädagogik

- Pflegedidaktik
- Praktische Ausbildung/Lernbegleitung
- Pflegeunterricht
- Innerbetriebliche Fortbildung (IBF)
- Pflegecurricula

Bezugswissenschaften

- Medizin/Naturwissenschaften
- Sozial-/Gesundheitswissenschaften/Psychologie
- Kulturwissenschaften
- Rechts-/Wirtschaftswissenschaften

Abbildung 26-1: Exemplarische Struktur des Pflegeprogramms des Hogrefe Verlages

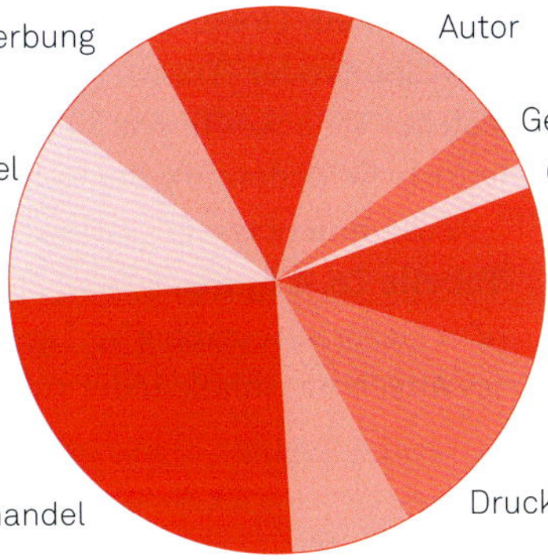

Abbildung 26-2: Ungefähre Kostenanteile bei einem Buch von 250 Seiten, Auflage 2500 Exemplare, Ladenpreis ca. 20 €

Bücher, die *aktuell* und zielgruppengerecht sind, haben größere Chancen, in ein Verlagsprogramm aufgenommen und von Leserinnen gekauft zu werden. Die Frage der Aktualität ist ein wichtiges Kriterium für Sie und den Verlag. Haben Sie ausreichend zeitliche Ressourcen, um das Manuskript des Buches zum vereinbarten Zeitpunkt fertigzustellen? Ist das Thema Ihres Buches von hoher Aktualität, wie z. B. gegenwärtig die Themen „Covid-19/Post-Covid-Care“, „Advanced Nursing Practice“ oder „Klimafolgenpflege“, ohne auf nennenswerte Konkurrenztitel zu treffen? Befriedigt es die aktuellen Bedürfnisse Ihrer potenziellen Lesergruppe, ist diese ausreichend groß und für den Verlag erreichbar?

Wenn Ihnen die Suche nach einem geeigneten Verlag zu mühsam ist, Sie aber dennoch überzeugt sind, eine gute Projektidee, -beschreibung oder gar ein Manuskript zu haben, dann können Sie Ihr Buch im *Eigenverlag* publizieren, wobei Sie die in **Abbildung 26-2** angeführten Kosten selbst aufbringen müssen. Alternativ können Sie sich auch an eine *Literaturagentur* wenden, die diese Aufgabe für Sie übernimmt, gegen Bezahlung nach erfolgreichem Abschluss. Bislang wird diese Möglichkeit kaum genutzt. Daher bleibt als erster Ansprechpartner im Verlag der Programmplaner oder Lektor.

Für die Auswahl eines/r geeigneten Lektoren/in kann ein direktes Gespräch hilfreich sein. Achten Sie dabei darauf, dass Ihnen die betreffende Person sympathisch ist und Ihnen:

- vermittelt, dass er/sie fachlich kompetent und erfahren ist und noch etwas „Stallgeruch“ hat
- mitteilt, welche Informationen er von Ihnen für die Genehmigung eines Projektes benötigt
- erklärt und nachvollziehbar macht, welche Vertragskonditionen Sie unterschreiben
- zeigt und erläutert, in welchen Schritten ein Buchprojekt verläuft und welche Personen daran beteiligt sind
- vermittelt, ob der von Ihnen aufgestellte Zeitplan realistisch ist und Sie an dessen Einhaltung erinnert
- verständlich macht, welche formalen und technischen Richtlinien bei der Manuskripterstellung und Umbruchkorrektur und der Generierung des elektronischen Sachwortverzeichnisses gelten
- hilft, Ihre Projektidee zu konkretisieren, zu strukturieren und umzusetzen
- hilft, weitergehende Literatur zu identifizieren
- darstellt und aufzeigt, wie Ihr Text visualisiert und didaktisiert werden kann
- eigene oder andere redaktionelle Ressourcen zur Optimierung Ihres Textes zur Verfügung stellt
- aufzeigt, welche Fehler vorhersehbar und vermeidbar sind

- seine Szenekenntnisse und sein Netzwerk für die Dauer des Projektes zur Verfügung stellt
- hilft, Ihr Buch als wichtigen Karrierebaustein zu nutzen.

Hinsichtlich direkter Absprachen mit dem Lektor, ohne große Reiseaufwendungen, kann der Verlagsort bedeutsam sein. In Zeiten moderner Kommunikationsmittel, insbesondere der Möglichkeit, Dokumente per E-Mail oder Daten-Clouds oder -Transfer auszutauschen, oder sich per Videokonferenz zu treffen, schwindet jedoch die Bedeutung der Standortfrage.

Zusammenfassend kann die Checkliste in **Tabelle 26-4** hilfreich sein, um im Austausch oder Gespräch einzelne Verlage hinsichtlich Ihres Angebotes miteinander zu vergleichen.

Tabelle 26-4: Checkliste und Kriterien für Gespräche zwischen Autor/in und Verlag und zum Vergleich von Verlagsangeboten

Exposé	• Autorenfragebogen (welche Angaben sind erforderlich?) • Wer, was, für wen, warum, wann, wie?
Thema	• Inhalt, Zielgruppe, Buch-, Publikationsform
Autorennennung	• Reihenfolge thematisiert und geklärt
Honorar	• pauschal oder absatzabhängig • Nettoladenpreis oder Nettoverlagserlös • Staffelung nach Auflage • Verhältnis Herausgeberhonorar: Mitautorenhonorar • Freiexemplare, Buchbudget • Autorenrabatt: eigenes Buch, andere Verlagsprodukte • Drittmittel durch Autoren
Ladenpreis	• Subskription
Auflage	• Höhe
Termine	• realistisch • Manuskriptabgabe • Autorenkorrektur • Publikation
Buch-/Medienform	• Lehrbuch, Leitfaden, Notes, Kartei, App, ...
Umfang	• maximal/minimal • Zeichen/Seite inkl. Leerzeichen (z. B. 4000 Z)
Layout	• Elemente, Bildredaktion, Kapiteltrenner
Strukturelemente	• Auswahl, Festlegung: verbindlich/wahlweise
Bindung	• gebunden (Hardcover) • kartoniert (Softcover, Broschur) • flexibel gebunden • Spiralbindung
Umschlag/Titelgestaltung	• Haupt-/Untertitel • Titelabbildung (Corporate-Design-Regeln, Mitsprache) • Umschlagtext • Titelschutz

Tabelle 26-4: *Fortsetzung*

Redaktion	• Autorenrichtlinien, Musterdatei • interne/externe Redaktion • Hinweise zur Umbruchkorrektur • Hinweise zur Erstellung eines Sachwortverzeichnisses oder Übernahme durch Verlag (E-Index-Tagging)
Genehmigungen	• Abbildungsgenehmigung • Abdruckgenehmigung • Lehrmittelfreiheit?
Illustrationen	• Grafiker/Fotograf • Text-, Infografiken, Mind-/Concept Maps, Wordles • Fotos/Bilder (Zahl, Qualität, Auflösung) • Cartoons/Comics
Werbung	• Gesamtverzeichnis/Halbjahresvorschau/Newsletter • Social Media Marketing • Autorenflyer • PPT-Folie, jpg-Datei • Anzeigen • Rezensionen • Selbstmarketingunterstützung
Vertrieb	• Bezug von Autorenexemplaren
Networking	• Verlags-, Lektorennetzwerk

26.4 Schreiben, Strukturieren, Visualisieren

Der Prozess des Anfangens, Schreibens und Überarbeitens von Fachbuchartikeln oder Fachbüchern wird ausführlich in den Werken von Reinhardt (2006, S. 22 ff.) und Reinhardt (2019) beschrieben.
Reinhardt, K. (2006). *Schreiben*. Bern: Huber.
Reinhardt, K. (2019). *Vom Wissen zum Buch* (2. Aufl.). Bern: Hogrefe.

Deshalb beschränkt sich dieser Beitrag auf die Frage, was ein Buchmanuskript von einem anderen fertigen Text unterscheidet. – Da ist zunächst einmal, ganz banal, die *Länge*. Es gibt Bücher mit 80 und solche mit 1800 Seiten; aber wenn Sie in der Buchhandlung nach Literatur zu einem speziellen Pflegeproblem suchen, dann werden Sie wohl ein Buch von etwa 128 bis 240 Seiten kaufen. Kürzer kann man ein Thema, das möglichst viele Lesende interessieren und substanziell informieren soll, kaum darstellen; mehr Seiten werden viele Lesende nicht lesen wollen. Dennoch bekommen Verlage immer wieder Bachelor- oder Masterarbeiten von 50 Manuskriptseiten, d.h. vielleicht 30 Druckseiten angeboten. Das können Sie tun, wenn Sie ergänzen, dass Sie das Vorliegende als Exposé betrachten und bereit sind, noch einmal ein halbes Jahr zu investieren, um es zu einem „richtigen" Buch zu erweitern.

Ein Fachbuch sollte eine durchgängige Struktur aufweisen. Die Bedeutung einer guten Gliederung wird in **Kapitel 12** und in Reinhardt (2006, 2019) ausführlich dargestellt. Ein Fachbuchtext sollte darüber hinaus durch wiederkehrende Text- und Bildelemente, sogenannte Strukturelemente gegliedert werden. Mit den Strukturelementen geben Sie Ihrem Leser einen roten Faden und einen Kompass an die Hand, der es ihm erleichtert, sich in Ihrem Gesamtwerk zu orientieren. Sie können damit den Text stärker gliedern, bestimmte Ziele operationalisieren und Inhalte stärker visualisieren. Strukturelemente werden meist in Form von Abbildungen, Tabellen, Kästen oder andersartigen typografischen Hervorhebungen dargestellt. Eine Auswahlliste möglicher Strukturelemente zeigt die **Tabelle 26-5**.

Tabelle 26-5: Strukturelemente

Strukturelement	Zweck	Beachte
Abbildungen/Tabellen		
Foto	• Veranschaulichen von Textinformationen • Darstellen von Handlungsabläufen • Emotionalisieren von Inhalten	Original beilegen Fotoqualität (kontrastreich, Auflösung >300 dpi) Angaben zu Quelle, Abbildungsnummer Abbildungsgenehmigung Model Release
Zeichnung	• Darstellen von Funktionen und Zusammenhängen • Hervorheben von Details	Skizzen anfertigen Vorlagen beilegen Quellen angeben
Infografiken	• Visuelle, modellhafte Darstellung von Bild- und Textelementen	Skizzen, Vorlagen beilegen Beschriftungen in Datei „Tekturen" mit Abbildungsnummer erfassen
Kapiteltrenner	• Visuelle Trennung von Buchkapiteln und -teilen • „Hingucker" beim Durchblättern	Sujet, Einzelaufnahme, Serie
Mind-Maps Concept-Maps	• Visualisierung komplexer Zusammenhänge, nichtlineare Gliederung von Informationen • Förderung kritischen Denkens	Übertragbarkeit von Mind-Mapping-Programmen in Satzdaten prüfen
Cartoons, Comics	• Humorvolle, pointierte Darstellung von Inhalten	Absprachen mit Cartoonisten Abdruckgenehmigung
Diagramme Balken, Torten, Säulen etc.	• Visualisieren numerischer Informationen	Formate mit Herstellung abstimmen
Tabellen	• Zeilen- und spaltenhaftes Darstellen von numerischen und textlichen Informationen • Zusammenfassung von Inhalten	Tabellenkopfzeile und Tabellennummer angeben Tabellen nicht mit Tabstopps ausrichten
Textinformationen		
Zitate	• Einstimmen auf ein Thema, das Thema auf den Punkt bringen • Darstellen der Situation aus Sicht des Betroffenen (inside/out)	Quellenangabe
Einführung „sign posting"	• Einführen, orientieren mit „wegweisendem" Charakter	

Tabelle 26-5: *Fortsetzung*

Strukturelement	Zweck	Beachte
Lernziele	• Anbieten von Kriterien zur Messung des Lernerfolges	Kognitive, emotionale, psychomotorische Ebene benennen
Fallbeispiele	• Darstellung von Patientensituation und -erleben • Verknüpfung von Theorie und Praxis • Exemplifizierung bei problemorientiertem Lernen	Anonymisieren oder konstruieren
Forschungsstudien	• Evidenzbasierung von Pflege • Forschungsorientierung umsetzen	Kurzfassung, Abstracts verwenden
Pflegeprozess • Pflegeassessment • Pflegediagnosen • Pflegeziele • Pflegeplan • Pflegeinterventionen • Pflegeevaluation	• Problem- und prozessorientierte Darstellung von Pflegeinhalten und -prozessen	PES-PR-Format berücksichtigen Abdruckgenehmigungen von NANDA, NIC, NOC, ICNP
Critical Pathways	• Darstellen interdisziplinärer Versorgungspfade	Tabellarisch oder als Flussdiagramm darstellen
Patientenedukation	• Hinweise und Informationen zur Patienteninformation, Schulung und Beratung	Mittels Mikroschulungen operationalisieren
Entlassungsplanung	• Hinweise zur Vernetzung verschiedener Versorgungsbereiche	
Critical Incidents	• Auslösen von Betroffenheit • Einleiten von Selbstreflektion • Sensibilisieren für Risiken	Anonymisieren oder konstruieren
Selbstreflektionsfragen	• Hinterfragen von Einstellungen, Werten, (Vor)Urteilen	
Definitionen	• Schlüsselworte auf den Punkt bringen und verdeutlichen; Begriffe begreifbar machen	Hervorheben in kursiver oder fetter Schrifttype, Verlinken mit Glossar
Praxistipps	• Hinweise zur Pflegepraxis	
Skills und Handlungsfolgen	• Schrittweises Darstellen von Handlungsabläufen und notwendiger Fertigkeiten, Materialien, Haltungen	Texte mit Begründungen für Handlungen Texte mit Abbildungsserien unterstützen
Übungen	• Anleitungen zum Erleben/Erlernen psychomotorischer Fertigkeiten	Wer macht was, wie, in welcher Umgebung, in welcher Zeit, mit welchen Materialien/Hilfsmitteln
Beachte	• Hervorheben wichtiger Informationen, gefahrenträchtiger Situationen	Zurückhaltend verwenden („Stoppschild-Didaktik")
Lernkontrollfragen	• Vorbereitung von Prüfungen, Lernkontrollen	Verweise auf Antworten im Kapiteln oder Antwortenkatalog anführen

Tabelle 26-5: *Fortsetzung*

Strukturelement	Zweck	Beachte
Ressourcen		
Literaturangaben • Verwendete Literatur • Weiterführende Literatur • Kommentierte Literatur	• Belegen von verwendeten Zitaten und Paraphrasen. Hinweisen auf weiterführende Literatur, Kommentierung und Kurzdarstellung wichtiger Standardwerke	Zitierweise: siehe Kapitel 15 Übereinstimmung von Literaturstellen im Text und Literaturliste prüfen (Konsistenz)
Internetlinks • Internetadressen • Newsgroups • Netzwerke	• Multimediale Verknüpfung und Vertiefung von Inhalten; Networking	Aktualität und Funktionalität prüfen Seriosität prüfen (no fake news) Pfad eindeutig angeben
Medien • Videos • CD, DVD • Apps	• Visualisierte und animierte Vertiefung der Textinhalte	Dateiformate abstimmen
Adressen	• Networking, Hinweisen auf weiterführende Literatur und Ressourcen	
Glossar	• Definition, Erklärung von Fachbegriffen	KISS – keep it short and simple

Bei einem Mehrautorenwerk ist es besonders wichtig, dass Sie sich sowohl über die Umfänge der von jedem/r Einzelnen zu schreibenden Teile als auch über die Strukturelemente frühzeitig verständigen. Am besten verbinden Sie das mit der Festlegung einer Musterdatei oder Formatvorlage, d.h. der Form, in der Sie die Textdateien erstellen und zusammenführen möchten.

Wie Sie mithilfe von Strukturelementen die Ziele, Absichten und Eigenschaften Ihres Werkes umsetzen können wird exemplarisch in der folgenden **Tabelle 26-6** gezeigt.

26.5 Manuskripte, Umbrüche, Druckereien

Ein Buch entsteht in mehreren Phasen und Prozessschritten. An erster Stelle steht das getippte Manuskript, gefolgt vom gesetzten Umbruch und vom abschließend gedruckten Buch.

Zunächst schicken Sie das fertige Manuskript an das *Lektorat* des Verlages. Da spätere Korrekturen immer teuer werden, sollte „satzfertig“ von Ihnen aus wirklich endgültig bedeuten. Dennoch kann es sein, dass man Ihnen das Manuskript gleich wieder mit der Bitte um Überarbeitung nach vorgegebenen Kriterien oder Ergänzung zurückschickt. Ärgern Sie sich nicht darüber oder über andere Korrekturen, sondern betrachten Sie das als Service.

! Ein Buchmanuskript besteht aus mehreren Teilen, für die Sie auch getrennte Dateien anlegen sollten: Titelei, Haupttext inkl. Tabellen, Abbildungen mit Abbildungslegenden („Abbildung 1: …“), evtl. Anhänge und Autorenverzeichnis.

Eine detaillierte Beschreibung von Richtlinien und Tipps zur Erstellung eines korrekten Manuskriptes gibt Reinhardt (2006, S. 271ff.) oder direkt der Verlag seinem Autor. Darin

Tabelle 26-6: Umsetzen von Zielen, Merkmalen und Eigenschaften eines Buches mit Strukturelementen

Ziele/Eigenschaften	Strukturelemente
anschaulich	→ Abbildungen, Tabellen, Fotos, Grafiken
forschungsorientiert	→ Abstracts, Literaturbelege, Literaturliste
handlungsorientiert	→ Übungen, Skills, Handlungsabläufe
interdisziplinär	→ Critical Pathways, Autorenverzeichnis
kulturkompetent	→ Texte und Abbildungen sind kulturell repräsentativ, vorurteilsfrei, an Menschenrechten orientiert
patientenorientiert	→ Zitate, Fallbeispiele, Fallstudien
pointiert	→ Schlüsselbegriffe, Definitionen, Glossar, Cartoons
problemorientiert	→ Fallbeispiele, Pflegediagnosen, Pflegeprozess, Concept-Maps
reflektiert, kritisch	→ Reflektionsfragen, Übungen zu kritischem Denken
transparent	→ Gegenüberstellung kontroverser Positionen
übersichtlich	→ Inhaltsverzeichnis, Sachwortverzeichnis, Mindmaps, Einführungen, Zusammenfassungen
verständlich	→ kurze, knappe, prägnante, essenzielle, fremdwortarme Formulierungen

werden auch konkrete Hinweise zu häufigen Problemfällen bei der Manuskripterstellung gegeben, z.B. zu Literaturverzeichnissen und Literaturangaben, Zitierweisen, Abständen zwischen Zeichen, Worten und Zeilen, Gedankenstrich oder Bindestrich (– oder -), Silbentrennung, Einheiten/Maßzahlen, Aufzählungen, Sonderzeichen und einigen häufig falschen Schreibweisen.

Die Titelei umfasst die ersten Buchseiten und wird von Verlagen meist als Musterdatei an die Autoren gesendet, in der die Stellen markiert sind, an denen der Autor noch Eintragungen vornehmen muss. Die erste Seite heißt *Schmutztitel* (sie sollte das Buch schützen in der Zeit, als man Bücher noch ohne Einband kaufte und selbst zum Buchbinder brachte). Die *Haupttitelseite* führt die Autoren/Herausgeber, den Haupt- und Untertitel, die Auflage, evtl. Mitautoren und den Verlag an. Sie (und nicht das, was außen auf dem Buch steht) ist maßgeblich dafür, wie das Buch zitiert werden muss. Auf der *Impressumseite* werden Angaben über die Autoren, Herausgeber, die Einheitsaufnahme in der Deutschen Bibliothek, Auflage, Copyright, Verlag, Lektorat, Bearbeiter, Hersteller, Illustratoren, Setzer, Drucker, Urheberrecht und Anwendungshinweise gemacht. Das *Inhaltsverzeichnis* gibt einen Überblick über die inhaltliche Gliederung des Buches, sollte aber nicht tiefer als zur dritten Dekade gestaffelt sein. Dem eigentlichen Haupttext können noch vorangestellt werden: ein von einer dritten Person verfasstes Geleitwort, ein vom Autor verfasstes Vorwort, sowie eine Danksagung und Widmung.

Das Manuskript wird im Lektorat (ggf. auch durch externe Redakteure) redigiert. Dem Kapitel „Überarbeiten" in Reinhardt (2006, S. 67 ff.) können Sie entnehmen, wie viel eine gute Redaktion an einem Text verbessern kann.

Reinhardt, K. (2006). *Schreiben*. Bern: Huber.

Allerdings müssen Sie auch damit rechnen, dass man sich aus Kostengründen auf die Korrektur von Rechtschreibfehlern beschränken wird. In diesem Stadium sind inhaltliche Änderungen, Klärung von Fragen, Beschaffen von fehlenden Quellen, Abbildungen etc. noch möglich, danach nur noch in Ausnahmefällen. Wenn Sie Ihr halbes Buch nach dem Satz noch umschreiben wollen, wird Sie der Verlag mit Recht für die anfallenden Kosten haftbar machen. Ein Sachwortverzeichnis wird auf Basis des satzreifen Manuskriptes noch vor dem Satz erstellt, bzw. die zentralen Begriffe werden elektronisch markiert oder „getaggt".

Wenn das Lektorat das Manuskript für „satzreif" erklärt, geht es in die *Herstellung*. Das ist die Abteilung im Verlag, die die Zusammenarbeit mit Satz- und Druckbetrieben organisiert. Hier wird das Aussehen aller Strukturelemente ganz genau festgelegt und eine detaillierte Satzanweisung geschrieben. Der Setzer erstellt mit einem professionellen Satzprogramm (z. B. InDesign) die Formatierung des Textes, die Tabellen und Grafiken und schließlich das Gesamtlayout. Er bereitet auch die Abbildungen in Datenform auf (z. B. durch Einscannen) und integriert sie. Das Ergebnis ist der fertige *Umbruch*, von dem man Ihnen einen Abzug zuschickt.

Das Buch sieht nun beeindruckend perfekt aus, viel schöner als in Ihrem Word-Manuskript. Dennoch sollten Sie den Umbruch sorgfältig lesen und besonders auf Trennfehler, falsch zugeordnete Abbildungen, falsch gesetzte Tabellen, Kolumnentitel (Kopfzeilen) etc. achten. Manches lässt sich erst jetzt festlegen, wie etwa Querverweise auf Seitenzahlen, die im Umbruch erst einmal als Blockaden (■) erscheinen.

! Korrigieren Sie lesbar und nach den Textkorrekturregeln, die Sie im Duden (2020, S. 145–148) finden; d. h., wiederholen Sie ein Korrekturzeichen am Rand, anstatt in die Zeile hinein zu schreiben.

Jede Korrektur muss vom Setzer ausgeführt und vom Verlag überprüft werden, wovon Sie aber wenig mitbekommen werden (außer von der Zeit, die das alles dauert). Schließlich erteilt man das „Gut zum Druck" und die Satzdaten werden an die Druckerei übermittelt. Spätestens beim Druck muss auch der Umschlag vorliegen. Als letztes geht das gedruckte Buch zum Buchbinder und wird dann über das Lager des Verlages an den Buchhandel ausgeliefert.

Nach all dem (zusammengefasst in **Tab. 26-7**) können Sie sich vorstellen, dass gut ein Dutzend vielbeschäftigter Menschen bei der Entstehung Ihres Werkes mithilft. Wundern Sie sich also nicht, wenn es manchmal etwas dauert. Umso klarer sollten Sie mit Ihren eigenen Terminzusagen sein, damit Sie nicht all diese Menschen warten lassen.

26.6 Vertrieb, Verkauf, Vermarktung

Endlich ist es soweit. Sie halten Ihr Werk in den Händen – noch während des redaktionellen Prozesses hat der Verlag begonnen, Ihr Werk werblich anzukündigen. Dazu wurden von Lektorat und Marketing Texte für Halbjahresvorschauen, Gesamtverzeichnisse, Anzeigen, Newsletter, Flyer und Folder geschrieben. Es werden Messen, Lesungen, Tagungen, Kongresse, Seminare, Rezensionen, Vorabdrucke vorbereitet, um das Erscheinen Ihres Werkes breit gestreut zu verkünden – alles natürlich im Rahmen des begrenzten Werbebudgets. Diese Aktivitäten können Sie kongenial unterstützen, indem Sie Ihre Fähigkeiten, Talente und Kontakte einbringen, um den Bekanntheitsgrad ihres Werkes zu steigern und den Verkauf des Buches zu fördern. Die folgende Ideensammlung möge Ihnen einige Anregungen für eine effektive *Selbstvermarktung* von A bis Z geben:

- *Adressen*. Stellen Sie dem Verlag Ihnen zugängliche Adressen von Personen und Institutionen zur Verfügung, die über Ihr Buch in-

Tabelle 26-7: Ablauf eines Buchprojektes

Schritt	Beachte
Buchidee	Konzept, Exposé erstellen Projektbogen erstellen; Projektgenehmigung Strukturelemente festlegen; Musterdatei erstellen Publikationsform klären (Buch, E-Book, E-Pub) Zeitplan aufstellen Vertragsgestaltung Autoren-/Zitierrichtlinien besprechen und umsetzen
Manuskriptabgabe: Autor	Vollständigkeit (Titelei inkl. Inhaltsverzeichnis, Dank-, Vor-, Geleitwort; Fußnoten, Literatur-, Autorenverzeichnis, Abbildungs-, Tabellenhinweise, Tekturen, Anhänge) Manuskriptelemente (Titelei, Haupttext inkl. Tabellen, Abbildungs-, Tekturenmanuskript) Zitierstil konsistent/akkurat Funktionieren von Weblinks prüfen Herausgebercheck Formatierungen entsprechend Autorenrichtlininen
Redaktion: Lektorat	Prüfung von Inhalt, Form, Stil, Rechtschreibung Abbildungsmanuskript vollständig, ausreichende Bildauflösung
„Satzreife“: Autor	Prüfung und Annahme von Korrekturen und Änderungen des Lektorats Klärung von Fragen und Ergänzung fehlender Angaben und Materialien Aktualisierungen, Funktionalität von Weblinks Elektronische Markierung von Begriffen für das Sachwortverzeichnis
Layout: Setzerei	Arbeitserleichterung durch Abgabe getrennter Manuskriptelemente (Bild-/Textmanuskript)
Umbruchkorrektur: Lektorat/Autor	Autorenkorrektur möglichst ohne Umbruchverschiebungen Korrekturzeichen Termin Satzbedingte Fehler (Trennungen, Kolumnentitel, Abbildungs- u. Tabellenplatzierung, -ausrichtung und -beschriftung) Seitenverweise einfügen, Weblinks-Check Seitenangaben im Text und Inhaltsverzeichnis Angaben zur Person im Impressum und Autorenverzeichnis
Revision: Lektorat	Überprüfen der akkuraten Korrektureingabe durch Setzer Prüfung der Funktionalität von digitalen Medien (E-Book, E-Pub)
Imprimatur: Lektorat	„Gut zum Druck“ durch Lektor
Druck, Bindung	Drucken von Buchseiten und Umschlag, Prüfung von Aushängern, Aufbinden von Buchseiten und Umschlag
Auslieferung	
Marketing	Titelgestaltung (Haupt-, Untertitel, Titelabbildung), Umschlagtext Schreiben von Werbetexten, Slogans, Newslettern, Programmvorschauen Flyer, Folder, Vernissage

formiert werden möchten oder daran interessiert sein könnten. Oder informieren Sie Ihre „Kontakte" über das Erscheinen Ihres Buches.

- *Artikel.* Verarbeiten Sie das Thema Ihres Buches zu unterschiedlichen Artikeln für Fachzeitschriften. Variieren Sie die Textsorten von Forschungsberichten, über Reportagen, Editorials, Interviews bis hin zu Geschichten rund um Ihr Buch. Achten Sie darauf, dass Ihr Buch zitiert und wenn möglich das Cover zum Artikel abgebildet wird.
- *Buchvernissage.* Wer hart arbeitet, darf auch feiern. Stellen Sie Ihr Buch in Verbindung mit einem Buffet und/oder Vortrags- und Kulturprogramm Ihren KollegInnen vor.
- *Diversifikation.* Denken Sie darüber nach, was sich aus Ihrem Buch evtl. noch machen ließe: ein Arbeitsbuch zum Lehrbuch, ein Kurzlehrbuch, ein Notes-Buch oder ein Praxishandbuch? Ließe sich Ihr Thema auch auf andere Abschnitte in der Lebensspanne übertragen, z.B. Pflegediagnosen in der Pflege von Frühchen, Kindern, Adoleszenten oder alten Menschen? Kann Ihr Thema auch im Rahmen anderer Pflegesettings angewandt werden, z.B. Basale Stimulation in der Langzeit-, Intensiv-, Rehabilitations- und Palliativpflege?
- *Expertenimage.* Arbeiten Sie an Ihrem Image als Expertin für ein bestimmtes Fachgebiet. Bieten Sie Ihre Mithilfe bei Planungs- und Curriculumssitzungen an, engagieren Sie sich berufspolitisch und wirken Sie auf berufs- und gesundheitspolitische Entscheidungen ein.
- *Flyer.* Verteilen oder versenden Sie ohne falsche Scham Werbematerial über Ihr Buch. Der Verlag stellt Ihnen gerne vor dem Erscheinen entsprechende physische und digitale Flyer und Coverabbildungen zur Verfügung.
- *Internetauftritt.* Präsentieren Sie das Buch auf Ihrer persönlichen Homepage, und richten Sie einen Link zum Verlag ein. Sorgen Sie dafür, dass Ihr Buch bei Internetbuchhändlern rezensiert wird, und geben Sie es in Internet-Lexika als Referenz an.
- *Interviews.* Bieten Sie sich Fachzeitschriften und Zeitungen als Experte zu Ihrem Thema an und vereinbaren Sie Interviews. Versichern Sie sich vor dem Interview, dass auf Ihr Buch verwiesen und dieses abgebildet wird.
- *Lesungen.* Arrangieren Sie Lesungen mit Ihrer heimischen Buchhandlung oder bieten Sie Ihr Thema im Rahmen von überregionalen Autorenworkshops an.
- *Networking.* Gründen Sie oder treten Sie Netzwerken zu Ihrem Thema bei.
- *Networking (Social-Media-Plattformen).* Weisen Sie auf Social-Media-Plattformen auf Ihr Werk hin.
- *Neuauflagen.* Nach dem Spiel ist vor dem Spiel. Erkundigen Sie sich rechtzeitig bei Ihrem Lektor über die Verkaufsentwicklung, um bei guten Absätzen Materialien, Meinungen und Ideen für eine überarbeitete Neuauflage zu sammeln.
- *Rezensionen.* Bitten Sie Kollegen, sich an eine Fachzeitschrift zu wenden, um Ihr Buch zu rezensieren und kritisch zu würdigen.
- *Seminare.* Entwickeln Sie Seminare, Webinare oder Module zu Ihrem Buchthema und bieten Sie diese regionalen und überregionalen Bildungsinstitutionen an. Seminarteilnehmer sind potenzielle Leser und Multiplikatoren Ihres Buches. Seminartätigkeiten bieten gute Verdienstmöglichkeiten und ein Buch steigert Ihren Marktwert.
- *Vorträge.* Verarbeiten Sie Inhalte Ihres Buches zu Reden und Vorträgen und halten Sie diese an Kongressen, Tagungen oder Wissen-Cafés. Die große Zuhörerschaft an Kongressen und Tagungen gibt Ihnen die Gelegenheit, Ihr Buch einer größeren Zahl von Personen vorzustellen und sich als AutorIn live zu präsentieren. Evtl. können Sie mit dem Veranstalter eine Signierstunde vereinbaren. Diese macht Ihr Buch zum Unikat.

26.7 Zusammenfassung

- Ein Buch alleine oder mit anderen zusammen zu schreiben ist aufregend und aufwändig. Aber in den Verlagen finden Sie kompetente Helfer: die Lektorinnen und Lektoren. Suchen Sie frühzeitig diesen Kontakt.
- Überlegen Sie von Anfang an, in welchem Umfeld Sie Ihr Buch veröffentlichen.
- Legen Sie Umfang und Struktur in Absprache mit dem Verlag fest.
- Akzeptieren Sie die manchmal umständlich erscheinende Produktionsweise der Buchverlage als ein Angebot zur Qualitätskontrolle.
- Denken Sie über das Buch hinaus an dessen Vermarktung – und vielleicht schon an das nächste.

26.8 Literatur

Duden. (2020). *Die deutsche Rechtschreibung* (28. Aufl.). Berlin: Dudenverlag.

Reinhardt, K. (2006). *Schreiben*. Bern: Huber.

Reinhardt, K. (2019). *Vom Wissen zum Buch* (2. Aufl.). Bern: Huber. https://doi.org/10.1024/85964-000

Weiterführende Literatur

Georg, J. (2013). Rezensionen Schreiben. In E.-M. Panfil (Hrsg.), *Wissenschaftliches Arbeiten in der Pflege*. Bern: Huber.

Georg, J. (2006). Bücher. In K. Reinhardt (Hrsg.), *Schreiben*. Bern: Huber.

Georg, J. (2004). Euch ist heute ein Büchlein geboren. *NOVA, 35*(12), 27.

Georg, J. (2004). Lehrbuchevaluation. *NOVA, 35*(12), 28–29.

Interview mit Antje Tannen:

Nie den praktischen Nutzen der Forschung aus den Augen verlieren!

PD Dr. rer. cur. Antje Tannen MPH

Wissenschaftliche Mitarbeiterin an der Charité – Universitätsmedizin Berlin, Centrum 1 für Human- und Gesundheitswissenschaften; Einheit klinische Pflegewissenschaft.

Werdegang

Ausbildung zur Krankenschwester in Berlin; Studium der Pflegepädagogik an der Humboldt Universität zu Berlin; Studium der Gesundheitswissenschaften an der Technischen Universität Berlin; Promotion und Habilitation an der Charité – Universitätsmedizin Berlin; wissenschaftliche Mitarbeiterin im Bachelorstudiengang Pflege an der Charité; Review-Tätigkeit für internationale wissenschaftliche Zeitschriften; Mitglied der Deutschen Gesellschaft für Pflegewissenschaft (DGP) und des Deutschen Netzwerks für Evidenzbasierte Medizin (DNEbM), Mitglied der Fachgruppe Schulgesundheitspflege beim Deutschen Berufsverband für Pflegeberufe (DBfK).

Warum sind Sie Wissenschaftlerin geworden?

Im Studium wurde mein Interesse an der Pflegeforschung und am wissenschaftlichen Arbeiten geweckt. Als ich die Chance erhielt, als wissenschaftliche Mitarbeiterin am Institut für Medizin-/Pflegepädagogik und Pflegewissenschaft anzufangen, nahm ich diese Gelegenheit gern an. Die Kombination aus Hochschullehre und Forschungstätigkeit finde ich sehr abwechslungsreich.

Macht wissenschaftliches Arbeiten Spaß?

Es macht mir großen Spaß.

Es ist sehr interessant, pflegewissenschaftliche oder gesundheitswissenschaftliche Fragestellungen (am besten mit hoher Praxisrelevanz) gründlich und zunächst ohne Handlungsdruck, wie er oft in der Praxis herrscht, zu bearbeiten. Insbesondere sind Erkenntnisse, die in anderen Ländern mit deutlichem Entwicklungsvorsprung gegenüber Deutschland gewonnen werden, für uns hilfreich. Natürlich müssen die Erkenntnisse am Ende in der Versorgungsrealität umsetzbar sein. Dieser Prozess ist ebenfalls sehr spannend, sofern man die Gelegenheit zum Dialog mit Praktikern erhält. Daher sind Publikationen und Diskussionen der Ergebnisse, zum Beispiel auf Kongressen und Fortbildungsveranstaltungen oder auch in Artikel- oder Buchform, unerlässlich. Forschung, die nur im Regal landet, ist nutzlos.

Wie lesen Sie?

Wissenschaftliche Zeitschriften lese ich meistens zielgerichtet, um eine bestimmte Fragestellung zu beantworten, an der ich gerade arbeite, etwa zur Wirksamkeit von schulischer Gesundheitsförderung, oder um meine Lehrveranstaltungen mit neusten Studien zu vervollständigen. Beim Recherchieren stößt man dann oft auf interessante andere Themen, je nach Ressourcen überfliege ich diese dann auch noch.

Ich lese häufig online (z. B. diverse Newsletter), unterwegs oder in meinem Büro. Bei wissenschaftlichen Artikeln lese ich zunächst den Abstract, um zu sehen, ob meine Frage auch in der Studie beantwortet wird. Falls ja, vertiefe ich den Artikel mit Blick auf die wissenschaftlichen Gütekriterien, um die Relevanz und Evidenz der Studie einschätzen zu können. Ich markiere wichtige Textpassagen und mache mir Randnotizen, zum Beispiel zu methodischen Schwächen, ungeklärten Fragen oder interessanten Erkenntnissen. Außerdem markiere ich mir interessant erscheinende Literaturangaben, um diese ebenfalls zu lesen, je nach zeitlichen Ressourcen und Gründlichkeitsanspruch an die Recherche.

Wie schreiben Sie?

Publizieren (wissenschaftliche Artikel für internationale Zeitschriften, Fachartikel für deutschsprachige Zeitschriften, Vorträge/Poster für Kongresse) hat einen sehr hohen Stellenwert beim wissenschaftlichen Arbeiten, nicht (nur) für die eigene Karriere, sondern vor allem, um gefundene Erkenntnisse zu verbreiten und sich der öffentlichen Diskussion zu stellen.

Ich schreibe an meinem Laptop im Büro oder unterwegs. Ich halte mich dabei an eine klare Gliederung, wie sie zum Beispiel von der Zeitschrift vorgegeben wird. Das strukturiert das Denken und erleichtert das Schreiben. Dabei gehe ich meistens von vorne nach hinten (erst die Einleitung, dann die Zielstellung usw.). Bei Themen/Forschungsprojekten, die mir gut vertraut sind, fange ich auch schon mal mit den Ergebnissen an, weil diese mich besonders interessieren. Hintergrund und Methode ergänze ich dann später. Bei neuen Projekten konzentriere ich mich zunächst auf den Hintergrund, also eine Synthese der vorhandenen Literatur, weil ich mich dann besser auf die relevanten Ergebnisse fokussieren kann.

Bei jedem Artikel schreibe ich die Diskussion/Zusammenfassung immer am Ende. Gut ist es, die Diskussion erst einige Tage später zu schreiben und unmittelbar vorher den bis dahin fertigen Artikel nochmals durchzulesen. Man hat dann mehr Abstand und kann die Ergebnisse noch einmal kritisch reflektieren.

In verschiedenen Stadien gebe ich die Entwürfe meinen KollegInnen/MitautorInnen zum Gegenlesen.

Ich halte mich beim Schreiben möglichst nicht zu lange mit „schönen" Formulierungen auf, obwohl mir ein guter und präziser Ausdruck immer sehr wichtig ist, sondern schreibe zügig meine Gedanken „runter". In der Endredaktion achte ich dann noch einmal auf die Struktur, den Ausdruck und die Lesbarkeit. Auch Tabellen und Grafiken sind ein Extra-Arbeitsgang.

Wie halten Sie sich bezüglich Ihres Schwerpunktes auf dem aktuellen Stand der Forschung und der Diskussion?

Sofern es möglich ist, besuche ich Kongresse und halte Kontakt mit den Netzwerken und Fachgruppen, die sich mit den Themen befassen. Wichtig sind auch die Erfahrungen der Akteure in der Praxis. Da bleiben die Diskussionen lebendig und die klinische Relevanz der Fragen wird mir jedes Mal wieder bewusster. Eine Zeit lang habe ich mir auch die jeweils neu erschienenen Treffer einer forschungsbezogenen Suchanfrage in einer medizinischen Datenbank zusenden lassen.

Wie wichtig ist die englische Sprache für das wissenschaftliche Arbeiten?

Die Sprache der Wissenschaft ist Englisch, dem kann man nicht entgehen, weder beim Recherchieren noch beim Publizieren.

Ich schreibe englische Artikel von Beginn an auf Englisch, anstatt sie im Nachhinein zu übersetzen. Da ich sehr viele englische Artikel lese, merke ich mir mit der Zeit Formulierungen oder Satzteile, die mir gut gefallen, und verwende diese später in eigenen Publikationen.

Anfangs war es sehr anstrengend, auf Englisch zu lesen und zu schreiben, mit der Zeit geht es immer besser und schneller. Beim Lesen ist es ungünstig, jedes unbekannte Wort nachzuschlagen, da verliert man den Zusammenhang des Textes. Besser ist es, die Schlüsselwörter zu entdecken und diese gegebenenfalls nachzuschlagen.

Beim Schreiben ist es ebenfalls ungünstig, jede unbekannte Formulierung nachzuschlagen, besser man schreibt das Wort oder den Satzteil erst einmal auf Deutsch und ersetzt ihn bei einem nächsten Durchgang mit der englischen Formulierung. So wird der Gedankenfluss nicht unterbrochen.

Reviewer mit der Muttersprache Englisch haben fast immer etwas am Englisch der eingereichten Manuskripte zu kritisieren, selbst wenn Übersetzer den Text vorher korrigiert haben.

Wo sehen Sie aus Ihrer Erfahrung mit Lernenden und Studierenden die größten Hürden für das wissenschaftliche Arbeiten?

In der Lektüre (und dem Verständnis) englischer Texte, in der kritischen Bewertung von Studienqualität und im Verständnis von (fortgeschrittenen) statistischen Verfahren oder abstrakten und komplexen Zusammenhängen.

Was sind Ihrer Meinung nach die größten Fehler, die Lernende, Studierende und auch Wissenschaftlerinnen und Wissenschaftler beim wissenschaftlichen Arbeiten machen?

Dass sie zu viel auf einmal untersuchen wollen, sich bei der Recherche und bei der Bearbeitung eines Themas nicht deutlich genug abgrenzen, und dass eigene Wertungen/Meinungen an den falschen Stellen (z. B. im Ergebnisteil) einfließen.

Wie sieht Ihre Arbeitswoche aus?

Ich arbeite entweder im Institut oder zu Hause. Wochenenden und Urlaub sind (so gut es geht) für private Interessen, aber ab und zu nehme ich etwas zu Lesen mit ins Wochenende.

Welche Rolle spielen Mentoren für den wissenschaftlichen Werdegang?

Kritische und gleichzeitig ernstzunehmende MentorInnen sind sehr förderlich. Es ist wichtig, kompetente Vorbilder zu haben.

Mentoren müssen zuhören und sich in die Ideen, die man ihnen vorstellt, hineindenken können. Sie sollten in einem richtigen Maß stimulieren (z. B. bei der Planung eines Projekts), begleiten (z. B. während der Bearbeitung eines Themas „Knoten lösen“) und sich zu angemessener Zeit zurückhalten (z. B. beim Abschluss einer Arbeit, bei der Diskussion der Ergebnisse oder bei einer Selbstreflexion nach der Beendigung).

Welchen Stellenwert haben Netzwerke für das wissenschaftliche Arbeiten und den wissenschaftlichen Werdegang?

Kooperationen mit anderen WissenschaftlerInnen, vor allem aber auch mit Praktikern sind sehr wichtig, um immer wieder die eigene Arbeit zu reflektieren, voneinander zu lernen und neue Impulse zu bekommen.
Ich arbeite mit Wissenschaftlern (gerne auch anderer Disziplinen), QM-Mitarbeitern und Pflegepraktikern innerhalb der Charité zusammen und ich bin im Austausch mit Wissenschaftlern anderer Universitäten.

Was sind die wesentlichen Punkte, an die Studierende denken sollten, wenn sie eine wissenschaftliche Karriere planen?

Man muss befristete Verträge in Kauf nehmen und bereit sein, in eine andere Stadt zu ziehen. Es herrschen ein gewisser Leistungsdruck und Abhängigkeit von Drittmitteln/Geldgebern.

Welchen wichtigsten Rat geben Sie Lernenden und Studierenden für das wissenschaftliche Arbeiten in der Pflege?

Trotz aller Theorie und Abstraktion darf man nie den praktischen Nutzen einer Forschung aus den Augen verlieren.

27
Gute Manieren II: Das tut man nicht: Anstand und Recht

Klaus Reinhardt

Anstand und Recht sind ein weites Feld – die juristischen Probleme sind oft nur im Einzelfall zu lösen. Aber was die wissenschaftliche Ethik angeht, kann man durchaus grundsätzliche Leitlinien aufstellen, anhand derer Sie selbst entscheiden können, wo in Ihrer Arbeit Sie ethische Bedenken haben.

Lernziele

Nach dem Durcharbeiten dieses Kapitels sollen Sie:

- verstehen, dass die Missachtung wissenschaftlicher Standards kein Formfehler ist, sondern konkret Menschen schädigt
- für sich eine Grenze ziehen können zwischen der notwendigen Mittelbeschaffung und korrumpierenden Einflüssen
- die Auswirkungen des Verschweigens von negativen oder widersprechenden Ergebnissen kennen
- die Problematik von Mehrfachveröffentlichungen derselben Ergebnisse kennen
- die ethische Bedeutung korrekter Methodik kennen
- Daten so präsentieren, dass die Darstellung nicht etwas suggeriert, was in den Ergebnissen selbst nicht enthalten ist
- persönliche Maßstäbe für die Bezahlung von Nebentätigkeiten entwickeln können
- sensibilisiert sein für die Unterdrückung oder ungerechtfertigte Nennung von Mitarbeiterbeiträgen
- die Grundregeln der informierten Zustimmung, der Fürsorge für Studienteilnehmende und des Datenschutzes wissen
- die ethische Bedeutung gründlicher Literatursuche und origineller Studienanlage kennen
- die Grundregeln des Urheber- und Zitatrechts kennen.

27.1 Do No Evil

Pflegende haben hohe ethische Standards – jedenfalls wenn es um die Patientenversorgung geht. Besonders tief verwurzelt ist das Prinzip „nil nocere" (lat.: bloß keinen Schaden anrichten): Sie würden niemals einem Patienten aktiv Schaden zufügen, und ein Kollege, der das täte, wäre bei Ihnen endgültig unten durch. Bei Forschungsstandards scheint es dagegen immer nur darum zu gehen, was „man" tun muss, welche Regeln einzuhalten sind. Sie haben in diesem Buch viele dieser Regeln kennengelernt; ich möchte ganz am Ende aber doch noch einmal darauf hinweisen, dass hinter der Befolgung von Regeln die Rücksicht auf Menschen steht. Ich lege deshalb dieses Kapitel so an, dass deutlich wird, dass jede Verletzung wissenschaftlicher Standards **jemanden schädigt**. Das Ausmaß des angerichteten Schadens und nicht die Abweichung von der „korrekten" Form entscheidet, wie schwer wissenschaftliches Fehlverhalten wiegt.

Natürlich spielen auch unterschiedlich zu bewertende Motive für solches Fehlverhalten eine Rolle in der Bewertung. Relativ selten ist **böser Wille**. Fälschungsskandale in der Biomedizin offenbaren immer wieder ein erstaunliches Maß an krimineller Energie; aber dort, wo es um Patente und Lehrstühle geht, sind auch ganz andere Summen zu verdienen.

Was dagegen auch in der Pflege vorkommt, sind die vielfältigen Formen der **Korruption**. Immer wenn Sie von dem, was Sie selbst als saubere wissenschaftliche Haltung empfinden, auch nur im Geringsten abweichen, weil Sie sich davon einen noch so kleinen Vorteil versprechen – und sei es nur die Übereinstimmung mit der bewunderten Professorin, dem netten Pharmavertreter, den begeisterten Zuhörer*innen –, dann haben Sie sich korrumpieren lassen. Im Unterschied zum böswilligen Tun kann sich das auch durch Unterlassen ausdrücken:

- eine Meinung nicht äußern
- eine Information nicht nachprüfen
- eine Untersuchung nicht durchführen
- eine Angabe weglassen, weil das den eigenen Interessen zuwiderlaufen könnte.

Trotzdem glaube ich, dass die Mehrzahl ethischer Verfehlungen in der Pflegewissenschaft nicht interessengeleitet ist, sondern lediglich auf **Nachlässigkeit** beruht – oder, was auf das Gleiche hinausläuft, auf **Unkenntnis** wissenschaftlicher Standards. Das macht sie nicht harmlos. Die Kollegin, die aus Nachlässigkeit einen Patienten infiziert, oder der Schüler, der noch nicht den Unterschied zwischen Glukose und Glukagon kennt und deshalb eine Infusion falsch richtet, würden Sie nicht ungeschoren lassen. Die Fehler aus Vernachlässigung oder Unkenntnis wissenschaftlicher Regeln sind bei weitem die häufigsten und sollen deshalb hier am ausführlichsten dargestellt werden. Aufklärung über das, was man „gute wissenschaftliche Praxis" nennt, leistet dieses ganze Buch. Dieses Kapitel listet noch einmal die möglichen Fehlerquellen auf und liefert eine Checkliste dessen, was man nicht tut (siehe **Tab. 27-1**).

Wenn Sie etwas davon in eigenem oder fremdem Verhalten wiedererkennen, sprechen Sie darüber. Im Einzelnen sind ethische Fragen oft so komplex, dass sie sich nur im Gespräch mit allen Beteiligten (Kolleg*innen, Arbeitgeber, Ethikkommissionen, Verbände, Publikationsorgane) klären lassen.

! Das ist schon ein wichtiges Indiz: Wenn Sie Hemmungen haben, ein ethisches Problem offen anzusprechen, dann ist es vermutlich ein sehr ernstes.

Tabelle 27-1: Häufige Formen wissenschaftlichen Fehlverhaltens

	böswillig	korrumpiert	nachlässig
Der Wissenschaft und ihrer Wahrnehmung schaden	Daten fälschen	Interessen verschweigen, unpassende Ergebnisse nicht publizieren, Ergebnisse scheibchenweise publizieren	methodisch unsauber arbeiten, Zahlen und Grafiken verfälschend darstellen
Arbeitgebern, Mitarbeiter*innen und Studienteilnehmenden schaden	Untergebene ausbeuten, Aufklärung unterlassen, Ethikvotum umgehen	Nebentätigkeiten des Geldes wegen, nicht gegen Standardbehandlung testen	Ehrenautoren aufnehmen, Datenschutz missachten
Anderen Wissenschaftler*innen schaden	fremde Texte als eigene ausgeben	frühere Forschungsergebnisse ignorieren, Forschungen kopieren	Textschnipsel und Bilder unzitiert übernehmen

Glücklicherweise hat wissenschaftliches Fehlverhalten selten so unmittelbar fatale Folgen wie Fehler an Patient*innen. Aber sehen wir uns an, welche Arten von Schaden es anrichten kann.

27.2 Der Wissenschaft und ihrer Wahrnehmung schaden: Fälschungen, Verschweigen von Interessen, Publication Bias, methodische Fehler und tendenziöse Darstellungen

Die Sache der Wissenschaft leidet immer dann Schaden, wenn eine Information in den Korpus vermeintlich gesicherter wissenschaftlicher Erkenntnis eingeht, die dort nichts zu suchen hat – weil sie falsch ist oder auch nur unbewiesen. Man möchte meinen, dass dieser Schaden nur abstrakt ist; in Wirklichkeit ist er unabsehbar groß. Wer hat schon die Zeit oder bekommt das Geld, Forschungen zu wiederholen, die schon einmal durchgeführt wurden? Deshalb vergehen oft viele Jahre, bis eine einmal verkündete Erkenntnis in Frage gestellt und überprüft wird – wie der Rechenfehler, dass Spinat besonders viel Eisen enthalten soll, oder die theoretisch plausible, empirisch aber völlig unbewiesene Annahme, dass hoher Salzkonsum das Risiko kardiovaskulärer Erkrankungen erhöhe (Bartens, 2004). In der Zwischenzeit wird sie tausendmal abgeschrieben und sickert unaufhaltsam und möglicherweise zum fortdauernden Schaden der Patient*innen in die Praxis ein.

So ist es zu erklären, dass selbst dreiste **Datenfälschungen** lange Zeit unentdeckt bleiben. Um sie zu beweisen, muss man entweder einen der Beteiligten zum Reden bringen oder dieselbe Forschung anstellen – und das nicht nur einmal, sondern viele Male, um dem Fälscher die Ausrede der zufälligen Abweichung zu nehmen.

Wenn Sie sich für Fälschungen in der Wissenschaft interessieren, empfehle ich das Buch von Heinrich Zankl (2003). Es zeigt ohne übertriebenen Alarmismus die ganze Bandbreite von Selbsttäuschung bis zum kalten Betrug, von leichter „Datenmassage“ bis zur plumpen Erfindung. Ein Wermutstropfen in diesem amüsant zu lesenden Band ist die ungenierte, nicht als Zitat ausgewiesene Übernahme langer Passagen aus Di Trocchio (1999). Dafür hat Zankl Ahnung von den Wissenschaften, über die er schreibt, und vermag die Fälschungen anschaulich und verständlich darzustellen – während Di Trocchio oder sein Übersetzer etliche Missverständnisse, ungeschickte Ausdrücke oder schlichte Fehler eingebracht haben. Anscheinend ist es nicht einfach, auf diesem Gebiet sauber zu bleiben.

- Zankl, H. (2003). *Fälscher, Schwindler, Scharlatane. Betrug in Forschung und Wissenschaft.* Weinheim: Wiley-VCH.

Weniger spektakulär, aber wesentlich häufiger als kriminelle Fälschungen ist das Einsickern sachlich falscher Informationen durch **Verschweigen von Interessen**. Für die Medizin ist gut belegt, dass Publikationen aus der Pharmaindustrie für die untersuchten Medikamente zu günstigeren Schlussfolgerungen kommen als solche aus der öffentlichen Forschung (z. B. Yank et al., 2007; Gøtzsche, 2015). Es gibt keinen Grund anzunehmen, dass das in der Pflege anders sein sollte (Jutel & Menkes, 2008). Niemand soll Ihnen verwehren, eine gutdotierte Position bei einem Verbandsstoffhersteller oder einen Beratervertrag mit einer Pflegezusatzversicherung anzunehmen – aber Ihnen dürfte klar sein, dass Sie sich dann nicht mehr als neutrale Wissenschaftlerin zu diesem Gebiet äußern können. Die Grenze zum unethischen Verhalten liegt genau dort, wo Sie nicht mehr offen darüber sprechen wollen; also dort, wo nicht nur die Finanzierung Ihrer Forschung, sondern Ihr persönliches Einkommen von gewünschten Aussagen abhängt. Ansonsten können wir Sie als Wissenschaftler nur dann noch ernst nehmen, wenn Sie solche „competing interests“ (Interessenkonflikte) transparent und nachvollziehbar angeben (also nicht in der beliebten Form der in 8 Punkt beschrifteten und eine Sekunde gezeigten Powerpoint-Folie). Interessenkonflikt heißt nicht: Ich werde für diese Aussage bezahlt, sondern: Jemand mit einem finanziellen Interesse hat meine Forschung bezahlt, und/oder das Ergebnis bringt mir einen finanziellen Vorteil, seien es weitere Forschungsgelder oder dass meine Geschäftsanteile wertvoller werden. All das wollen wir wissen. Wenn unter dem Beitrag steht, wer für was bezahlt hat, dann können wir die möglicherweise arg optimistischen Schlussfolgerungen relativieren und trotzdem noch die methodisch saubere Untersuchung anerkennen.

Bitte schauen Sie sich den Schluss eines Artikels in der Zeitschrift Journal of Clinical Nursing an. Dort wird beschrieben, wer die Studie finanziert hat bzw. ob es Interessenkonflikte gibt.

Nun wird auch der interessierteste Geldgeber von Ihnen schwerlich eine böswillige Fälschung verlangen – schon wegen des PR-Desasters, wenn es herauskäme. Es gibt Methoden, auch mit ordentlicher Forschung den Wissensstand interessengeleitet zu verfälschen. Die gängigste ist der **Publication Bias**: Wenn das Ergebnis den Erwartungen des Auftraggebers entspricht, wird es veröffentlicht; sonst verschwinden die Daten in der Schublade. Niemand hat etwas Böses getan, aber im Endeffekt wird das zugängliche Wissen verfälscht. Diesem Problem ist nur durch ein öffentlich einsehbares Register aller begonnenen Forschungsstudien beizukommen. Für die Arzneimittelzulassung ist diese Vorregistrierung in vielen Ländern schon Bedingungen, und auch seriöse Fachzeitschriften verpflichten sich mehr und mehr dazu, nur Arbeiten zu veröffentlichen, die zuvor auch angemeldet wurden.

! Denken Sie immer bei Studienbeginn schon an die Veröffentlichung. Wenn Sie für Ihre Forschung Geld aus der Privatwirtschaft erhalten (woran nichts Ehrenrühriges ist), dann bestehen Sie darauf, dass Sie unbeeinflusst über künftige Veröffentlichungen entscheiden können (ggf. nach Ablauf einer Sperrfrist). Und nennen Sie die Interessenkonflikte in der Publikation!

Nun fürchte ich, Sie sind als Forscherin immer interessengeleitet: Sie möchten nach all der Mühe ein Ergebnis vorweisen können. Eine kleine, aber ethisch verwerfliche Form von Publicationsbias begehen Sie, wenn Sie negative oder gar dem Hauptergebnis widersprechende Teilergebnisse unterschlagen, um die Aussage „runder" zu machen.

Der Publikationsdruck ist die Geißel einer modernen Wissenschaft, die (mit guten Gründen) geniale Großentwürfe durch emsiges Gewusel von Teilergebnissen ersetzt hat. Leider spielen quantitative Kriterien wie die Zahl der Publikationen und der Impact-Faktor (siehe **Kap. 20.3.2**) bei Stellenbesetzungen eine große Rolle. Das führt dazu, dass Sie unbedingt ein publizierbares, d.h. positiv formulierbares Ergebnis erzielen wollen. Gutachter*innen unterstützen diese Tendenz, wenn sie methodisch gute Studien mit Negativergebnissen ablehnen, „weil ja nichts herausgekommen ist". Also werden Sie schon die Planung Ihrer Forschung so anlegen, dass Sie nicht eine enorm wichtige, aber viele Unklarheiten aufwerfende Frage anpacken, sondern eine, die ein schnell publizierbares Mini-Ergebnis verspricht. Hinderlich für den Fortschritt der Wissenschaft, aber möglicherweise gut für Ihre Karriere ist die Unterteilung eines an sich wichtigen Ergebnisses in „kleinste publizierbare Einheiten", die in Salamitaktik veröffentlicht werden. Hier begegnen sich oft Karriereinteressen von Forschenden und finanzielle Interessen von Geldgebern: Jede PR-Abteilung wird Ihnen sagen können, dass das beste Gegenmittel gegen eine Studie, die z.B. die Unwirksamkeit eines Medikaments belegt, nicht Gegenargumentieren ist, sondern Fluten mit einer Vielzahl von Veröffentlichungen, die das Gegenteil belegen, aber letztlich alle auf demselben dünnen Datensatz beruhen.

Das sind die Verfälschungen, derer sich zumindest diejenigen, die sie begehen, bewusst sind. Häufiger erliegen vor allem Anfänger*innen in der Wissenschaft der Versuchung, sich selbst ein Ergebnis einzureden, das die erhobenen Daten nicht wirklich hergeben. Einfallstor für diese Illusionen ist die Methodik, und da insbesondere die statistische Auswertung, in der die wenigsten von uns ganz sattelfest sind. Dagegen hilft nur strengste methodische Disziplin. Wenn Sie eine quantitative Forschung planen, legen Sie die Auswertungsmethodik bis ins Kleinste fest, bevor Sie anfangen, Daten zu erheben, und besprechen Sie sie mit jemandem, die etwas von Statistik versteht. Andernfalls eröffnet sich unterhalb der bewussten Fälschung und interessengeleiteten Manipulation ein unübersehbar weites Feld des **methodisch unsauberen** „Datenschüttelns“, bis irgendein positives Ergebnis herauskommt.

z. B. Um die rätselhafte Häufung von Wundheilungsstörungen auf Station A aufzuklären, haben Sie einen Katalog von 20 möglichen, voneinander unabhängigen Faktoren aufgestellt und diese auf den Stationen A und B quantitativ bestimmt. Und siehe da, Faktor 12 scheint der Grund zu sein, denn er kommt auf Station A auf den ersten Blick deutlich häufiger vor als auf Station B. Sie prüfen das statistisch nach, und das Ergebnis ist signifikant. Alles paletti?

Keineswegs – „Signifikant“ bedeutet nach der gängigen Übereinkunft: Wenn Faktor 12 gar nichts mit dem Problem zu tun hätte, dann würde der beobachtete Unterschied nur mit einer Wahrscheinlichkeit von höchstens 5 % zufällig auftreten (abgekürzt: $p \leq 0{,}05$). Das wäre akzeptabel; aber dasselbe Risiko eines rein zufälligen Ergebnisses sind Sie ja auch mit den anderen 19 Faktoren eingegangen. Die Wahrscheinlichkeit, dass kein einziger dieser Zufälle eintritt, ist $(95\,\%)^{20}$ oder etwa 36 %. Anders gesagt, mit einer Wahrscheinlichkeit von 64 % ist Ihr famoses „Ergebnis“ auch dann rein zufällig zu beobachten, wenn Sie mit Ihrer Liste der 20 möglichen Ursachen für die Wundheilungsstörungen komplett daneben lagen.

Man nennt diesen Auswertungsfehler, einen Schrotschuss statistischer Tests auf ein Datenmaterial abzufeuern, bis sich irgendwo eine Signifikanz findet, „capitalization of chance“ oder „p-hacking“, und ganze Forschungszweige leben davon. So hat Gunther Sachs untersuchen lassen, ob es Sternzeichenkonstellationen gibt, die in glücklichen Ehen häufig vorkommen. Natürlich gibt es die – wer sucht, der wird finden –, aber das ist doch eher Forschung für Playboys.

Eine andere oft gesehene methodische Verfälschung ist das Unterschlagen von Drop-outs: Möglicherweise haben Versuchsteilnehmende, bei denen eine Maßnahme offensichtlich erfolglos war, dann auch keine Lust mehr, zur Nachuntersuchung zu erscheinen. Dann würde das Ergebnis mit den verbliebenen Teilnehmenden besser aussehen, als es in Wirklichkeit war. Deshalb gilt das Prinzip der „Intention-to-Treat-Analyse“: Ein Erfolg wird an der Zahl derjenigen gemessen, die die Behandlung ursprünglich hätten bekommen sollen.

Oder die nachträgliche Subgruppenanalyse:

Die Wissenschaftsjournalistin Mai Thi Nguyen-Kim beschreibt in ihrem Youtube-Kanal Mailab (die perfekte Quelle, falls Sie nach meinen Warnungen wieder Enthusiasmus für die Wissenschaft tanken möchten) ein nur wenig übertriebenes Beispiel einer nachträglichen Subgruppenanalyse: „Sagen wir, ich teste ein potenzielles Medikament, aber es zeigt leider nicht die erhoffte Wirkung über den Placebo-Effekt hinaus. Hhm, aber vielleicht wirkt es bei Frauen? Auch nicht. Aber bei Frauen mit Locken? Nur bei Frauen mit Locken, die gerne fernsehen? Dann heißt das Ergebnis eben nicht mehr: Eine Wirkung konnte nicht nachgewiesen werden. Sondern: Bei Frauen mit Locken, die gerne Big Bang Theory schauen, gibt es eine statistisch signifikante Wirkung!“

- Nguyen-Kim, M. T. (2020). Wissenschaftler irren. Mailab, https://www.youtube.com/watch?v=DHyRaUeHcGY; aufgerufen 07.04.2021.

Ich habe Verständnis, wenn Sie begeistert sind von einem aufregenden Teilergebnis in irgendeiner Ecke ihrer Daten; aber wenn diese Teilauswertung nicht von vorneherein im Studienplan stand, müssen Sie die ganze Studie fokussiert auf die Subgruppe wiederholen. Sonst verhalten Sie sich wie jener geniale Schütze, der ein Loch in die Wand schoss und dann die Zielscheibe drumherum malte.

Und zum Schluss, wenn alle Statistiken korrekt ausgewertet sind, bietet sich noch die Möglichkeit der Manipulation durch **verfälschende Darstellung**. Verbale Versuche, die Ergebnisse tendenziös zu interpretieren, werden von wissenschaftlich vorgebildeten Leser*innen leicht durchschaut; sie passieren eher auf dem Weg der Kommunikation eines Ergebnisses via Pressestelle, PR-Agentur oder Medieninteresse. Wenn Sie etwas erforscht haben, was sich für die mediale Verkürzung eignet, seien Sie gewappnet und erklären Sie verständlich, was das Ergebnis *nicht* bedeutet.

Für die Wissenschaft gefährlicher, weil scheinbar objektiv, sind Verzerrungen durch die Darstellung von Zahlen (vgl. Krämer, 2000). Zum Beispiel:

- Angabe eines Mittelwerts ohne Angabe der Streuung oder der Schiefe der Verteilung. Z. B. ist die Streuung von Intelligenzquotienten so breit, dass Mittelwerte für bestimmte Gruppen aussagelos sind.
- Angabe eines relativen Risikos, ohne den absoluten Risikobereich zu nennen. Eine eindrückliche relative Risikoerhöhung kann den Unterschied zwischen gering und hoch bedeuten (Rauchen und Bronchialkarzinom), aber auch den Unterschied zwischen sehr, sehr, sehr gering und sehr, sehr gering (Talkumpuder und Endometriumkarzinom, um nur eines von vielen Beispielen spektakulär publizierter relativer Risikoerhöhungen für seltenere Krebsarten zu nennen).

In einem wissenschaftlichen Journal kommen Sie mit diesen Methoden nicht durch. Womit Sie durchkommen könnten und was ich deshalb ausführlicher zeigen möchte, ist die grafische Verzerrung durch die „dressierte Kurve“. Wenn Sie möchten, dass etwas nach einer spektakulären Zunahme aussieht, beginnen Sie die grafische Darstellung mit einem Zeitpunkt, an dem der Wert sein Allzeittief erreicht hat. Wenn Sie dann noch die Y-Achse nicht bei Null, sondern an diesem Tiefstwert beginnen lassen, wird aus ein paar Prozenten natürlicher Schwankungen ein „explosionsartiges“ Anwachsen in der Grafik – und Menschen lassen sich nun einmal von dramatischen Bildern verführen.

z. B. Die Gesundheitsausgaben in Deutschland entwickeln sich etwa parallel zum Bruttoinlandsprodukt (BIP). Allenfalls nimmt ihr Anteil am BIP tendenziell leicht zu, weil die Nachfrage nach Gesundheitsleistungen weniger gesättigt ist als die nach Autos. Eine Zeitreihe der letzten 30 Jahre in Fünf-Jahres-Intervallen sieht so aus (Reiners, 2009, S. 20):

- 1975: 8,4 %
- 1980: 8,4 %
- 1985: 8,8 %
- 1990: 8,3 %
- 1995: 10,1 %
- 2000: 10,3 %
- 2005: 10,7 %.

Die entsprechende „undressierte“ Grafik zeigt **Abbildung 27-1** (sie sieht langweilig aus, weil sie nichts suggeriert, was nicht schon die tabellarischen Daten aussagen). Die sichtbare Zunahme zwischen 1990 und 1995 erklärt sich durch die Einführung der Pflegeversicherung und die deutsche Einheit, d. h., die Integration einer Bevölkerung mit geringerer Wirtschaftskraft, aber gleich großen Gesundheitsbedürfnissen. Einen derartigen Sprung

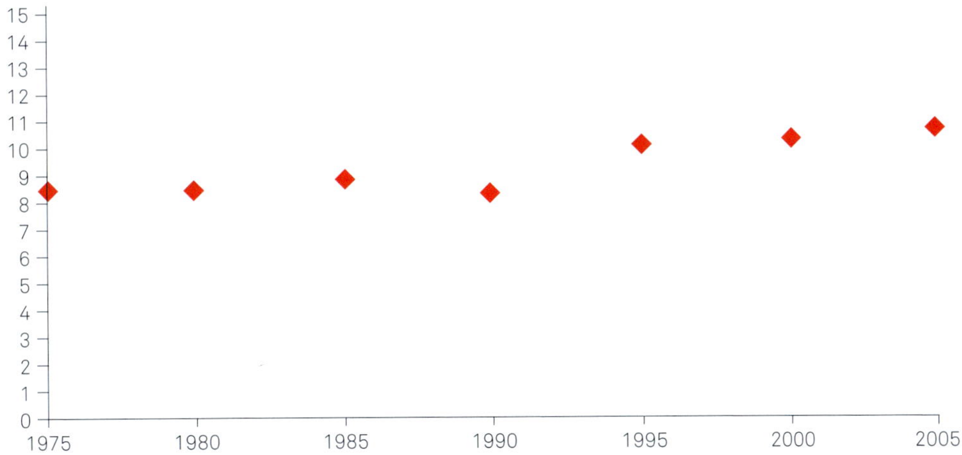

Abbildung 27-1: Gesundheitsausgaben in Deutschland in Prozent des BIP (eigene Darstellung, Daten aus Reiners, 2009, S. 20).

gab es schon Anfang der 1970er-Jahre, als die Gesundheitsleistungen massiv ausgeweitet wurden und gleichzeitig das BIP in der Ölkrise stagnierte. Wenn Sie also eine „Kostenexplosion im Gesundheitswesen" suggerieren wollen, nehmen Sie lieber 1970 als 1975 als Ausgangswert; am besten arbeiten Sie statt mit Anteilen am BIP mit absoluten Zahlen, in die auch die Inflation und das allgemeine Wirtschaftswachstum eingehen.

Genau das tat der Spiegel, als er 2006 die „ausufernden Ausgaben" der gesetzlichen Krankenversicherung abbildete – ein Meisterwerk der dressierten Kurve (siehe **Abb. 27-2**)

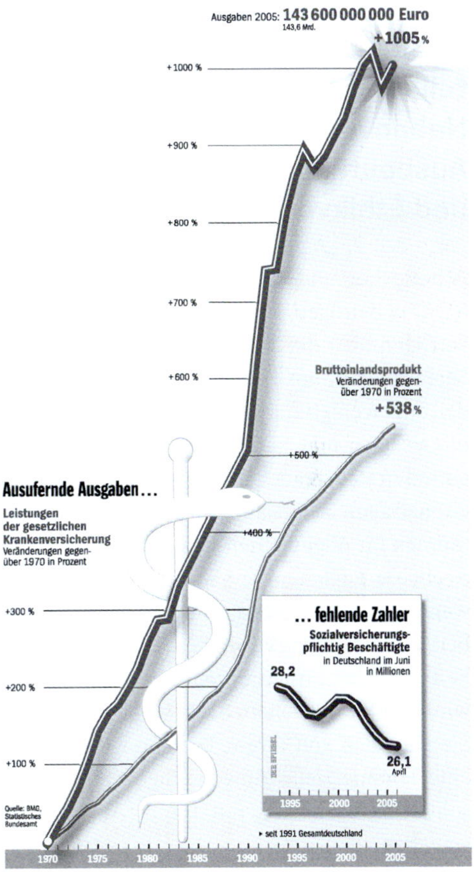

Abbildung 27-2: Grafik zur Illustration des Artikels „Kollektiv verantwortungslos" (Der Spiegel 27/2006, S. 19).

Das waren jetzt ganz schön viele Dinge, die man in der Forschung falsch machen kann – und die eben nicht bloße Formfehler sind, sondern durch die etwas zu Unrecht als „wissenschaftlich bewiesen" wahrgenommen und an Patient*innen angewendet wird. Zusammengefasst heißt die wichtigste Antwort auf die Frage dieses Kapitels „Was tut man nicht als Wissenschaftlerin?" zuallererst: schlechte Wissenschaft betreiben.

Da es aber so viele Möglichkeiten schlechter Forschung gibt, bleibt uns, wo wir nicht Urheber*innen, sondern Rezipient*innen wissenschaftlicher Erkenntnisse sind, nur vernünftige Skepsis:

! Wenn jemand Ihren Erfahrungen mit Verweis auf „neue wissenschaftliche Erkenntnisse“ widerspricht, dann fordern Sie zweierlei: erstens den Nachweis guter empirischer Belege (und damit ist nicht eine einzelne Studie gemeint, sondern ein Überblick über viele Studien unter Berücksichtigung ihrer methodischen Schwächen; vgl. Kunz et al., 2009). Zweitens ein theoretisch plausibles Erklärungsmodell. Sowohl empirische Evidenz als auch theoretische Überlegungen können trügerisch sein (denken Sie an das Beispiel vom „Eisen und Föhnen“ in **Kap. 1.4**). An Patient*innen anwenden sollte man nur, was von beiden Seiten gestützt wird.

27.3 Arbeitgebern, Mitarbeiter*innen und Studienteilnehmenden schaden: Nebenverdienst, Ausbeutung, Ehrenautorschaft und Ethikverstöße

Arbeitgeber und Institutionen sind weniger leicht zu betrügen, als mancher glaubt, denn sie verfügen über die Mittel und den juristischen Sachverstand, um Fehlverhalten zu unterbinden oder wenigstens hinterher zu bestrafen. Wo in Gesetzen und Verträgen klare Regelungen getroffen sind, brauchen wir nicht über ethische Grenzfragen zu diskutieren. Arbeitsverträge räumen im Allgemeinen dem Arbeitgeber das Recht ein, Forschungsergebnisse zu verwerten; wenn Sie etwas Derartiges unterschrieben haben und dann doch versuchen, eine bei der Arbeit gemachte Erfindung patentieren zu lassen, wird man Sie mit vollem Recht verklagen. Wenn Sie sich also von ihrem Forschungsvorhaben eine kommerzielle Anwendung versprechen, sollten sie frühzeitig mit Ihrem Arbeitgeber sprechen.

Für deutsche Hochschullehrer*innen gilt die feine Unterscheidung zwischen **Nebentätigkeiten**, die „genehmigungsfrei“ sind – grob gesagt alles Ehrenamtliche –, „anzeigepflichtigen“ und „genehmigungspflichtigen“. Der Unterschied zwischen den beiden letzten Kategorien liegt darin, dass Sie es zwar offenlegen, aber nicht um Erlaubnis fragen müssen, wenn Sie nebenher gegen Bezahlung etwas tun, was zu den üblichen Tätigkeiten als Forscherin gehört. Dazu zählen insbesondere Honorare für wissenschaftliche Gutachten, Vorträge und Veröffentlichungen. Mit ihnen ist in aller Regel nicht spektakulär viel Geld zu verdienen; wenn doch, kann der Arbeitgeber meist einbehalten, was eine gewisse Jahressumme übersteigt.

Aus ethischer Sicht ist eine gute Richtschnur das eigene Gefühl der Nebentätigkeit gegenüber:

! Nichts ist dagegen einzuwenden, wenn Sie für zusätzliche Arbeiten zusätzlich Geld erhalten, solange das im Bereich des Aufwands liegt, der über Ihre Dienstpflichten hinausgeht. Wenn das Honorar aber so hoch ausfällt, dass Sie eine an sich uninteressante Tätigkeit annehmen, weil sie so gut bezahlt wird – dann sind Sie korrumpiert.

Aus dieser Regel können Sie Ihren persönlichen Honorarsatz z. B. für Vorträge ableiten: nicht so wenig, dass Sie das Gefühl haben, durch Verzicht auf Freizeit, Reisekosten usw. draufzuzahlen – nicht so viel, dass Sie es des Geldes wegen tun. Klar sollte sein, dass Sie sich nicht dieselbe Arbeitszeit doppelt bezahlen lassen: Dienstreise oder Industrieeinladung, aber nicht beides. Und auch wenn ein öffentlicher Arbeitgeber es begrüßen oder sogar fordern wird, dass Sie für Ihre Forschung „Drittmittel“ einwerben, dürfen Sie das auf keinen Fall tun, ohne es offenzulegen (auch uns als Leser*innen gegenüber, siehe oben unter „Interessenkonflikte“).

Unmoralischer als jeder Versuch, den Arbeitgeber zu betrügen, sind Unsauberkeiten zu Lasten von Mitarbeiter*innen, die sich nicht so gut wehren können, also vor allem die **Ausbeutung von Untergebenen**. Jede Universität kennt Geschichten über Professor*innen, die Forschungsergebnisse ihrer Doktorand*innen als eigene ausgegeben haben – zum Schaden der eigenen wissenschaftlichen Integrität. Wenn Sie von geistigem Diebstahl an Untergebenen Kenntnis erhalten, gehen Sie sofort dagegen vor, aber handeln Sie klug und niemals allein (vgl. DFG, 2020). Sie wollen nicht folgenlos Krach schlagen, Sie wollen, dass der Schuldige effizient bestraft wird. Schlimmer als der Betrug ist die Ohnmacht und die in vielen Fällen belegte Tendenz der Institution, den „Einzelfall" unter den Teppich zu kehren.

Aber auch hier steht zu befürchten, dass unterhalb der Schwelle dessen, was zumindest von den Betroffenen eindeutig als Ausbeutung empfunden wird, die Öffentlichkeit vielfach über die wahren Anteile an Forschungsleistungen getäuscht wird. Ich denke hier weniger an das Unterschlagen als an das ungerechtfertigte Hinzufügen von Namen, die sogenannte **Ehrenautorschaft**.

z. B. Die Empfehlungen der Deutschen Forschungsgemeinschaft DFG sind in diesem Punkt ganz eindeutig:
„Autorin oder Autor ist, wer einen genuinen, nachvollziehbaren Beitrag zu dem Inhalt einer wissenschaftlichen Text-, Daten- oder Softwarepublikation geleistet hat. […] Ein nachvollziehbarer, genuiner Beitrag liegt insbesondere vor, wenn eine Wissenschaftlerin oder ein Wissenschaftler in wissenschaftserheblicher Weise an

- der Entwicklung und Konzeption des Forschungsvorhabens oder
- der Erarbeitung, Erhebung, Beschaffung, Bereitstellung der Daten, der Software, der Quellen oder
- der Analyse/Auswertung oder Interpretation der Daten, Quellen und an den aus diesen folgenden Schlussfolgerungen oder
- am Verfassen des Manuskripts

mitgewirkt hat.
Reicht ein Beitrag nicht aus, um eine Autorschaft zu rechtfertigen, kann diese Unterstützung in Fußnoten, im Vorwort oder im Acknowledgement angemessen anerkannt werden. Eine Ehrenautorschaft, bei der gerade kein solcher Beitrag geleistet wurde, ist nicht zulässig. Eine Leitungs- oder Vorgesetztenfunktion begründet für sich allein keine Mitautorschaft" (DFG, 2019, Leitlinie 14).

Alle Autor*innen müssen mit ihrer Unterschrift unter das Anschreiben eines eingereichten Artikels bestätigen, dass sie tatsächlich daran mitgearbeitet haben. Die Reihenfolge der Nennung muss die Bedeutung des wissenschaftlichen Beitrags wiedergeben. Da Leser*innen meist nur die ersten beiden Namen registrieren und der Rest im „et al." untergeht, wird in größeren Forschungsgruppen oft um diese Pole-Positions gerangelt. Verbreitet ist die Unsitte, als Letztautor den Chef aufzuführen, mit der falschen Begründung, an dieser Stelle komme es auf die tatsächliche Leistung nicht mehr so an und man wisse dann wenigstens, „aus welchem Stall" eine Forschungsgruppe komme. Abgesehen von dem veralteten Feudalismus, der sich darin ausdrückt, gab es gar nicht so wenige Fälle, in denen sich Vorgesetzte für gefälschte oder plagiierte Arbeiten rechtfertigen mussten, die sie angeblich nicht gelesen hatten, auf denen aber ihr Name stand. Ausbeutung und Ehrenautorschaft vergiften die wissenschaftliche Atmosphäre. Fraglos stinkt der Fisch vom Kopfe, geht ein Klima, in dem Ausbeutung möglich ist, vom Chef aus; aber es wird aufrechterhalten durch die Annahme aller, so etwas sei ganz normal.

Bitte schauen Sie sich den Schluss eines Artikels in der Zeitschrift Journal of Clinical Nursing an. Dort wird beschrieben, welchen Beitrag alle Autor*innen an der Studie geleistet haben.

Machtverhältnisse in Universitäten, Forschungseinrichtungen und Kliniken, die Ausbeutung begünstigen, werden von oben nach unten durchgereicht, und am Ende trifft es die Schwächsten: Patient*innen, die an klinischer

Forschung teilnehmen. Böswillig wäre die **Missachtung der Rechte von Studienteilnehmenden**, wenn Sie, um schneller Daten erheben zu können, ihre Aufklärung und ihr „informiertes Einverständnis" (informed consent) einfach überspringen würden. Das gilt aber nicht nur, wenn Sie invasive Maßnahmen planen, sondern auch dann, wenn Sie unvermittelt mit dem Klemmbrett im Zimmer stehen und anfangen, Fragen zu stellen. Wenn es um die Verabreichung von Arzneimitteln, die Anwendung von Medizinprodukten oder die medizinische Diagnostik geht, muss das gesamte Studiendesign vorab einer Ethikkommission vorgelegt werden, die nicht nur die ethische Vertretbarkeit und rechtliche Zulässigkeit prüft, sondern auch die wissenschaftliche Qualität – denn auch die kleinste Belästigung von Teilnehmenden ist nicht zu rechtfertigen, wenn die Studie methodisch wertlos ist. Auch die Deutsche Gesellschaft für Pflegewissenschaft hat eine Ethikkommission eingerichtet (dg-pflegewissenschaft.de/ethikkommission), die insbesondere Forschung an „vulnerablen Personen" begutachtet, also z. B. Beobachtungen an Menschen mit Demenz, die nicht verstehen, was Sie da aufschreiben.

Ethisch korrumpiert sind Forschungen an neuen Maßnahmen, wenn Studienteilnehmende im Unklaren darüber gelassen werden, dass ihnen eine bewährte Maßnahme vorenthalten wird. So kann (und wird leider häufig in der Medikamentenforschung) selbst der vermeintliche Goldstandard der placebokontrollierten Studie eine ethische Verfehlung darstellen, wenn es bereits eine wirksame Therapie gibt und nicht gegen diese bestmögliche etablierte Behandlung, sondern nur gegen Placebo getestet wird. Auch in der Pflegeforschung sollte die Kontrollgruppe nicht „nichts" bekommen, sondern das, was sie auch sonst bekommen hätte, z. B. eine Aufklärung über Lebensstiländerungen.

Am häufigsten werden die Rechte von Studienteilnehmenden wiederum aus Nachlässigkeit missachtet, ohne dass sie davon erfahren: beim Datenschutz. Informieren Sie sich über die strengen Regeln der europäischen Datenschutzgrundverordnung (DSGVO). Alle persönlichen Daten sind vertraulich, und sei es auch nur Alter und Beruf; aber für Gesundheitsdaten gilt das in besonderem Maße. Überall dort, wo etwa Diagnosen gespeichert werden, muss es Datenschutzbeauftragte geben, und in Absprache mit ihnen muss genau protokolliert werden, auf welchem Rechner mit welchen Zugriffsrechten, in welchem Aktenschrank mit welchen Schlüsseln diese Daten aufbewahrt werden. In der Forschung sollen Patientendaten von vorneherein „sparsam" erhoben werden, genau in dem Maß, in dem sie für die Studie relevant sind. Die Originaldaten müssen auch über die Veröffentlichung hinaus sicher und geschützt aufbewahrt werden. Zur Auswertung werden die Daten pseudonymisiert; aber der Pseudonymisierungsschlüssel darf dann auch nicht für Kolleg*innen einsehbar sein.

Ethische Probleme im beruflichen Umgang mit anderen Menschen sind vielfach rechtlich geregelt, viel genauer als Fragen der wissenschaftlichen Ethik im engeren Sinn. Das ist auch gut so, denn hier spielen Machtverhältnisse und Abhängigkeiten hinein. Sie sollten sich als Forschende nur darüber im Klaren sein, wo Sie selbst die Macht besitzen, die Rechte anderer Menschen zu verletzen.

27.4 Anderen Wissenschaftler*innen schaden: Plagiate, Forschungskopien, Urheberrechtsverletzungen

Leichter fällt es, anderen Menschen Schaden zuzuführen, wenn wir sie nicht persönlich kennen. In einer weltumspannend arbeitsteiligen Wissenschaft berühren unsere Arbeiten zwangsläufig die Rechte von anderen Wissenschaftler*innen.

Der massivste Eingriff in diese Rechte wäre es, wenn Sie Gedanken als die Ihren ausgeben würden, die in Wirklichkeit von jemand anderem stammen. Auch in diesem Fall will ich Ihnen nicht unterstellen, böswillig ein dreistes **Plagiat** zu planen (obwohl das auch in der Pflegewissenschaft vorkommt, siehe **Abb. 27-3**). Dass es Unrecht ist, Teile einer Examensarbeit aus dem Internet zu kopieren, braucht man wohl niemandem zu erklären; aber vielleicht ist es interessant zu wissen, dass Hochschulen mittlerweile gute Software haben, um solche Plagiate automatisiert aufzuspüren. Durch die Diskussion um Plagiate von Politiker*innen und anderen Prominenten ist auch die Sensibilität für Plagiatsformen neben dem simplen Copy-and-Paste gewachsen (vgl. das Stichwort „Plagiatskategorien" auf vroniplag.wikia.org): etwa das „Bauernopfer", bei dem eine Quelle einmal korrekt zitiert, in der Folge aber ungeniert und ungenannt weiter abgeschrieben wird; oder das Übersetzungsplagiat in der Hoffnung, dass niemand den Originaltext erkennt.

Vielleicht ist Ihnen aber weniger klar, welche ethische Bedeutung eine gute Literaturrecherche hat (vgl. **Kap. 10**). Nicht nur Geldgeber, auch Kolleg*innen und Leser*innen erwarten von Ihnen, dass Sie vor eigenen Untersuchungen erst einmal eingehend klären, ob diese Forschung nicht schon von jemand anderem in der gleichen Weise durchgeführt wurde. Stellen Sie sich vor, Sie würden einige Jahre, nachdem Sie sie veröffentlicht haben, lesen, dass jemand Ihre **Forschung wiederholt** hat, ohne Sie auch nur zu erwähnen: Sie wären zu Recht empört und würden womöglich einen „letter to the editor" schreiben. Der Vorteil des Urheberrechts besteht ja gerade darin, dass Sie Ihre Rechte nicht wie eine Marke eigens anmelden müssen, sondern dass die „persönliche geistige Schöpfung" automatisch geschützt ist. Wenn jemand Ihre Publikation nicht gefunden hat oder ignoriert, ist das sein Problem, nicht Ihres.

Anders als beim plumpen Abschreiben kann die Versuchung schon nahe liegen, das Design einer fremden Studie zu kopieren; insbesondere dann, wenn die Finanzierung schon bewilligt ist und Sie erst dann erschrocken feststellen, dass jemand schon dasselbe untersucht hat. Aber es wäre korrumpiert. (Eine ganz andere Sache ist die sehr nützliche, offen deklarierte Reproduktion einer zweifelhaften Studie.) Wir

Korrektur zum Beitrag „Telefonische Beratung von Patienten mit chronischer Herzinsuffizienz"

(Die Schwester Der Pfleger 08/09, S. 812 bis 815)

Mit großem Interesse haben wir den Artikel zur Telefonberatung von Sandra Rosendahl gelesen. Mit Freude haben wir festgestellt, dass die Autorin im Artikel den Beratungsprozess von Sonja Hummel-Gaatz und Axel Doll aufgreift und ausführlich in den sechs Prozessschritten darstellt. Leider wurde die Quelle in dem Artikel nicht angegeben. Die Darstellung des Prozesses wurde aus den folgenden Veröffentlichungen/Quellen übernommen:

Hummel-Gaatz, S.; Doll, A.: Unterstützung, Beratung und Anleitung in gesundheits- und pflegerelevanten Fragen fachkundig gewährleisten. In: Warmbrunn, A. (Hrsg.): Werkstattbuch zur Pflege heute. Elsevier 2007.

Doll, A.; Hummel-Gaatz, S.: Beraten und Anleiten. In: Oelke, Uta (Hrsg.): In guten Händen: Gesundheits- und Krankenpflege/Gesundheits- und Kinderkrankenpflege. Band 1. Cornelsen 2007.

Kontakt:
Axel Doll (E-Mail: adoll@wannseeschule.de)
Sonja Hummel-Gaatz (E-Mail: hummel-gaatz@freenet.de)

Abbildung 27-3: Ein freundlicher Hinweis auf ein Plagiat (aus: *Die Schwester/Der Pfleger*, 2009, 18, 931).

wissen natürlich, dass wir in der Wissenschaft immer auf den Schultern eines Riesen stehen und nur deshalb ein klein wenig weiter sehen können. Alles ist irgendwie schon erforscht, und es ist nicht einfach, die Lücke zu finden, die die vorhandenen Ergebnisse vollkommen zur Kenntnis nimmt und doch ein wenig erweitert. Aber dieses Minimum an Originalität kann man von Ihnen ebenso verlangen wie die Anerkennung der Vorläufer*innen.

Am häufigsten sind **Urheberrechtsverletzungen** unterhalb der Schwelle des bewussten Plagiats, aus Nachlässigkeit und Unkenntnis. Dabei ist gerade Pflegenden die rechtliche Situation leicht anschaulich zu machen: Sie wissen, dass jede eingreifende Maßnahme an einem Patienten grundsätzlich eine Körperverletzung darstellt. Nur das informierte Einverständnis des Betroffenen hebt diesen Tatbestand auf – und einige genau definierte Ausnahmeumstände wie die unmittelbare Lebensgefahr. Auch wenn der Vergleich etwas hinkt, weil es nun doch nicht um Leben und Tod geht: Grundsätzlich dürfen Sie überhaupt nichts übernehmen, ohne den Urheber ausfindig zu machen und zu fragen.

Um Wissenschaftler*innen mit solchen Anfragen nicht zu überlasten, hat man auch hier eine genau definierte Ausnahme geschaffen: das wissenschaftliche Zitat (siehe **Kap. 15**). Sie dürfen fremde Werke in einem wissenschaftlichen Zusammenhang „im durch den Zweck gebotenen Umfang" zitieren; es gibt also keine fixierte Obergrenze für Zahl und Länge von Zitaten.

! Ein wissenschaftliches Zitat muss vier Bedingungen erfüllen (siehe auch Kap. 15):

1. Es muss als Beleg verwendet sein, d.h. aus dem, was Sie vorher und nachher schreiben, muss hervorgehen, zu welchem Zweck Sie dieses Zitat anführen.
2. Es muss als Zitat kenntlich gemacht sein, z.B. durch Anführungs- und Schlusszeichen, durch Kursivierung oder durch Einrücken (eine dieser drei Formen der Kennzeichnung genügt).
3. Es darf nicht verändert sein. Auslassungen, erläuternde Hinzufügungen, veränderte Formen müssen gekennzeichnet sein, üblicherweise durch eckige Klammern (Mithilfe „eine[r] strukturierte[n] Anleitung [...] kann er [der Patient] [...]" ...). Der Sinn des Zitats darf nicht dadurch entstellt sein, dass es gekürzt oder aus dem Zusammenhang gerissen wird.
4. Die Quelle muss so genannt sein, dass man sie wiederfinden und ggf. vergleichen kann: also mindestens Autor*innen, Titel, Jahr, Zeitschrift oder Verlag – und bei wörtlichen Zitaten immer die Seitenzahl.

Ohnehin wissen Sie aus **Kap. 15**, dass Sie wörtliche Zitate sparsam einsetzen sollen; nur dann, wenn Sie selbst es beim besten Willen nicht passender sagen können. Aber auch beim sinngemäßen Zitieren ist es eine Frage des Anstands, jede auch noch so entfernte Quelle Ihrer Gedanken anzuerkennen. Sie vergeben sich überhaupt nichts, wenn Sie Vorbilder und Voruntersuchungen nennen; Sie demonstrieren im Gegenteil Ihre Vertrautheit mit dem Forschungsgegenstand wie auch Ihre wissenschaftliche Höflichkeit.

Das Zitatrecht gilt wie gesagt nur für wissenschaftliche Inhalte und Medien. Besonders bei Fotos, die fast immer neben dem wissenschaftlichen Inhalt eine künstlerische Komponente enthalten – etwa die schöpferische Leistung einer Fotografin – können Sie sich oft nicht auf das Zitatrecht berufen.

! Die häufigste Urheberrechtsverletzung ist das gedankenlose Garnieren eines Texts oder der eigenen Website mit Bildern, die irgendwo im Internet aufgesammelt wurden.

27.5 Literatur

Bartens, W. (2004). *Lexikon der Medizin-Irrtümer. Vorurteile, Halbwahrheiten, fragwürdige Behandlungen*. Frankfurt: Eichborn.

Di Trocchio, F. (1999). *Der große Schwindel. Betrug und Fälschung in der Wissenschaft*. Reinbek: Rowohlt.

Gøtzsche, P.C. (2015). *Tödliche Medizin und organisierte Kriminalität: Wie die Pharmaindustrie das Gesundheitswesen korrumpiert*. München: Riva.

Jutel, A. & Menkes, D.B. (2008). Soft Targets: Nurses and the Pharmaceutical Industry. *PLoS Med, 5*(2), e5. https://doi.org/10.1371/journal.pmed.0050005

Krämer, W. (2000). *So lügt man mit Statistik* (11. Aufl.). München: Piper.

Kunz, R., Khan, K.S., Kleijnen, J. & Antes, G. (2009). *Systematische Übersichtsarbeiten und Meta-Analysen: Einführung in Instrumente der evidenzbasierten Medizin für Ärzte, klinische Forscher und Experten im Gesundheitswesen* (2. Aufl.). Bern: Huber.

Reiners, H. (2009). *Mythen der Gesundheitspolitik*. Bern: Huber.

Yank, V., Rennie, D. & Bero, L.A. (2007). Financial ties and concordance between results and conclusions in meta-analyses: retrospective cohort study. *Britical Medical Journal, 335,* 1202–1205. https://doi.org/10.1136/bmj.39376.447211.BE

Zankl, H. (2003). *Fälscher, Schwindler, Scharlatane: Betrug in Forschung und Wissenschaft*. Weinheim: Wiley-VCH.

Weiterführende Literatur

Behrens, J. & Langer, G. (Hrsg.). (2010). *Handbuch Evidence-based Nursing. Externe Evidence für die Pflegepraxis*. Bern: Huber.

Deutsche Forschungsgemeinschaft. (2019). *Kodex „Leitlinien zur Sicherung guter wissenschaftlicher Praxis“*. Zugriff am 10. April 2021 unter https://wissenschaftliche-integritaet.de

Deutsche Forschungsgemeinschaft. (2020). *Verfahrensleitfaden zur guten wissenschaftlichen Praxis*. Zugriff am 10. April 2021 unter http://www.dfg.de/download/pdf/foerderung/rechtliche_rahmenbedingungen/gute_wissenschaftliche_praxis/verfahrensleitfaden_gwp.pdf

Nguyen-Kim, M.T. (2020). *Wissenschaftler irren*. Zugriff am 7. April 2021 unter https://www.youtube.com/watch?v=DHyRaUeHcGY

Anhang

Fachgesellschaften und Fachpublikationen

Übersicht

1. Europäische pflegewissenschaftliche Fachgesellschaften (Auswahl)
2. Europäische Pflegekongresse (Auswahl)
3. Ausgewählte pflegewissenschaftliche Fachzeitschriften: Empfehlungen
4. Allgemeine Übersicht Internationale Pflege-Fachzeitschriften (Auswahl)
5. Deutschsprachige Pflege-Fachzeitschriften (Auswahl)
6. Deutschsprachige Pflege-Fachbuchverlage (Auswahl)

1. Europäische pflegewissenschaftliche Fachgesellschaften (Auswahl)

Deutsche Gesellschaft für Pflegewissenschaft e. V.
http://www.dg-pflegewissenschaft.de/dgp

Die DGP fördert und unterstützt

- pflegewissenschaftliche Forschungs- und Entwicklungsvorhaben
- die Verbreitung und den Transfer pflegewissenschaftlicher Erkenntnisse
- den disziplinären und interdisziplinären Diskurs im Rahmen von Tagungen, Publikationen und Vorträgen
- den pflegewissenschaftlichen Nachwuchs
- den pflegewissenschaftlichen Diskurs in nationalen und internationalen Institutionen und Gremien
- die Verankerung der Pflegewissenschaft im gesellschaftlichen Diskurs durch pflegewissenschaftliche Stellungnahmen zu gesundheits- und pflegepolitischen Fragen

In der DGP gibt es verschiedene Sektionen, die sich mit ausgewählten pflegewissenschaftlichen Fragestellungen beschäftigen. Fachorgan ist das Journal Pflege & Gesellschaft.

European Academy of Nursing Science, EANS
http://www.european-academy-of-nursing-science.com

Die European Academy of Nursing Science wurde 1998 durch verschiedene europäische Pflegewissenschaftlerinnen und -wissenschaftler gegründet. Ziel ist es, ein europäisches Forum für Pflegewissenschaftler zu etablieren, um Wissen zu entwickeln und zu fördern.

Es finden jährliche wissenschaftliche Treffen und eine Summer School für Studierende in Doktorandenprogrammen statt. Darin lehren europäische renommierte Pflegewissenschaftlerinnen und -wissenschaftler.

Gesellschaft der Pflegewissenschaft im Österreichischen Gesundheits- und Krankenpflegeverband, GesPW
https://www.oegkv.at/bundesarbeitsgemeinschaften/gesellschaft-der-pflegewissenschaft-gespw

Die GesPW hat zum Ziel:
- die Etablierung und Weiterentwicklung der Pflegewissenschaft in Österreich
- die Vernetzung von Akademikerinnen und Akademikern in der Pflege
- das Einbringen in die nationale und internationale Entwicklung und die Nutzung der Erkenntnisse anderer Länder für Österreich und
- einen Beitrag zu einer theoriegeleiteten Praxisentwicklung zu leisten.
  Die GesPW hat keine eigene Fachzeitschrift.

Schweizerische Verein für Pflegewissenschaft VfP
http://www.vfp-apsi.ch/

Der Schweizerische Verein für Pflegewissenschaft bezweckt:
- die Unterstützung und Förderung von Projekten zur Einrichtung pflegewissenschaftlicher Lehrgänge in der Schweiz
- die Unterstützung und Förderung der Pflegeforschung
- die Unterstützung und Förderung einer wirksamen und kompetenten Pflegepraxis von hoher Qualität sowie den Transfer von Forschungsresultaten in die Praxis
- die Information der Mitglieder und weiterer Interessierter über Ergebnisse der Pflegeforschung
- die Beschaffung von finanziellen Mitteln zur Erreichung seiner Ziele.

Verschiedene Arbeitsgruppen, die „Akademischen Fachgesellschaften" (AFG), bearbeiten ausgewählte pflegewissenschaftliche Thematiken, z. B. die AFG Onkologie. Der VfP hat ein eigenes, zweimal jährlich erscheinendes internes Mitteilungsorgan, das auch über die Homepage heruntergeladen werden kann.

2. Europäische Pflegekongresse (Auswahl)

- Bremer Pflegekongress, http://www.bremer-pflegekongress.de
- Hauptstadtkongress Medizin und Gesundheit, http://www.hauptstadtkongress.de
- Internationale Konferenz Pflege und Pflegewissenschaft, http://www.dbfk.de
- Lernwelten: wissenschaftlicher Kongress für Pflege- und Gesundheitspädagogik, http://www.lernwelten.info
- Pflegekongress (Österreich), http://pflegekongress.at
- SBK-Kongress (Schweiz), http://www.sbk-asi.ch
- European Nursing Informatics, http://www.kongress-eni.eu

3. Ausgewählte pflegewissenschaftliche Fachzeitschriften: Empfehlungen[11]

BMC Nursing
Herausgeber/innen: Hilary Logan, BioMed Central; Section Editors: Anto De Pol, Bridget Johnston, Adelais Markaki, Pammla Petrucka, Lesley Wilkes
BioMed Central
Open Access
Gegründet: 2000
https://bmcnurs.biomedcentral.com
BioMed Central ist ein englischsprachiger Zeitschriftenverlag, der über 200 open-access Zeitschriften aus den Bereichen Biologie und Medi-

11 Dieser Anhang ist in seiner aktualisierten Form dem Buch Pflegewissenschaft 2 (3. Auflage, 2018) entnommen.

zin veröffentlicht. BMC Nursing veröffentlicht Themen der Pflegeforschung, Bildung und Praxis. Da es sich um eine open-access Zeitschrift handelt, können angenommen Beiträge sofort publiziert werden und sind für jedermann/frau kostenlos zugänglich. Damit ist der Zugriff auf aktuellstes Wissen vorhanden. Zudem wird der Review-Prozess offen zugänglich gemacht.

Evidence-Based Nursing
Herausgeber: Donna Ciliska, RN, PhD; Carl Thompson, PhD; Andrew Jull, RN, MA BMJ Publishing Group
Gegründet: 1998
Wer sich schnell über die wichtigsten aktuellen, klinisch relevanten Forschungsergebnisse informieren will und diese auch kommentiert haben möchte, für den ist das Journal *Evidence-Based Nursing* ein „Muss". Jede Seite der vierteljährlich erscheinenden Fachzeitschrift enthält eine aus Sicht der Herausgeber wichtige Studie, die kurz anhand der wesentlichen Informationen vorgestellt und kommentiert wird. Ein Genuss ist die visuelle Aufbereitung der Informationen. Dabei gibt es keine Präferenz für bestimmte Forschungsdesigns, es werden sowohl qualitative und quantitative Studien (Intervention, Assessment, Qualitätsentwicklung) als auch Reviews vorgestellt. Bemerkenswert ist auch hier die klinische Orientierung. Interessant ist der Aha-Effekt, wenn man beim Lesen entdeckt, dass sich eine längst als wissenschaftlich belegt gewähnte Pflegeintervention als nicht wirksam erwiesen hat oder umgekehrt ein umstrittenes Verfahren sich bewährt hat. EBN enthält keine Originalartikel, sondern bereitet bereits publizierte Studien aus mehr als 100 internationalen Journalen auf und kommentiert sie. In jedem Heft ist ebenfalls ein Aufsatz zur Forschungsmethodik enthalten. EBN ist u.a. in den Datenbanken Medline® und CINAHL® geführt und erscheint vierteljährlich.

International Journal of Nursing Research
Herausgeber/innen: Ian Norman, Peter Griffiths, Jenifer Willson-Barnet, Jason Beckstead, Trevor Murrells (UK)
Elsevier
Gegründet: 1963
http://www.journalofnursingstudies.com/
Das Internationale Journal of Nursing Studies veröffentlicht Beiträge für die Gesundheitsberufe der Pflege, der Hebammen sowie der Pflegewissenschaft. Themen sind internationale Veränderungen und Entwicklungen in der Praxis, im Bildungsbereich und in der Organisation von Gesundheitsdiensten. Veröffentlicht werden Originale Forschungsbeiträge, Rezensionen und Diskussionsbeiträge. Darüber hinaus können Editorials eingesendet werden und sogenannte „letters" an die Herausgeber/innen mit Kommentaren zu Beiträgen aus dem Journal bzw. zum Journal selbst. In einzelnen Fällen werden auch Protokolle von Studien veröffentlicht, wenn diese von Interesse und Bedeutung für die Schwerpunkte der Zeitschrift sind. Die Themen sind z.B. Selbstmanagement, Mundpflege, Wundmanagement, Familienpflege, Arbeitszeitenregelung oder Arbeitszufriedenheit, Leadership sowie Themen zu wissenschaftlichen Methoden. In unregelmäßigen Abständen und aus aktuellen Anlässen erscheinen Spezialhefte, wie z.B. zum Thema Sprache und Kommunikation, oder zum Thema Kinderpflege oder Pflege älterer Menschen. Durch die Bandbreite der Themen ist das Journal eines der einflussreichsten internationalen Pflegezeitschriften. Die Zeitschrift ist peer-reviewed, u.a. in den Datenbanken CINAHL, MEDLINE, PubMed, Social Science Citation Index geführt und erscheint 12-mal im Jahr.

Journal of Advanced Nursing
Herausgeber/innen: Roger Watson, Robyn Gallagher, Mark Hayter, Jane Noyes, Rita Pickler & Brenda Roe, UK
John Wiley & Sons Ltd
Gegründet: 1963
Das JAN ist eine der weltweit renommiertesten pflegewissenschaftlichen Fachzeitschriften. Es gibt – neben dem guest editorial und den Berichten über Kongresse und den Neuerscheinungen – vier Rubriken. Berichtet wird über is-

sues and innovations in nursing practice, methodological issues in nursing research, integrative literature reviews and meta-analysis sowie nursing and health care management and policy. Typisch für die Briten ist eine praxisnahe und pragmatische Ausrichtung. Die Theoriediskussion erfolgt auf hohem Niveau, die empirischen und methodischen Beiträge sind befruchtend für die internationale Diskussion. Insgesamt sind die Beiträge auch für Leser, die Englisch nicht als Muttersprache haben, sehr gut verständlich. Eine der vielen Stärken des JAN ist der Versuch eines Überblicks über die vorhandene Befundlage und die Vielfalt des Themenspektrums. Das Journal ist peer-reviewed, in den Datenbanken CINAHL, MEDLINE, PubMed und Social Science Citation Index geführt und erscheint 12-mal im Jahr.

Journal of Clinical Nursing
Herausgeber/innen: Debra Jackson, Sue Barnason, Carol Haigh, Leslie Gelling and Graeme D Smith, England
John Wiley & Sons Ltd
Gegründet: 1992
http://onlinelibrary.wiley.com/journal/10.1111/(ISSN)1365-2702
Das JCN überzeugt wegen seiner klinischen Orientierung und bietet in jeder Ausgabe eine reiche Fundgrube an klinisch relevanten Themen. Das Journal enthält empirische Fragestellungen rund um den pflegerischen Problemlösungsprozess und dessen pflegetheoretischen Grundlagen zu allen erdenklichen pflegerischen Fachdisziplinen und Phänomenen (z.B. Altenpflege, Onkologie, Gastroenterologie, Schlaf, Frauen und Kinder). Dabei werden auch Studien zu verschiedenen Pflegekompetenzstufen und dessen Bildung publiziert, beispielsweise zur Kunst der Entscheidungsfindung (clinical decision-making) oder zu Berufsrollen (role-development, clinical nursing leadership). Im Editorial Board sind hauptsächlich europäische (inkl. Commonwealth) und asiatische Pflegewissenschafter/innen vertreten und sogar sieben Statistiker explizit notiert. Das Journal ist peer-reviewed, in den Datenbanken CINAHL, MEDLINE, PubMed und Social Science Citation Index geführt und erscheint 12-mal im Jahr.

Journal of Gerontological Nursing
Herausgeberin: Donna M. Fick, USA
Slack
Gegründet: 1974
http://www.healio.com/nursing/journals/jgn
Die Zeitschrift berichtet über alle relevanten Themen der gerontologischen Pflege. Dabei hat sie – wie die meisten amerikanischen Pflegezeitschriften – einen klinischen Fokus. Es finden sich aber auch Beiträge zum Management in der Altenpflege, zur personenzentrierten Pflege sowie zu Ausbildungs- und Qualifizierungsfragen in der Arbeit mit alten Menschen. Darüber hinaus werden dreimal im Jahr evidenzbasierte Leitlinien veröffentlicht. Jede Ausgabe hat ein Schwerpunktthema, z.B. „Emergency" (2/2012). Das Journal ist peer-reviewed, u.a. in den Datenbanken CINAHL, MEDLINE, PubMed und Social Science Citation Index geführt und erscheint 12-mal im Jahr.

Nursing Ethics
Herausgeberinnen: Ann Gallagher, Verena Tschudin, UK
Sage Publishing
Gegründet: 1994
https://journals.sagepub.com/home/nej/
Nursing Ethics ist eine internationale Zeitschrift zum Schwerpunkt Ethik. Sie umfasst sowohl theoretische als auch empirische und rechtliche Beiträge zu pflegeethischen Themen in Form von Forschungsartikel, Fallstudien, Diskussionsbeiträgen, enthält aber auch Buchbesprechungen und einen Terminkalender für Veranstaltungen und Konferenzen. Das Spektrum der Artikel hat sich in den letzten Jahren sehr deutlich von eher theoretisch orientierten Themen hin zu Forschung in der Ethik und zu angewandten Themen in allen Pflegebereichen gewandelt. Beispiele sind Managementthemen, Inter-professionelle Fragen zum Thema De-

menz im Krankenhaus, „Everyday ethics“ oder moralischer Stress, aber auch Aspekte der Forschungsethik. Die Beiträge haben eine hohe Praxisrelevanz und sind in gut verständlicher Form verfasst. Die Zeitschrift ist peer-reviewed, ist u.a. in CINAHL, MEDLINE und Social Science Citation Index geführt und erscheint achtmal im Jahr.

Pflege – Die wissenschaftliche Zeitschrift für Pflegeberufe
Herausgeber/innen: Dietmar Ausserhofer, Katrin Balzer, Gabriele Meyer, Martin Nagl-Cupal, Eva-Maria Panfil, Anna Barbara Schlüer, Berta Schrems, Deutschland/Schweiz/Österreich/Südtirol
Hogrefe
Gegründet: 1988
https://eu.hogrefe.com/products/journals/pflege
Die Pflege stellt die wissenschaftliche Zeitschrift für den deutschsprachigen Raum dar. Ein Heft enthält jeweils drei bis vier Originalbeiträge, abwechselnd Aspekte zu Methodenfragen (Methodensplitter) oder zu markanten Themen aus der Fachliteratur (Lesart) sowie Fallberichte, Buchbesprechungen, einen Terminkalender für Veranstaltungen und Konferenzen, sowie Mitteilungen aus der Fachwelt. Entsprechend ihrer prominenten Rolle spiegelt sich hier die ganze Bandbreite an Methoden und Themen der deutschsprachigen Pflegewissenschaft wieder, Themen waren Erfahrungen von älteren Menschen und deren Familien mit einer Rund-um-die-Uhr Betreuung durch Care MigrantInnen, Fallbericht bezogen auf das Schmerzmanagement in einer komplexen Pflegesituation, Einbezug der Angehörigen in die Pflege bei Patient(inn)en mit Delir auf Intensivstationen, Entwicklung oder Umsetzung und Evaluation pflegerischer Interventionen für Menschen mit Demenz in der stationären Altenhilfe in Deutschland. Die Pflege ist peer-reviewed, wird in CINAHL, MEDLINE und Social Science Citation Index geführt und erscheint sechsmal im Jahr.

Pflege & Gesellschaft
Zeitschrift für Pflegewissenschaft
Herausgeber/innen: Sabine Bartholomeyczik, Juliane Falk, Ulrike Höhmann, Manfred Hülsken-Giesler, Ingrid Kollak, Julia Lademann, Doris Schaeffer, Andrea Schiff, Renate Stemmer
Juventa-Verlag
Gegründet: 2005
www.dg-pflegewissenschaft.de
Diese Zeitschrift ist das Organ der Deutschen Gesellschaft für Pflegewissenschaft und für das Verständnis der internen Debatten in Deutschland unerlässlich. Neben wichtigen Beiträgen zu allen relevanten Pflegethemen wie z.B. Schmerz, Demenz, Mobilität, Angehörigenbetreuung, Aspekte der Versorgungsforschung, finden sich auch Themen zur pflegewissenschaftlichen Diskussion, die Methodologie, Interdisziplinarität oder Ethik betreffend. Darüber hinaus enthält die Publikation Buchrezensionen auf hohem Niveau sowie Mitgliederinformationen und wichtige Berichte und Meldungen. Pflege & Gesellschaft ist peer-reviewed und erscheint viermal jährlich.

Pflegewissenschaft
(vormals: PR-InterNet)
Herausgeber: Andreas Lauterbach und Hanspeter Stettler, Deutschland
HPS Medienverlag
Gegründet: 1999
http://www.pflege-wissenschaft.info/
Die Zeitschrift „Pflegewissenschaft“ ist ein praxisnahes Journal mit einem breiten Spektrum an Themen. Wenngleich der Titel Pflegewissenschaft lautet, umfasst die Zeitschrift auch Praxis- und Erfahrungsberichte. Die Zeitschrift hat vier Schwerpunkte: Pflegemanagement, Pflegepädagogik, Pflegeinformatik und die angewandte Pflegeforschung. Beiträge finden sich u.a. zu den Themen Führung, Empowerment, Mobilität, Reliabilität und Validität von diversen Assessmentinstrumente, Problembased learning oder Anwendungen von Informationstechnologien. Pflegewissenschaft ist peer-reviewed, u.a. in CINAHL und CareLit geführt und erscheint 12-mal im Jahr.

Scandinavian Journal of Caring Sciences
Herausgeber/innen: Päivi Åstedt-Kurki and Marja Kaunonen
Nordic College of Caring Science, Wiley
Gegründet: 1987
http://onlinelibrary.wiley.com/journal/10.1111/(ISSN)1471-6712/issues
Das „Scandinavian Journal of Caring Sciences" ist wie das JCN eine Fundgrube für klinisch tätige Pflegekräfte. Es beinhaltet schwerpunktmäßig Studien mit Fokus auf Patienten, Familien und Gemeinde und einem interdisziplinären Ansatz. Die Hefte enthalten weder Schwerpunktthemen noch thematische Oberbegriffe, sondern mit 12 bis 14 Beiträgen vielfältige unterschiedliche Thematiken zu klinischen Feldern, z. B. Mahlzeiten in Pflegeheimen, Pflegedokumentation in Altenheimen, Erfahrungen in der Notaufnahme, Pflegequalität aus Perspektive von Psychiatriepflegekräften, elektronische Pflegedokumentation, Wissen von Hebammen zu neuen Screening-Methoden oder Gütekriterien von bestimmten standardisierten Messverfahren. Regelmäßig findet man zusätzlich Aufsätze zu forschungsmethodischen Fragestellungen, beispielsweise der statistischen Präsentation und Analyse von Ordinaldaten oder der Anwendung der Grounded-Theorie. Das Journal ist peer-reviewed, u. a. in den Datenbanken CINAHL, PsychINFO und EMBASE geführt und erscheint viermal im Jahr.

The Gerontologist
Herausgeber: Gerontological Society of America, USA
Gegründet: 1961

The Journals of Gerontology
Herausgeber: Biological Sciences, Rafael de Cabo, Medical Sciences, Stephen Kritchevsky, USA
Gerontological Society of America, USA
Gegründet: 1946
http://biomedgerontology.oxfordjournals.org/
Es handelt sich um die weltweit wichtigsten Gerontologiezeitschriften. Vom Eingang bis zur endgültigen Akzeptanz eines Beitrages muss mit zwei Jahren oder mehr gerechnet werden. Die Journals of Gerontology verfügen über zwei Serien (series a: Biologie, series b: Medizin). Vor allem die series b sind für die Pflegeforschung interessant, weil hier alle Themen der Gerontologie bedient werden. Dies gilt auch für den Gerontologist. Trotzdem werden in beiden Zeitschriften insbesondere für die Gerontologische Pflege hoch relevante Studien veröffentlicht, die international beachtet werden. Themen des Gerontologist umfassen das gesamte Spektrum von Altern und Versorgung, u. a. Lebensqualität im Alter (quality of life), Qualitätsentwicklung in der Pflege (quality indicators) und Langzeitversorgung (long term care). Die Journals sind peer-reviewed und werden u. a. in den Datenbanken CINAHL, MEDLINE und PubMed geführt. Die Journals of Gerontology erscheinen monatlich, der Gerontologist alle zwei Monate.

Zeitschrift für Gerontologie und Geriatrie
Organ der Deutschen Gesellschaft für Gerontologie und Geriatrie und der Bundesarbeitsgemeinschaft der Klinisch-Geriatrischen Einrichtungen e. V.
Herausgeber: Interdisziplinär zusammengesetztes Editorial Board aus Deutschland, Österreich und der Schweiz, u. a. mit Backes, Frühwald, Kricheldorff, Hirsch, Igl, Kolland, Sieber, Stähelin.
Springer
Gegründet: 1967
http://www.springer.com/medicine/internal/journal/391
Sie ist das Pendant zu den beiden amerikanischen Gerontologiezeitschriften. Die ZfGG publiziert medizinische, aber auch sozialwissenschaftlich relevante Studien aus der gerontologischen Forschung. Pflegerelevante Themen werden immer angesprochen. Die ZfGG ist die wichtigste deutschsprachige Gerontologiezeitschrift. Themen sind u. a. Aktives Altern, Schmerzwahrnehmung im Alter, sind ältere Menschen „einfachere" Psychotherapiepatien-

ten. Die Zeitschrift ist peer-reviewed, ist u. a. in PubMed/Medline, PsycINFO, EMBASE gelistet und erscheint achtmal im Jahr.

Klinische Pflegeforschung
Herausgeber/innen: Stefan Köberich, Anne Rebafka, Johanna Feuchtinger (alle Freiburg, D), Antje Koller (Wien, A)
Open Access
Gegründet: 2015
https://ojs.ub.uni-freiburg.de/index.php/klinische-pflegeforschung
Klinische Pflegeforschung ist eine deutschsprachige Open-Access-Zeitschrift für Pflegeforschung. Ziel der Zeitschrift ist es, pflegewissenschaftliche Erkenntnisse, die im Rahmen von Forschungsprojekten erworben wurden, einer breiten wissenschaftlichen und nicht-wissenschaftlichen Öffentlichkeit zugänglich zu machen. Damit soll eine Grundlage zur Reflexion der eigenen Arbeit und des eigenen Arbeitskontextes geschaffen werden, um die Versorgungsqualität maßgeblich zu beeinflussen. Gleichzeitig sollen der Öffentlichkeit wissenschaftliche Erkenntnisse aus dem Bereich der klinischen Pflege als Information zugänglich sein. Der Schwerpunkt der Veröffentlichungen liegt auf der Darstellung von Ergebnissen von Interventionsstudien, der Prüfung von Instrumenten zur Erfassung spezifisch pflegerischer Phänomene oder zur Outcome Messung, Fallbeispiele evidenzbasierter Pflege und systematische Reviews. Die Zeitschrift hat ein offenes Peer-Review-Verfahren und ist nur in einer Online-Version zugänglich.

QuPuG – Journal für Qualitative Forschung in Pflege- und Gesundheitswissenschaft
Herausgeber/innen: Sabine Hahn (CH), Hanna Mayer (A), Willfried Schnepp (D)
Pflegenetz
Gegründet: 2014
https://www.qupug.at/
Das Journal für Qualitative Forschung in Pflege- und Gesundheitswissenschaft ist ein wissenschaftliches Journal mit dem Schwerpunkt qualitativer Forschungsarbeiten. Mit der speziellen Ausrichtung auf die qualitative Forschung will die Zeitschrift einen Beitrag zur Entwicklung und Diskussion der qualitativen Forschung in der deutschsprachigen Pflegelandschaft leisten. Damit sollen die Kompetenzen in und der Diskurs über qualitative Methoden und deren Anwendung gezielt gestärkt und die internationale Positionierung verbessert werden. Themen sind u.a. Theorien mittlerer Reichweite, Sicht von Pflegefachpersonen auf gesundheitsbezogene Lebensqualität in Alters- und Pflegeinstitutionen, Case Study als ein Forschungsdesign zur Beleuchtung komplexer Krankheitsgeschehen anhand familiärer Bewältigung bei Multimorbidität, Beginn eines chronischen Krankheitsverlaufs infolge eines akuten Herzinfarktes, Begriffsanalysen in der Pflegewissenschaft. Das Journal ist peer-reviewed und erscheint zweimal jährlich.

4. Allgemeine Übersicht Internationale Pflege-Fachzeitschriften (Auswahl)

Allgemein
BMC Nursing
Clinical Nursing Research
Evidence-Based Nursing
International Journal of Nursing Studies
International Nursing Review
Journal of Advanced Nursing
Journal of Clinical Nursing
Journal of Interprofessional Care
Journal of Nursing Measurement
Klinische Pflegeforschung
Nursing Diagnosis
Nursing Outlook
Nursing Research
Pflege – Die wissenschaftliche Zeitschrift für Pflegeberufe
Pflege & Gesellschaft – Zeitschrift für Pflegewissenschaft
Pflegewissenschaft
Practice Nurse

Professional Nurse
QuPuG – Journal für Qualitative Forschung in Pflege- und Gesundheitswissenschaft
Scandinavian Journal of Caring Sciences

Altenpflege
Elderly Care
Nursing Older People
Journal of Dementia Care
Journal of Gerontological Nursing
Nursing Older People
Nursing the Elderly
The Gerontologist
The Journals of Gerontology
Zeitschrift für Gerontologie und Geriatrie

Anästhesie, Intensiv-/Notfallpflege
Accident and Emergency Nursing
American Journal of Critical Care
British Journal of Intensive Care
Care of the Critically Ill
Critical Care Nurse
Critical Care Nursing
Clinics of North America
Critical Care Nursing
Quarterly Dimensions of Critical Care
Nursing Intensive Care
Nursing Intensive Critical Care
Nursing Journal of Emergency Nursing
Journal of Perianaesthesia Nursing
Nursing in Critical Care
Topics in Emergency Nursing

Ambulante Pflege
British Journal of Community Nursing
Community Care
Community Mental Health Journal
Community Psychiatric Nursing Journal
Journal of Community Nursing

AIDS
AIDS Care
AIDS Patient Care

Chirurgie
Journal of Trauma Nursing
MedSurg Nursing
Plastic Surgical Nursing
Surgical Nursing

Diabetes
Diabetes Care
Journal of Diabetes Nursing

EDV
Computers in Nursing
Ethik
Nursing ethics

Familienpflege
Journal of Family Health Care
Journal of Family Nursing

Geburtshilfe
British Journal of Midwifery
Journal of Obstetric, Gynaecologic and Neonatal Nursing

Holistische Pflege
Holistic Nursing Practice

Kardiologie
European Journal of Cardiovascular Nursing
Journal of Cardiovascular Nursing

Kinderpflege
Journal of Child Health Care
Journal of Neonatal Nursing
Journal of Obstetric, Gynaecologic and Neonatal Nursing
Journal of Pediatric Nursing
Journal of Pediatric Oncology Nursing
Journal of Perinatal and Neonatal Nursing
Paediatric Nursing
Pediatric Nursing Journal

Management
International Journal for Quality in Health Care
International Journal of Quality in Health Care
Journal of Healthcare Management

Journal of Nursing Administration
Nursing Administration Quarterly
Nursing Management (UK)
Nursing Management (US)

Neurologie
Journal of Neuroscience Nursing

Onkologie
Cancer Nursing
European Journal of Cancer Care
European Journal of Oncology Nursing
Journal of Pediatric Oncology Nursing
Oncology Nurse Forum
Seminars in Oncology Nursing

OP
American Operating Room Nurses
British Journal of Perioperative Nursing
Journal of Advanced Perioperative Care

Orthopädie
Journal of Orthopaedic Nursing
Orthopaedic Nursing

Palliativpflege
European Journal of Palliative Care
International Journal of Palliative Nursing

Pädagogik
Advances in Medical Education and Practice
GMS Journal for Medical Education
Health Education
Health Promotion Practice
Journal of Continuing Education in Nursing
Journal of Continuing Education in the Health Professions
Journal of Health Professions Education
Journal of Moral Education
Journal of Nursing Education
Nursing Education
Nurse Education Today
Nurse Education in Practice
Nurse Educator
Pädagogik der Gesundheitsberufe
PADUA
Patient Education and Counselling

Pneumologie
Asthma Journal

Psychiatrie
Archives of Psychiatric Nursing
Community Mental Health Journal
Community Psychiatric Nursing Journal
International Journal of Psychiatric Nursing
Research Journal of Child and Adolescent Psychiatric Nursing
Journal of Psychiatric and Mental Health Nursing
Mental Health Nursing Perspectives in Psychiatric Care
Psychiatrische Pflege

Public Health
Public Health Nursing

Rehabilitation
Rehabilitation Nursing

Urologie
Nephrology Nursing
Nephrology Nursing Journal
Urological Nursing

Transkulturelle Pflege
Journal of Transcultural Nursing

Wundversorgung
Advances in Skin & Wound Care
EWMA Journal
International Journal of Lower Extremity Wounds
International Wound Journal
Journal of Tissue Viability
Journal of Wound Care
OstomyWoundManagement
Wound, Ostomy and Continence Nursing
Wounds
Wundmanagement
World Wide Wounds

5. Deutschsprachige Pflege-Fachzeitschriften (Auswahl)

Altenpflege
Vincentz Network GmbH & Co. KG
Internet: www.vincentz.net

Heilberufe
Springer Medizin Verlag GmbH
Internet: https://www.springerpflege.de/heilberufe

Intensiv
Georg Thieme Verlag
Internet: https://www.thieme.de/de/intensiv/profil-1562.htm

Kinderkrankenschwester
Max Schmidt-Römhild KG
Internet: http://kinderkrankenschwester.eu/

Krankenpflege
Schweizer Berufsverband für Pflegefachfrauen und -männer
Internet: https://www.sbk.ch/publikationen/zeitschrift-krankenpflege

Dr. med. Mabuse
Mabuse Verlag
Internet: https://www.mabuse-verlag.de/

Geschichte der Pflege
hpsmedia GmbH
Internet: https://www.hpsmedia-verlag.de/home/ueber_geschichte.php

JuKiP – Fachmagazin für Gesundheits- und Kinderkrankenpflege
Thieme Verlag
Internet: https://www.thieme.de/de/jukip/profil-17965.htm

NOVAcura
Hogrefe Verlag – Zeitschrift für Alten- und Langzeitpflege (CH)
Internet: https://www.hogrefe.com/ch/zeitschrift/novacura

Österreichische Pflege-Zeitschrift
Internet: http://www.oegkv.at

PADUA
Hogrefe Verlag – Zeitschrift Pflegepädagogik und Patientenedukation und -bildung
Internet: https://www.hogrefe.com/ch/zeitschrift/padua

Pädagogik der Gesundheitsberufe
hpsmedia GmbH
Internet: https://www.hpsmedia-verlag.de/home/ueber_paedagogik.php

Pflege
Hogrefe Verlag – Die wissenschaftliche Zeitschrift für Pflegeberufe
Internet: https://www.hogrefe.com/ch/zeitschrift/pflege

pflegen Demenz
Friedrich Verlag GmbH
Internet: https://www.friedrich-verlag.de/shop/pflege/demenz/fachzeitschriften/pflegen-demenz

Pflege & Gesellschaft
Beltz Juventa Verlag
Internet: http://www.beltz.de/fachmedien/erziehungs_und_sozialwissenschaften/zeitschriften/pflege_gesellschaft.html

Pflege- und Krankenhausrecht
Verlag Bibliomed Verlagsgesellschaft mbH
Internet: https://www.bibliomedmanager.de/zeitschriften/pflege-krankenhausrecht

PflegeRecht
Rossbruch-verlag
Internet: https://rossbruch-verlag.de/pflegerecht

Pflegezeitschrift
Springer Verlag
Internet: https://www.springerpflege.de/pflegezeitschrift/12197620

Pflegewissenschaft
hpsmedia GmbH – Zeitschrift für Pflege- und Gesundheitswissenschaft (ehemals PrInterNet)
Internet: https://www.hpsmedia-verlag.de/home/ueber_pflegewissenschaft.php

Psychiatrische Pflege
Hogrefe Verlag
Internet: https://www.hogrefe.com/ch/zeitschrift/psychiatrische-pflege

PPH
Thieme Verlag – Die Zeitschrift für Psychiatrische Pflege
Internet: https://www.thieme.de/de/pph/profil-16066.htm
Internet: https://www.thieme.de/de/pph/profil-16066.htm

QuPuG – Journal für Qualitative Forschung in Pflege- und Gesundheitswissenschaft
Pflegenetz, Marketing & Media GesmbH
Internet: https://www.qupug.at/

Die Schwester/Der Pfleger
Bibliomed Verlagsgesellschaft mbH
https://bibliomed-pflege.de/zeitschriften/die-schwester-der-pfleger/

6. Deutschsprachige Pflege-Fachbuchverlage (Auswahl)

Beltz Verlagsgruppe
Internet: http://www.beltz.de

Bibliomed Verlagsgesellschaft mbH
Internet: http://www.bibliomed.de

Cornelsen Verlag
Internet: http://www.cornelsen.de

Careum Verlag
Internet: http://www.careum-verlag.ch/

deGruyter Verlag
Internet: https://www.degruyter.com/

Elsevier Deutschland
Internet: http://www.elsevier.de

Ernst Reinhardt Verlag
Internet: http://www.reinhardt-verlag.de

Facultas Universitätsverlag
Internet: http://www.facultas.at

Georg Thieme Verlag KG
Internet: http://www.thieme.de

Handwerk & Technik
Internet: https://www.handwerk-technik.de/

hep Verlag
Internet: https://www.hep-verlag.ch

Hogrefe Verlag
Internet: https://www.hogrefe.de/

Kohlhammer
Internet: http://www.kohlhammer.de

Lambertus Verlag
Internet: http://www.lambertus.de

Mabuse-Verlag
Internet: http://www.mabuse-verlag.de

MHP-Verlag
Internet: https://www.mhp-verlag.de/

Schattauer GmbH
Internet: https://www.klett-cotta.de/fachbuecher/schattauer

Schlütersche Verlagsgesellschaft mbH & Co. KG
Internet: http://www.schluetersche.de

Springer Medizin Verlag GmbH
Internet: http://www.springer.com

Springer Verlag – Wien
Internet: http://www.springer.at

Vandenhoeck & Ruprecht (V&R)
Internet: http://www.v-r.de/

Vincentz Verlag
Vincentz Network, Hannover
Internet: http://www.vincentz.de

Winklers – Westermann-Gruppe
Internet: https://verlage.westermanngruppe.de/winklers/

Wissenschaftliche Verlagsgesellschaft (WVG)
Internet: www.wissenschaftliche-verlagsgesellschaft.de/der-verlag.html

Lösungen der Aufgaben

Kapitel 4

Lösung zur Aufgabe 4-1
Absatz 3
Thema: Ankündigung der These Hauptaussage: Der Autor stellt an den Beginn seines Textes eine These.
Absatz 4
Thema: Die eigentliche These Hauptaussage: Durch die Verwissenschaftlichung wird die Pflege nicht nur anders, sie droht das eigentlich „Pflegerische" aus den Augen zu verlieren.
Absatz 5
Thema: Erläuterungen zur These Hauptaussage: Friesacher bezeichnet seine eigene These als stark und problematisch.

Kapitel 10

Aufgabe 10-1
Tabelle 10-14 basiert auf einer Suchanfrage vom März 2021 und wird aufgrund von Aktualisierungen der Suchmaschinen etwas anders aussehen, wenn Sie die Recherche durchgeführt haben. Bitte beachten Sie, dass über alle Suchmaschinen verteilt insgesamt 15 Webseiten unter den ersten zehn platziert sind.

Aufgabe 10-2 a)
Als Ausgangsartikel wurde Bergstrom 2013 genannt. Die Studie untersucht, ob die Häufigkeit der Umlagerung die Entwicklung eines Druckgeschwüres vermindert.

Bergstrom, N., Horn, S.D., Rapp, M.P., Stern, A., Barrett, R. & Watkiss, M. (2013). Turning for Ulcer Reduction: a multisite randomized clinical trial in nursing homes. *Journal of the American Geriatrics Society, 61*(10), 1705–1713. https://doi.org/10.1111/jgs.12440

Um Bergstrom (2013) in PubMed aufzurufen, gibt es mehrere Wege, nachfolgend einige schnelle Suchmöglichkeiten:

- PMID des Artikels: 24050454
- DOI des Artikels: 10.1111/jgs.12440
- Bibliografische Angaben: z.B. Bergstrom 2013 1705 (Stand: April 2021)
- Similar articles: 172 Datensätze
- Cited by: 11 Datensätze

Aufgabe 10-2 b)

- Similar articles: die Sichtung der ersten 20 Datensätze identifizierte weitere Artikel zur Studie von Bergstrom 2013 (Bergstrom, 2014, PMID: 26330893; Paulden, 2014, PMID: 26330894); eine RCT (Vanderwee, 2007, PMID: 17184374) sowie ein Studienprotokoll zu einer geplanten RCT (Yap, 2018; PMID: 29463211)
- Cited by: die Sichtung der 11 Datensätze identifizierte keine RCT, jedoch das Studienprotokoll von Yap (2018) (siehe „similar articles") sowie einen Cochrane-Review (Gillespie, 2020; PMID: 32484259), der die Umlagerung zur Vorbeugung von Druckgeschwüren zum Thema hat.

Tabelle 10-14: Lösung der Aufgabe 10-1

Trefferzahlen (in tausend)	Google 584	Bing 4710	DuckDuckGo ?
https://de.wikipedia.org/wiki/Pflegewissenschaft	1	2	2
https://www.pflegestudium.de/studiengaenge/pflegewissen schaft/	2	6	3
http://www.pflege-wissenschaft.info/	3	3	4
https://www.thieme.de/de/pflegepaedagogik/4-pflegewissen schaft-67793.htm	4		7
https://www.evh-bochum.de/pflegewissenschaft-ba.html	5		
https://www.gesundheit-studieren.com/studiengaenge/ pflegewissenschaft/	6		
https://flexikon.doccheck.com/de/Pflegewissenschaft	7	1	1
https://www.pmu.ac.at/onlinestudium.html	8		
https://dg-pflegewissenschaft.de/	9	7	6
https://www.uni-wh.de/studium/studiengaenge/pflegewissen schaft-m-sc/	10		
https://www.studycheck.de/studium/pflegewissenschaften		5	5
https://pflegewissenschaft.uni-koeln.de/		4	
https://www.pflege-wissenschaft.info/index1.php		8	8
https://www.hpsmedia-verlag.de/home/ueber_pflegewissen schaft.php		9	10
https://pflege.umg.eu/ueber-uns/pflegewissenschaft/		10	9

Ein Abgleich mit den im Cochrane-Review eingeschlossenen Studien zeigt, dass es weitere RCT zum Thema gibt (z.B. Defloor, 2005, PMID: 15582638; Manzano, 2014, PMID: 25189288), die sich bei den „similar articles" jedoch weiter hinten in der Liste und bei den „cited by"-Artikeln nicht aufgeführt finden.

Aufgabe 10-3

Die präzisierte Fragestellung könnte lauten: Gibt es einen Zusammenhang zwischen der Dekubitus-Rate und der Pflegepersonalausstattung auf Intensivstationen? Aus dieser Fragestellung lassen sich theoretisch zwei bzw. drei Blöcke ableiten: Dekubitus (Block A), Pflegepersonalausstattung (Block B) und Intensivstation (Block C). **Tabelle 10-15** zeigt die verschiedenen Möglichkeiten. Zeile 24 zeigt die Strategie mit drei Blöcken, die lediglich 32 Treffer produziert. Diese geringe Trefferanzahl deutet darauf hin, dass die Suchstrategie möglicherweise zu präzise ist und relevante Literatur ausgeschlossen wurde. Die beiden Strategien mit zwei Blöcken kommen zu realistischeren Trefferzahlen mit 622 bzw. 3419 Treffern. Die Trefferanzahl gibt nur einen groben Anhaltspunkt; letztlich müssen die Treffer beider Strategien stichwortartig auf ihre Relevanz hin überprüft werden, um die Frage zu beantworten, welche Strategie die erfolgversprechendere ist.

Tabelle 10-15: Lösung der Aufgabe 10-3

Zeile	Most Recent Queries	Treffer	Block
#26	Search #15 AND #23	622	B+C
#25	Search #7 AND #23	3419	A+C
#24	Search #7 AND #15 AND #23	32	A+B+C
#23	Search #21 OR #22	49046	C
#22	Search nursing staff, hospital[mh]	45958	
#21	Search (nurse[tiab] OR nurses[tiab]) AND staffing[tiab]	4665	
#15	Search #14 or #9	20256	B
#14	Search #12 AND #13	14731	
#13	Search ulcer*[tiab]	217871	
#12	Search pressure[tiab] OR decubitus[tiab]	855869	
#9	Search „Pressure Ulcer“[Mesh]	12523	
#7	Search #4 OR #5 OR #6	125834	A
#6	Search „ICU“[tiab]	62480	
#5	Search „Critical Care Unit“ [tiab]	1943	
#4	Search „Intensive Care Units“[MeSH]	89027	

Die hier dargestellten Blöcke sind Beispiele, die nicht den Ansprüchen einer umfangreichen Literaturrecherche entsprechen und deshalb nicht unmodifiziert in eine tatsächliche Recherche übernommen werden sollten.

Kapitel 12

Lösung zur Aufgabe 12-1
Hier sind meine Vorschläge, wie ich die drei „unmöglichen" Sätze verständlich und anschaulich umschreiben würde, ohne etwas von ihrem pflegewissenschaftlichen Inhalt aufzugeben:

- Vor allem anderen lag uns daran zu begreifen, wie sich die Interaktionsprozesse zwischen Pflegenden und Angehörigen entfalten und was an ihnen zu verbessern ist.
- Wir nahmen den Aufwand eines Systematic-Reviews auf uns, um diejenigen Forschungsansätze zu Coping-Strategien herauszufiltern, die uns am besten weiterhalfen.
- Interessante neue Forschungsergebnisse könnten demnächst das Assessment von Flüssigkeitsdefiziten grundlegend verändern.

Kapitel 13

Aufgabe 13-1
Autoren: Theresa Schafroth, Eva-Maria Panfil
Titel: Krankheitsverlaufskurven bei Menschen mit Ulcus cruris venosum

Ein Ulcus cruris venosum ist durch schlechte Wundheilungsraten und eine ausgesprochene Rezidiv-Neigung gekennzeichnet. Menschen mit Ulcus cruris venosum werden im Rahmen des Krankheitsverlaufes in verschiedenen Sektoren und von unterschiedlichen Akteuren versorgt. Dabei können Versorgungsbrüche und Schnittstellenproblematiken auftreten.

Pflege- und Krankheitsverlaufskurven ermöglichen es, chronische Krankheiten aus Patientenperspektive zu beschreiben. Dabei wird davon ausgegangen, dass chronische Krankheiten einen dynamischen Verlauf nehmen, der Veränderungen unterworfen ist. Der Begriff Verlaufskurve weist auf die Gesamtorganisation der Arbeit, die in diesem Zusammenhang von verschiedenen Akteuren geleistet wird. Rückblickend kann der Verlauf dargestellt und aus subjektiver Patientenperspektive das Bemühen um die Kontrolle des Pflege- und Krankheitsverlaufes analysiert werden. Derzeit gibt es keine Studien, die den Pflege- und Krankheitsverlauf von Patienten mit Ulcus cruris venosum aus einer Längsschnittperspektive beschreiben. Dies ist Ziel der vorliegenden Studie.

Die Forschungsfrage wurde mittels eines qualitativen Designs beantwortet. Vier Patienten (drei Frauen, ein Mann, 69 bis 82 Jahre) eines ambulanten Pflegedienstes wurden mittels teilstandardisierten narrativen Interviews zu ihrem Krankheitsverlauf befragt. Die Patienten litten zwischen 22 und 43 Jahren an einem Ulcus cruris venosum und hatten bis zu vier Rezidive (Dauer der Wundheilung ein bis neun Jahre).

Die Patienten wurden ambulant und stationär betreut. An den Krankheitsverläufen waren vor allem Hausärzte, Hautärzte, Gefäß-Chirurgen und Krankenhäuser beteiligt. Die Patienten wurden im gesamten Verlauf von drei bis neun unterschiedlichen Ärzten und einem Pflegedienst betreut. Die Maßnahmen der Professionellen beinhalteten vor allem Verbandwechsel, Medikamentengabe, Allergietests und chirurgische Eingriffe. Die Patienten legten selbst Verbände an und führten Bewegungsübungen durch. Angehörige wurden nicht aktiv mit einbezogen, waren aber als Unterstützer sehr wichtig. Die Patienten lernten notwendige Selbstpflegetätigkeiten aus Apothekenzeitschriften. Bei allen Krankheitsverlaufskurven sind Versorgungsbrüche zu erkennen, die sich durch mangelnde Aufklärung der Patienten oder mangelhafte Kommunikation erklären lassen.

Ziel einer multiprofessionellen Versorgung sollte die Erkennung, Stabilisierung, Stärkung und Ergänzung von individuellen Bewältigungsstrategien von Patienten und ihren Angehörigen sein. Dazu sollte auf die Wechselwirkung der beteiligten Akteure und auf deren Umgang mit den Bewältigungsarbeiten und Ressourcen der Betroffenen fokussiert werden. Die Ergebnisse der Studie zeigen die Notwendigkeit einer solchen Perspektive.

Kapitel 14

Lösung zu Aufgabe 14-1

Mit der Wahrheit halten es *Forscherinnen und Forscher* oft nicht so genau. Ergebnisse werden gefälscht, was nicht passt, wird weggelassen – und so manche Untersuchung ist frei erfunden [...]. Daniele Fanelli [...] analysierte 18 internationale Studien, in *der Forschende* nach eigenem Fehlverhalten oder *dem von Kolleginnen oder Kollegen* befragt wurden. [...] Als schwerste Vergehen fand Fanelli: freies Erfinden sowie Fälschung oder Veränderung von Daten, um die Ergebnisse besser aussehen zu lassen. Zwei Prozent der befragten *Wissenschaftlerinnen und Wissenschaftler/der Befragten* gaben zu, das bereits mindestens einmal selbst getan zu haben [...]. *Bei anderen Forschenden/Im Forschungskollegium/In Forschungskreisen* hat immerhin *ein Siebtel ein* solches Verhalten beobachtet. [...] *Ein Drittel der Befragten* hat laut eigenen Aussagen schon widersprüchliche Daten verheimlicht oder wichtige Details einfach nicht berücksichtigt. [...] *Namen aus dem Kollegium* fallen zu dieser Praxis sogar *drei von vier Personen* ein.“ (Besonders medizinische Studien sind schlampig, Welt Online, 8. Juni 2009)

Lösung zu Aufgabe 14-2
Der Begriff „behindertengerecht" beschreibt in erster Linie die Zugänglichkeit von Gebäuden und Verkehrsmitteln. Dies ist jedoch nicht nur für Rollstuhlfahrer/-innen von Bedeutung, sondern ebenso für betagte, kranke oder gebrechliche Menschen. Die Umschreibung „barrierefrei" zielt auf die positive Aussage einer uneingeschränkten Teilhabe aller am sozialen Leben.

Autorenverzeichnis

Marie-Claire Baumann, M.A., Literaturwissenschaftlerin mit Nachdiplom in Unternehmenskommunikation.
Schwerpunkte in der Lehre: Dozentin für wissenschaftliches Schreiben. Lektorin für wissenschaftliches Schreiben. Coaching-Tätigkeit für Personen mit Schreibschwächen. Forschungsschwerpunkt: Erzählen als grundlegendes Prinzip von sprachlicher Kommunikation.

Katharina Fierz, PhD, RN Psychiatrie und Spitex, leitet seit 2018 das Institut für Pflege an der Zürcher Hochschule für Angewandte Wissenschaften ZHAW. Ihr Interesse gilt, neben Leadership und alltäglicher Führungsarbeit, der ANP-Rollenentwicklung, der Integrität in der Wissenschaft und der Stärkung der Pflege als (akademische) Profession.

Yvonne Ford works as an English trainer in the fields of health and social work; she is the founder of the Centre for Communication in Health Care, Frankfurt/Main. Yvonne Ford is also an author and translator, and an adjunct lecturer at the University of Applied Sciences in Frankfurt/Main and University Witten/Herdecke.

Jürgen Georg, MScN, Pflegefachmann, -lehrer und -wissenschaftler. Programmleiter des Fachbereichs Pflege beim Hogrefe Verlag, Bern.

Ursula Graf, Literaturwissenschaftlerin, Historikerin.
Projektleiterin Stabsstelle Diversität und Chancengleichheit und Kommunikationsverantwortliche der Ostschweizer Fachhochschule.

Elke Hausner, Krankenschwester, Pflegewissenschaftlerin, Master of Public Health (Epidemiology). Arbeitet seit 2006 als Information specialist beim Institut für Qualität und Wirtschaftlichkeit im Gesundheitswesen (IQWiG). Forschungsschwerpunkte: objektivere Ansätze zur Entwicklung von Suchstrategien. Mitautorin der methodischen EUnetHTA-Leitlinie „Process of information retrieval for systematic reviews and health technology assessments on clinical effectiveness".

Peter Meurer, M.A., Krankenpfleger, Informationswissenschaftler.
Geschäftsführer der Swiss Academic Software GmbH in Wädenswil, mehrere Jahre Beratertätigkeit für E-Learning-Projekte an der Universität Zürich.

Maria Müller-Staub , PhD, EdN, RN, FEANS, Pflegewissenschaftlerin.
Professorin in Nursing Diagnostics, Hanze University Groningen NL, Selbstständige Tätigkeit, Inhaberin Pflege PBS (Projektbegleitung, Beratung, Schulung), Wil. Schwerpunkte in der Lehre und Forschung: Pflege-Assessment, Genauigkeit von Pflegediagnosen, evidenzbasierte Pflegeinterventionen und Patientenergebnisse; klinische Entscheidungsfindung und kritisches

Denken; Forschungsmethodologie; Messinstrumente; elektronische Pflegeprozess-Dokumentation; Pflegeklassifikation; Pflegequalität und PatientInnen-Zufriedenheit; eHealth und Big Nursing Data Research.

Maria Nänny, Sprach- und Literaturwissenschaftlerin. Ursprünglich Primarlehrerin, heute tätig als Lehrbeauftragte für wissenschaftliches Schreiben und Rhetorik. Selbstständig im Bereich Textberatung.

Peter Offermanns, Dipl. Pflegewirt (FH), Krankenpfleger, Trauerbegleiter und Coach.

Eva-Maria Panfil, Dr., Krankenschwester, Soziologin, Pflegewissenschaftlerin. Programmleitung Dekubitus/Wunden, Universitätsspital Basel/CH, Schwerpunkte: Evidenzbasierte Pflege, Pflege von Menschen mit chronischen Wunden, Ausbildung in der Praxis, Interprofessionelle Ausbildung.

Klaus Reinhardt, Dr., Arzt und Germanist. 1994–2015 Lektor beim Verlag Hans Huber/Hogrefe, daneben Autor und Dozent zu fachlichem Schreiben in der Pflege, wissenschaftlichem Arbeiten und Lektorat. Seit 2015 Geschäftsführer der Gesinform GmbH in Freiburg im Breisgau, die das unabhängige Online-Portal für Hausärzte „Deximed" anbietet.

Andrea Renz, Pflegefachfrau, MScN. Studiengangsleitung, Dozierende und Lernbereichsverantwortliche für Praxistransfer sowie Leiterin Career Center Fachbereich Gesundheit im Bachelorstudiengang Pflege an der OST-Ostschweizer Fachhochschule, St. Gallen. Schwerpunkte: Aggressionsmanagement und chronische Erkrankungen.

Doris Ruhmann, Absolventin CAS Schreibberatung für Studierende (ZHAW), Schreibberaterin an ZHAW und ETH; Berufspädagogin Pflege (Universität Bremen), Lehrbeauftragte im Bachelorstudiengang Pflege ZHAW und im Studiengang Medizin Uni Zürich.

Nicole Ruppert, MScN, Pflegewissenschaftlerin, Gesundheits- und Krankenschwester. Wissenschaftliche Mitarbeiterin an der Universität Osnabrück. Themenschwerpunkte: Quartiersarbeit, Vereinbarkeit von Beruf und Pflege – Doppelrolle beruflich Pflegender, Patientenedukation, pflegende Angehörige.

Chris Shultis, BA (hon.) English Literature. Scientific/Medical Editor, mentor, writing instructor, specializing in Nursing Science. Proprietor, Shultis English Language Services, Basel Switzerland.

Michael Simon, Prof. Dr., Krankenpfleger, Pflegewissenschaftler. Associate Professor, Institut für Pflegewissenschaft, Medizinische Fakultät, Universität Basel und Bereichsleiter universitäre Forschung Pflege, Direktion Pflege, Inselspital Bern. Forschungsschwerpunkte: Versorgungsforschung, Patientensicherheit & Versorgungsqualität, Pflegepersonalausstattung.

Elias Torra, M.A., Studium der Philosophie und Literaturwissenschaften. Lehrbeauftragter für die Fächer Ethik und Wissenschaftliches Schreiben an der Fachhochschule St. Gallen. Publikationen zur Theorie und Geschichte der Rhetorik. Rezensionen in den Bereichen Philosophie, Literaturtheorie und Belletristik für die Frankfurter Allgemeine Zeitung.

Heidi Zeller, Prof., PhD, MNS, Pflegefachfrau. Dozentin und Leitung der Kompetenzzentrums Demenz an der OST-Ostschweizer Fachhochschule, St. Gallen. Schwerpunkt in Forschung und Lehre: Demenz, Aggressionsmanagement/Herausforderndes Verhalten in Einrichtungen der Langzeitpflege.

Sachwortverzeichnis

C

D

E

L

M

N

O

P

Q

R

S